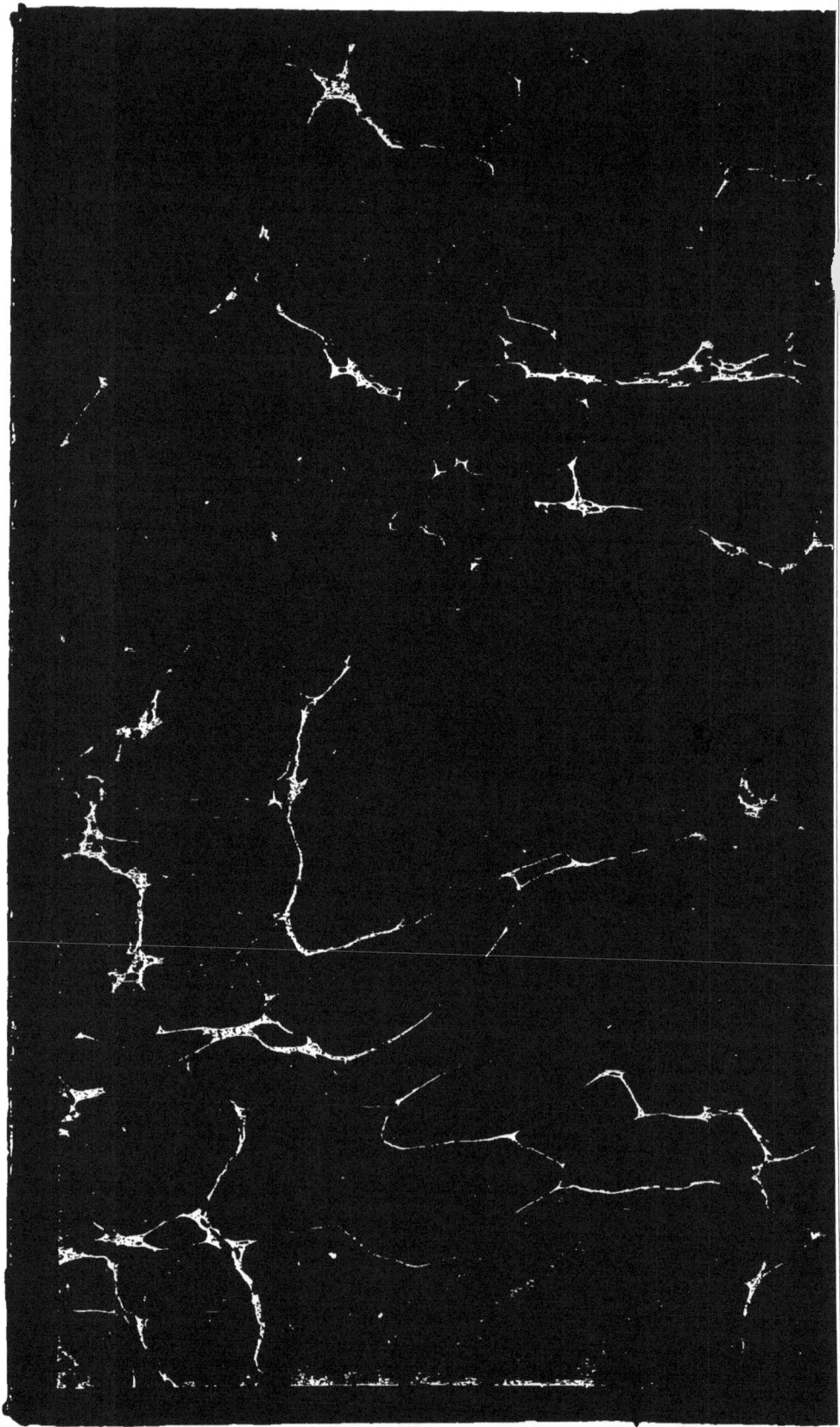

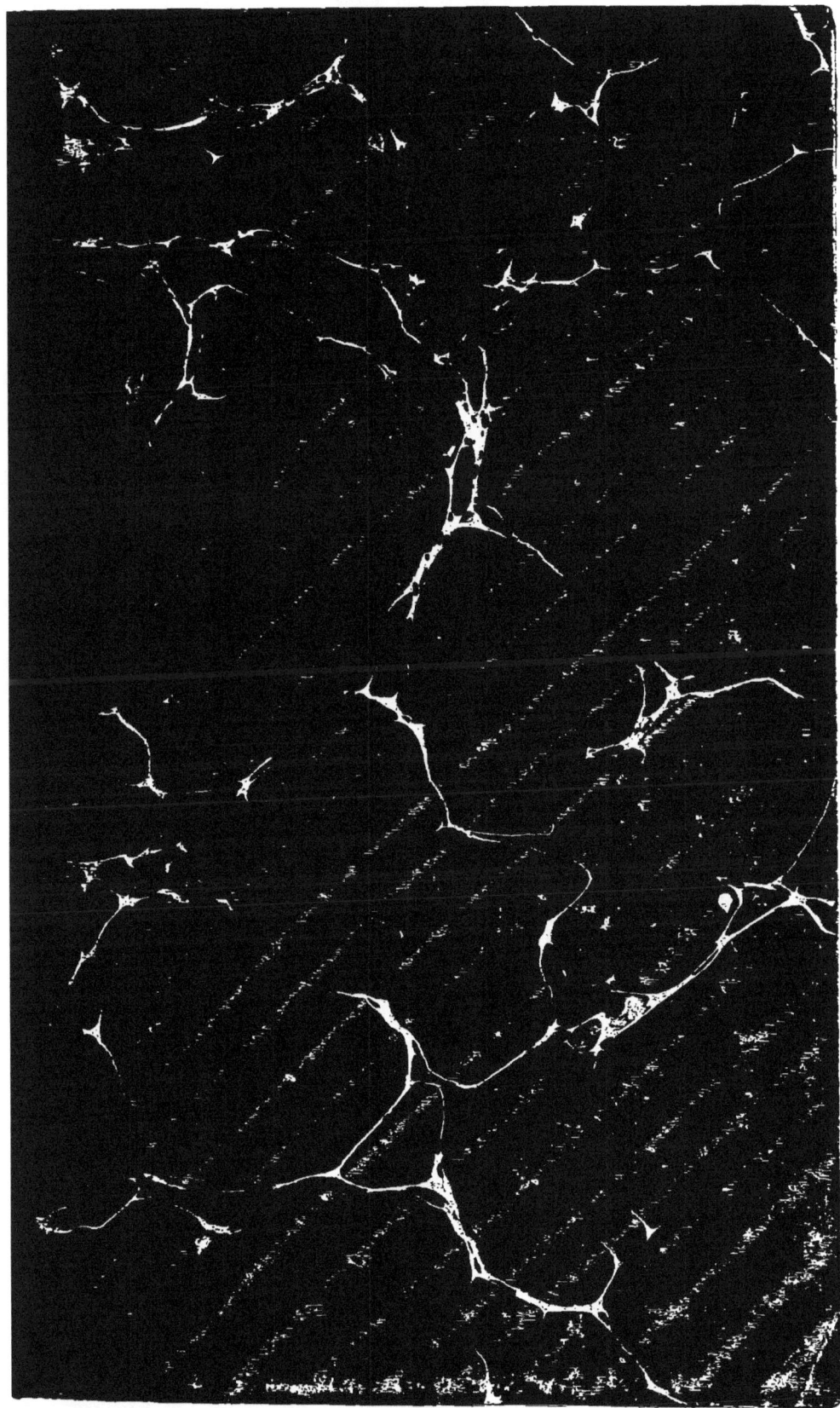

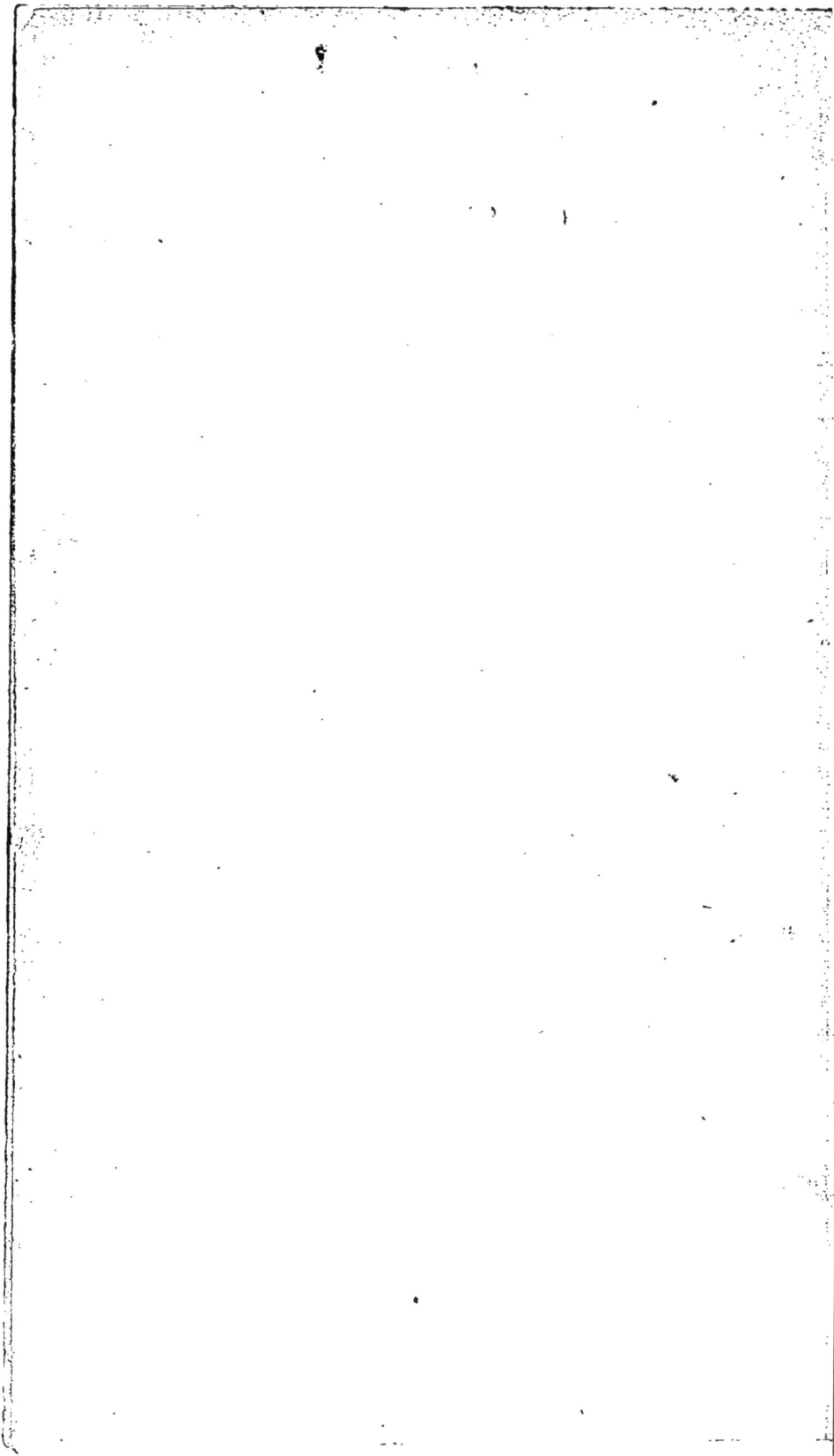

TRAITÉ
D'ANATOMIE
DESCRIPTIVE

AVEC FIGURES INTERCALÉES DANS LE TEXTE

PAR

Ph. C. SAPPEY,

Professeur agrégé à la Faculté de médecine de Paris.

TOME DEUXIÈME.

Première Partie.

Névrologie.

PARIS,

VICTOR MASSON, LIBRAIRE-ÉDITEUR,

PLACE DE L'ÉCOLE-DE-MÉDECINE.

1855

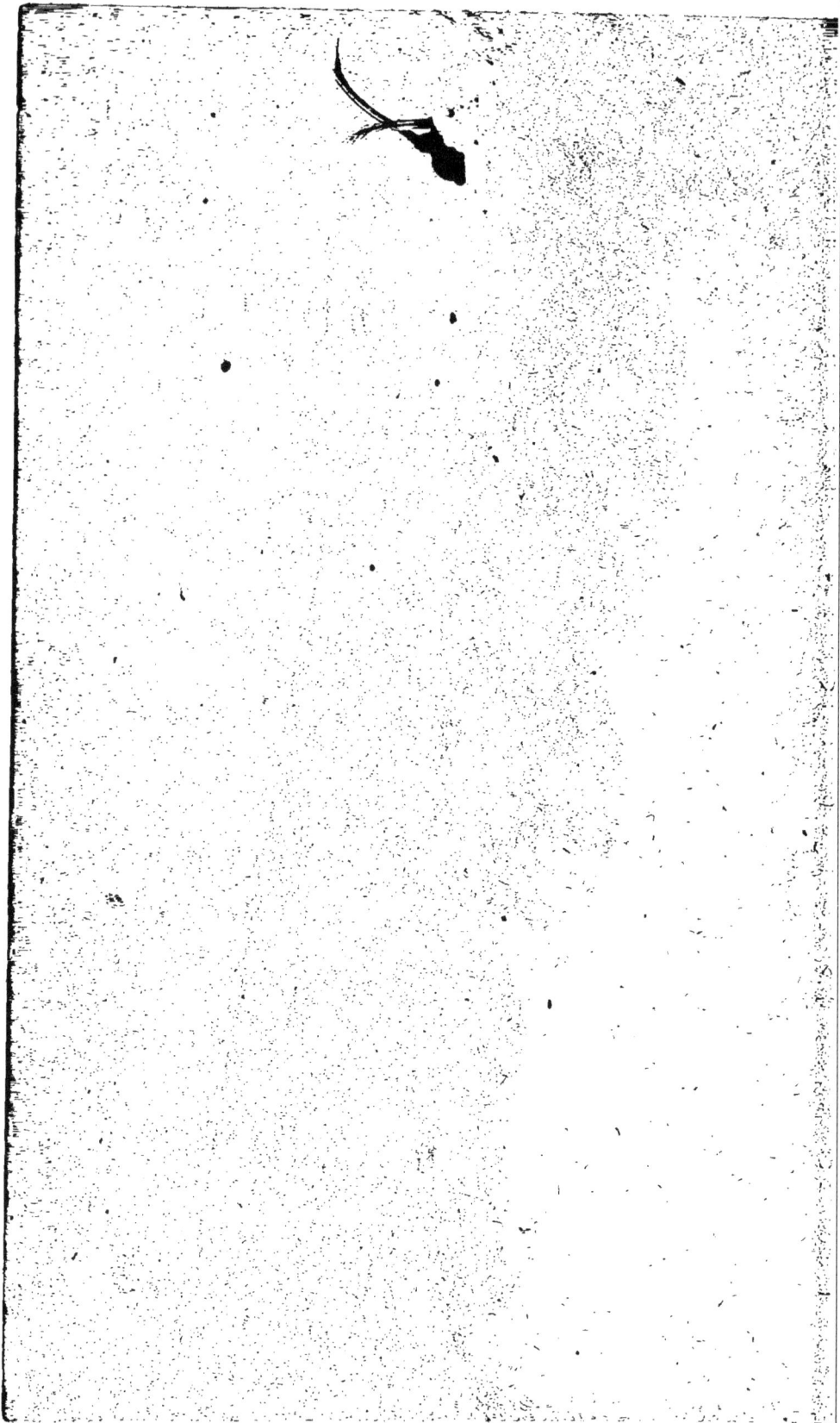

TRAITÉ

D'ANATOMIE

DESCRIPTIVE.

Paris. — Imprimerie de **L. Martinet**, rue Mignon, 2.

TRAITÉ

D'ANATOMIE

DESCRIPTIVE

AVEC FIGURES INTERCALÉES DANS LE TEXTE

PAR

Ph. C. SAPPEY,

Professeur agrégé à la Faculté de médecine de Paris.

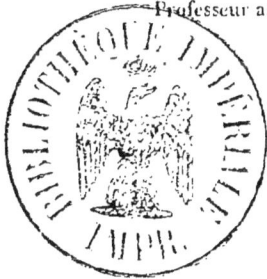

———

TOME DEUXIÈME.

Première Partie.

Névrologie.

PARIS,

VICTOR MASSON, LIBRAIRE-ÉDITEUR,

PLACE DE L'ÉCOLE-DE-MÉDECINE.

1852

MANUEL
D'ANATOMIE DESCRIPTIVE.

NÉVROLOGIE.

CONSIDÉRATIONS GÉNÉRALES.

Tout être organisé, doué de la faculté de sentir et de se mouvoir, se compose de deux ordres d'organes, les uns qui président à sa nutrition, les autres qui établissent ses rapports avec le monde extérieur. Absorber des éléments réparateurs, les modifier, les disséminer dans toutes les parties du corps, puis les assimiler à ces parties, et les reprendre plus tard pour les renouveler sans cesse, tel est le rôle confié aux premiers ; recueillir les impressions du dehors par mille canaux divers, percevoir ces impressions et réagir ensuite par d'autres canaux sur l'appareil locomoteur, tel est l'attribut essentiel des seconds. Les organes consacrés à la vie intérieure ou nutritive se succèdent comme les rouages d'une montre, de telle sorte que lorsque le premier anneau de cette chaîne entre en mouvement, celui-ci se communique de proche en proche à tous les autres ; les organes préposés à la vie extérieure ou animale rayonnent autour d'un centre qui les domine à la fois et par la position élevée qu'il occupe, et par l'importance de ses fonctions. Ce centre vers lequel converge tout sentiment, d'où part tout mouvement, d'où naissent toutes les impulsions de l'instinct, tous les actes de la volonté, tous les phénomènes de l'intelligence, ce centre qui envoie des rameaux à tous les organes et qui établit ainsi entre toutes les fonctions la plus parfaite harmonie, constitue l'appareil de l'innervation dans son état d'activité, et le système nerveux dans son état de repos.

Un axe émettant de chaque côté des branches qui se partagent en rameaux de plus en plus grêles pour aller se répandre dans tous les points de l'organisation, telle est, dans son expression la plus simple, la forme sous laquelle cet appareil se présente à nous. Des deux parties qui le composent, la première, ou sa *partie centrale*, est seule active ; la seconde, ou sa *partie périphérique*, reste constamment passive, soit qu'elle transmette les impressions au centre élaborateur, soit qu'elle porte le principe de leurs mouvements aux muscles, où l'influence nerveuse a d'autres organes.

La partie centrale, grêle, cylindrique et semblable à une tige, se termine à son extrémité supérieure par un renflement ovoïde qui semble résulter de son épanouissement, et qui en a été considéré, en effet, comme une sorte d'efflorescence.

La partie périphérique revêt la forme de cordons dont le diamètre s'accroît pour quelques uns à une petite distance de leur point de départ, par suite de l'accolement et de la fusion de plusieurs branches voisines, mais qu'on voit ensuite diminuer de volume et augmenter en nombre dans le trajet qu'ils parcourent pour arriver au terme de leur distribution.

Le volume de la masse centrale est d'autant plus grand et celui des radiations périphériques d'autant plus petit que l'on s'élève davantage dans la série animale ; par conséquent, la centralisation graduelle du système nerveux est le signe par lequel se manifeste son perfectionnement successif.

Pendant que la partie centrale devient de plus en plus prédominante, sa surface augmente graduellement d'étendue et se plisse sur elle-même à des profondeurs toujours proportionnelles à son accroissement. Ces replis ou *circonvolutions* dont on ne trouve aucun vestige sur le système nerveux des poissons, des reptiles et des oiseaux, se montrent au contraire dans la plupart des mammifères ; on les voit apparaître chez les rongeurs et les édentés, et acquérir des dimensions progressivement plus grandes en passant de ces animaux aux ruminants et aux carnassiers, de ceux-ci aux quadrumanes, et de ces derniers à l'homme, qui par le nombre et la hauteur de ses circonvolutions, c'est-à-dire par la vaste surface de sa masse nerveuse centrale plus encore que par le poids et le volume de celle-ci, se place à une grande distance au-dessus des animaux les plus rapprochés de lui par l'organisation de leur système nerveux.

Volume de plus en plus prépondérant de la masse nerveuse centrale, surface graduellement croissante de cette masse, tels sont donc les attributs que revêt l'appareil de l'innervation en parcourant la série de ses perfectionnements dans l'échelle animale. L'observation nous montre que ces deux éléments de la perfectibilité nerveuse, le volume et la surface, s'associent dans des proportions correspondantes, et que les lois qui règlent cette association sont aussi celles qui président à la répartition de l'intelligence dans les divers animaux : c'est sur la réunion de ces éléments portés à leur plus haut développement que repose la supériorité intellectuelle de l'homme sur tous les êtres qui l'entourent.

Considéré dans les mammifères, et plus spécialement dans l'espèce humaine, le système nerveux nous offre à étudier sa conformation extérieure et sa structure.

CONFORMATION EXTÉRIEURE DU SYSTÈME NERVEUX.

La plupart des branches émanées de la masse nerveuse centrale présentent sur leur trajet des renflements qui diffèrent par leur configuration, leur structure et leurs usages, des autres parties du système nerveux ; par conséquent, nous aurons à considérer dans ce système trois ordres d'organes bien distincts :

Un axe central médian et symétrique ;

Les cordons qui partent de cet axe, ou les *nerfs ;*

Et les renflements que présentent ces cordons, ou les *ganglions.*

1° CONFORMATION EXTÉRIEURE DE L'AXE CENTRAL DU SYSTÈME NERVEUX.

Cet axe, appelé aussi *axe cérébro-spinal, centre nerveux, centre céphalo-rachidien,* et qui serait mieux nommé *axe encéphalo-médullaire,* occupe le canal vertébral et toute la cavité du crâne.

La partie de l'axe nerveux cérébro-spinal qui est logée dans le canal rachidien constitue la *moelle épinière ;* celle qui habite la cavité du crâne constitue l'*encéphale.* — La première, semblable à elle-même sur tous les points de son étendue, forme évidemment un seul et même organe. — La seconde, parcourue à sa surface par des sillons profonds, se décompose en trois segments : l'un, supérieur et très considérable, c'est le *cerveau ;* l'autre, inférieur et postérieur, c'est le *cervelet ;* le troisième, intermédiaire à la fois au cerveau, au cervelet et à la moelle épinière, c'est l'*isthme de l'encéphale.*

Une cloison fibreuse fixée en arrière aux gouttières latérales de l'occipital, et en dehors aux bords supérieurs des rochers, sépare le cerveau du cervelet.

Toute la partie du centre nerveux qui repose sur cette cloison, sur les fosses cérébrales moyennes et sur les fosses cérébrales antérieures, appartient au cerveau.

Celle qui repose au-dessous de cette cloison sur les fosses inférieures de l'occipital représente le cervelet.

L'espace compris entre la partie supérieure de la moelle qui répond au trou occipital, la partie antérieure du cervelet et la partie médiane inférieure du cerveau est réservée à l'isthme de l'encéphale, qui repose par conséquent sur la gouttière basilaire.

Le cerveau représente un segment d'ovoïde dirigé d'arrière en avant, et dont la face convexe, tournée en haut, se trouve subdivisée par un sillon profond en deux moitiés symétriques improprement nommées *hémisphères cérébraux.*

Le cervelet est un segment d'ellipsoïde transversalement dirigé, dont la face convexe, tournée en bas, est parcourue aussi par un sillon qui la divise également en deux moitiés connues sous le nom d'*hémisphères cérébelleux.*

L'isthme de l'encéphale diffère dans sa configuration suivant qu'on l'examine par sa face inférieure ou par sa face supérieure.

Vu par en bas, il affecte la forme d'un segment de sphère donnant naissance par sa base à quatre prolongements : deux antérieurs qui s'écartent à angle aigu pour aller se perdre dans les hémisphères du cerveau : ce sont les *pédoncules cérébraux ;* deux postérieurs qui s'écartent à angle obtus pour aller se terminer dans les hémisphères du cervelet : ce sont les *pédoncules cérébelleux moyens.* Les anciens, qui sacrifiaient quelquefois dans leur langage la sévérité au pittoresque, voyaient dans la disposition de ces différentes parties l'image d'un crustacé pénétrant par ses membres antérieurs dans le cerveau, et par les postérieurs dans le cervelet; pour eux le centre autour duquel rayonnent ces divers prolongements n'était que le chapiteau ou le couronnement de la moelle épinière : de là le nom de *moelle allongée* qu'ils avaient donné à cette partie centrale désignée plus tard, et avec plus de raison, sous le nom de *protubérance annulaire*, et ceux de *bras*, de *jambes*, de *queue* de la moelle allongée qu'ils imposèrent, le premier aux pédoncules cérébraux, le second aux pédoncules cérébelleux moyens, et le troisième à l'extrémité supérieure de la moelle épinière, ou *bulbe rachidien*.

Vu par sa face supérieure, l'isthme de l'encéphale, considérablement réduit dans ses dimensions, apparaît sous la forme d'une simple bandelette étendue du cervelet au cerveau qui la recouvrent et qu'il faut soulever, puis écarter avec précaution pour l'apercevoir. Ainsi mise à nu, on constate qu'elle est constituée, en avant, par quatre saillies mamelonnées : ce sont les *tubercules quadrijumeaux*; et en arrière, par deux prolongements étendus du cervelet aux tubercules précédents : ce sont les *pédoncules cérébelleux supérieurs* que réunit l'un à l'autre une lamelle intermédiaire très mince, la *valvule de Vieussens*.

Les diverses parties constituantes du centre encéphalo-médullaire présentent entre elles quelques différences :

La moelle épinière et l'isthme de l'encéphale offrent une couleur blanche; leur consistance est assez ferme; leur surface est lisse, régulière, et entourée d'une membrane fibro-vasculaire qui forme leur enveloppe immédiate; ils sont le point de départ de la partie périphérique du système nerveux.

Le cerveau et le cervelet sont d'une couleur grise, d'une consistance un peu moins prononcée; leur surface est irrégulière, plissée sur elle-même et revêtue d'une couche de tissu cellulaire lâche dans laquelle s'anastomosent d'innombrables ramifications artérielles et veineuses; ils donnent naissance à deux nerfs seulement, celui de l'odorat et celui de la vision, dont l'origine réelle reste contestable et pourrait être rapportée aux pédoncules cérébraux, c'est-à-dire, à l'isthme de l'encéphale.

Si, pénétrant plus avant dans l'étude de ces différences, on compare la moelle à l'isthme de l'encéphale et le cerveau au cervelet, on remarque :

1° Sur la moelle épinière, deux sillons profonds, l'un antérieur, l'autre postérieur, une enveloppe manifestement fibreuse et peu vasculaire, des nerfs qui naissent par deux ordres de racines; et sur l'isthme, un sillon unique et très superficiel en avant, une enveloppe cellulo-fibreuse moins résistante et plus riche en vaisseaux, et des nerfs naissant par un seul ordre de racines.

2° Du côté du cerveau, une coloration plus pâle, des replis de hauteur égale et sinueux comme les circonvolutions de l'intestin grêle, etc., et du côté du cervelet une couleur plus foncée, des plis de hauteur très inégale et appliqués les uns contre les autres comme des pièces de marqueterie.

Indépendamment de la membrane en partie fibreuse et en partie celluleuse qui le revêt immédiatement, le centre nerveux cérébro-spinal est entouré de trois enveloppes :

L'une, interne, de nature séreuse, l'*arachnoïde*, qui, passant à la manière d'un pont sur toutes les anfractuosités de sa surface, les convertit en autant de canaux prismatiques, triangulaires et sinueux, dans lesquels circule le liquide céphalo-rachidien ;

L'autre, moyenne, de nature fibreuse, la *dure-mère*, qui envoie par sa surface interne des cloisons résistantes, d'une part entre le cerveau et le cervelet qu'elle sépare, de l'autre entre les hémisphères cérébraux et cérébelleux dont elle complète ainsi l'engaînement ;

La troisième, extérieure, de nature osseuse, constituée par les anneaux superposés que forment les vertèbres rachidiennes et crâniennes. Les anneaux rachidiens, quoique mobiles les uns sur les autres, constituent pour la moelle épinière un moyen de protection très puissant ; les anneaux que forment les vertèbres du crâne, très étalées en surface, moins épaisses par conséquent, et surtout moins recouvertes de parties molles, composent pour l'encéphale un bouclier plus fragile, bien que les différentes pièces en soient solidement soudées entre elles.

Les rapports du centre nerveux céphalo-rachidien avec les autres organes sont établis seulement par les branches qu'il leur envoie. Au nombre de ceux qui entretiennent avec lui les relations les plus directes et les plus intimes, il faut surtout citer les organes des sens, et particulièrement les sens de la vue, de l'ouïe et de l'odorat qui semblent en quelque sorte se détacher de sa périphérie pour se porter à la rencontre des impressions extérieures en sentinelles avancées de l'organe de l'intelligence. La peau, qui en est si éloignée, lui est unie elle-même par un si grand nombre de branches, qu'elle paraît constituer aux dernières limites du monde sensible une sorte d'atmosphère nerveuse toujours prête à s'ébranler au moindre attouchement.

2°. CONFORMATION EXTÉRIEURE DES NERFS.

Les nerfs, organes passifs de l'appareil de l'innervation, se présentent sous l'aspect de cordons étendus des parties latérales de l'axe cérébro-spinal aux divers organes dans lesquels ils se terminent : nés à la même hauteur à droite et à gauche, ces cordons sont pairs et symétriques ; mais leur symétrie devient moins parfaite à mesure que l'on s'éloigne de l'axe central, et elle disparaît pour tous les nerfs qui vont se distribuer aux organes de la vie nutritive, lorsqu'ils arrivent au voisinage de ces organes.

Les paires nerveuses les plus élevées sont horizontales, les suivantes obliques en bas et en dehors, et les plus inférieures presque verticales. Il résulte de l'obliquité de ces dernières : 1° qu'elles parcourent un certain trajet à l'intérieur du canal rachidien avant de se porter au dehors ; 2° que dans les lésions de la moelle, les troubles qui se manifestent du côté de la sensibilité et de la motilité se montrent sur des points toujours plus déclives que ces lésions elles-mêmes.

Plongé d'abord dans l'épaisseur de l'axe cérébro-spinal, chaque cordon nerveux se dégage peu à peu, et apparaît alors à la surface de cet axe sous l'aspect d'une ou de plusieurs racines qu'on voit aussitôt converger pour former un tronc unique; les troncs ainsi constitués, et entourés d'une part par l'enveloppe immédiate du centre nerveux qui se prolonge sur eux dans toute leur étendue, de l'autre par l'arachnoïde qui leur forme une courte gaîne à leur point d'émergence, se dirigent vers l'enveloppe fibreuse qu'ils traversent, puis vers l'enveloppe osseuse dont ils s'échappent, les uns par les trous de la base du crâne, les autres par les trous de conjugaison; parvenus au dehors, ils communiquent entre eux par un échange réciproque de branches et se placent dans les interstices des principaux organes, où ils deviennent de plus en plus superficiels en parcourant la sphère de leur distribution respective.

Envisagés ainsi sous un point de vue général, on voit que les nerfs présentent dans leur disposition de nombreuses analogies; une étude plus approfondie permet de constater qu'ils offrent aussi quelques différences. Pour saisir les unes et les autres, il importe de les considérer tour à tour : dans leur *origine*, dans leur *direction*, dans leur *mode de constitution* et de *division*, dans les *plexus* ou *anastomoses* qu'ils nous présentent, dans leurs *rapports* avec les principaux organes, et enfin dans leur *terminaison*. Cette étude préalable nous conduira à rechercher si tous les nerfs sont identiques, ou bien s'ils sont divisibles en plusieurs espèces distinctes.

1° Origine des nerfs.

Les nerfs partant de l'axe cérébro-spinal par des radicules ordinairement multiples., et ces radicules prenant naissance elles-mêmes dans la profondeur du centre céphalo-rachidien, on voit que chaque tronc nerveux présente à son point d'émergence en quelque sorte deux origines : une *origine profonde* ou *réelle*, et une *origine superficielle* ou *apparente*.

L'origine réelle des nerfs ne peut être déterminée qu'en poursuivant de la superficie vers la profondeur de la masse nerveuse centrale les radicules qui leur donnent naissance; mais ces radicules, très distinctes à la surface du centre nerveux, se confondent avec lui d'une manière si intime, qu'elles se dérobent bientôt aux recherches les plus attentives. Les efforts tentés à toutes les époques et dès la plus haute antiquité pour élucider ce point important de l'histoire du système nerveux, n'ont conduit jusqu'à présent à aucun résultat satisfaisant.

En l'absence de notions précises, les anciens ont eu recours aux hypothèses: les uns ont fait dériver tous les nerfs du corps calleux, d'autres du corps strié, d'autres de la couche optique, d'autres de la glande pinéale; et tous voyaient dans ce centre d'irradiation ou *sensorium commune* le siège spécial de l'âme. De nos jours, la plupart des observateurs, en se refusant à admettre un centre unique d'où rayonneraient tous les nerfs, inclinent cependant à limiter les origines des cordons nerveux à l'isthme de l'encéphale. Cette opinion nous paraît justifiée par les faits; toutefois on ne saurait nier qu'elle présente encore un côté problématique que je discuterai en parlant de l'origine des nerfs olfactifs et optiques.

L'origine apparente formée par des racines qui s'étalent en éventail à leur point d'émergence a pu être observée et décrite avec beaucoup d'exactitude ; parmi ces racines, les unes rampent à la superficie de l'axe nerveux et ne s'en détachent qu'après avoir parcouru un certain trajet : on les distingue à leur couleur blanche plus éclatante ; les autres, en arrivant à cette superficie, s'en éloignent aussitôt sous une incidence plus ou moins oblique.

Les nerfs à racines rampantes président à la sensibilité spéciale : tel est le mode d'origine des nerfs olfactif, optique, acoustique.

Les nerfs dont les racines affectent une incidence plus ou moins oblique président à la sensibilité générale ou aux mouvements. Parmi ces derniers, ceux qui traversent les trous de la base du crâne présentent beaucoup de variétés dans le nombre, le volume, la longueur et la direction relative de ces racines ; ceux qui sortent par les trous de conjugaison offrent au contraire sous ces divers rapports une grande uniformité. Tous naissent par deux ordres de radicules, les unes antérieures et les autres postérieures. — Les antérieures convergent pour former un faisceau qui traverse aussitôt la dure-mère. — Les postérieures se réunissent de la même manière et forment un second faisceau qui traverse aussi la dure-mère, mais par un orifice distinct, quoique très rapproché de celui des premières. — Au delà de cette enveloppe les deux faisceaux se confondent eux-mêmes en un seul pour donner naissance à un tronc nerveux. On voit par cette disposition que tous les troncs qui partent de la moelle épinière émanent de deux parties diamétralement opposées de l'axe nerveux, et comme les usages de chaque nerf dépendent surtout de la partie de cet axe avec laquelle il se continue, une semblable origine nous fait pressentir que tous ces troncs cumuleront une double fonction. Nous verrons plus loin que cette déduction physiologique se trouve en effet confirmée par des faits concluants et de plusieurs ordres.

2° Direction des nerfs.

Les nerfs sont en général rectilignes ; si parfois ils s'écartent de cette direction, c'est seulement lorsque les organes auxquels ils se rendent leur imposent en quelque sorte une déviation momentanée, et il est à remarquer qu'après avoir subi cette déviation ils reprennent aussitôt leur direction première. Vainement chercherait-on sur le trajet des cordons nerveux ces inflexions, ces arcades, ces flexuosités si fréquentes et si remarquables sur le trajet des artères. Comparez entre eux sous ce point de vue les vaisseaux artériels et les nerfs de la paume de la main, de la plante du pied, de la verge, du crâne, de la face, et partout vous verrez correspondre aux lignes courbes des uns les lignes droites des autres : ainsi, aux arcades des troncs vasculaires, les troncs nerveux opposent une simple division à angle ; aux flexuosités des artères temporale, occipitale, dorsale de la verge, etc., les nerfs concomitants opposent un pinceau de ramifications rectilignes. Si l'un d'eux se sépare momentanément, c'est presque toujours le tronc artériel qui se dévie pour former un coude, tandis que le tronc nerveux poursuit sa marche primitive : tels sont le nerf et l'artère sus-scapulaires qui, contigus jusqu'au ligament coracoïdien, se séparent à sa rencontre, le nerf passant au-dessous sans se dévier, et l'artère se déviant pour passer au-dessus. Arriver à leur destination par la route la plus longue, semblables à ces courants qu'on voit serpenter longtemps dans les plaines qu'ils fertilisent, telle est la loi qui règle la direction des artères : se porter de leur origine à leur terminaison par le chemin le plus court, comme si cette brièveté dans leur trajet devait avoir pour conséquence une plus grande rapidité dans la transmission des impressions au centre nerveux et du principe moteur aux muscles; telle est celle qui préside à la direction des nerfs. la vérité de l'une et de l'autre se manifeste surtout avec éclat vers la périphérie de l'axe cérébro-spinal où les artères arrivent si flexueuses et d'où les nerfs partent par un trajet si direct.

3° Mode de constitution et de division des nerfs.

Nous avons vu que les nerfs naissent par un certain nombre de racines, et que celles-ci se réunissent presque aussitôt pour constituer un tronc unique : cette première notion nous montre que chaque cordon nerveux se compose de cordons plus petits, et à l'aide d'un examen plus attentif on constate facilement que ces derniers comprennent eux-mêmes sous une commune enveloppe des filaments de plus en plus ténus. Par leur mode de constitution, les nerfs offrent donc quelque analogie avec les muscles : de part et d'autre on trouve des faisceaux et des fascicules décroissants, en sorte qu'on arrive par voie de décomposition à une fibre qui paraît indivise et qui prend le nom de *fibre élémentaire* ou *primitive*.

Un tronc nerveux n'étant qu'une agglomération de fibres semblables, il devient facile de comprendre comment s'opèrent ses divisions successives : les principaux faisceaux de fibres, après avoir été quelque temps réunis, se séparent à des hauteurs variables ; les fascicules que renferment ces faisceaux se comportent de la même manière, et le départ se faisant ainsi de distance en distance par groupes progressivement décroissants, il finit par porter sur les fibres élémentaires elles-mêmes.

Ce mode de division ou de ramification des nerfs diffère notablement de celui des artères : dans les divisions artérielles, une cavité unique se partage en deux cavités secondaires ; dans les divisions nerveuses deux groupes de fibres qui jusque-là avaient marché côte à côte sous la même enveloppe se séparent pour marcher indépendants ; d'un côté la division est réelle, de l'autre elle est seulement apparente et consiste dans un simple décollement. Il suit de cette différence que le système artériel représente un seul et même organe dont toutes les parties sont parfaitement continues, tandis que dans le système nerveux, chaque cordon représente non seulement un organe distinct, mais autant d'organes différents qu'il renferme de fibres primitives : si les divisions du premier, prises dans leur ensemble, ont pu être considérées comme un cône dont le sommet est au cœur et la base à la périphérie du corps, celles du second peuvent être comparées à une double série de pinceaux dont les filaments, très rapprochés à leur extrémité centrale, s'écarteraient de plus en plus à leur extrémité périphérique.

4° Plexus et anastomoses des nerfs.

Dans le court intervalle qu'ils parcourent à l'intérieur du canal vertébral, on voit les nerfs spinaux s'unir par quelques unes de leurs racines ; mais c'est surtout lorsqu'ils ont franchi les limites de la cavité céphalorachidienne que les troncs nerveux communiquent largement entre eux :

ces communications, qui ont reçu le nom d'*anastomoses* et qui se renouvellent pour la plupart de ces troncs sur divers points de leur trajet, consistent dans l'abandon d'une branche, d'un rameau ou d'un simple filament qui se décolle d'un nerf pour s'accoler à un autre. — Assez souvent les deux nerfs qui communiquent entre eux font échange réciproque de branches; l'anastomose est alors double. — Quelquefois plusieurs nerfs voisins participent à cet échange de branches unissantes; dans ce cas l'anastomose devient multiple ou compliquée; sous cette forme elle constitue un *plexus*. Entre l'anastomose et le plexus il n'existe par conséquent qu'une simple différence de nombre, l'une étant une communication établie entre deux nerfs seulement, et l'autre une série de communications établies entre plusieurs.

Dans les anastomoses nerveuses il y a donc simplement adossement ou contiguïté des filets qui s'unissent, et nullement abouchement ou continuité de ces filets, ainsi que l'avaient pensé Bichat et Béclard avec la plupart des anciens. Une semblable continuité aurait pour effet de jeter le trouble dans les phénomènes de l'innervation, aucune action nerveuse ne pouvant alors s'accomplir ni des parties sensibles vers l'encéphale, ni de l'encéphale vers l'appareil locomoteur.

Les *plexus* se présentent sous la forme de mailles aussi variables dans leurs dimensions que dans le volume et le nombre des nerfs qui les constituent. — Le plexus est-il formé par l'échange réciproque de branches entre plusieurs troncs nerveux, les mailles circonscrites par ces branches et ces troncs s'allongent dans le sens de la direction des nerfs, c'est-à-dire, de dedans en dehors et de haut en bas, et leur figure devient alors plus ou moins rhomboïdale : tel est l'aspect que revêtent le plexus brachial, le plexus lombaire, le plexus sacré. — Les anastomoses qui donnent naissance au plexus s'étendent-elles de rameaux à rameaux, ou de filament à filament, celui-ci revêt des formes si variables et si irrégulières, qu'il ne peut être comparé qu'à un amas de fils inextricables : à cette variété appartiennent le plexus pharyngien, le plexus pulmonaire, les plexus cardiaques et tous ces réseaux de filaments nerveux qui entourent les artères viscérales de l'abdomen.

Ces deux ordres de plexus ne sont pas également répandus dans l'économie : ceux du premier ordre, beaucoup plus rares, appartiennent spécialement au système nerveux de la vie animale ; ceux du second, très multipliés au contraire, appartiennent surtout au système nerveux de la vie nutritive.

Les plexus ont pour usage soit de concentrer l'action nerveuse sur certains points de l'organisme, soit aussi de mélanger entre elles les fibres qui vont se distribuer à une partie d'une structure plus ou moins complexe, par exemple, à l'appareil de la déglutition, à celui de la chymification, à l'appareil génito-urinaire, aux membres supérieurs ou inférieurs, etc.; dans chacun de ces appareils nous trouvons en effet des parties sensibles et des parties contractiles : la répartition des fibres primitives affectées à la sensibilité et de celles affectées à la myotilité se fera d'autant mieux que chaque cordon, chaque branche, chaque rameau renfermera sous la même enveloppe les unes et les autres, celles qui transmettent les impressions allant se terminer dans la peau ou les muqueuses lorsqu'elles les rencontrent, celles qui transmettent le mouvement se distribuant de proche en proche aux muscles échelonnés sur leur route. Admettons pour un instant que ces fibres primitives se portent isolément de leur origine à leur terminaison ; leur extrême ténuité leur permettra-t-elle de résister aux tiraillements qui résulteront pour elles, d'une part, des variations de volume des organes de la vie nutritive, de l'autre des variations de longueur, de rapports et de position des organes de la vie animale pendant la durée des contractions musculaires? Non assurément ; de là pour elles l'utilité de leur réunion en faisceaux. Or ces faisceaux se portent dans une direction différente ; les organes qu'ils rencontrent sur leur trajet ne diffèrent pas moins les uns des autres, et pour fournir à chacun d'eux des branches qui fussent en rapport avec leurs fonctions, ils devaient contenir des fibres de diverse nature ; de là l'utilité des anastomoses et des plexus qui ont pour but d'introduire dans chaque faisceau des fibres diverses en proportion convenable. *Ainsi les fibres primitives s'unissent pour mieux résister, et les troncs qui résultent de cette union s'unissent à leur tour pour échanger en quelque sorte certaines fibres qu'ils ont en surabondance contre certaines autres qui leur manquent.*

5° Rapports des nerfs.

Les radiations périphériques du système nerveux affectent des rapports importants avec les os, les muscles, les vaisseaux sanguins, les vaisseaux lymphatiques et les principaux organes de la vie de nutrition. Ces rapports sont remarquables par leur fixité. Il est extrêmement rare de voir une branche nerveuse varier dans sa position ; sous ce point de vue, l'appareil de l'innervation diffère essentiellement de celui de la circulation, où les anomalies d'origine, de direction, de situation, et par conséquent de rapports, se montrent si fréquentes.

A. *Rapports des nerfs avec les os.* Ils sont en général peu étendus ; après avoir traversé les trous de la base du crâne et ceux de conjugaison, la plupart des troncs nerveux s'éloignent des surfaces osseuses dont ils se trouvent séparés par des plans musculaires. Ce fait général comporte toutefois un assez grand nombre d'exceptions. Ainsi tous les rameaux qui vont se distribuer aux organes de la vie nutritive rampent dans une assez longue étendue sur la face antérieure du rachis ; d'autres, comme les nerfs intercostaux, sont logés dans les gouttières de la face interne des côtes ; d'autres traversent des canaux osseux, par exemple, les nerfs sous-orbitaires, maxillaires inférieurs, facial, auditif, etc.; quelques uns contournent un levier osseux comme les nerfs circonflexes de l'aisselle ou le nerf radial. Ces rapports peuvent avoir pour conséquence une lésion du tronc nerveux, lorsque la surface osseuse correspondante devient le siège de quelque grave solution de continuité, ou même d'un simple déplacement ; de là des déchirures et par suite des paralysies ; ou bien des contusions ou de simples tiraillements, et un trouble seulement momentané dans la sensibilité et la myotilité.

B. *Rapports des nerfs avec les muscles.* Les principaux troncs occupent les grands interstices musculaires ; les troncs secondaires où les branches cheminent entre les divers muscles d'un même groupe ; les rameaux marchent dans l'épaisseur des divers faisceaux d'un même muscle, et les filaments entre les fascicules de celui-ci.

La direction des troncs et des branches est parallèle à celle des muscles ; mais les rameaux, en pénétrant dans ces derniers, leur deviennent obliques, et les filaments d'autant plus perpendiculaires qu'ils sont plus ténus. Remarquons en passant combien cette transition graduelle de la direction parallèle des deux systèmes à une direction réciproquement perpendiculaire est en harmonie avec l'extrême délicatesse de l'un à ses dernières divisions, et les fonctions de l'autre. Parallèles aux fibres musculeuses, les fibres nerveuses primitives se trouvaient associées à toutes leurs variations de longueur, et par suite aux plus funestes tiraillements ; perpendiculaires à ces fibres, non seulement elles ne sont pas exposées à un allongement forcé et périlleux, mais encore elles se raccourcissent, et se raccourcissent d'autant plus que les contractions sont plus violentes, chaque muscle se condensant, c'est-à-dire, durcissant par le rapprochement de ses fibres au moment où il se contracte.

Rarement on voit un tronc nerveux traverser un faisceau musculaire ; le tronc musculo-cutané passant au travers du coraco-huméral, le spinal traversant le sterno-mastoïdien, le nerf sous-occipital traversant le trapèze, sont autant d'exceptions, en rapport du reste avec la direction parallèle de ces deux ordres d'organes. Mais ce qui est rare pour les troncs cesse de l'être pour les rameaux et les ramuscules : ainsi les muscles intercostaux externes sont traversés par un assez grand nombre de ramifications parties des nerfs correspondants ; d'autres ramifications traversent les trois plans superposés de la paroi antérieure de l'abdomen pour se porter à la peau ; d'autres, le couturier, le psoas, le grand pectoral, les peauciers, etc., tous ceux qui vont se perdre dans la muqueuse du tube digestif, se tamisent en quelque sorte à travers la double couche musculaire qui le revêt à l'extérieur. Pour livrer passage à ces rameaux nerveux, les fibres de chaque muscle perforé s'écartent au-devant d'eux ; jamais on n'observe ici ces anneaux fibreux qui protégent les artères dans leur trajet à travers les plans musculaires ; par la petitesse de leur calibre et la fermeté de leur consistance ils se trouvent soustraits à ces phénomènes d'étranglement auxquels les artères étaient exposées.

C. *Rapports des nerfs avec les vaisseaux sanguins*. Les veines sont en général plus superficielles que les artères ; les nerfs sont plus superficiels encore que les veines ; ainsi un instrument tranchant qui procède de la surface cutanée vers les parties profondes rencontrera successivement les nerfs, puis les veines et enfin les artères. De ces trois ordres d'organes les cordons nerveux sont donc ceux qui se présenteront les premiers aux regards du chirurgien dans les opérations qu'il est si souvent appelé à pratiquer : et comme ces cordons d'une part varient peu dans leurs rapports, et de l'autre contrastent par leur couleur d'un blanc mat avec la coloration des parties ambiantes, ils deviendront pour lui autant de points de repère qui le guideront dans la recherche des parties plus profondes.

Dans les parois du tronc et dans les membres, les nerfs marchent parallèlement aux vaisseaux artériels ; lorsqu'une artère se divise ou se dévie, le cordon nerveux qui l'avait accompagnée jusque-là l'abandonne, et un ou lieux autres le remplacent, de telle sorte qu'ils deviennent successivement satellites du même tronc artériel.

Dans les cavités de la poitrine et de l'abdomen, les nerfs, réduits à de plus petites dimensions, et infiniment plus multipliés, contractent avec les artères viscérales des rapports d'autant plus intimes que le trajet qu'ils ont à parcourir est plus long; dans ce dernier cas ils les entourent de leurs anastomoses et leur forment une véritable gaîne qui ne les abandonne que lorsqu'ils arrivent au voisinage de l'organe auquel ils appartiennent.

Les rapports du système nerveux avec la plupart des artères qui se distribuent aux viscères du tronc sont si intimes que quelques auteurs anciens ont pu considérer les plexus qui les entourent comme leur étant spécialement destinés. Mais cette erreur, basée sur des observations insuffisantes, a été depuis longtemps réfutée. Les plexus qui rampent autour des artères viscérales appartiennent comme ces vaisseaux aux viscères vers lesquels ils marchent en commun; les fibres primitives qui entrent dans la composition de ces plexus ayant à parcourir pour la plupart un assez long trajet au milieu d'organes dont les uns sont constamment en mouvement comme les poumons, le cœur, le foie, la rate, etc., dont les autres augmentent et diminuent tour à tour de volume, se trouvaient exposées par le fait de leur isolement aux plus graves lésions; dans le but de les soustraire au danger qui les menaçait, la nature ne les a pas réunies entre elles pour constituer des troncs capables de résister, elle les a divisées en plusieurs groupes et a donné à chaque groupe un axe artériel mobile et flexueux qui a été chargé de résister pour elles, et autour duquel elles rampent pendant la partie périlleuse de leur trajet, pour devenir libres et indépendantes aussitôt qu'elles n'ont plus aucun danger à courir.

Ces rapports des nerfs avec les artères viscérales nous révèlent toujours le même but, un but de protection; seulement cette protection si nécessaire aux fibres nerveuses élémentaires a été diversement réalisée : tandis que dans les membres elle dérive de leur association qui leur permet de résister aux mouvements si étendus de flexion et d'extension, et dans les muscles de leur direction, qui, en devenant perpendiculaire aux fibres qui se contractent, les soustrait aux effets de cette contraction, elle est empruntée pour celles qui appartiennent aux viscères de la poitrine, de l'abdomen et du bassin, à des organes placés en dehors d'elles-mêmes. Ce point d'appui, du reste, elles ne l'empruntent pas exclusivement aux artères viscérales; lorsqu'elles trouvent dans leur voisinage d'autres soutiens, elles l'empruntent également : c'est ainsi que les nombreux filaments qui partent du plexus pulmonaire s'appuient dans toute l'étendue de leur trajet sur les canaux bronchiques, bien que ces canaux soient en contact avec les divisions de l'artère et des veines pulmonaires, sur lesquels elles pouvaient se répandre.

D. *Rapports des nerfs avec les vaisseaux lymphatiques.* Le système nerveux, sur un grand nombre de régions, et particulièrement sur la surface cutanée, correspond par ses dernières divisions aux premières radicules du système lymphatique, et contracte avec ces radicules les relations les plus intimes. Sur tous les points où la sensibilité est vive, et où les nerfs par conséquent sont nombreux, les vaisseaux lymphatiques se trouvent développés et multipliés dans les mêmes proportions : la surface dorsale et les bords de la langue, si riches en filaments nerveux, ne le sont pas moins en vaisseaux absorbants ; les lèvres, dont la sensibilité est si délicate, sont recouvertes de toutes parts par des radicules lymphatiques anastomosées entre elles ; ces mêmes radicules s'étalent avec plus de profusion encore sur la surface du gland, sur la muqueuse qui tapisse l'entrée du vagin, sur la pulpe des doigts, régions sur lesquelles les ramifications nerveuses se pressent aussi en si grand nombre. — Le système cutané présente-t-il sur un point une sensibilité spéciale, comme la paume des mains, la plante des pieds, la base du nez, par exemple, le système lymphatique acquiert aussitôt une plus grande importance. — Certaines parties de la peau sont-elles plus sensibles aux excitants ordinaires, les réseaux absorbants se montrent plus développés à leur superficie : ainsi, le cuir chevelu, plus sensible que la face, offre de plus beaux réseaux ; la partie médiane de la face, plus sensible aux excitants que ses parties latérales, présente des réseaux plus apparents que ceux qui recouvrent ces dernières. *Sur toutes les régions de la peau, en un mot, et sur la plupart des muqueuses, la sensibilité est en raison directe du nombre des fibres nerveuses, d'une part, et de celui des radicules lymphatiques, de l'autre.*

Pour faire la part de l'élément nerveux et celle de l'élément lymphatique dans l'exercice de la sensibilité, il convient de rappeler que les fibres nerveuses sont d'autant plus aptes à être impressionnées par les agents extérieurs qu'elles sont plus humides : les papilles de la peau et celles de la langue sont peu ou point sensibles lorsqu'elles se trouvent dans un état de sécheresse ; mais dès que ces papilles se trouvent légèrement humectées par une couche de liquide à la température du corps, elles retrouvent leur aptitude à être impressionnées. Or les réseaux formés par l'anastomose des radicules lymphatiques ne sont rien autre chose que des courants de liquide qui serpentent continuellement autour de l'extrémité terminale des fibres nerveuses élémentaires et qui les entretiennent dans cet état d'humidité nécessaire à l'accomplissement du rôle dont elles sont chargées ; plus ces courants formés par la lymphe seront considérables, plus les fibres nerveuses primitives seront protégées contre l'influence de l'air extérieur, et plus aussi leur aptitude à recueillir les impressions du dehors se trouvera développée et assurée. Les nerfs, agents exclusifs de la sensibilité, sont donc plus ou moins excitables, et leurs divers degrés d'excitabilité dépendent du nombre et du volume des radicules lymphatiques qui les recouvrent ; c'est pourquoi ces radicules se pressent en si grand nombre à la surface du gland, à l'entrée du vagin, sur les lèvres, sur la langue, à l'extrémité des doigts, etc.

L'humectation constante de l'extrémité terminale des nerfs sensitifs est une condition si utile, si nécessaire à ces organes pour le rôle qu'ils remplissent, que ceux d'entre eux auxquels une fonction d'une haute importance a été confiée ne sont pas humectés par de simples courants capillaires, mais s'épanouissent à la surface d'une large couche de liquide, comme le nerf de la vision, ou se plongent par leur extrémité dans ce liquide même, comme celui de l'audition.

E. *Rapports des nerfs avec les principaux viscères.* Les branches nerveuses qui se portent aux appareils de la digestion, de la respiration, de la circulation, etc., en un mot aux organes qui président spécialement à la vie de l'individu et à la vie de l'espèce, se comportent différemment sur ces organes, suivant qu'ils sont creux ou pleins.

Si le viscère est creux, on voit les nerfs ramper à sa périphérie en suivant tantôt le trajet d'une artère, tantôt un trajet indépendant, et abandonner chemin faisant un grand nombre de filaments qui pénètrent dans ses parois en affectant une incidence plus ou moins perpendiculaire.

Si le viscère est plein, les rameaux nerveux arrivent portés par l'artère principale à un point en général déprimé de sa surface, et pénètrent aussitôt dans son épaisseur pour se ramifier ensuite dans toutes ses parties.

Ainsi, dans les organes creux, les nerfs d'abord périphériques se distribuent à des couches de plus en plus profondes : telle est la disposition que nous présentent les nerfs du cœur, de l'œsophage, de l'estomac, des intestins, de l'utérus, etc.; dans les organes pleins, les rameaux nerveux d'abord ensevelis dans leur épaisseur se distribuent du centre à la surface : ainsi se comportent ceux du foie, de la rate, du rein, des poumons, etc. Ces rameaux plongent ordinairement dans la profondeur des viscères par un seul et même point de leur surface, comme on le voit pour ceux qui précèdent ; mais quelquefois aussi ils le pénètrent par plusieurs points à la fois, ainsi que l'ovaire, le pancréas, les glandes salivaires nous en offrent des exemples.

6° Nombre des nerfs dans les divers organes.

Les organes les plus riches en ramifications nerveuses sont ceux qui ont été spécialement chargés de recueillir les impressions du dehors. Après l'appareil sensorial vient l'appareil de la sensibilité générale, c'est-à-dire, la peau et les muqueuses sur lesquelles les rameaux nerveux se trouvent abondamment, mais très inégalement répartis; en classant les diverses régions qui composent l'un et l'autre de ces deux systèmes tégumentaires d'après leur sensibilité et le nombre toujours proportionnel de leurs nerfs, on trouve parmi les plus sensibles et les plus riches : la surface des lèvres, la muqueuse qui tapisse l'entrée du vagin et le clitoris, la muqueuse qui entoure le gland, celle qui répond à l'ouverture anale, et généralement tous les points par lesquels le tégument externe se continue avec l'interne ; la partie médiane du cuir chevelu et des téguments de la face, plus sensible que les parties latérales, ainsi que le démontrent les expériences de Weber, reçoivent aussi plus de rameaux nerveux que ces dernières.

Les nerfs qui se perdent dans les muscles sont beaucoup moins volumineux et moins nombreux que ceux qui se distribuent aux parties sensibles; et lorsqu'on compare le nombre des fibres nerveuses à celui des fibres musculaires, on reconnaît sans peine que le premier est toujours bien inférieur au second : *Chaque point d'une surface sensible paraît avoir sa fibre nerveuse propre; mais dans les muscles, une même fibre motrice peut animer plusieurs fibres musculaires.*

Dans la plupart des viscères on voit pénétrer un assez grand nombre de ramifications nerveuses; cependant, si l'on compare ce nombre à leur volume, on reconnaît facilement qu'il est bien inférieur aussi à celui que nous présentent les sens, la peau et quelques muqueuses.

Les nerfs, encore assez abondamment répandus dans les os, deviennent rares dans le tissu séreux et très rares dans les membranes fibreuses ; sur quelques unes de ces membranes, telles que les aponévroses, ils n'ont pas été bien démontrés. Leur existence dans le tissu cellulaire, les tendons, les cartilages périchondriques est demeurée jusqu'à présent problématique.

7° Mode de terminaison des nerfs.

La disposition que présentent les fibres nerveuses à leur extrémité terminale est un des points les plus importants de leur histoire ; aussi de nombreuses recherches ont-elles été entreprises aux différentes époques de la science et particulièrement depuis une quinzaine d'années, pour acquérir, sur ce sujet des notions satisfaisantes.

Lorsqu'une branche nerveuse est affectée d'une solution de continuité sur un point quelconque de son trajet, toutes les parties comprises dans la sphère de sa distribution se trouvent frappées de paralysie ; soit dans leur sensibilité s'il s'agit d'un nerf sensitif, soit dans leur myotilité s'il s'agit d'un nerf moteur. Ce premier fait nous démontre que chaque tronc nerveux a son département dont les limites sont bien arrêtées ; que dans ce département chaque division nerveuse, si réduite qu'elle soit, occupe une place déterminée ; que l'indépendance la plus complète existe ainsi non seulement entre les divers troncs, mais entre les divers éléments qui les constituent ; *que chaque fibre primitive, en un mot, représente un organe parfaitement distinct, s'identifiant avec l'axe cérébro-spinal par son extrémité centrale, et avec tel ou tel point de l'économie par son extrémité périphérique.*

Ce mode de terminaison est le seul qui ait été longtemps admis. Aujourd'hui la plupart des observateurs inclinent à penser qu'arrivées à leur destination, ces fibres se recourbent et viennent par un trajet rétrograde s'appliquer soit à elles-mêmes soit à d'autres fibres voisines, pour retourner à leur point de départ, c'est-à-dire, au centre nerveux : ainsi elles n'offriraient pas au terme le plus extrême de leur trajet une extrémité libre, mais une arcade, une *anse*, ou plutôt elles ne se termineraient pas dans les organes ; toutes décriraient une courbe dont le diamètre serait plus ou moins long suivant qu'elles vont se rendre à des organes plus ou moins éloignés de la masse nerveuse centrale. Pour acquérir sur ce mode de terminaison des notions plus précises, suivons dans leurs dernières divisions les nerfs qui se portent aux organes des sens et à la peau, ceux qui pénètrent dans les muscles, ceux des os, des glandes, des membranes fibreuses et séreuses, et enfin ceux qui se perdent dans les corpuscules de Paccini.

A. Terminaison des nerfs sensitifs. Les nerfs de sensibilité spéciale sont encore un objet de litige quant à leur terminaison :

Gottsche, qui a observé la rétine sur des poissons et plusieurs mammifères, Remack qui l'a étudiée sur des lapins, Bidder sur des oiseaux, affirment, avec Tréviranus, que le nerf optique se termine par des extrémités libres en forme de papilles, tandis que Valentin, E. Burdach et quelques autres observateurs, rejettent ces papilles pour leur substituer des anses.

Le nerf acoustique a été l'objet d'une controverse semblable et même plus animée : Breschet le premier a décrit et figuré les entrecroisements plexiformes et les arcades terminales des nerfs qui se portent aux ampoules

du labyrinthe membraneux, et sur la lame spirale du limaçon ; Arnold
se rangea à cette opinion que vinrent confirmer les recherches de Valentin sur le nerf auditif des oiseaux, et celles de Wagner sur celui des
poissons. En opposition avec ces auteurs, nous retrouvons Tréviranus qui
a fait ses observations sur le limaçon de jeunes souris, Göttsche qui a fait
les siennes sur le labyrinthe membraneux de plusieurs poissons, et J. Muller
qui a surtout observé les faisceaux nerveux répandus à la surface de la
lame spirale des oiseaux.

Le microscope, appliqué à l'étude des nerfs olfactif, glosso-pharyngien et
lingual, pour constater leur mode de terminaison dans la pituitaire et les
papilles de la langue, a conduit également les observateurs à des résultats
contradictoires.

Les nerfs de sensibilité générale peuvent être suivis facilement jusqu'à
la surface externe du derme, et on les voit alors pénétrer dans les papilles
qui hérissent cette surface : comment se comportent ensuite leurs divisions? A cette question Tréviranus répond qu'elles se renflent pour constituer ces papilles ; Ehrenberg, qu'elles se perdent dans les parois des vaisseaux capillaires qui les recouvrent ; Valentin et E. Burdach, qu'elles
décrivent une courbe pour s'accoler ensuite au faisceau dont elles se sont
détachées, ou à d'autres faisceaux voisins, et retourner à leur point de
départ. Ces deux micrographes, qui ont fait leurs observations sur la peau
si mince et si transparente de la grenouille, avaient été précédés dans leur
opinion par Breschet et Roussel de Vauzème, qui avaient déjà signalé une
disposition en anse dans les nerfs papillaires de la peau de la baleine.

De cette revue des principaux travaux publiés sur le mode de terminaison
des nerfs sensitifs, il résulte que ce point d'anatomie n'est pas encore complètement élucidé, et qu'il réclame de nouvelles recherches ; mais si un
critique impartial ne peut se ranger avec une entière conviction ni de
l'un ni de l'autre côté, il ne saurait se refuser à admettre que la disposition
en anse compte en sa faveur les faits les plus nombreux et les mieux observés.

B. *Terminaison des nerfs dans l'épaisseur des muscles.* Elle a été très
bien décrite par MM. Prévost et Dumas, qui l'exposent ainsi : « Tantôt deux
» troncs nerveux cheminent à quelque distance l'un de l'autre et se trans-
» mettent mutuellement de petits filets qu'on voit passer au travers de
» l'espace musculaire qui les sépare en le coupant à angle droit ; tantôt le
» tronc nerveux est déjà lui-même perpendiculaire aux fibres du muscle ;
» alors les filets qu'il fournit s'épanouissent en conservant cette direc-
» tion, parcourent l'organe et reviennent sur eux-mêmes en forme d'anse.
» Dans tous les cas on observe deux conditions qui paraissent constantes :
» la première, c'est que les dernières ramifications nerveuses se dirigent
» parallèlement entre elles et perpendiculairement aux fibres du muscle ;
» la seconde c'est qu'elles retournent dans le tronc qui les a fournies, ou
» bien se jettent dans un tronc voisin. » Ces auteurs avaient pris pour
sujets de leurs recherches les muscles plats, minces et transparents du bas-
ventre de la grenouille. Emmert et Burdach, qui les ont répétées, sont
parvenus à des résultats identiques, ainsi que Valentin, qui préféra pour ses
observations les muscles oculaires du serin, et Herber qui donna au contraire la préférence au muscle transverse de l'abdomen du lapin. Bien que

Tréviranus et Schwann disent avoir vu quelques fibres nerveuses se terminer subitement dans les muscles, la terminaison en anse a été constatée si nettement et par un si grand nombre d'auteurs, qu'elle nous paraît aujourd'hui un fait définitivement acquis à la science.

C. *Terminaison des nerfs dans les os.* En parlant de ces nerfs dans la seconde édition de son *Traité d'anatomie descriptive*, publiée en 1845, M. Cruveilhier s'exprime ainsi : « Les os longs présentent indépendamment » de leur nerf central médullaire : 1° des nerfs périostiques qui se perdent » dans le périoste ; 2° des nerfs propres au tissu spongieux qui pénètrent par » quelques uns des trous des extrémités des os longs. »

La science en était réduite à cette simple mention, lorsqu'à la suite d'un concours pour une place d'aide d'anatomie, ouvert au mois d'avril 1846, M. Gros, qui avait à préparer une série de pièces sur la texture des os, fixa spécialement son attention sur ce sujet. Des recherches habilement poursuivies chez l'homme, chez plusieurs mammifères, et particulièrement sur le cheval et le bœuf, lui permirent non seulement de constater et de démontrer publiquement la présence de rameaux nerveux dans les os longs, les os courts et les os larges, mais de les suivre dans leur trajet et d'en faire une description complète. Ces recherches, qui l'occupent encore en ce moment, seront de sa part l'objet d'une prochaine publication dont il a bien voulu me communiquer les principaux détails.

Les nerfs qui rampent à la surface des os et ceux qui cheminent dans leur épaisseur s'accolent constamment aux vaisseaux artériels dont ils partagent rigoureusement le trajet ; chaque artère est en général accompagnée de deux nerfs, de même qu'elle est accompagnée de deux veines. C'est surtout sur la diaphyse des os longs que ces nerfs arrivent à leur plus haut degré de développement, et manifestent toute l'intimité de leurs rapports avec le système vasculaire.

Sur le fémur du cheval, où la disposition réciproque des artères et des nerfs est si nette et si régulière qu'elle peut être prise pour type d'une description générale, on voit partir de l'artère fémorale vers la partie moyenne de la cuisse un tronc qui se rend vers le conduit nourricier de l'os : M. Gros le nomme *tronc diaphysaire*; arrivé à l'entrée du canal osseux, ce tronc se divise en deux branches à peu près égales, l'une *médullaire*, qui pénètre dans ce canal pour se rendre à la moelle, et l'autre *périostique*, qui contourne transversalement la surface de la diaphyse en la couvrant de ses ramifications. — Deux veines plus volumineuses et deux nerfs infiniment plus petits, au contraire, accompagnent l'artère diaphysaire.

De ces deux nerfs, l'inférieur pénètre dans le conduit nourricier, pour aller former le *nerf satellite inférieur de l'artère médullaire* sur laquelle nous le suivrons dans un instant; le supérieur se rend à un ganglion fort remarquable qui occupe l'entrée du conduit nourricier, et qui reçoit en outre un rameau émané du nerf vaste interne et un filet très grêle que lui envoie le nerf poplité. Du même ganglion partent : 1° deux rameaux qui accompagnent l'artère périostique, puis chacune de ses divisions, et pénètrent ensuite avec ces dernières dans les canalicules du tissu compacte ; 2° un rameau assez grêle qui entre dans le conduit nourricier pour se réunir presque aussitôt au nerf satellite inférieur de l'artère médullaire ; 3° enfin un rameau plus considérable que les précédents, lequel constitue le *nerf satellite supérieur de l'artère médullaire*. — Parvenue à la moelle avec ses veines et ses nerfs satellites, celle-ci se bifurque ; les deux nerfs, qui s'étaient déjà anastomosés à sa surface, échangent au niveau de cette bifurcation un plus grand nombre de filets et forment un plexus d'où l'on voit partir pour chaque branche artérielle deux nerfs satellites plus petits ; ces derniers se comportent de la même manière sur les divisions ultérieures où l'on peut les suivre jusqu'à l'orifice des canalicules osseux, à l'aide d'une simple loupe. — En résumé, les nerfs qui se distribuent à la diaphyse du fémur chez le cheval forment deux vastes réseaux : l'un, extérieur ou périostique, destiné aux couches superficielles de l'os ; l'autre, interne ou médullaire, destiné à ses couches profondes.

Dans les autres mammifères et chez l'homme la disposition des nerfs dans le corps des os longs est exactement semblable ; seulement le ganglion qui occupe l'entrée du conduit nourricier se trouve remplacé ici par un plexus plus ou moins compliqué.

Les nerfs destinés aux extrémités des os longs et aux articulations ont été aussi très bien observés par M. Gros, qui les a vus naître souvent par un tronc commun avec les nerfs satellites du tronc diaphysaire ; ils pénètrent dans le tissu spongieux à travers les orifices si nombreux que présentent ces extrémités.

Les nerfs des vertèbres, remarquables par leur origine et leur trajet, partent des ganglions du grand sympathique, se portent en arrière, traversent le tronc de conjugaison et entrent dans les corps vertébraux par les orifices de leur face postérieure.

La disposition si éminemment plexiforme des nerfs des os semble accuser une terminaison en anse semblable à celle des muscles.

D. *Terminaison des nerfs dans les membranes fibreuses et séreuses.* On suit facilement des rameaux nerveux dans un assez grand nombre de membranes fibreuses : j'ai vu des ramifications émanés des ganglions thoraciques du grand sympathique se rendre à la partie postérieure du péricarde ; sur une pièce préparée pour le musée de la Faculté, M. Gros m'en a montré plusieurs qui, partis du ganglion cervical inférieur, venaient se ramifier dans les parties latérales de la même enveloppe ; la branche ophthalmique de Willis fournit un filet récurrent pour la tente du cervelet ; M. Cruveilhier a montré que le ganglion de Gasser en fournit plusieurs à la partie moyenne de la dure-mère ; j'ai déjà signalé les nerfs du périoste. Sur les articulations, et particulièrement sur celle du genou, on observe des rameaux nerveux qui pénètrent dans les couches fibreuses et dont M. Cruveilhier et M. Gros ont pu suivre quelques divisions jusqu'à la synoviale. Mais remarquons que ces diverses dépendances du système fibreux sont unies soit à des séreuses comme le péricarde, soit à des os comme le périoste, soit à des surfaces à la fois séreuses et osseuses comme la dure-mère et les capsules articulaires. Une semblable disposition soulevait des doutes sur la terminaison des nerfs qui pénètrent dans ces membranes ; car ils pouvaient ne pas s'arrêter dans la couche fibreuse et se porter en définitive dans la couche séreuse ou dans la couche osseuse sous-jacente. Les recherches que j'ai faites sous ce point de vue me conduisent à admettre qu'ils se terminent en partie dans la fibreuse, et en partie dans la séreuse, la synoviale ou la surface osseuse correspondante.

Il suit de là conclusion qui précède, que les séreuses et les synoviales reçoivent des nerfs; j'ai vu très manifestement des filets venus du grand sympathique se ramifier et se perdre dans l'épaisseur des feuillets du médiastin postérieur; ces filets, après s'être divisés et anastomosés, affectaient dans leur terminaison une disposition rétiforme. J'ai vu aussi quelques filaments détachés des plexus qui entourent les artères viscérales de l'abdomen se ramifier dans l'une des lames du mésentère, et d'autres venus des ganglions sacrés se perdre dans le feuillet postérieur des ligaments larges. Mais, de ces quelques fibres qu'on peut distinguer aux filaments en quantité innombrable que Bourgery aurait vus se répandre sur la séreuse péritonéale et qui feraient de cette membrane une vaste expansion nerveuse, il y a un abîme que l'illusion a seule la puissance de franchir.

E. *Terminaison des nerfs dans les glandes.* Elle a été peu étudiée; nous savons seulement que les rameaux nerveux suivent en général le trajet des vaisseaux sanguins et arrivent avec eux à l'élément générateur de la glande, c'est-à-dire, aux lobules; de sorte que chacun de ces derniers recevrait un nerf, de même qu'il reçoit une artère; mais nous ignorons complètement comment ce nerf se comporte à l'intérieur du lobule dans lequel il pénètre: l'analogie semble indiquer qu'il se termine ici comme dans les muscles, les os où les séreuses, par un petit plexus dont les fibres reviennent à leur point de départ.

F. *Terminaison des nerfs dans les corpuscules de Paccini.* Ces corpuscules, découverts en 1832 par MM. Andral, Camus et Lacroix, mieux observés en 1843 par M. Guitton, qui publia dans sa dissertation inaugurale une bonne description de leur conformation extérieure, ont été très bien étudiés dans leur structure par Paccini qui dut à l'importance de son travail la gloire de leur donner son nom, et dans leurs connexions avec le système nerveux par Henle et Kolliker, dont les recherches eurent pour résultat de les rattacher définitivement à ce système.

Les corpuscules de Paccini se présentent sous l'aspect de petits corps opaques, d'un blanc nacré, du volume d'un grain de chènevis ou de millet, se continuant par un pédicule d'une extrême ténuité et plus ou moins court avec un filet nerveux sur lequel ils semblent quelquefois immédiatement appliqués; on les rencontre à la main sur les filets qui partent des nerfs collatéraux des doigts, à la plante du pied sur le trajet des nerfs cutanés, sur quelques autres nerfs sensitifs et sur plusieurs points du grand sympathique, particulièrement aux environs du pancréas et dans le mésentère.

Tantôt ils sont isolés et tantôt rassemblés par groupes de trois, quatre, cinq, qui se suspendent à un même filet nerveux en forme de grappe.

Leur nombre, quoique indéterminé, est très considérable.

Leur existence a été constatée non seulement chez l'adulte, mais chez le fœtus, où leurs dimensions sont relativement plus grandes, dans la race nègre, chez le singe, chez le bœuf, ainsi que sur les nerfs plantaires de l'ours, du chat et du chien.

Soumettant à l'examen microscopique ces corpuscules, Paccini a constaté :

1° Que leur pédicule est transparent et s'enfonce dans leur épaisseur sous forme d'un prolongement conique, égal en longueur au quart ou à la moitié de leur diamètre ;

2° Que leur corps présente des stries ou lignes foncées, concentriques à la surface du corpuscule, et d'autant plus droites qu'elles se trouvent plus près du centre ;

3° Que cette apparence striée est due à une série de capsules emboîtées les unes dans les autres : si l'on coupe le sommet du corpuscule et qu'on le presse ensuite entre les doigts, on en voit sortir un corpuscule plus petit sur lequel la même opération peut être répétée ;

4° Que toutes les capsules sont reliées entre elles sur le point opposé au pédicule par une strie blanchâtre qui représente une sorte de ligament ;

5° Que le prolongement du pédicule au centre du corpuscule est dû à ce que les pédicules partiels pénètrent d'autant plus loin dans le corpuscule que les capsules auxquelles ils appartiennent sont plus profondes ;

6° Que le pédicule de la capsule la plus centrale s'étend au delà du prolongement conique jusqu'au commencement du ligament intercapsulaire ; en d'autres termes, que la capsule centrale revêt l'aspect d'un petit canal et ne semble nullement distincte de son pédicule.

Que trouve-t-on dans ce canalicule central ? Tel est le dernier terme de l'analyse anatomique des corpuscules de Paccini, ainsi que le fait remarquer M. le professeur Denonvilliers dans le mémoire plein d'intérêt qu'il a publié sur ce sujet, mémoire auquel j'emprunte la plupart des détails que je viens de rapporter. La solution de ce problème final appartient à Henle et Kölliker, qui ont trouvé dans la capsule centrale un liquide semblable à celui que renferment les espaces intercapsulaires, et dans ce liquide un filet offrant tous les caractères d'une fibre nerveuse primitive. Ce filet provient constamment du tronc ou du rameau nerveux situé près du corpuscule ; après avoir parcouru le pédicule de celui-ci et son prolongement, il entre dans le canal central, et on le voit alors diminuer de volume, s'aplatir, décrire de légères ondulations et arriver ainsi jusqu'à l'extrémité du canalicule vers lequel il se termine tantôt par un, tantôt par deux renflements arrondis. Henle et Kölliker ont observé ce mode de terminaison sur les corpuscules répandus en très grand nombre dans le mésentère du chat, corpuscules que M. Lacauchie avait considérés à tort comme des dépendances de l'appareil chylifère.

Quelquefois le filet central ne se termine pas dans le corpuscule, il le traverse de part en part ; mais les faits de ce genre sont très exceptionnels. Il est rare aussi de trouver deux fibres primitives dans le même corpuscule.

8° De la nature intime des nerfs et de leur distinction en plusieurs espèces.

Dans les considérations qui précèdent, nous nous sommes surtout attaché à mettre en lumière le côté par lequel les nerfs se ressemblent, en laissant seulement entrevoir celui par lequel ils diffèrent ; arrêtons-nous un instant sur ces différences dont l'étude avait fortement préoccupé les anciens, et dont l'histoire s'est enrichie récemment d'acquisitions importantes.

En embrassant d'un regard tout le système nerveux périphérique, on remarque une première grande ligne de démarcation entre les nerfs qui se portent aux organes de la vie extérieure et ceux qui vont se ramifier dans les organes de la vie intérieure ou végétative : — Considérés dans leur ensemble, les nerfs de la vie de relation représentent un système de branches échelonnées sur un même axe comme les nervures d'une feuille sur leur tige commune, et parfaitement symétriques dans toute l'étendue de leur trajet ; — envisagés aussi sous un point de vue général, les nerfs de la vie de nutrition s'offrent à nous sous l'aspect de deux longs cordons renflés de distance en distance, couchés dans toute leur longueur sur les côtés du rachis, communiquant en arrière avec les troncs émanés de l'axe cérébro-spinal, fournissant en avant des rameaux destinés aux viscères du thorax et de l'abdomen, et constituant ainsi un second système d'autant plus insymétrique qu'il se distribue à des organes plus exclusivement consacrés à la vie intérieure.

Les nerfs qui composent le système nerveux de la vie animale sont d'un blanc mat ; ceux qui composent le système nerveux de la vie végétative ou organique sont pour la plupart d'une couleur grise.

La consistance des premiers est généralement assez ferme ; celle des seconds a paru plus molle à un grand nombre d'auteurs qui, attachant à ce caractère une importance bien exagérée, ont cru pouvoir diviser tous les cordons nerveux en deux classes, les uns durs, les autres mous ; mais la consistance ou la résistance des nerfs gris, loin d'être inférieure à celle des nerfs blancs, est au contraire plus prononcée ; et c'est à cette résistance que l'anatomiste est redevable de la facilité avec laquelle il poursuit des filets presque invisibles à de grandes distances et jusque dans la profondeur des organes.

Les nerfs de la vie de relation traversent un seul ganglion plus ou moins rapproché de leur origine ; les nerfs de la vie de nutrition en traversent plusieurs très inégalement espacés sur leur trajet, d'où le nom de *nerfs ganglionnaires* sous lequel ils sont quelquefois désignés.

Les nerfs de la vie animale, après s'être anastomosés à une petite distance de l'axe cérébro-spinal, se portent chacun à leur destination en échangeant seulement de rares filets, et affectent par conséquent une grande simplicité dans leur distribution. Les nerfs de la vie organique font un échange presque continuel de rameaux, de telle sorte que leur disposition sur toute l'étendue de leur trajet est éminemment plexiforme.

Ceux-ci marchent parallèlement aux troncs artériels, mais ne les enlacent pas et s'en écartent fréquemment ; ceux-là entourent les artères viscérales de leurs nombreuses anastomoses et contractent avec ces vaisseaux des rapports d'autant plus intimes que l'espace qu'ils doivent parcourir est plus long.

Enfin, les fonctions confiées aux deux systèmes ne sont pas les mêmes, puisque l'un, ainsi que nous l'avons vu, préside à la sensibilité animale et aux mouvements volontaires, tandis que l'autre, doué d'une sensibilité obtuse, tient sous sa dépendance soit les mouvements involontaires, soit les principaux appareils de la nutrition et des sécrétions.

A l'aspect de toutes ces dissemblances, un observateur pouvait se demander si le système nerveux ganglionnaire n'était qu'une simple modification du système nerveux général, ou bien s'il ne formait pas un système distinct et indépendant ; dans l'hypothèse de cette indépendance que

Winslow émit le premier et que Bichat adopta plus tard comme l'une des bases de sa distinction des deux vies, chaque ganglion devient un centre analogue au centre cérébro-spinal et fournissant :

1° Des branches anastomotiques qui le font communiquer avec les nerfs volontaires et les ganglions voisins.

2° Des branches viscérales destinées aux organes de la poitrine, de l'abdomen et du bassin.

De ces deux ordres de branches, les seules qui nous intéressent en ce moment sont celles qui s'étendent de l'un à l'autre système. Il s'agit de déterminer si elles se portent du *système ganglionnaire* ou du *grand sympathique*, ainsi que l'avait appelé Winslow, vers le système nerveux de la vie animale, ou bien de celui-ci vers le grand sympathique. Des recherches nombreuses ont été faites pour résoudre cette difficulté : Scarpa, qui tenta l'un des premiers d'en trouver la solution, a pu suivre avec le scalpel les filets de ces branches anastomotiques jusqu'aux racines antérieures et postérieures des nerfs spinaux ; à l'aide d'une dissection attentive, Müller, Retzius, Mayer, Wurtzer, Béclard, Pannizza et M. Longet, sont arrivés au même résultat. Sur des pièces qui avaient macéré dans l'eau acidulée, M. Cruveilhier a vu les branches de communication du grand sympathique avec les paires rachidiennes naître manifestement des nerfs rachidiens, et ces nerfs diminuer en proportion du volume des branches émises.

Du nombre et de l'accord de ces recherches, nous sommes autorisé à conclure que le grand sympathique émane de la même source que les nerfs de la vie de relation ; l'unité devient ainsi l'un des caractères distinctifs du système nerveux qui se montre partout avec les mêmes éléments essentiels et qui subit seulement quelques modifications, soit dans ses caractères extérieurs, soit peut-être aussi dans sa composition intime, en passant d'une classe d'organes dans une autre : bien que ces modifications ne constituent pas une ligne de démarcation aussi tranchée que l'avaient pensé Winslow et Bichat, elles sont cependant assez nettement accusées et assez importantes pour légitimer la division de ce système en deux grandes sections, ou systèmes secondaires.

Les nerfs qui forment le système nerveux de la vie animale paraissent homogènes ; cependant si l'on oublie leur conformation extérieure pour se préoccuper seulement de leurs usages, on voit qu'ils diffèrent très notablement, puisque les uns sont destinés à recueillir les impressions extérieures et intérieures, et les autres à transmettre le principe de leurs mouvements aux muscles volontaires et involontaires : à quels caractères distinguer dans chaque système les nerfs sensitifs des nerfs moteurs ? L'anatomie, en nous montrant que les nerfs rachidiens naissent par deux ordres de racines implantées sur des points diamétralement opposés de la moelle, nous mettait en quelque sorte sur la voie de cette distinction que Boerhaave le premier aperçut et indiqua clairement, mais que la physiologie expérimentale seule pouvait établir avec certitude ; c'est une mission dont elle s'est en effet glorieusement acquittée, en démontrant que les racines postérieures sont affectées à la sensibilité et les antérieures aux mouvements. Pour cette démonstration, on a invoqué les faits suivants :

1° La moelle épinière étant mise à nu sur un chien, si l'on irrite mécaniquement les racines postérieures, on détermine toujours de la douleur et quelquefois en outre des mouvements convulsifs qui sont alors le résultat de cette douleur elle-même, c'est-à-dire, d'une réaction involontaire du centre nerveux sur l'appareil musculaire, réaction qui peut se montrer dans toutes les circonstances où ce centre est vivement surexcité et qui a reçu le nom *d'action réflexe*, parce que l'excitation d'abord transportée au cerveau se trouve ensuite comme réfléchie de cet organe vers les muscles.

2° Portée sur les racines antérieures, cette irritation mécanique produit de violentes contractions, mais ne cause aucune douleur.

3° Les racines postérieures étant divisées à leur partie moyenne, si à l'exemple de M. Longet, on soumet à l'irritation galvanique leur bout périphérique, on n'occasionne ni douleur ni mouvement ; si l'on porte cette même irritation sur leur bout adhérent, on détermine les douleurs les plus vives, puis des convulsions dues aussi à une action réflexe.

4° Les racines antérieures étant divisées, l'irritation galvanique portée sur leur bout adhérent reste sans effet ; appliquée sur le bout périphérique, elle produit des secousses convulsives dans tous les muscles auxquels ces racines vont se distribuer.

Des faits aussi concluants ne permettent plus de révoquer en doute la légitimité de la distinction des nerfs spinaux en moteurs et sensitifs. Nous verrons plus tard qu'une distinction analogue n'est pas moins exacte pour les nerfs crâniens. De plus, les recherches de Scarpa, de Muller, de Retzius, de M. Longet, de M. Cruveilhier, etc., ont établi que le grand sympathique tire son origine des racines antérieures et postérieures de la moelle ; par conséquent, il faut admettre *que le système nerveux de la vie animale et le système nerveux de la vie organique se composent l'un et l'autre de deux ordres de fibres* ; mais celles-ci, très distinctes à leur origine, se mêlent bientôt d'une manière intime, de telle sorte qu'il existe peu de nerfs exclusivement moteurs ou exclusivement sensitifs : la plupart réunissent sous une enveloppe commune les deux espèces de fibres, et constituent par conséquent des *nerfs mixtes*.

Dans le système nerveux de la vie animale, les nerfs moteurs se montrent partout avec des caractères et des usages identiques. Mais il n'en est pas ainsi des nerfs sensitifs : parmi ces derniers, ceux qui ont à remplir des fonctions spéciales, tels que celui de la vue, celui de l'ouïe, celui de l'odorat, diffèrent très notablement des autres nerfs du même ordre, et de plus ils diffèrent entre eux.

Ainsi, plus on avance dans l'étude du système nerveux, plus on arrive à se convaincre que des différences importantes séparent les unes des autres les diverses parties qui le composent. — Au commencement de ce siècle, G. Cuvier a pu dire : que tous les nerfs sont homogènes et susceptibles de fonctions semblables, à peu près comme les fragments d'un grand aimant que l'on brise deviennent chacun un aimant plus petit qui a ses pôles et son courant ; que cette commune aptitude nous était révélée par l'identité apparente de leur structure ; que si un certain nombre d'entre eux sont affectés à la sensibilité, d'autres aux mouvements, d'autres aux actes organiques, cette diversité d'usage dépendait seulement de circonstances accessoires, telles que la composition des organes dans lesquels ils se terminent, la quantité de vaisseaux qu'ils reçoivent, leur mode de division, leurs anastomoses, etc., et non de leur nature intime. — Mais dans l'état actuel de la science on ne saurait admettre pour tous les cordons nerveux ni une égale aptitude à remplir toutes les fonctions, ni l'homogénéité de structure qui serait la conséquence d'une telle aptitude ; les progrès de la physiologie ont démontré que les propriétés qui les distinguent ne se rattachent pas à des conditions extérieures : *la sensibilité est inhérente aux racines postérieures et aux nerfs qui en sont la continuation ; la faculté de transporter un principe moteur est inhérente aux racines antérieures et aux cordons qui les prolongent ;* de même, la propriété de sentir la lumière est inhérente au nerf optique, celle de sentir les vibrations de l'air inhérente au nerf auditif, etc. Des propriétés si différentes supposent dans la nature intime des différences correspondantes ; par conséquent, il faut substituer au principe de l'homogénéité des nerfs, autrefois admis, celui de leur diversité, ou mieux de leur spécialité.

La physiologie expérimentale ayant mis hors de doute l'existence des nerfs spéciaux, il était intéressant de savoir si l'anatomie confirmerait cette découverte ; les micrographes se sont donc mis à l'œuvre dans l'espoir bien légitime qu'ils allaient trouver dans les différentes espèces de nerfs des caractères qui permissent de les distinguer : leur attente a été trompée. Examinés au microscope, tous les nerfs sont à peu près identiques dans leur structure ; mais ce résultat ne saurait être considéré comme le dernier mot de la science ; l'accepter ce serait reconnaître, ou bien que les caractères qui distinguent les différents ordres de nerfs sont d'une telle ténuité qu'ils se dérobent à tous nos moyens d'investigation, ou bien que les propriétés qui leur sont inhérentes tiennent beaucoup moins à leur nature intime qu'au point par lequel ils s'unissent à la masse centrale.

3° CONFORMATION EXTÉRIEURE DES GANGLIONS.

Les ganglions se présentent, ainsi que nous l'avons vu, sous l'aspect d'un renflement. Leurs dimensions, plus grandes que celles des nerfs sur lesquels ils reposent, permettent de les distinguer assez facilement de ces derniers.

Leur couleur cendrée ou grisâtre offre une nuance d'autant plus foncée qu'ils appartiennent à une branche plus éloignée de son origine.

Leur forme est extrêmement variable : ellipsoïde pour le plus grand nombre, elle devient hémisphérique, semi-lunaire, cordiforme pour quelques uns et indéterminée pour beaucoup d'autres.

Les ganglions se divisent comme les nerfs, dont ils sont une dépendance, en deux grandes classes : ceux du système nerveux de la vie animale, et ceux du système nerveux de la vie organique.

Les *ganglions du système nerveux de la vie animale* se subdivisent en deux groupes très distincts :

1° Un groupe principal qui occupe la série des trous résultant de la conjugaison des vertèbres spinales et crâniennes : ce sont les *ganglions spinaux*, le *ganglion du pneumo-gastrique*, celui du *glosso-pharyngien* et celui de la *portion sensitive du trijumeau* ou *ganglion de Gasser*.

2° Un très petit groupe dont les divers éléments se trouvent disséminés dans les cavités anfractueuses de la face : ce sont les *ganglions ophthal-miques, sphéno-palatin, otique, sous-maxillaire et sublingual.*

Les premiers appartiennent exclusivement à des troncs nerveux sensitifs, en sorte qu'ils constituent pour les nerfs de sensibilité un de leurs carac-tères distinctifs les plus remarquables.

Les seconds reposent sur de simples rameaux qui vont se distribuer, soit à des organes sécréteurs, comme ceux des ganglions sous-maxillaire et sub-lingual qui se rendent aux glandes correspondantes, soit à des organes con-tractiles involontaires et à des muqueuses, comme ceux des ganglions otique, sphéno-palatin et ophthalmique. Tous les ganglions qui constituent ce petit groupe ont pour caractères communs : 1° leurs connexions intimes avec des branches de la cinquième paire sur le trajet de laquelle ils sont situés et dont quelques rameaux passent ainsi par deux renflements suc-cessifs, d'abord par le ganglion de Gasser, et ensuite par l'un des ganglions que nous venons de mentionner ; 2° la petitesse de leur volume ; 3° l'irré-gularité et la variabilité de leur forme non seulement chez les divers sujets, mais d'un côté à l'autre, caractère qui les rapproche de ceux du système nerveux de la vie organique ; 4° leur indépendance plus ou moins com-plète dans la majorité des cas ; 5° leurs communications avec le ganglion cervical supérieur, c'est-à-dire, avec la partie la plus élevée du grand sym-pathique par un ou plusieurs filets, communication constante qui a porté quelques auteurs, et particulièrement M. Longet, à les considérer comme une dépendance de ce nerf.

Les *ganglions du système nerveux de la vie organique* se partagent aussi en deux ordres.

Les uns sont latéraux, les autres médians.

Les *latéraux*, en partie symétriques, forment une série linéaire qui s'étend comme un chapelet de la base du crâne à la base du coccyx.

Les *médians*, situés sur le trajet des branches qui émanent des précé-dents, n'affectent aucun rapport déterminé ni entre eux ni avec les viscères du thorax et de l'abdomen ; on les trouve irrégulièrement disséminés au-tour de l'aorte et des gros troncs qui en partent.

Ceux de la première classe varient peu dans leur siége, leur nombre, leur forme et leur volume. Chacun d'eux répond à une vertèbre, de sorte que leur nombre égale celui des éléments qui composent la colonne sacro-vertébrale ; il n'existe à cette règle qu'une exception pour ceux du cou, qui sont au nombre de trois seulement. Leur forme est généralement ellipsoïde et leur volume en rapport avec le nombre et les dimensions des branches qu'ils reçoivent.

Ceux de la seconde classe échappent à toute tentative de dénombrement ; rien de fixe dans leur forme ; leurs dimensions, quelquefois considérables comme celles du ganglion semi-lunaire, réclament d'autres fois, pour être aperçues, le secours du microscope.

Aux ganglions latéraux aboutissent : 1° deux rameaux tirant leur origine des racines antérieures et postérieures des nerfs rachidiens ; 2° un rameau émané du ganglion qui est au-dessus. — De ces mêmes ganglions partent constamment : 1° de leur extrémité inférieure un filet destiné au ganglion qui est immédiatement au-dessous ; 2° de leur partie interne un ou plusieurs rameaux pour les viscères du tronc.

H.   3

Les rameaux qui se portent des nerfs rachidiens à ces ganglions ont été considérés comme leurs racines; ceux qui se portent de haut en bas sont des anastomoses à l'aide desquelles ils s'unissent pour former une longue chaîne que Haller et Bichat avaient cru interrompue à la jonction de sa portion dorsale avec sa portion lombaire, mais dont les recherches de Wrisberg, Weber et Lobstein sont venues démontrer plus tard la continuité presque constante.

En résumé, chacun des renflements qui concourent à former la chaîne du grand sympathique reçoit des nerfs rachidiens, des fibres sensitives et des fibres motrices, qui lui constituent une double racine, et envoient aux viscères des rameaux mixtes ou composés de ces deux ordres de fibres. M. Longet, admettant pour les ganglions situés sur le trajet de la cinquième paire le même mode de constitution pour leurs racines et pour leurs branches, les a rattachés, ainsi que nous l'avons dit précédemment, au grand-sympathique dont ils représenteraient alors la portion céphalique; de ces ganglions il en est deux, l'ophthalmique et l'otique, pour lesquels ce mode de constitution est manifeste; nous serions disposé aussi à l'admettre pour le sphéno-palatin; mais le sous-maxillaire et le sublingual nous laissent des doutes, que nous exprimons avec regret; car en embrassant dans une formule générale les détails si nombreux dont se compose l'histoire de ces ganglions, M. Longet les a présentés sous un jour si clair et si favorable à l'étude, que sa théorie est vraiment séduisante de simplicité.

Les ganglions médians, *viscéraux* ou *splanchniques* de M. Cruveilhier, reçoivent les branches que leur envoient les ganglions précédents; de plus, quelques uns d'entre eux reçoivent une ou plusieurs branches qui naissent d'un nerf crânien fort important, le pneumo-gastrique. Il est digne de remarque que ceux qui occupent le thorax reçoivent leurs filets des ganglions cervicaux, et ceux de l'abdomen des ganglions dorsaux; par conséquent, ce que nous avons dit sur le siége toujours plus ou moins déclive des troubles fonctionnels qui se manifestent après les lésions de la moelle n'est pas moins applicable aux viscères du tronc qu'aux organes de la vie extérieure.

TEXTURE DU SYSTÈME NERVEUX.

Qu'on l'étudie dans sa partie centrale, dans sa partie périphérique, ou dans les renflements qui surmontent quelques unes de ses branches, le système nerveux présente partout une fibre fondamentale une fibre douée de propriétés spéciales et inhérentes à elle-même.

En se multipliant à l'infini dans le centre nerveux, la fibre élémentaire forme cette masse blanche d'apparence pulpeuse qui a reçu le nom de *substance médullaire.*

En se mêlant sous des proportions diverses soit à son extrémité centrale, soit sur un ou plusieurs points de son trajet, à des corpuscules et à de nombreux capillaires sanguins, elle donne naissance tantôt à des couches et tantôt à des noyaux d'aspect cendré et de consistance molle qui constituent la *substance grise* ou *corticale.*

Pour exposer la texture du système nerveux, nous avons donc à décrire :

1° la fibre nerveuse élémentaire, 2° des corpuscules nerveux, éléments essentiels ; 3° des vaisseaux et du tissu cellulaire, éléments accessoires.

1° FIBRES NERVEUSES ÉLÉMENTAIRES OU PRIMITIVES.

Ces fibres doivent être considérées d'abord en elles-mêmes ; après les avoir ainsi isolées pour les mieux étudier, nous les suivrons dans leur trajet et nous verrons comment elles s'associent pour former les rameaux, les branches et les troncs nerveux ; comment ces troncs ou gros faisceaux de fibres donnent naissance aux cordons de la moelle épinière ; comment ces cordons s'épanouissent dans le cerveau et le cervelet ; comment enfin, après s'être réunies en faisceaux progressivement croissants, elles se dissocient en entrant dans la substance corticale de ces derniers et dans la substance des ganglions. Nous pourrons ainsi remonter de la texture du système nerveux aux connexions des principales parties qui le composent.

A. De la fibre nerveuse élémentaire considérée en elle-même.

La fibre nerveuse, vue au microscope et dans son état de parfaite intégrité, se présente sous les apparences d'un tube d'une ténuité extrême, contenant une matière homogène, semi-liquide.

Réunis en masse, les tubes nerveux sont d'une couleur blanche ; considérés isolément, ils sont transparents ; les rayons lumineux subissent en les traversant une réfraction égale à celle qu'ils éprouvent lorsqu'ils rencontrent sur leur passage une substance grasse. Par sa réfringence non moins que par sa consistance, leur contenu semble donc offrir quelque analogie avec la graisse, que nous verrons en effet constituer l'un des principaux éléments de la substance nerveuse.

Le *volume* de ces tubes ne peut être distingué qu'à l'aide d'un très fort grossissement. M. Leuret, qui l'a mesuré comparativement dans les quatre classes de vertébrés, a constaté qu'il varie :

De $0^{mm},0008$ à $0^{mm},0298$ dans les poissons et les reptiles.

De $0^{mm},0010$ à $0^{mm},0140$ dans les oiseaux.

Et de $0^{mm},0016$ à $0^{mm},0226$ dans les mammifères.

Par conséquent, c'est dans les poissons qu'ils offrent les dimensions les plus extrêmes. Ce tableau nous montre aussi que la fibre nerveuse semble augmenter de volume en remontant la série des vertébrés. — Dans l'homme le diamètre de cette fibre varie : il serait, d'après M. Krause, de 1/400° à 1/200° de ligne, ou en termes plus comparatifs, de $0^{mm},003$ à $0^{mm},005$, et d'après M. Ch. Robin, de $0^{mm},010$ à $0^{mm},015$. — Selon M. Maudl, les fibres les plus fortes se trouvent dans les nerfs de mouvement, et les plus grêles dans les nerfs de sentiment. Henle dit également que les tubes les plus fins qu'il ait rencontrés sont ceux des sens supérieurs et de la peau : l'examen des racines antérieures et postérieures vient confirmer les résultats obtenus par ces deux observateurs. Une différence assez facile à constater semblerait donc distinguer les nerfs sensitifs des nerfs moteurs : il n'en est rien cependant ; car dans un même cordon les tubes les plus fins se mêlent souvent aux plus volumineux, et entre eux s'en trouvent d'autres de moyen calibre.

Leur *direction* est en général rectiligne ou légèrement sinueuse. Quelquefois aussi ils se plissent en zigzag, et de leurs inflexions successives parallèles et régulières résultent pour les nerfs qu'ils forment des stries transversales d'une élégance remarquable; c'est surtout sur les rameaux longs et grêles qui rampent sous la peau de certains animaux, que l'on constate de semblables inflexions.

Leur *forme* est celle d'un cylindre tantôt régulièrement arrondi, tantôt un peu aplati. Ehrenberg admet pour ces tubes deux modes de configuration différents : ceux qui entrent dans la composition de la plupart des nerfs seraient seuls cylindriques; les autres appartenant à la moelle épinière, à l'encéphale et aux nerfs des sens supérieurs, seraient renflés de distance en distance de manière à imiter un collier de perles ou une veine variqueuse. Pour ses recherches, cet habile micrographe prenait une tranche mince de substance médullaire, la plaçait entre deux lames de verre qu'il rapprochait, et l'étalait ainsi en l'écrasant pour la rendre plus transparente. Une semblable manière de procéder devait inspirer des doutes, car les varicosités signalées pouvaient être le résultat des moyens mis en usage pour les constater.

Afin de se mettre à l'abri de toute cause d'erreur, il importait de choisir une lame de substance médullaire parfaitement intacte et assez mince pour être transparente sans le secours de la compression. Weber, trouvant toutes ces conditions réunies dans la valvule de Vieussens, la prit pour sujet de ses observations; M. Leuret fit choix de la moelle épinière de l'anguille, qui est creuse, et dont il suffit d'ouvrir le sillon postérieur pour l'étaler en une lame mince et transparente sur le porte-objet du microscope : l'un et l'autre, en se plaçant dans de semblables conditions, n'ont observé que des fibres cylindriques; mais ces tubes étaient-ils comprimés, ils prenaient aussitôt une forme moins régulière; la compression était-elle portée jusqu'à l'écrasement, les varicosités se multipliaient. Tréviranus, Valentin, J. Muller, en usant des mêmes précautions, sont arrivés aux mêmes résultats. La forme cylindrique est donc la seule que revêt la fibre nerveuse élémentaire dans son intégrité. Néanmoins la facilité avec laquelle les tubes primitifs de la moelle épinière, de l'encéphale et des nerfs sensoriaux passent à la forme variqueuse lorsqu'on les comprime, les allonge, ou les soumet à la macération, est un caractère qui les distingue de ceux appartenant aux autres parties du système nerveux : une semblable tendance atteste quelque chose de spécial, ou au moins une délicatesse plus grande des parois.

Les fibres primitives marchent sans se diviser et en conservant leur indépendance depuis leur origine jusqu'à leur terminaison. Chacune d'elles possède sa propriété particulière qu'elle conserve dans toute son étendue. Lamarck avait déjà fait remarquer qu'elles ne pouvaient s'anastomoser à la manière des vaisseaux sanguins, des communications de cette nature représentant autant de voies dérivatives qui pouvaient détourner l'action nerveuse de ses voies naturelles. Cette proposition toutefois ne s'applique dans toute sa rigueur qu'aux fibres motrices. Nous verrons plus loin que sur la peau et les muqueuses d'une part, et la moelle épinière de l'autre, *plusieurs fibres sensibles peuvent s'unir par voie de fusion ou de soudure à une autre fibre de la même nature et du même volume qui leur constitue un axe commun.*

La fibre élémentaire doit-elle être considérée comme le dernier terme de division de la substance nerveuse? Telle n'est pas l'opinion de Schwann qui dit avoir vu sortir des fibrilles d'un tube primitif dans le mésentère de la grenouille, et de Tréviranus qui s'appuie, pour admettre ces fibrilles, sur la présence de stries longitudinales à la surface de semblables tubes. Muller reste dans le doute; mais sa réserve nous parait un peu exagérée, car les stries longitudinales de Tréviranus ne prouvent rien, et le pinceau de fibrilles dont parle Schwann est un fait si exceptionnel, qu'on doit le considérer comme le résultat d'une illusion d'optique jusqu'à ce qu'il ait été confirmé par d'autres observateurs.

L'enveloppe des fibres primitives, mise à nu et isolée de la substance qu'elle renferme à l'aide d'une simple compression, ou mieux par l'action d'une goutte d'acide acétique concentré qui lui communique la propriété de se contracter et de chasser son contenu, devient si transparente qu'il est nécessaire, pour la bien distinguer, de lui imprimer quelques mouvements. Ses parois, molles, affaissées et légèrement ridées, semblent dépourvues de toute organisation. Schwann dit avoir vu sur ces parois des noyaux de cellules; Rosenthal, des stries longitudinales et transversales; Henle, des étranglements analogues à ceux qu'on rencontre sur les fibres du tissu cellulaire : mais tous ces résultats individuels et assez discordants ne pourront être acceptés qu'après avoir subi le contrôle de nouvelles observations.

La substance contenue dans les tubes nerveux se présente sous deux aspects bien différents :

Intacte, elle est transparente, de consistance huileuse ou visqueuse, et parfaitement homogène.

Altérée, elle perd en partie sa transparence, et se fragmente en particules arrondies.

C'est sous ce dernier aspect qu'elle a été observée par la plupart des auteurs anciens qui ont considéré la fibre élémentaire comme solide et formée par une série de globules. On s'étonne d'abord qu'une semblable erreur ait pu trouver un aussi grand nombre de partisans; mais la suprise disparaît lorsqu'on considère que l'altération de la partie nerveuse ou médullaire des tubes primitifs, altération qui a été décrite de nos jours sous le nom de *coagulation de la moelle,* se produit rapidement après la mort, et plus rapidement encore sous l'influence de l'eau et des différents moyens employés pour faciliter l'étude microscopique de ces tubes. Leeuwenoeck, qui avait d'abord partagé cette erreur, l'abjura vers la fin de sa vie pour proclamer le premier la forme tubuleuse des nerfs que Fontana observa et décrivit avec une remarquable exactitude en 1780, mais qui ne fut définitivement admise qu'à partir des travaux d'Erhenberg, publiés en 1836 et confirmés par les recherches des plus habiles micrographes de notre époque.

A l'inspection microscopique, les tubes nerveux présentent de chaque côté, dans leur état d'intégrité, deux bords simples et obscurs, dont l'un, externe, répond à leur gaîne, et l'autre, interne, à la surface de leur contenu : de là le nom de *tubes à double contour* sous lequel ils sont quelquefois désignés.

L'intervalle qui sépare les deux contours d'un tube mesure l'épaisseur de ses parois; cet intervalle ne devient sensible qu'à l'aide d'un fort grossissement, et même en se plaçant dans une semblable condition, on ne le distingue pas avec la même netteté sur tous les points de sa longueur; il devient beaucoup plus manifeste après la coagulation de la moelle, circonstance qui nous explique comment il a pu être considéré par plusieurs auteurs, et particulièrement par Henle, comme un effet de cette coagulation.

Il n'est pas rare de voir la substance contenue dans les tubes primitifs se coaguler seulement auprès des parois et conserver à leur centre sa transparence et son homogénéité; c'est à cette partie, restée intacte, que Purkinje et Rosenthal ont donné le nom de *cylinder axis*. Ainsi coagulée à sa surface, la substance nerveuse paraît formée de deux couches; les observateurs qui ont pris l'état de coagulation de la moelle pour son état normal, ont rapproché la couche externe ou enveloppante de la substance corticale du centre nerveux, et la couche centrale ou enveloppée de la substance médullaire. De cette première distinction quelques uns en ont même déduit une seconde portant sur la nature des deux couches, l'une leur paraissant être de nature graisseuse, et l'autre de nature albumineuse; partis d'une fausse donnée, ils sont arrivés ainsi à une série de conséquences également fausses.

La substance nerveuse a été soumise à l'analyse chimique par Fourcroy, Vauquelin, John, Kühn, et à une époque plus récente par MM. Couerbe, Simon, Lassaigne et Ed. Frémy.

L'analyse de Vauquelin, qui date de 1812, est une des plus complètes que nous possédions. Elle a fourni :

Eau	80,00
Albumine	7,00
Matières grasses, blanche et rouge	5,25
Osmazôme	1,12
Phosphore combiné aux matières grasses.	1,50
Soufre, phosphate acide de potasse, phosphate de chaux et de magnésie, chlorure de sodium	5,15
	100,00

La matière grasse rouge de Vauquelin, désignée par Berzelius sous le nom d'*oléine cérébrale*, est une huile dont la couleur est rouge brun.

La matière grasse blanche, ou la *stéarine cérébrale* de Berzelius, a été décomposée par Gmelin en deux espèces de graisses, dont l'une se présente sous l'aspect de lamelles nacrées, et dont l'autre revêt la forme pulvérulente. Kuhn appelle la première *cérébrine* et la seconde *myélocone*.

Au lieu de ces trois espèces de graisses, M. Couerbe en admet cinq : 1° la stéaroconote, 2° la céphalote, 3° l'éléencéphole, 4° la cérébrote, 5° la cholestérine. Dans cette analyse, qui a été vivement critiquée, le même auteur a aussi fixé son attention sur les proportions variables de phosphore qui existe dans le cerveau; contrairement à Vauquelin, qui avait trouvé 1,50 de phosphore pour 100, il en a rencontré 2,50 dans les cerveaux ordinaires.

1 à 1,50 seulement dans ceux qui avaient appartenu à des idiots, et 4 à 4,50 dans les cerveaux d'aliénés. De ces résultats M. Couerbe conclut « que le phosphore est le principe excitant du système nerveux et que l'absence de ce principe dans l'encéphale réduirait l'homme à la triste condition de la brute. » Cette seconde partie de son travail a été accueillie aussi avec peu de faveur : d'une part, M. Frémy a analysé le cerveau du mouton, du chien, du bœuf, et y a trouvé les mêmes substances qui existent dans celui de l'homme, et par conséquent le phosphore ; de son côté, M. Lassaigne a soumis à l'analyse en 1836 des cerveaux d'aliénés, et n'a pas constaté dans la cérébrote qu'il en a retirée une plus grande quantité de phosphore que celle qu'on trouve dans les cerveaux sains.

B. Des fibres nerveuses primitives considérées dans leur trajet et leur mode d'association.

En suivant les fibres nerveuses élémentaires de leur extrémité périphérique vers leur extrémité centrale, on les voit partout se rapprocher et se réunir pour former des groupes d'abord grêles ; mais ceux-ci, obéissant à la même tendance vers l'association, se réunissent à leur tour pour former des rameaux, lesquels produisent des branches, puis des troncs.

Toutes les fibres d'un même groupe sont consolidées dans leur association par un lien cylindrique, c'est-à-dire, par une gaîne dont l'épaisseur ainsi que la résistance sont proportionnelles à leur nombre. Cette enveloppe surajoutée à celle qui leur est propre constitue le *névrilème* ; elle est formée par un tissu cellulaire assez condensé pour prendre sur la plupart des nerfs les caractères du tissu fibreux.

Si l'on fend sur un tronc nerveux son enveloppe névrilématique pour observer les divers faisceaux dont il se compose, on remarque que ceux-ci sont rarement parallèles ; le plus souvent, après un court trajet côte à côte, ils se rapprochent pour se confondre, ou se divisent pour échanger des rameaux ; et ces anastomoses sont assez multipliées pour qu'il soit impossible d'en suivre un seul au delà d'une certaine distance. Il suit de cette disposition :

1° Que le plus grand nombre des nerfs doivent être considérés comme de véritables plexus, et même comme des plexus souvent plus compliqués que ceux du grand sympathique ;

2° Que le névrilème ne représente pas une série de canaux emboîtés les uns dans les autres, mais une cavité très irrégulièrement cloisonnée.

Au voisinage du centre nerveux le névrilème n'abandonne pas brusquement les cordons qu'il entoure ; il se prolonge sur les racines des nerfs rachidiens en leur fournissant une gaîne isolée à chacune, passe ensuite de ces racines sur la moelle épinière, et remonte ainsi jusqu'à la partie médiane et centrale de la base de l'encéphale au delà de laquelle il dégénère peu à peu en tissu cellulaire. Sa destination est de protéger les tubes délicats qu'il renferme, soit par sa résistance assez grande pour les conserver intacts quelquefois au milieu des plus graves désordres, soit par son peu de vitalité qui leur permet de traverser des organes malades et même profondément altérés, sans subir l'influence de ces altérations.

En passant des nerfs à la moelle épinière, les fibres élémentaires, obéissant de plus en plus à la tendance qui les porte à se grouper entre elles, donnent naissance à quatre gros faisceaux, deux postérieurs plus petits, et deux antérieurs plus considérables. — Les premiers, séparés l'un de l'autre par un sillon profond et médian, reçoivent les racines postérieures et sont affectés comme elles à la sensibilité. — Les seconds, séparés aussi par un sillon médian, reçoivent les racines antérieures auxquelles ils transmettent le principe moteur qui émane du cerveau.

Arrivés à la hauteur du trou occipital, les faisceaux de la moelle, devenus moins distincts, s'entrecroisent, puis se séparent. — Les postérieurs abandonnent d'abord les antérieurs, et en même temps ils s'écartent pour aller s'épanouir, sous le nom de *corps restiformes* ou de *pédoncules inférieurs*, dans les hémisphères du cervelet dont ils constituent la partie centrale ou médullaire. — Les antérieurs, toujours juxtaposés et continuant leur route, passent sous la protubérance comme un courant sous les arches d'un pont, suivant une comparaison déjà ancienne, puisqu'elle remonte à Varole, et réapparaissent de l'autre côté de ce pont sous la forme des pédoncules cérébraux, qui s'écartent pour aller s'épanouir dans les hémisphères du cerveau dont ils forment aussi le centre médullaire.

Aux fibres qui, venues des nerfs et de la moelle épinière, s'épanouissent dans le cervelet et le cerveau, s'en ajoutent d'autres tout à fait identiques qui n'appartiennent qu'à l'encéphale. Laissant de côté ces dernières que nous étudierons plus tard en décrivant l'axe cérébro-spinal, et revenant aux fibres sensitives et motrices, nous avons à nous demander si à chaque fibre musculaire et à chaque point sensible correspond une fibre nerveuse.

Dans les muscles il est manifeste que les fibres nerveuses sont beaucoup moins nombreuses que les fibres contractiles; la théorie de MM. Prévost et Dumas, d'accord avec l'observation microscopique qui démontre des anses dans les muscles, nous explique parfaitement comment cette infériorité de nombre peut se concilier avec l'énergie des contractions.

Pour les organes doués de sensibilité, il n'est aucun auteur qui n'admette aujourd'hui qu'à chaque point sensible correspond l'extrémité d'une fibre ou bien le sommet d'une anse nerveuse. Je ne puis me ranger à cette opinion lorsque je considère la vaste étendue des muqueuses, et celle plus vaste encore du système cutané : si acérée que soit une aiguille, vous ne pouvez la poser sur un seul point de cette enveloppe sans produire aussitôt de la douleur, et par conséquent sans rencontrer au moins une fibre nerveuse; et ces milliers de fibres parties d'une surface de 14 pieds carrés iraient se terminer chacune isolément dans le centre nerveux ! d'autres milliers de tubes partis des muqueuses et de toutes les autres parties du corps auraient aussi chacune leur extrémité distincte dans ce centre ! et toutes ces fibres, en quantité innombrable, se trouveraient représentées dans les racines si grêles des nerfs rachidiens et cérébraux ! Adopter une semblable conclusion, c'est peut-être raisonner, mais ce n'est certainement pas observer. Cuvier seul me paraît avoir parlé en observateur, lorsqu'il a dit que les nerfs allaient en grossissant vers les extrémités, c'est-à-dire, pour parler le langage de notre époque, que les tubes nerveux allaient en se multipliant vers leur terminaison. Nous avons vu d'autre part que ces tubes étaient plus nombreux aussi dans l'encéphale; les fibres primitives se trouveraient donc plus abondamment réparties aux deux pôles du système nerveux, lequel serait au contraire notablement amoindri dans sa portion intermédiaire.

Reil, qui trouvait partout de la sensibilité et n'apercevait pas dans les cordons nerveux autant de fibres qu'il avait constaté de points sensibles, fut conduit à admettre à l'extrémité de chaque fibre sa *célèbre atmosphère nerveuse* : l'observation me semble réaliser cette ingénieuse hypothèse, en substituant à l'atmosphère nerveuse, être imaginaire, des fibrilles qui iraient se réunir à l'extrémité même d'une fibre centrale comme les rayons d'un cercle à leur centre commun, ou comme des veinules dans un même courant veineux.

Cette disposition, du reste, ne serait pas la propriété exclusive des fibres qui se distribuent à la peau et aux muqueuses ; on la retrouve d'une manière encore plus manifeste dans celles qui forment la moelle épinière. Pourquoi les racines postérieures des nerfs spinaux, plus nombreuses et plus volumineuses que les antérieures, donnent-elles naissance à des faisceaux moins considérables cependant que ceux qui résultent de la réunion de ces dernières? Parce que plusieurs fibres sensitives se continuent avec une seule et même fibre des faisceaux postérieurs en s'échelonnant sur celle-ci à peu près comme les côtes sur les parties latérales du rachis. Si les faisceaux antérieurs de la moelle épinière sont plus gros, bien que les racines qui les forment soient plus petites, c'est parce que les fibres motrices sont, au contraire, essentiellement indépendantes, et qu'ici il n'y a pas fusion de plusieurs fibres en une seule, mais adossement réciproque et accroissement proportionnel au nombre.

Les lois qui règlent le mouvement de nos organes prescrivent l'isolement de chaque fibre motrice dans toute l'étendue de son trajet ; mais celles qui président aux phénomènes de la sensibilité n'imposent nullement aux fibres sensitives la même indépendance. Que dix, vingt ou cinquante fibres sensibles viennent se souder à une autre fibre de la même nature et du même volume, la transmission des impressions sera-t-elle moins rapide? Rien ne le prouve. Sera-t-elle moins régulière? Il faudrait le démontrer. Admettons pour un instant que telle est, en effet, la disposition des fibres sensitives, et aussitôt nous comprenons : 1° pourquoi il y a moins de fibres élémentaires dans les cordons nerveux que de points sensibles à la surface de la peau et des muqueuses ; 2° pourquoi les racines des nerfs spinaux sont si grêles comparativement à la multiplicité des filaments nerveux répandus dans l'économie ; 3° pourquoi la moelle épinière n'est pas plus volumineuse au niveau du trou occipital qu'à son extrémité inférieure, phénomène que les partisans de l'indépendance et de l'adossement de toutes les fibres nerveuses semblent avoir à peine remarqué, et qui constitue cependant pour leur hypothèse une véritable impossibilité ; 4° pourquoi la moelle épinière se renfle au niveau des régions lombaire et cervicale, car c'est dans ces deux régions que les fibres sensibles des membres inférieurs et supérieurs se pressent en grand nombre pour se réunir par *voie de fusion* à celles des cordons postérieurs ; après cette fusion la moelle diminue de volume, parce qu'elle se trouve réduite à ses fibres propres, c'est-à-dire à celles sur lesquelles les fibres périphériques viennent se souder.

2° DES CORPUSCULES NERVEUX.

Ces corpuscules sont pleins ou creux.

Les corpuscules pleins ou *granules*, réduits à la plus extrême ténuité et infiniment plus nombreux, forment une sorte de substratum dont l'aspect rappelle celui d'un sable fin.

Les corpuscules creux signalés par Ehrenberg, Valentin et Purkinje, représentent des cellules. — Dans chacune de ces cellules existerait un noyau reconnaissable à son éclat et à sa transparence, et dans ce noyau un ou plusieurs nucléoles. — Leur forme est très variable : tantôt sphérique ou ovoïde, tantôt arrondie d'un côté et terminée de l'autre par un prolongement aigu, quelquefois fusiforme, réniforme ou irrégulière et indéterminée. — Leur diamètre serait de $0^{mm},02$ à $0^{mm},03$ d'après Krause, et de $0^{mm},05$ à $0^{mm},10$ d'après M. Ch. Robin. — A leur couleur d'un gris jaunâtre on les distingue facilement des tubes primitifs au milieu desquels elles se trouvent disséminées.

Ces deux espèces de corpuscules, en s'associant à des fibres nerveuses et à de nombreux capillaires sanguins, donnent naissance d'une part à la substance grise, de l'autre aux ganglions.

La *substance grise* de l'axe cérébro-spinal offre donc dans sa composition une assez grande analogie avec les ganglions : les éléments sont les mêmes de part et d'autre, mais les proportions dans lesquelles ils se combinent et leur arrangement respectif diffèrent notablement ; de plus, un élément nouveau, la fibre grise ou organique, se montre dans les ganglions et les nerfs qui en partent.

Les granules sont l'élément qui domine dans la substance grise ; les cellules disséminées au milieu de ces granules se trouvent à une certaine distance les unes des autres. Quant aux tubes primitifs qu'on y rencontre, leurs rapports, soit avec ces deux espèces de corpuscules, soit avec la substance médullaire, n'ont pas encore été bien déterminés : suivant Ehrenberg ils iraient se continuer directement avec ceux qui forment la substance médullaire ; suivant Tréviranus ils seraient plus fins et se réuniraient en nombre variable pour aller constituer l'un de ces derniers. Valentin dit ne les avoir pas rencontrés dans la substance grise proprement dite, mais seulement dans la substance jaune intermédiaire à la grise et à la blanche, et elles se sont présentées à son observation sous la forme d'anses répondant par leur convexité à la surface du cerveau. On peut conclure de toutes ces divergences que la disposition des fibres nerveuses élémentaires dans la substance corticale, malgré les nombreux travaux dont elle a été l'objet, réclame de nouvelles recherches.

Dans les ganglions, les corpuscules nerveux se mêlent aux tubes primitifs en proportions moins inégales. Les cloisons qui partent de la face interne de la gaîne névrilématique les partagent en plusieurs groupes comparables par leur arrangement et leur aspect aux lobules d'une glande. C'est à la présence de ces corpuscules que les ganglions sont redevables de leur couleur grise et en partie de leurs dimensions. Lorsqu'on veut les observer, il faut enlever une tranche mince sur un ganglion et l'examiner ensuite au microscope ; pour l'étude de l'élément fibreux on aura recours à l'exemple de Scarpa, à une macération prolongée qui isole très bien les tubes primitifs : ainsi préparés, ces tubes apparaissent comme une touffe de filaments qui s'écartent, puis s'entrecroisent et s'anastomosent pour se rapprocher ensuite et aller se continuer avec les nerfs auxquels ils appartiennent. Il semblerait donc que la somme des tubes qui divergent en passant du nerf dans le ganglion est exactement représentée par celle des fibres qui convergent pour rentrer du ganglion dans le nerf générateur, et qu'ainsi ces tubes ne feraient que se dissocier sur un point de leur trajet pour admettre dans leur intervalle un élément nouveau, l'élément corpusculaire : telle fut en effet l'opinion émise par Scarpa, bien que l'extrême intrication des fibres nerveuses dans l'intérieur des ganglions ne lui eût pas permis de constater par l'observation la continuité des filets entrants avec les filets sortants.

Mais indépendamment de ces fibres qui ne font que passer entre les corpuscules ganglionnaires, les micrographes de nos jours se sont demandé s'il n'en existerait pas d'autres qui partiraient de ces corpuscules eux-mêmes? Résolus par l'affirmative, cette question nous expliquerait la différence qu'on observe, pour quelques ganglions, entre le volume des rameaux entrants et sortants, différence qui se montre favorable aux derniers.

Remack le premier a décrit un ordre de fibres spéciales très déliées qui partiraient des corpuscules ganglionnaires et iraient se répandre d'une part dans les nerfs de la vie animale où elles se trouveraient en petite quantité, de l'autre dans les branches du grand sympathique où elles seraient au contraire très nombreuses, et qui leur seraient redevables de leur couleur ainsi que de toutes leurs propriétés spéciales ; de là le nom de *fibres grises*, de *fibres organiques* qu'il leur imposa.

Retzius, Muller, Valentin, Henle, M. Maudl et M. Ch. Robin ont aussi vu ces fibres grises; mais d'accord sur le fait de leur existence, ils diffèrent dans la manière de les interpréter. Muller admet avec Remack qu'elles partent des corpuscules pour se porter dans l'un et l'autre système nerveux, mais principalement dans celui de la vie nutritive, de telle sorte que tous les nerfs seraient formés de fibres sensitives et motrices d'une part, et de fibres organiques de l'autre ; ces dernières présideraient spécialement aux actes nutritifs. — Valentin ne voit dans ces fibres qu'un prolongement des gaînes qui entourent les corpuscules ganglionnaires ; pour lui elles seraient par conséquent une simple dépendance du névrilème et auraient pour but, de même que cette enveloppe, de donner aux ramifications du grand sympathique une plus grande résistance. — Henle dit avoir vu les fibres organiques qu'il appelle gélatineuses, se continuer avec les corpuscules des ganglions ; mais sont-elles nerveuses ou celluleuses? Il reste dans le doute.

Tel était l'état de la science sur ce point, lorsque M. Ch. Robin lut successivement deux mémoires, l'un à l'Académie des sciences, le 21 juin 1847, et l'autre à la Société philomatique, le 15 janvier 1848, sur la structure des ganglions. Cet habile anatomiste occupant parmi les micrographes de notre époque un rang distingué, et son travail étant le plus complet qui ait encore paru sur cette partie de la science, je crois devoir insérer ici textuellement une analyse succincte de ses recherches, analyse qu'il a bien voulu

rédiger à ma demande, et que j'accepte comme conclusion de toutes les
considérations qui précèdent sur la texture des ganglions :

« On distingue deux genres de tubes nerveux :

» 1° Les TUBES LARGES (*tubes de la vie animale, tubes blancs, tubes à*
» *double contour*).

» 2° Les TUBES MINCES (*tubes de la vie organique, des nerfs gris, tubes*
» *sympathiques, nutritifs, à simple contour, fibres grises*).

» Les tubes larges se distinguent : par leur diamètre qui varie de $0^{mm},010$
» à $0^{mm},015$, l'épaisseur de leur paroi qui est de $0^{mm},001$, et leur contenu
» visqueux, sirupeux, demi-fluide, etc.

» Les tubes minces diffèrent des précédents par leurs dimensions
» ordinairement moitié moindres, ce qui a fait dire de ces tubes qu'ils
» avaient un *simple contour*, c'est-à-dire qu'on ne pouvait voir sur leurs
» bords deux lignes obscures dont l'écartement mesurait l'épaisseur de la
» paroi ; mais en se servant d'un pouvoir amplifiant convenable (au moins
» 400 diamètres réels), on constate leur analogie sous ce rapport avec les
» tubes larges.

» Le genre des tubes larges comprend deux espèces : 1° des tubes sensi-
» tifs ; 2° des tubes moteurs.

» Ces deux espèces sont distinctes anatomiquement au niveau des gan-
» glions ; partout ailleurs elles sont identiques.

» *Première espèce : Tubes larges sensitifs.* Au niveau des ganglions,
» chaque tube sensitif large porte un corpuscule ganglionnaire (*cellule*
» *ganglionnaire* des auteurs). Ce corpuscule est un corps sphérique ou à
» peu près, ayant $0^{mm},05$ à $0^{mm},10$; il fait partie du tube nerveux ; c'est bien
» un organe particulier, distinct du tube large, mais en continuité de
» substance avec lui. En considérant le corpuscule comme organe spé-
» cial, on voit chaque tube sensitif venu de l'encéphale ou de la
» moelle se jeter à l'un de ses pôles et disparaître là en se soudant à sa
» paroi, puis repartir au pôle opposé en reprenant la structure qu'il avait
» de l'autre côté du corpuscule. Ainsi le corpuscule ganglionnaire n'est
» pas une cellule distincte des tubes nerveux et sans communication avec
» eux, comme on l'a cru longtemps avec Scarpa ; ce n'est pas non plus une
» cellule sans communication avec le cerveau et donnant naissance par
» un point de sa surface à un tube nerveux à la manière d'un petit cer-
» veau, comme le pensaient Winslow et Bichat. Le corpuscule est en con-
» tinuité avec chaque tube par ses deux pôles opposés, de manière à in-
» terrompre pour un instant la continuité de celui-ci.

» On distingue dans le corpuscule une *paroi* et une *cavité* remplie
» d'un *contenu*, non pas fluide ou visqueux, mais solide.

» La *paroi* a $0^{mm},006$ à $0^{mm},010$, c'est-à-dire qu'elle est de 6 à 10 fois
» plus épaisse que celle du tube en continuité avec le corpuscule ; de plus,
» elle est homogène, striée, comme fibroïde, sans être fibreuse, et parsemée
» de petits noyaux dans son épaisseur, près de sa face interne.

» La *cavité* du tube est en continuité avec celle du corpuscule, mais
» elle se rétrécit de plus de moitié à son point d'abouchement dans la ca-
» vité corpusculaire.

» Le *contenu* du corpuscule est solide et s'échappe en entier, quand on
» brise son enveloppe pendant la préparation. Il ne coule pas en gouttelettes

» comme le contenu des tubes. Il est granuleux et contient à son centre
» une cellule claire, transparente, sphérique, large de $0^{mm},012$, ayant un
» petit noyau jaunâtre, brillant, qui est de $0^{mm},002$ environ.

» Il y a des corpuscules ganglionnaires qui sont en continuité avec le
» cerveau par un seul tube et avec les organes par deux et même trois tubes
» nerveux. Ce fait, qui se voit surtout aux ganglions du pneumo-gastrique
» et du grand sympathique, nous explique comment tel nerf est plus gros
» à sa sortie d'un ganglion qu'à son entrée.

» Quelquefois, deux corpuscules assez près l'un de l'autre existent sur
» le même tube, disposition qu'on observe du reste sur les ganglions des
» paires rachidiennes comme sur ceux du grand sympathique.

» *Deuxième espèce: Tubes larges moteurs.* Les tubes moteurs se dis-
» tinguent des sensitifs en ce qu'ils sont continus dans toute leur longueur,
» c'est-à-dire, tout à fait dépourvus de corpuscule ganglionnaire; rien
» ne vient modifier leur structure sur un point quelconque de l'économie.

» Le genre des tubes minces comprend aussi des tubes sensitifs et des
» tubes moteurs.

» *Première espèce: Tubes minces sensitifs.* Les tubes minces qui pas-
» sent dans les ganglions portent un corpuscule ganglionnaire, quelque-
» fois deux, comme les tubes larges sensitifs et même plus souvent que
» ces derniers; quelquefois aussi un corpuscule émet un tube à l'un de ses
» pôles et deux ou trois à l'autre; en un mot, la description générale
» donnée ci-dessus des corpuscules des tubes larges s'applique à ceux-ci
» dont ils diffèrent seulement par leur forme, qui est généralement ovoïde
» au lieu d'être sphérique, par leur volume ordinairement plus petit et
» par l'épaisseur de leur paroi qui est un peu moindre. On peut, à l'aide
» de tous ces caractères, distinguer les deux sortes de corpuscules qui sou-
» vent sont mêlés dans une même préparation sous le microscope.

» Jamais un *corpuscule mince* et *ovoïde* ne porte de tubes larges;
» jamais un corpuscule *sphérique* n'est en relation de continuité avec des
» tubes minces. Cette distinction entre les deux sortes de corpuscules, com-
» plète la démonstration de l'existence des deux espèces de tubes correspon-
» dantes, récemment mise en doute par Kölliker.

» *Deuxième espèce: Tubes minces moteurs.* Les tubes larges à corpus-
» cules se distribuent aux parties sensibles; les tubes larges sans corpus-
» cules se terminent dans les muscles. Il est très probable, d'après cette
» disposition et d'après quelques recherches non encore terminées, que les
» tubes minces présentent une distribution analogue, ceux à corpuscules
» allant présider dans les appareils de la vie nutritive à la sensibilité diffuse
» qui leur est propre, et ceux dépourvus de corpuscules présidant aux
» mouvements involontaires.

» En résumé, les ganglions sont formés par la présence, sur un même
» point du trajet du nerf, de tous les corpuscules que porte chacun des
» tubes qui constituent ce nerf.

» La forme ellipsoïde que présentent quelques ganglions est due à ce que
» les corpuscules ne sont pas tous bien au même niveau; tel tube montre
» le sien un peu plus haut, tel autre un peu plus bas; il y a même quelque-
» fois sur les nerfs du cœur et des plexus abdominaux des corpuscules très
» écartés les uns des autres, représentant ainsi chacun un ganglion invi-

» sible sans microscope et rudimentaire autant que possible, puisqu'il n'est
» représenté que par un seul élément.

» Les corpuscules sont en effet les éléments caractéristiques du tissu
» ganglionnaire, comme le tube est caractéristique des cordons nerveux,
» comme le faisceau musculaire strié est caractéristique du muscle de la
» vie animale. Nul renflement d'un nerf ne sera réputé ganglion s'il n'a les
» éléments du ganglion bien déterminés, c'est-à-dire, les corpuscules gan-
» glionnaires; et réciproquement, tout renflement nerveux formé par les
» corpuscules ci-dessus sera dit ganglion : c'est ainsi que nous avons pu dé-
» montrer que le renflement du coude du facial est un véritable ganglion
» situé, comme les ganglions rachidiens, sur une branche sensitive, la ra-
» cine de Wrisberg. »

3° DES ÉLÉMENTS QUI ENTRENT ACCESSOIREMENT DANS LA TEXTURE DU TISSU NERVEUX.

Ces éléments sont des artères, des veines, très probablement des vaisseaux lymphatiques et du tissu cellulaire.

Les *artères* se comportent différemment sur la partie centrale et sur la
partie périphérique du système nerveux.

Sur la partie centrale elles sont flexueuses, décrivent de longs trajets en
se divisant, subdivisant et fournissant de chaque côté, indépendamment de
leurs branches dichotomiques, une multitude de ramuscules qui s'anastomosent, soit entre eux, soit avec les divisions des branches collatérales et
terminales, soit avec les branches des artères voisines; de toutes ces anastomoses résulte une vaste toile réticulaire, la *pie-mère*, qui recouvre la
périphérie de l'axe cérébro-spinal, en pénétrant dans tous ses sillons et
toutes ses anfractuosités. Devenues presque capillaires, les artères plongent perpendiculairement dans la moelle épinière et l'encéphale, et cheminent dans l'interstice des corpuscules et des tubes nerveux. Lorsqu'on
divise par tranches l'un des hémisphères du cerveau, on trouve la surface
de chacune de ces tranches sablée de points rouges qui correspondent à la
section de toutes ces ramifications vasculaires.

Les deux substances ne sont pas également riches en vaisseaux; la
corticale en reçoit plus que la médullaire ; et c'est à cette richesse artérielle
qu'elle est en partie redevable de sa couleur plus foncée.

Sur les nerfs où les artères deviennent plus rares, on voit le tronc principal marcher dans les interstices des principaux faisceaux, et donner des
branches, des rameaux et des ramuscules qui accompagnent les faisceaux
secondaires et tertiaires. Il existe ordinairement deux rameaux pour chaque
faisceau; chemin faisant, ces rameaux communiquent entre eux en croisant
obliquement le faisceau et l'entourent de leurs anastomoses.

Dans les ganglions, les artérioles se ramifient d'abord sur le tissu cellulaire qui entoure le névrilème, puis elles traversent cette gaîne et se partagent alors, d'après Wurtzer en un grand nombre de petites branches dont
les unes forment des réseaux à la face interne de la même enveloppe,
tandis que d'autres pénètrent dans sa partie centrale.

Les *veines*, plus nombreuses, plus volumineuses et plus superficielles que les artères, dont elles sont en général indépendantes, suivent les anfractuosités du centre nerveux, en s'anastomosant pour former un plexus à larges mailles polygonales sous-jacent au feuillet viscéral de l'arachnoïde.

Les *vaisseaux lymphatiques* ont été observés sur la convexité du cerveau par Mascagni, qui n'a pu constater ni leur origine ni leur terminaison. Fohman dit avoir injecté des vaisseaux lymphatiques sur les cordons nerveux; mais il affirme également avoir injecté ceux du cerveau, tandis qu'il n'avait injecté que les mailles du tissu cellulaire sous-arachnoïdien. (Voyez t. I, p. 603.) J'ose affirmer qu'il s'est trompé dans les deux cas.

Le *tissu cellulaire* entre comme élément dans la composition du tissu nerveux, mais en très petite quantité et sous deux formes très distinctes : sous la forme celluleuse proprement dite, qu'on observe dans les substances médullaire et corticale, et sous la forme fibreuse qu'on trouve dans les nerfs et dans les ganglions.

PRÉPARATIONS RELATIVES A LA TEXTURE DU TISSU NERVEUX ET AUX NERFS CONSIDÉRÉS D'UNE MANIÈRE GÉNÉRALE.

Si l'on se propose d'étudier la substance nerveuse elle-même dans sa texture, il faut avoir recours à un microscope donnant un grossissement de 400 à 500 diamètres. Celui qui donnerait un pareil grossissement et qui serait exécuté dans les meilleures conditions possibles coûte 500 francs environ. Cependant on trouve chez les bons opticiens des microscopes dont le prix ne s'élève qu'à 120 ou 150 francs, et à l'aide desquels on peut assez bien observer les tubes et les corpuscules nerveux.

Il importe de ne pas oublier que le contenu de ces tubes s'altère très rapidement et perd alors sa transparence, ainsi que son homogénéité, pour devenir granuleux. Cette altération de la moelle, qui s'opère spontanément, survient plus rapidement au contact de l'eau froide, et un peu plus lentement au contact de l'eau tiède, d'après les observations d'E. Burdach.

Afin de se mettre à l'abri de toute cause d'erreur, il convient aussi de choisir pour ses observations le cerveau d'un vertébré récemment sacrifié, et de ne faire subir à la partie qu'on aura détachée pour la placer sur le porte-objet aucune traction, aucune compression qui pourrait avoir pour effet de déformer les tubes nerveux, ou de déterminer la coagulation de la moelle qu'ils renferment; à ce but on pourra donner la préférence soit à la valvule de Vieussens, soit à la cloison transparente, soit à la moelle épinière des poissons, qui est creuse et qu'on peut facilement étaler sur une plaque de verre après l'avoir incisée sur sa longueur, soit à l'encéphale d'un embryon de mammifère, qui est creux également et dont les parois sont assez minces pour se laisser traverser par la lumière.

Pour l'étude de la texture des nerfs, les troncs sont en général préférables à leurs divisions; le nerf sciatique ou le médian seront donc disséqués de manière à écarter les uns des autres les nombreux faisceaux qui s'anastomosent au dedans de leur névrilème. Afin de faciliter cette dissection qui est assez minutieuse, il faut fixer, à l'aide d'épingles, sur une plaque de liége noircie, d'abord les extrémités du cordon nerveux, puis successivement les divers faisceaux qui seront isolés. Le succès sera plus facile encore si l'on opère sous l'eau; dans ce but on se procure un vase suffisamment large et à bords surhaissés, au fond duquel la plaque de liége est maintenue par deux lingots de plomb. Au lieu de cette plaque on peut faire usage d'un mélange de suif et de cire colorée avec du noir de fumée; ce mélange offre l'avantage de se trouver toujours sous la main de l'anatomiste, et de pouvoir être élevé à la hauteur la plus convenable; après sa coagulation il offre assez de résistance pour la fixation des épingles qu'on y enfonce, et peut être utile pour toutes les préparations délicates du même genre.

Dans les préparations concernant le trajet, la distribution et la terminaison des nerfs, il est quelquefois utile et même nécessaire, pour conserver à ces organes leur consistance, de les soumettre à l'action de divers liquides; l'alcool et les acides sont ceux qu'on emploie avec le plus d'avantages.

Un mélange à parties égales d'eau et d'alcool à 40 degrés agit sur la substance des tubes nerveux, comme sur tous les tissus, en la condensant.

Les acides agissent de la même manière, seulement leur emploi exige plus de précaution; ils doivent être étendus d'une quantité d'eau assez considérable, mais qui varie suivant leur énergie, et aussi suivant le but qu'on se propose : ils seront très étendus si l'on veut simplement agir sur les nerfs pour favoriser leur dissection; ils le seront moins si l'on se propose de détruire le névrilème d'un nerf et même l'enveloppe des tubes primitifs, afin d'isoler la substance nerveuse. Mais c'est surtout lorsque les nerfs traversent des canaux osseux que les solutions acides plus, ou moins concentrées sont mises en usage; elles ont dans ce cas le double avantage d'accroître la consistance des rameaux nerveux et de diminuer la densité des os qui, se dépouillant d'une partie de leurs sels calcaires, se laissent alors facilement entamer par l'instrument tranchant. Les acides seront donc particulièrement utiles dans la dissection des nerfs de la tête, et surtout dans l'étude des nerfs des os; mais avant de procéder à cette étude sur des parties soumises à leur action, il est indispensable de les faire macérer quelques jours dans l'eau simple plusieurs fois renouvelée.

Les règles à suivre dans la préparation des nerfs sont les suivantes :

1° Procéder du tronc vers les rameaux toutes les fois que le nerf est suffisamment rapproché de la surface cutanée. Si celui-ci est au contraire profondément placé à son origine, comme le petit nerf sciatique, comme le nerf honteux interne. etc., etc., on préparera d'abord les rameaux sous-cutanés et toutes les branches qu'on s'exposerait à diviser en débutant par la recherche du tronc principal, et dès que celui-ci pourra être mis à découvert sans danger, on le prendra pour point de départ et l'on préparera les branches non encore découvertes dans l'ordre de leur origine.

2° Tendre le tronc nerveux et chacune de ses ramifications au moment de leur dissection.

3° Enlever avec soin pendant le cours de cette dissection la gaîne celluleuse qui entoure le névrilème, de manière à isoler parfaitement le nerf de tous les organes situés sur son trajet.

4° Vider les veines du sang qu'elles contiennent à l'aide de frictions pratiquées des extrémités vers le cœur préalablement ouvert ou extirpé, et les enlever pendant le cours de la dissection.

5° Conserver les artères dont les rapports sont toujours importants à connaître.

6° Conserver et préparer également les muscles qu'on écartera les uns des autres pour suivre les nerfs situés dans leurs intervalles et qu'on ne divisera que le plus rarement possible; dans ce cas la section portera sur leur partie moyenne.

7° Comprendre dans la préparation toute la distribution d'un nerf avant de procéder à son étude, qu'on complétera dans une même séance, afin de présenter à l'esprit un ensemble de faits et de rapports, une sorte de tableau qui le frappe toujours plus vivement que des faits isolés.

8° Si la préparation commencée ne peut être terminée et étudiée dans la même séance, on peut la recouvrir en réappliquant toutes les parties préparées dans leur position naturelle; mais il est plus avantageux d'étaler à sa surface un linge de toile plié en double ou en triple et imbibé soit d'un mélange à parties égales d'eau et d'alcool, soit, ce qui m'a toujours paru plus avantageux, avec une solution d'acide arsénieux, qui n'a pas comme l'alcool l'inconvénient de condenser les tissus en les décolorant, et qui leur conserve au contraire toute leur souplesse et toute leur fraîcheur.

Les sujets les plus favorables à la préparation des nerfs sont ceux qui offrent la plus grande maigreur; les hommes, sous ce rapport, sont généralement préférables aux femmes. Pour l'étude de l'axe cérébro spinal, les vieillards offrent plus d'avantages, la densité du centre nerveux croissant avec l'âge. Pour l'étude de la partie périphérique, tous les âges sont également acceptables à maigreur égale.

DU SYSTÈME NERVEUX CONSIDÉRÉ DANS CHACUNE DE SES PARTIES CONSTITUANTES.

Après avoir pris connaissance de ce qui est commun à toutes les parties du système nerveux, il nous reste à étudier ce qui est propre à chacune d'elles ; dans cette étude descriptive nous procéderons, comme dans nos considérations générales, de la partie centrale vers la partie périphérique.

PARTIE CENTRALE DU SYSTÈME NERVEUX.

Le centre nerveux nous offre à considérer :

1° Les trois membranes qui l'entourent, ou ses méninges : la *dure-mère*, l'*arachnoïde* et la *pie-mère*, entre lesquelles se trouvent disséminés sur quelques points des corpuscules encore inconnus dans leur nature, les *granulations de Pacchioni*.

2° Les quatre parties qui le composent, le *cerveau*, le *cervelet*, l'*isthme de l'encéphale* et la *moelle épinière* dont la description comprend des détails de deux ordres : les uns relatifs à leur conformation extérieure et intérieure, les autres relatifs à leur continuité ou à leur mode de connexion. Dans l'exposition des détails du premier ordre, nous procéderons du cerveau vers la moelle, et dans l'exposition de ceux du second, de la moelle vers le cerveau.

DURE-MÈRE.

Préparation. 1° Inciser le cuir chevelu d'avant en arrière, et rabattre de chaque côté les ligaments décollés, ainsi que les muscles temporaux.

2° Enlever à droite et à gauche du plan médian à l'aide de deux traits de scie, l'un parallèle à ce plan, l'autre perpendiculaire, un segment de la voûte du crâne, de manière à laisser entre les deux segments un arc antéro-postérieur de deux centimètres de largeur.

3° Enlever ces segments de la voûte crânienne, la portion de dure-mère qui leur correspond, et la totalité de l'encéphale.

4° Détacher des gouttières sacro-vertébrales les muscles qui s'y insèrent.

5° Diviser de chaque côté les lames vertébrales à leur union avec les apophyses articulaires, en faisant usage, soit du rachitome tranchant, espèce de lame quadrilatère à tranchant convexe, à dos concave se prolongeant sous forme de manche, et assez épais pour résister au choc d'un marteau ordinaire ; soit, ce qui est préférable, d'un rachitome à scie ; soit enfin, en l'absence d'un de ces deux instruments, d'une scie anatomique ou d'une scie à amputation. De ces trois procédés le premier est long et d'un usage laborieux ; le second est expéditif et donne une coupe très régulière, mais il exige un bon instrument et un peu d'habitude ; le troisième expose à la lésion de la dure-mère et de la moelle épinière, il est d'une exécution un peu lente, en outre il demande de l'adresse et de la patience ; néanmoins il est fréquemment employé dans les salles de dissection, et le plus souvent avec succès.

Si l'on désire ne pas sacrifier l'encéphale, on aura recours au procédé suivant que j'ai mis en usage plusieurs fois avec avantage :

Brisez circulairement le crâne en passant à un centimètre au-dessus des arcades orbitaires en avant, et de la protubérance occipitale en arrière ; arrachez la voûte crânienne ; à l'aide de deux traits de scie obliques et convergents, enlevez la portion restante de l'occipital ; ouvrez le canal rachidien par sa partie postérieure, comme nous l'avons dit précédemment ; faites disparaître le segment de la dure-mère qui correspond à l'hémisphère cérébral droit ou gauche en respectant le sinus longitudinal supérieur, puis cet hémisphère lui-même en le divisant horizontalement au niveau du corps calleux, et vous aurez alors sous les yeux, d'une part, la surface externe de la membrane, de l'autre les replis qui naissent de sa surface interne, replis qui seront encore tendus et qu'il suffira de diviser après les avoir étudiés, pour extraire l'axe cérébro-spinal dont la plus grande partie sera restée intacte.

On pourrait aussi, après avoir enlevé les segments osseux et fibreux qui recouvrent l'hémisphère cérébral correspondant, conserver celui-ci qu'il faudrait alors écarter un peu en dehors pour observer la faux du cerveau, et soulever dans sa partie postérieure pour voir la tente du cervelet. — La surface extérieure et les principaux replis de cette membrane étant connus, on détachera le sommet de la faux de l'apophyse crista-galli pour la renverser en arrière, puis on divisera la tente cérébelleuse à son insertion au bord supérieur du rocher, et l'on retirera de sa cavité l'axe cérébro-spinal, afin de pouvoir étudier la disposition de la dure-mère au niveau de la base du crâne.

La dure-mère est la plus extérieure et la plus résistante des trois membranes qui entourent l'axe nerveux encéphalo-médullaire.

Étendue des parois du crâne à la base du coccyx, elle représente, comme le centre nerveux sur lequel elle se moule, un long cylindre surmonté d'une sphère. On peut lui distinguer par conséquent une portion supérieure ou crânienne et une portion inférieure ou rachidienne.

1° DE LA DURE-MÈRE CRANIENNE.

La portion crânienne de la dure-mère est une poche fibreuse cloisonnée à l'intérieur pour séparer les unes des autres les différentes parties de l'encéphale et compléter à chacune d'elles un système d'engaînement secondaire, très analogue à celui qui enveloppe la totalité du centre nerveux; cette poche nous offre à étudier ses deux surfaces et sa structure.

A. Surface externe de la dure-mère crânienne.

Elle est inégale, légèrement rugueuse, et en rapport avec les parois du crâne auxquelles elle adhère comme le périoste adhère aux os. Cette adhérence, établie à l'aide de prolongements fibreux et vasculaires qu'on aperçoit très bien lorsqu'on examine la dure-mère sous l'eau, ne se montre pas également intime sur tous les points; elle est médiocre à la partie supérieure du crâne qu'on peut assez facilement enlever, et extrêmement prononcée sur la base de cette cavité dont il est impossible de la détacher par voie d'arrachement. On peut dire d'une manière générale que les points les plus saillants sont ceux où son adhérence devient la plus forte, et les plus déprimés ceux où elle est le moins prononcée : ainsi la dure-mère adhère fortement à l'apophyse crista-galli, au bord postérieur des apophyses d'Ingrassias, au bord supérieur des rochers, et faiblement au contraire aux fosses coronales, pariétales, occipitales, sphénoïdales, etc.; il importe de remarquer cependant que les sutures qui parcourent le plus souvent des régions déprimées ou concaves font exception à cette loi : leur adhésion à la membrane fibreuse de l'encéphale est assez intime. Ces faits nous expliquent : pourquoi les épanchements de sang qui se forment si fréquemment entre les os et la dure-mère, à la suite d'une contusion ou d'une fracture du crâne, n'occupent presque jamais la base de cette cavité; pourquoi ils occupent de préférence les fosses temporo-pariétales; pourquoi ils sont toujours circonscrits dans un espace plus ou moins étroit, les sutures limitant le décollement de la dure-mère lorsqu'il arrive jusqu'à elles, circonstance heureuse qui ne suffit pas toujours pour sauver le blessé, mais qui contribue à le soustraire aux dangers d'une compression foudroyante dans quelques cas.

Indépendamment des prolongements fibreux par lesquels elle s'unit aux os, la surface externe de la dure-mère en présente d'autres plus importants destinés aux cordons nerveux et vasculaires qui traversent les trous de la base du crâne ; ces prolongements en forme de gaine accompagnent les nerfs et les vaisseaux dans toute la portion osseuse de leur trajet et les abandonnent au delà pour se continuer avec le périoste voisin. Ainsi se prolonge cette membrane :

1° Sur les divisions des nerfs olfactifs pour former à chacune un petit étui fibreux qu'on peut suivre jusqu'à la surface externe de la pituitaire.

2° Sur les nerfs maxillaires supérieur et inférieur jusqu'à la paroi supérieure de la fosse zygomatique.

3° Sur les nerfs facial et acoustique jusqu'au fond du conduit auditif interne.

4° Sur les nerfs glosso-pharyngien, pneumo-gastrique et spinal à chacun desquels elle fournit une gaine distincte jusqu'à la partie inférieure du trou déchiré postérieur.

5° Sur le nerf grand hypoglosse dans le conduit condyloïdien antérieur.

6° Sur les veines émissaires de Santorini, sur la veine jugulaire interne, sur les artères ethmoïdales antérieure et postérieure, etc.

Parmi les prolongements de la dure-mère, les plus remarquables sont ceux qui pénètrent dans l'orbite par le trou optique d'une part, et la fente sphénoïdale de l'autre. — Le prolongement optique, après avoir franchi le trou du même nom, se partage en deux feuillets, l'un extrêmement mince et externe, qui s'applique sur les os voisins pour participer à la formation du périoste orbitaire ; l'autre beaucoup plus considérable qui se continue sur le nerf optique jusqu'à la sclérotique, avec laquelle il se confond d'une manière si intime que cette membrane a pu en être considérée comme une dépendance. — Le prolongement sphénoïdal, s'épanouissant à son entrée dans l'orbite, s'accole aux parois de la cavité pour constituer son périoste ; confondu en arrière avec le feuillet externe de la gaine du nerf optique, en avant avec la partie palpébrale de l'aponévrose orbitaire, il ferme inférieurement la fente sphéno-maxillaire en complétant la gouttière du nerf sous-orbitaire qu'il sépare des parties molles contenues dans l'orbite. L'adhérence de ce prolongement aux parois de l'orbite est très faible, surtout sur les parois supérieure et inférieure, d'où il résulte que lorsqu'on procède à l'ablation du maxillaire supérieur, on peut assez facilement conserver le périoste qui recouvre sa portion orbitaire, et laisser ainsi entre le foyer de la suppuration et l'appareil de la vision un feuillet fibreux qui isole et protége ce dernier.

B. Surface interne de la dure-mère crânienne.

La surface interne, recouverte par le feuillet pariétal de l'arachnoïde qui lui adhère de la manière la plus intime et qui transforme la dure-mère en une membrane fibro-séreuse, est surtout remarquable par les prolongements qui cloisonnent sa cavité. Ceux-ci, au nombre de quatre, se présentent dans l'ordre suivant en procédant de haut en bas : la *faux du cerveau*, située entre les deux hémisphères cérébraux ; la *tente du cervelet*, étalée à la manière d'une voûte, au-dessus de cet organe ; la *faux du cervelet*, intermédiaire aux deux hémisphères cérébelleux ; et le *repli pituitaire*, destiné à loger le corps du même nom.

1° *Faux du cerveau*. Médiane et verticale, cette cloison s'étend de l'apophyse crista-galli et de la crête coronale à la tente du cervelet avec laquelle elle se continue ; sa forme représente assez exactement celle de la lame tranchante dont elle porte le nom ; on peut lui distinguer, par conséquent, deux faces, deux bords, un sommet et une base.

Les *faces* sont latérales et en rapport avec les hémisphères du cerveau qu'elles séparent complétement l'un de l'autre dans leur moitié postérieure et incomplétement en avant. Il n'est pas très rare de constater sur un ou plusieurs points de la faux du cerveau une insuffisance ou raréfaction des fibres qui la constituent ; de là des aspects variés : tantôt un simple entrecroisement rétiforme, une sorte de dentelle ; tantôt une éraillure ; tantôt enfin une solution de continuité plus ou moins étendue à travers laquelle les deux hémisphères entrent en contact ; Haller a même vu ces hémisphères se continuer entre eux au niveau d'une perforation de ce genre, fait très exceptionnel, qui s'est aussi présenté à l'observation de M. Cruveilhier.

Le *bord supérieur*, convexe, occupe successivement les gouttières frontale, pariétale et occipitale ; il renferme dans son dédoublement le sinus longitudinal supérieur.

Le *bord inférieur*, concave, mince et plus court, répond au corps calleux qu'il touche seulement dans son tiers postérieur ; il mesure l'espace compris entre l'apophyse crista-galli et la tente du cervelet, et renferme dans son épaisseur le sinus longitudinal inférieur.

Le *sommet* s'insère soit exclusivement à l'apophyse crista-galli, qu'il embrasse en envoyant un prolongement au trou borgne, soit à la fois à cette apophyse et à la crête frontale.

La *base* répond à la partie médiane de la tente cérébelleuse qu'elle soulève légèrement ; le sinus droit la parcourt dans toute son étendue.

Soutenir les hémisphères cérébraux et s'opposer à la compression qu'ils pourraient exercer l'un sur l'autre pendant le décubitus latéral, tel est l'usage principal de la faux du cerveau.

2° *Tente du cervelet*. Ce repli s'étend horizontalement de l'occipital aux temporaux ; sa forme est celle d'un croissant à concavité antérieure, offrant deux faces et deux circonférences.

Les *faces* de ce croissant ne sont pas exactement horizontales, mais un peu plus élevées vers leur partie médiane, de telle sorte que chacune d'elles se décompose en deux plans inclinés. — La *face supérieure*, convexe, se confond dans sa partie moyenne avec la faux du cerveau, qui constitue pour la tente du cervelet une sorte de ligament suspenseur destiné à la maintenir dans son état de tension et de double inclinaison ; ses parties latérales sont en rapport avec les hémisphères cérébraux dont elles complètent le plancher. — La *face inférieure*, concave, répond au cervelet qu'elle recouvre complétement.

La *circonférence postérieure* s'insère, en arrière, aux gouttières latérales de l'occipital, et en dehors au bord supérieur des rochers. Sa portion occipitale, dont l'adhérence est faible, loge le pressoir d'Hérophile, et la partie horizontale des sinus latéraux ; sa portion temporale, qui est au contraire très adhérente, renferme les sinus pétreux supérieurs.

La *circonférence antérieure*, beaucoup plus petite que la précédente, répond par sa concavité à la gouttière basilaire ; de l'opposition de ce bord concave à une surface courbe résulte un orifice elliptique-qui livre passage à la protubérance annulaire, et que quelques anatomistes ont désigné sous le nom de *trou ovale de Pacchioni*.

Le mode d'insertion des deux courbes du croissant cérébelleux à leur extrémité antérieure n'est pas le même : la courbe postérieure, arrivée au sommet du rocher, l'abandonne pour aller se fixer à l'apophyse clinoïde postérieure, en formant une sorte de pont sous lequel passe le nerf trijumeau. — La courbe antérieure, parvenue au même point, passe au-dessus de la précédente en la croisant à angle aigu, et se prolonge ensuite jusqu'à l'apophyse clinoïde antérieure à laquelle elle s'attache.

Le prolongement de la courbe postérieure comble l'espace compris entre la lame quadrilatère du sphénoïde et le sommet du rocher, espace qui est traversé par trois paires de nerfs, la troisième, la quatrième et la sixième. — Le prolongement de la courbe antérieure comble l'espace compris entre le sommet du rocher et la base de l'aponévrose d'Ingrassias, en constituant la paroi externe du sinus caverneux, dans laquelle cheminent les trois paires précédentes, plus la branche ophthalmique de la cinquième.

La tente du cervelet a pour usage de supporter la partie postérieure des hémisphères du cerveau, et de soustraire par conséquent le cervelet à la compression que ces organes pourraient exercer sur lui. Elle remplit d'autant mieux cette destination que ses deux moitiés latérales s'inclinent en bas et en dehors ; il résulte en effet de cette inclinaison que les hémisphères cérébraux qui tendent, sous l'influence d'une violente commotion, à se rapprocher en avant, tendront d'une autre part à s'écarter en arrière ; de là une décomposition de mouvement qui diminue le danger attaché à tous les ébranlements du même genre.

3° *Faux du cervelet*. Médian, vertical, et de même forme que celui qui sépare les hémisphères cérébraux, mais beaucoup plus petit, ce repli présente aussi deux faces latérales, deux bords, une base et un sommet.

Ses *faces*, planes et unies, sont en rapport avec les hémisphères cérébelleux.

Son *bord postérieur*, convexe, adhère à la crête occipitale interne.

Son *bord antérieur*, concave et tranchant, répond à la partie la plus profonde du sillon qui sépare les deux moitiés du cervelet.

Sa *base*, tournée en haut, se confond avec la partie médiane de la tente cérébelleuse, au voisinage du pressoir d'Hérophile.

Son *sommet* se bifurque et se perd sur le pourtour du trou occipital, en accompagnant les sinus occipitaux postérieurs. — Comme la faux du cerveau, celle du cervelet a pour usage de compléter l'engainement des deux parties qu'elle sépare.

4° *Repli pituitaire*. En abandonnant la lame quadrilatère du sphénoïde pour descendre dans la selle turcique, la dure-mère, après avoir formé un premier repli autour de la moitié postérieure du corps pituitaire, passe au-dessous de ce corps pour en former un second qui circonscrit sa moitié antérieure, et se continue ensuite avec celle qui répond à la gouttière des nerfs optiques ; du double repli qu'elle forme dans ce court trajet résulte une loge qui renferme le corps pituitaire ; cette loge, ouverte à sa partie supérieure pour laisser passer la tige de ce corps, constitue par ses parties latérales la paroi interne du sinus caverneux.

L'usage de ce repli est évidemment de fixer dans la place qu'il occupe le corps pituitaire, et de protéger ainsi le pédicule grêle et délicat auquel il est comme suspendu.

C. Texture de la dure-mère.

La dure-mère est une membrane fibreuse, demi-transparente, d'un aspect blanchâtre et nacré.

Les fibres denses et résistantes qui composent cette membrane paraissent s'entrecroiser dans tous les sens sur quelques points ; sur d'autres elles sont disposées par plans qui se superposent de manière à circonscrire des mailles quadrilatères plus ou moins régulières, très serrées et analogues à celles d'un tissu de fil : ainsi, sous la région fronto-pariétale, la plupart des fibres externes forment un plan superficiel antéro-postérieur et celles de la face interne un plan profond dirigé transversalement. Cette disposition conduisit Massa en 1560 à admettre dans la dure-mère la présence de deux feuillets : l'un, externe ou périostique, dont l'étendue superficielle correspond exactement à celles des parois du crâne ; l'autre, interne, qui se séparerait du précédent, d'une part, au niveau des sinus, de l'autre au niveau de chacun des prolongements qui cloisonnent la cavité crânienne ; de là le nom de replis imposé à ces prolongements, parce qu'on suppose en effet que le feuillet interne, en s'écartant de l'externe, s'adosse à lui-même pour les constituer.

La distinction de ces deux feuillets était ingénieuse et offrait surtout pour avantage de faciliter l'intelligence des principaux détails qu'embrasse la description de la dure-mère ; aussi fut-elle généralement adoptée. Slevogt et Bourgelat lui donnèrent une nouvelle importance en avançant qu'ils étaient parvenus à la réaliser anatomiquement, le premier chez le fœtus, et le second chez le cheval. Sabatier ajouta que les deux feuillets se voient assez bien en examinant le bord d'un lambeau dont on presse les deux lames entre les doigts en les faisant glisser l'une sur l'autre. L'existence de ces deux lames et la possibilité de les séparer sembleraient donc démontrées ; il n'en est rien cependant : nulle part on n'observe deux feuillets simplement superposés ; partout où se rencontrent deux ou plusieurs plans, on voit un certain nombre de fibres qui passent du plan le plus superficiel au plus profond, et réciproquement, en sorte qu'on ne parvient jamais à séparer la dure-mère en deux lames dans une certaine étendue sans diviser un nombre de fibres plus ou moins considérable ; aussi les anatomistes qui ont tenté cette séparation tout à fait artificielle sont-ils parvenus à des résultats différents. Plusieurs ont admis trois feuillets ; Verheyen en admet quatre, et Pauli dit en avoir observé cinq. Galien avait déjà remarqué que les prolongements de la dure-mère sont constitués par toute son épaisseur, et que cette membrane n'est nullement séparable en deux lames : cette opinion, adoptée d'abord par Colombus et plus tard par Fallope, a été surtout défendue par Haller ; le scalpel à la main, elle est incontestable.

Les *artères de la dure-mère*, très nombreuses, ont été distinguées en antérieures, moyennes et postérieures.

Les *antérieures* naissent des deux divisions ethmoïdales de l'ophtalmique.

Les *moyennes* tirent leur origine : 1° de la maxillaire interne, qui donne à l'enveloppe fibreuse de l'encéphale une branche considérable, la sphéno-épineuse ou méningée moyenne, et un rameau qui pénètre dans la fosse moyenne et latérale du crâne par le trou ovale ; 2° de la carotide interne qui fournit plusieurs ramuscules aux parois du sinus caverneux et au repli pituitaire.

Les *postérieures* sont de très petites artérioles qui proviennent soit de la pharyngienne inférieure, dont une division terminale pénètre dans les fosses cérébelleuses par le trou déchiré postérieur, soit de l'artère vertébrale à son entrée dans le crâne.

Toutes ces branches artérielles rampent dans l'épaisseur de la face externe de la dure-mère à laquelle elles n'abandonnent qu'un petit nombre de rameaux ; leurs principales divisions vont se répandre dans le diploé des os du crâne. Cette destination de la plupart des artères de la dure-mère nous explique le contraste qu'on observe entre la richesse vasculaire de toutes les parties adhérentes de cette membrane et le peu de vascularité des lames qui cloisonnent sa cavité : les premières contenant non seulement leurs vaisseaux propres, mais aussi ceux qui vont se distribuer aux os ; les secondes contenant uniquement les rares ramuscules qui leur appartiennent.

Les *veines de la dure-mère* sont de deux ordres : les principales suivent le trajet des artères ; celles-ci sont ordinairement doubles pour chaque vaisseau artériel ; les autres marchent solitairement et vont se terminer dans les sinus de la dure-mère, sinus qui représentent les troncs des veines encéphaliques et qui n'appartiennent pas par conséquent à cette membrane, bien qu'ils soient logés dans son épaisseur.

Les *vaisseaux lymphatiques de la dure-mère* ont été signalés par Mascagni qui les a vus accompagner l'artère méningée moyenne, mais qui n'a pu les suivre au delà du trou sphéno-épineux. J'ai pu injecter au mercure les vaisseaux représentés par cet auteur, mais il m'a été impossible aussi de les suivre même jusqu'à la base du crâne : le métal, après avoir parcouru un assez court trajet, s'échappe par une ou plusieurs déchirures survenues dans le vaisseau à la suite de l'arrachement de la voûte du crâne ; ces déchirures avaient été remarquées déjà par le même anatomiste qui les a considérées comme autant de ruptures des radicules lymphatiques émanées des parois osseuses.

Indépendamment de ces vaisseaux qui rampent sur la surface externe de la fibreuse crânienne et qui semblent appartenir au crâne plutôt qu'à la dure-mère, ainsi que le pense Mascagni, en existe-t-il d'autres qui occuperaient la surface interne de la membrane et qui lui appartiendraient réellement? Quelques observateurs disent avoir injecté des réseaux sur cette surface interne ; j'ai vainement cherché ces réseaux sur un assez grand nombre de sujets.

Les *nerfs de la dure-mère* peuvent être classés, comme les artères, en antérieurs, moyens et postérieurs.

Les *antérieurs*, extrêmement grêles, naissent du filet ethmoïdal du rameau nasal de la branche ophthalmique de Willis et se distribuent à la dure-mère qui tapisse la lame criblée de l'ethmoïde. M. Froment a le premier signalé ces filaments antérieurs.

Les *moyens* ont été très bien observés par M. Cruveilhier, dont j'emprunte la description : « Au nombre de quatre ou cinq de chaque côté, ces » nerfs naissent de la cinquième paire et plus particulièrement du ganglion » de Gasser, se placent immédiatement dans l'épaisseur de la dure-mère, » plus près de sa surface interne que de l'externe, et parcourent en diver- » geant la région sphéno-temporale, puis la région pariétale de la mem- » brane ; plusieurs s'épuisent dans ce trajet ; deux ou trois se terminent au » voisinage du sinus longitudinal supérieur. »

Les *postérieurs*, très bien décrits aussi par MM. Cruveilhier et Bonamy, tirent leur origine de la branche ophthalmique de Willis, non loin du ganglion de Gasser, croisent le nerf pathétique auquel ils s'accolent, ce qui a d'abord fait supposer qu'ils provenaient de ce nerf, et arrivent dans la tente du cervelet, où ils se divisent en rameaux internes et externes.— Les internes, au nombre de deux ou trois, s'inclinent en dedans pour gagner aussitôt la base de la faux du cerveau dans laquelle ils s'engagent en re-montant vers son bord supérieur. — Les externes se portent directement vers le sinus latéral, s'infléchissent à leur tour pour se porter en dedans, et se perdent par leurs dernières divisions, sur la faux du cerveau.

En résumé, tous les nerfs de la dure-mère naissent de la cinquième paire. Schwan et Blandin pensent, il est vrai, que la sixième paire en fournit un grand nombre à cette membrane pendant son trajet intra-crânien ; mais ils sont tombés dans une erreur aussi manifeste que celle de Valsalva, qui les faisait partir du facial, et de Winslow, qui leur donnait pour point de départ principal le moteur oculaire commun.

2° DE LA DURE-MÈRE RACHIDIENNE.

La *portion rachidienne* ou *spinale de la dure-mère* s'étend du trou occipital, où elle se continue avec la portion crânienne, à la partie inférieure du canal sacré.

Sa forme est celle d'une gaîne cylindrique dont le diamètre offre plus d'étendue que celui de la moelle épinière, et un peu moins que celui du canal vertébral. Ses dimensions varient, du reste, dans les mêmes proportions que celles de ce canal : ainsi elle s'élargit vers la partie inférieure du cou, puis se rétrécit notablement dans la région dorsale, et se renfle de nouveau dans la région lombaire ; ses plus grandes dimensions répondent par conséquent aux points les plus mobiles du rachis.

Sa *surface externe* est unie, sans plicature et sans adhérence en arrière, où elle se trouve recouverte par un tissu cellulo-graisseux extrêmement fin, comparé avec raison par M. Cruveilhier à celui qui remplit la diaphyse des

Os longs. — En avant, cette surface adhère au ligament vertébral commun postérieur par quelques prolongements cellulo-fibreux qui descendent obliquement de sa partie médiane pour aller se confondre avec elle ; ces prolongements, rares et faibles dans la région dorsale où l'on n'en trouve souvent aucun vestige, sont plus nombreux et plus résistants au cou où ils sont courts, et surtout au niveau des lombes où ils deviennent d'autant plus longs qu'ils sont plus inférieurs. — De chaque côté la dure-mère rachidienne fournit à la série des nerfs spinaux une série de gaines correspondantes qui les accompagnent jusqu'à leur sortie des trous de conjugaison.

Sa *surface interne*, polie et humide, se trouve liée en avant et en arrière à l'enveloppe immédiate de la moelle par des prolongements cellulofibreux grêles, résistants, assez multipliés ; ces prolongements autour desquels se déploie le feuillet viscéral de l'arachnoïde simulent des adhérences établies entre les deux feuillets de cette membrane. Sur les parties latérales cette surface présente : 1° les insertions du ligament dentelé ; 2° les orifices internes de la double gaine qu'elle fournit au niveau de chaque nerf spinal aux racines antérieures et postérieures.

Son *extrémité supérieure* adhère d'une manière très intime, d'une part à tout le pourtour du trou occipital, de l'autre au corps de l'axis et à celui de la troisième vertèbre cervicale.

Son *extrémité inférieure* correspond au sommet du sacrum et s'étend par conséquent bien au delà de celle de la moelle ; elle se dilate au niveau de l'articulation sacro-vertébrale pour former autour des nerfs qui composent la queue de cheval une sorte d'ampoule.

Ses artères, rares et très grêles comme celles qu'on remarque dans les prolongements de la dure-mère crânienne, naissent : au cou, des branches spinales de la vertébrale ; au dos, des branches postérieures des intercostales ; plus bas, des lombaires et des sacrées latérales.

Les veines suivent le trajet des artères.

Ses vaisseaux lymphatiques et ses nerfs n'ont pas encore été observés.

La dure-mère rachidienne a pour usage de fixer la moelle épinière à l'intérieur du canal vertébral ; cette fixité est réalisée de la manière suivante : de chaque côté de la moelle partent de son enveloppe immédiate douze ou quinze prolongements angulaires qui vont s'attacher par leur sommet à la dure-mère en formant une sorte de bandelette festonnée ou dentelée ; ainsi attachée, la moelle ne peut se porter ni en avant, ni en arrière, ni à droite, ni à gauche, sans entraîner avec elle la gaine à laquelle elle se trouve liée ; or celle-ci est fixée aussi sur ses parties latérales par les prolongements qu'elle fournit aux nerfs spinaux et qui vont se confondre avec le périoste. Cette fixation latérale permet à la moelle de se prêter sans danger à tous les mouvements de flexion et d'extension du rachis, surtout aux premiers que favorise l'absence de toute adhérence à la partie postérieure de la dure-mère rachidienne.

L'excès de capacité de cette gaine a pour but de loger le liquide céphalorachidien, qui se déplace pendant les mouvements de la colonne vertébrale, et qui soustrait par ce reflux les parties molles contenues dans le rachis à la compression dont elles étaient menacées.

ARACHNOÏDE.

L'arachnoïde, intermédiaire à la dure-mère et à la pie-mère, est une membrane séreuse, c'est-à-dire, un sac sans ouverture étalé à la périphérie du centre nerveux qu'elle entoure sans le contenir dans sa cavité. Comme toutes les enveloppes du même genre, elle présente un feuillet viscéral et un feuillet pariétal.

A. DU FEUILLET VISCÉRAL DE L'ARACHNOÏDE.

Le feuillet viscéral de l'arachnoïde est uni à la pie-mère et au centre nerveux par un tissu cellulaire lâche dont les mailles se laissent facilement distendre par l'insufflation, et sur quelques points par des filaments cellulo-fibreux assez résistants. Ce mode d'adhérence diffère très notablement de celui que l'on observe sur le feuillet analogue de toutes les autres séreuses, lequel contracte avec le viscère qu'il embrasse l'adhésion la plus intime, ainsi que le cœur, les poumons, le foie, le testicule, etc., nous en offrent des exemples; sous ce point de vue l'arachnoïde occupe donc une place à part dans l'histoire des membranes séreuses.

Ce feuillet viscéral entoure non seulement l'axe cérébro-spinal, mais chacune des branches nerveuses ou vasculaires qui en dépendent; son trajet, par conséquent, est assez compliqué. Dans l'exposition des nombreux détails qui se rattachent à l'étude de ce trajet, nous le suivrons de haut en bas, c'est-à-dire d'abord sur le cerveau ; puis autour du cervelet, de l'isthme de l'encéphale et du bulbe rachidien ; et enfin autour de la moelle, en le décomposant ainsi en trois parties : partie supérieure ou cérébrale, partie moyenne ou cérébelleuse, partie inférieure ou médullaire.

1° *Partie cérébrale du feuillet viscéral de l'arachnoïde.* Sur la face supérieure du cerveau, cette membrane recouvre le sommet des circonvolutions en passant comme une sorte de pont au-dessus des anfractuosités qui les séparent, et transforme ces sillons anfractueux en autant de canaux prismatiques triangulaires et sinueux dans lesquels serpente le liquide céphalo-rachidien. — Arrivée au voisinage du sinus longitudinal supérieur, auquel se rendent de nombreuses veines, elle fournit à chacune de celles-ci une gaîne qui les accompagne jusqu'à leur entrée dans le sinus pour se réfléchir ensuite sur la dure-mère et concourir à la formation du feuillet pariétal. — Du bord supérieur des hémisphères elle descend sur leur face interne, rencontre au-dessous de la faux du cerveau la partie moyenne du corps calleux qu'elle touche dans sa moitié postérieure seulement, et s'unit à celle du côté opposé.

Sur la face inférieure du cerveau, le feuillet viscéral recouvre toutes les circonvolutions correspondantes ; en passant du lobe postérieur sur l'antérieur, il transforme la scissure de Sylvius en un conduit dans lequel viennent se déverser tous les canaux anfractueux de la partie supérieure de l'hémisphère et qui se déverse à son tour dans un grand réservoir situé sous la partie centrale de la base de l'encéphale.

Sur le côté interne du lobe antérieur, ce même feuillet, après avoir passé, en arrière au-dessous du nerf olfactif, lui fournit en avant, au niveau de la lame criblée de l'ethmoïde, une gaîne qui accompagne chacune de ses divisions jusqu'à l'extrémité terminale des conduits de cette lame où elle les abandonne pour se réfléchir et se confondre avec le feuillet pariétal.

Suivi d'avant en arrière sur la partie médiane de la base du cerveau, le feuillet viscéral pénètre dans la partie antérieure de la scissure qui sépare les hémisphères pour aller se continuer sur la face interne de ceux-ci avec sa portion supérieure. — A un centimètre au-devant de l'entrecroisement des nerfs optiques, ce feuillet se prolonge d'un lobe sur le lobe opposé sans se déprimer au niveau de la scissure inter-hémisphérique et limite ainsi inférieurement un espace qui est borné en arrière par les nerfs optiques, et en haut par l'extrémité antérieure du corps calleux ; cet espace a été signalé par M. Magendie sous le nom de *confluent antérieur* du liquide céphalorachidien. — Au delà de ce confluent la séreuse viscérale rencontre :

1° Les nerfs optiques qu'elle entoure et accompagne jusqu'aux trous du même nom dans lesquels elle s'engage en partie pour s'unir ensuite à la séreuse pariétale.

2° Le pédicule du corps pituitaire auquel elle fournit aussi une gaîne.

3° Une excavation profonde, circonscrite, en avant par ce pédicule et les nerfs optiques, en arrière par la protubérance annulaire, et en dehors par la partie la plus saillante des lobes postérieurs du cerveau : elle s'étend comme un voile sur cette excavation sans se déprimer et en s'étalant horizontalement sur toutes les parties qui la bordent ; de là un troisième confluent plus considérable que le précédent, appelé par M. Magendie *confluent inférieur* et par M. Cruveilhier *espace sous-arachnoïdien antérieur*. — La paroi inférieure de cet espace, formée par le feuillet viscéral, est uni à la paroi supérieure formée par la partie médiane et centrale de la base du cerveau, à l'aide de prolongements rougeâtres, cellulo-fibreux, doués d'une résistance remarquable et formant une dépendance de la pie-mère. — Le confluent inférieur communique d'une part avec l'antérieur, embouchure commune de tous les canaux anfractueux de la face interne des hémisphères, de l'autre avec le conduit de la scissure de Sylvius dans lequel se déversent tous les courants analogues qui descendent de leur face externe.

En arrière du confluent inférieur, l'arachnoïde s'applique sur la protubérance, sur les pédoncules cérébelleux moyens, et enfin sur les faces antérieure et latérales de la moelle où nous la retrouverons plus tard. Dans cette dernière partie de son trajet elle rencontre successivement le nerf moteur oculaire commun, le pathétique, le trijumeau, le moteur oculaire externe et les nerfs facial et auditif ; à tous elle fournit une gaîne propre qui les revêt jusque dans l'intérieur des canaux que leur forme la dure-mère. — De ces diverses gaînes, celle du moteur oculaire commun s'étend dans l'intérieur de son conduit fibreux à 3 ou 4 millimètres de profonde.... celles du trijumeau et du moteur oculaire externe accompagnent ces .... à la même distance ; celle du pathétique pénètre un peu plus profond...... et celle des troncs facial et acoustique plus profondément encore, puisqu'elle arrive jusqu'à l'extrémité du conduit auditif interne.

2° *Partie cérébelleuse du feuillet viscéral.* L'arachnoïde viscérale, après avoir enveloppé toute la partie postérieure des hémisphères cérébraux, arrive à l'extrémité correspondante du corps calleux, et rencontre deux veines volumineuses, les *veines de Galien*, qui vont se jeter dans le sinus droit; se repliant autour de ces veines elle leur forme une gaîne commune qui se continue au niveau du sinus avec le feuillet pariétal de la tente du cervelet. Lorsqu'on enlève le cerveau de sa boîte osseuse, ces veines se trouvant divisées à leur embouchure, l'extrémité postérieure de leur gaîne se présente sous l'aspect d'un orifice ovale ou circulaire; c'est cet orifice qui a été considéré par Bichat comme l'entrée d'un canal arachnoïdien allant s'ouvrir dans l'intérieur du ventricule moyen pour établir une libre communication entre la cavité des ventricules et celle de l'arachnoïde. Ce canal, assez longtemps admis, a été nié par M. Magendie et M. Cruveilhier dont l'opinion est aujourd'hui généralement adoptée. Cependant M. Ludovic Hirchterfeld a cherché récemment à le réhabiliter. En présence de l'affirmation d'un anatomiste aussi profondément versé dans l'étude du système nerveux, j'ai cru devoir douter et interroger de nouveau l'observation : or, après avoir consacré onze cerveaux et cinq longues séances à l'étude de ce point d'anatomie, je reste convaincu que le canal arachnoïdien n'existe pas; la gaîne qui entoure les veines de Galien ne diffère en aucune manière de toutes les autres gaînes arachnoïdiennes. (*Voy.* la description de la toile choroïdienne.)

Des veines de Galien le feuillet viscéral se réfléchit sur le cervelet et recouvre toute sa face supérieure sans pénétrer entre les diverses lames dont il se compose. Il s'étend ensuite sur toute sa circonférence, puis sur chacun de ses hémisphères, et passe de ces derniers sur les parties latérales et antérieure du bulbe rachidien où il retrouve l'arachnoïde cérébrale. — Dans le trajet qu'il parcourt pour se porter de l'un à l'autre hémisphère cérébelleux, et de ceux-ci à la moelle, ce feuillet reste tendu et circonscrit en arrière et en dehors un espace que limitent en haut la scissure médiane du cervelet, et en bas le bulbe rachidien. Cet espace, que M. Cruveilhier nomme *sous-arachnoïdien postérieur*, et M. Magendie *confluent postérieur du liquide céphalo-rachidien*, communique : 1° sur les côtés avec l'espace sous-arachnoïdien antérieur par un prolongement qui contourne les pédoncules cérébelleux moyens; 2° sur la ligne médiane avec la cavité des ventricules par un orifice qui répond à l'angle de séparation des cordons postérieurs de la moelle, orifice dont la description se rattache à l'histoire du cervelet.

En passant de ces derniers organes au bulbe rachidien, l'arachnoïde cérébelleuse rencontre tous les nerfs qui partent de ce bulbe, le glosso-pharyngien, le pneumo-gastrique, le spinal et l'hypoglosse; à chacun elle donne une gaîne qui s'engage de quelques millimètres dans le conduit fibreux et osseux par lequel ils sortent de la cavité du crâne.

3° *Portion médullaire ou spinale du feuillet viscéral.* Dans cette dernière partie de son trajet, le feuillet viscéral de l'arachnoïde présente une disposition uniforme et fort remarquable; sur toute l'étendue de la moelle et même au delà de celle-ci, il se trouve à une certaine distance de l'organe qu'il revêt, de telle sorte qu'entre la surface de cet organe et la sienne existe un espace assez considérable; ce long espace sous-arachnoïdien se renfle vers son extrémité inférieure pour former autour des nerfs de la queue de cheval une sorte de réservoir où le liquide céphalo-rachidien s'accumule en plus grande quantité.

Sur les faces antérieure et postérieure de la moelle, le feuillet viscéral fournit aux prolongements cellulo-fibreux étendus de son enveloppe immédiate à la dure mère, autant de gaînes ou plutôt de petits mésentères qui cloisonnent la cavité de l'arachnoïde.

Sur les côtés, le feuillet viscéral entoure : 1° les racines des nerfs spinaux jusqu'à leur entrée dans le canal fibreux de la dure-mère ; 2° la série des prolongements anguleux qui forment le ligament dentelé.

B. DU FEUILLET PARIÉTAL DE L'ARACHNOÏDE.

En se réfléchissant des troncs nerveux qu'elles entourent sur la dure-mère, les nombreuses gaînes que fournit le feuillet viscéral de l'arachnoïde donnent naissance à son feuillet pariétal ; c'est à la présence de celui-ci que l'enveloppe fibreuse des centres nerveux est redevable de l'état humide et de l'aspect miroitant qui distinguent sa surface interne.

L'existence du feuillet pariétal est établie : 1° par l'examen microscopique qui démontre sur la surface interne de la dure-mère un épithélium pavimenteux semblable à celui qu'on observe sur les parois de toute cavité séreuse ; 2° par la continuité manifeste des deux feuillets au niveau de toutes les gaînes arachnoïdiennes. A l'appui de cette démonstration, quelques anatomistes ont aussi invoqué la dissection et l'arrachement ; mais la lamelle sur laquelle repose l'épithélium parvimenteux est unie à la dure-mère d'une manière si intime, qu'elle s'identifie avec cette membrane et ne peut en être séparée ni par la dissection si habile qu'elle soit, ni par voie d'arrachement ; le résultat ainsi obtenu est tout à fait artificiel.

La *texture de l'arachnoïde* est celle de toutes les séreuses ; un tissu cellulaire condensé et sur ce tissu une couche épithéliale : tels sont les deux éléments qui la composent. La présence de ramuscules artériel, veineux, lymphatique et nerveux dans son épaisseur, n'a pas encore été constatée.

Cette membrane a pour destination : 1° d'isoler le centre nerveux de ses enveloppes fibreuse et osseuse et de lui assurer ainsi une indépendance favorable à l'exercice de ses fonctions ; 2° de maintenir à sa surface le liquide céphalo-rachidien dans lequel il est plongé, suivant l'expression de M. Cruveilhier, comme le fœtus dans les eaux de l'amnios.

Du liquide céphalo-rachidien ou sous-arachnoïdien.

Le liquide céphalo-rachidien présente une saveur salée. Sa nature est alcaline. Soumis à l'analyse par M. Lassaigne, il a offert la composition suivante :

Eau	98,564
Albumine	0,088
Chlorure de sodium et de potassium	0,801
Osmazôme	0,474
Matière animale et phosphate de chaux libre . . .	0,056
Carbonate de soude et phosphate de chaux . . .	0,017
	99,980

Ce liquide serait sécrété, selon M. Cruveilhier, par le feuillet viscéral de l'arachnoïde, et selon Haller, Magendie et M. Longet, par la pie-mère.

Sa quantité, qui s'élève à 60 grammes environ, varie selon l'état de santé et de maladie, selon les individus et selon les âges.

Son usage est de combler, d'une part, les espaces anfractueux qui existent entre les diverses parties de l'encéphale ; de l'autre, le vide variable qui résulte de la différence établie entre le volume de l'axe cérébro-spinal et la capacité de ses enveloppes osseuse et fibreuse.

Si, à l'exemple de M. Magendie, on adapte au feuillet viscéral de l'arachnoïde d'un mammifère un tube rempli d'eau colorée et communiquant avec la sérosité céphalo-rachidienne, on voit le liquide coloré descendre dans le tube à chaque inspiration et monter au contraire à chaque expiration. Dans le premier cas, c'est-à-dire, au moment de la dilatation du thorax, le sang veineux affluant de toutes parts et particulièrement du centre nerveux vers le cœur, sa quantité diminue à la surface et dans la profondeur de la masse nerveuse centrale, et ainsi le vide que la sérosité céphalo-rachidienne est destinée à remplir augmente ; or cette sérosité se disséminant sur un plus large espace, sa pression diminue, et l'abaissement du liquide contenu dans le tube devient la conséquence nécessaire de cette diminution. Au moment où le thorax se resserre, un phénomène inverse s'accomplit : le sang reflue vers le centre nerveux, l'espace réservé à la sérosité céphalo-rachidienne diminue, la pression qu'elle supporte s'accroît et sous l'influence de cet excès de pression le liquide s'élève dans le tube.

La connaissance de tous les détails relatifs à l'arachnoïde et au liquide sous-arachnoïdien n'intéresse pas moins le chirurgien que le physiologiste.

Une tumeur humorale existe-t-elle vers la partie inférieure et postérieure du rachis, si elle s'affaisse au moment de l'inspiration et se soulève pendant l'expiration, la toux, les cris, les efforts, etc. Cette tumeur ne peut être qu'une collection de sérosité céphalo-rachidienne qui a franchi les limites du canal vertébral à la suite d'un arrêt de développement, en poussant au-devant d'elle l'arachnoïde, la dure-mère et les téguments alors assez amincis pour permettre de constater la transparence du liquide.

A la suite d'une fracture du crâne, un fragment osseux, après avoir pénétré dans la dure-mère, vient-il déchirer le feuillet viscéral de l'arachnoïde ou l'une des nombreuses gaînes qui partent de ce feuillet, la sérosité sous-arachnoïdienne, trouvant une issue, s'échappe au dehors et vient inonder l'oreiller du blessé. Son écoulement sera d'autant plus abondant que la déchirure du feuillet viscéral occupera un point plus déclive, et par conséquent plus rapproché de l'un des grands confluents de ce liquide ; la sérosité céphalo-rachidienne coule alors d'une manière presque continue, et comme elle se renouvelle avec rapidité, ainsi que l'ont démontré les expériences de M. Magendie, et mieux encore les faits pathologiques recueillis dans ces derniers temps, on voit dans ce cas le malade perdre non pas 60 grammes de liquide, mais 200, 500, 1000 grammes, et même parfois une quantité plus considérable. Cette perte, lorsqu'elle a lieu et surtout lorsqu'elle se prolonge, est le présage presque certain d'une terminaison funeste ; elle constitue par conséquent dans le diagnostic et le pronostic des lésions de la tête un caractère d'une grande valeur, dont M. le professeur Laugier le premier a bien fait ressortir toute l'importance.

Jusqu'à présent cet écoulement séreux n'a été observé que sur trois points :

1° A la voûte du crâne, par de La Motte et M. Hofling ; 2° dans la région olfactive par plusieurs chirurgiens, et particulièrement par M. Robert qui a constaté à l'autopsie la déchirure de la tige pituitaire coïncidant avec une fracture du corps du sphénoïde, en sorte que le liquide tombait directement, soit de son confluent antérieur, soit des ventricules dans le sinus sphénoïdal et de là dans les fosses nasales ; 3° dans la région auriculaire : c'est dans cette dernière qu'il s'est montré le plus souvent ; ce siège de prédilection s'explique facilement par l'extrême fréquence des fractures du rocher qui occupent ordinairement la partie moyenne de celui-ci, et intéressent par conséquent le conduit auditif interne dans lequel le feuillet viscéral de l'arachnoïde envoie un prolongement.

PIE-MÈRE.

La pie-mère, enveloppe immédiate du centre nerveux, est une membrane essentiellement vasculaire et plexiforme, d'une étendue superficielle beaucoup plus considérable que celle du feuillet viscéral de l'arachnoïde. En admettant, pour un instant, que les circonvolutions du cerveau et du cervelet s'effacent à la manière des plis d'une vessie qu'on aurait insufflée, la vaste surface que présenterait l'axe cérébro-spinal par suite de ce déplissement général n'excéderait pas celle de la pie-mère qui continuerait à la recouvrir sur tous les points. La différence qu'on observe entre les dimensions des enveloppes séreuse et vasculaire de l'axe nerveux dépend de ce que la première passe comme un pont au-dessus de tous les sillons qu'elle rencontre, tandis que la seconde se déprime au niveau de chacun d'eux, se moule sur toutes les saillies, et reste, en un mot, constamment en contact avec la substance nerveuse, quelles que soient les saillies ou les anfractuosités qu'elle rencontre.

Par sa *surface externe* la pie-mère est unie au feuillet viscéral de l'arachnoïde à l'aide d'un tissu cellulaire dont la densité varie suivant les régions : sur le cerveau et le cervelet, ce tissu est aréolaire, très fin, d'une résistance presque nulle et facile à distendre par l'insufflation ; autour de la moelle, autour de la protubérance, et dans l'espace sous-arachnoïdien antérieur, il est rougeâtre, filamenteux, dense et résistant.

Au niveau de l'origine des nerfs, cette membrane, devenue moins vasculaire et d'apparence cellulo-fibreuse, se prolonge sur leurs racines, puis sur les troncs nerveux et constitue leur névrilème. Pour constater que ces prolongements névrilématiques forment une dépendance de la pie-mère, il suffit de faire refluer de bas en haut par une pression convenable toute la substance médullaire contenue dans sa portion spinale et de l'insuffler ensuite. On constatera alors que toutes les racines des nerfs spinaux n'ont rien perdu de leur adhérence à la moelle, bien qu'il ne reste de celle-ci que son enveloppe immédiate.

Par sa *surface interne* la pie-mère répond à l'axe cérébro-spinal auquel elle est unie soit par les rameaux artériels qui plongent dans l'épaisseur du centre nerveux, soit par les radicules veineuses qui naissent de ce dernier, soit aussi par quelques prolongements de nature celluleuse qui sont tantôt aréolaires comme ceux des diverses parties de l'encéphale, tantôt de forme membraneuse comme ceux qui naissent de la face interne de l'enveloppe de la moelle. On ne saurait détacher la pie-mère du centre nerveux sans déchirer ces liens cellulo-vasculaires dont on voit flotter les débris lorsqu'on examine sa face interne sous l'eau.

Au niveau de la substance médullaire, chaque capillaire arraché de la surface nerveuse laisse à sa place un pertuis, et si ces pertuis sont très nombreux, la partie sur laquelle ils reposent simule une sorte de crible ou de pomme d'arrosoir.

La pie-mère, pénétrant entre les circonvolutions du cerveau et du cervelet, offre au niveau de toutes les anfractuosités du centre nerveux une duplicature dont les deux lames s'adossent l'une à l'autre.

Indépendamment de ces replis, elle en présente quelques autres qui naissent de la même manière, mais qui, se portant plus profondément et jusque dans l'intérieur des cavités ventriculaires, ont reçu une destination spéciale : tels sont la *toile choroïdienne*, les *plexus choroïdes cérébraux*, les *plexus choroïdes cérébelleux*, et enfin la membrane qui tapisse toutes les cavités ventriculaires. La description de ces divers prolongements appartient à l'histoire des ventricules de l'encéphale ; il sera seulement question ici des connexions de la membrane qui revêt ces cavités avec l'arachnoïde et la pie-mère.

Selon Winslow et Haller, dont l'opinion a été adoptée par M. Longet et M. Froment, la membrane ventriculaire appartiendrait en totalité à la pie-mère ; d'après Bichat, M. Cruveilhier et quelques autres anatomistes, elle devrait être rangée au contraire parmi les séreuses. De quel côté se trouve la vérité ? En faveur de la première opinion on a invoqué les raisons suivantes :

1° Au niveau de l'orifice par lequel les ventricules communiquent avec l'extérieur de l'encéphale, le feuillet viscéral de l'arachnoïde ne se continue en aucune manière avec la séreuse dite ventriculaire.

2° Au niveau du même orifice profondément situé dans l'espace sous-arachnoïdien postérieur, la pie-mère se continue au contraire avec cette membrane.

3° Au niveau de la fente de Bichat il existe une continuité semblable et beaucoup plus étendue.

4° On constate la présence de quelques vaisseaux capillaires dans l'épaisseur de la membrane ventriculaire.

5° Cette membrane communique sur plusieurs points avec la surface extérieure de l'encéphale, disposition qui achève de la distinguer des enveloppes séreuses dont la forme est celle d'un sac sans ouverture.

A ces raisons on peut répondre : que sur la plus grande partie de son étendue la membrane des ventricules est lisse, unie, transparente et formée par un tissu cellulaire condensé.

Que sur cette lame celluleuse, Purkinje et Valentin ont signalé un épithélium vibratile.

Que la présence d'une couche épithéliale sur une lame celluleuse caractérise essentiellement les séreuses ; que la membrane ventriculaire offre par conséquent avec ces enveloppes la plus grande analogie par sa structure, ses fonctions et ses maladies, et que deux tissus qui se ressemblent sous ce triple rapport doivent être considérés comme identiques.

En tenant compte des faits sur lesquels s'appuient les deux opinions, on arrive à reconnaître qu'elles ne sont pas incompatibles. L'observation ayant démontré en effet que la membrane des ventricules se continue largement avec la pie-mère dont elle offre plusieurs des caractères, il est impossible de ne pas admettre qu'elle est une dépendance de cette enveloppe ; mais la présence d'une couche épithéliale sur les parois ventriculaires étant aussi un fait acquis à la science ; on ne peut méconnaître que la partie de la pie-mère qui vient s'appliquer sur ces parois se trouve notablement modifiée par la superposition de cette couche nouvelle, et qu'ainsi modifiée la pie-mère ventriculaire peut être considérée sinon comme identique, au moins comme très analogue aux membranes séreuses. Formée par un élément celluleux dans lequel on trouve à peine quelques vaisseaux, recouverte par un épithélium qui lui donne un aspect uni, sécrétant un liquide transparent, elle réunit véritablement tous les attributs essentiels de ces membranes.

Texture de la pie-mère. Deux éléments composent cette enveloppe : un élément cellulaire et un élément vasculaire ; l'un et l'autre varient beaucoup, suivant les régions où on les observe.

Autour du cerveau et du cervelet l'élément celluleux est fin, aréolaire et distendu par la sérosité accumulée dans ses mailles. — Sur les pédoncules cérébraux et cérébelleux moyens, sur la protubérance annulaire et sur toute l'étendue de la moelle, il devient graduellement plus dense et prend un aspect fibreux dont les caractères sont très accusés sur les faces antérieure et postérieure de la moelle, et plus encore sur le ligament dentelé et le ligament coccygien ; ces ligaments, ainsi que la pie-mère spinale, seront décrits avec la moelle épinière dont ils forment une dépendance.

L'élément vasculaire est formé par des rameaux artériels et veineux anastomosés entre eux ; à la périphérie de l'encéphale ces rameaux sont extrêmement multipliés et forment une véritable toile rétiforme dans laquelle le tissu cellulaire se trouve en si faible proportion qu'on ne peut le distinguer qu'après avoir distendu ses mailles par l'injection d'une certaine quantité d'air ; à la surface de la protubérance et de la moelle les rameaux artériels et veineux sont plus déliés et surtout beaucoup plus rares ; ici c'est l'élément celluleux condensé en membrane qui devient prédominant.— Les artères et les veines ne concourent pas dans une égale proportion à la formation de la pie-mère ; les veines, plus volumineuses que les artères, sont aussi beaucoup plus multipliées. Suivant M. Ludovic Hirchterfeld, les premières seraient aux secondes dans le rapport de 6 à 1.

On a aussi admis comme éléments constitutifs de la pie-mère des vaisseaux lymphatiques et des nerfs.

Les lymphatiques ont été signalés par Mascagni qui n'en a observé qu'un très petit nombre dont il n'a pu constater ni l'origine ni la terminaison. Ceux que Fohman et Arnold ont fait représenter dans leurs planches sont manifestement des infiltrations du mercure dans les mailles du tissu cellulaire sous-arachnoïdien ; il suffit de répéter leurs recherches pour arriver sur ce point à une conviction complète.

Les nerfs de la pie-mère n'ont été mentionnés que par Lancisi qui les faisait naître du facial ; cette opinion ne repose sur aucun fait d'observation, ou plutôt elle réunit contre elle tous les faits bien observés.

GRANULATIONS MÉNINGIENNES.

Les granulations méningiennes, ou *glandes de Pacchioni*, sont des corpuscules disséminés entre les enveloppes du cerveau et dans leur épaisseur ; on les observe surtout vers la partie supérieure et interne des hémisphères cérébraux, à l'extrémité antérieure et supérieure du cervelet, au voisinage de l'origine du sinus droit, et sur divers points très variables des régions supérieure et inférieure du cerveau chez les individus parvenus à un âge très avancé.

La plupart de ces granulations offrent les dimensions d'un grain de millet.

Leur forme est arrondie ; quelques unes sont aplaties et deviennent alors circulaires ou ovalaires.

Leur consistance est assez ferme pour résister à la pression de la pulpe du doigt.

Leur nombre est indéterminé, et en raison directe de l'âge ; nulles chez le fœtus, à peine apparentes chez l'enfant, elles ne se manifestent dans tout leur développement que chez l'adulte, et se multiplient dans une proportion remarquable chez le vieillard. Pendant cette période de développement et de multiplication, on les voit se rapprocher et former des groupes dont le diamètre peut atteindre 3 à 4 millimètres, et parfois même dépasser notablement cette étendue ; les granulations qui composent ces groupes se superposent de dedans en dehors, de telle sorte que les premières nées occupent le tissu cellulaire sous-arachnoïdien ; celles qui leur succèdent soulèvent le feuillet viscéral de l'arachnoïde, l'appliquent au feuillet pariétal, puis perforent ces deux feuillets, s'insinuent entre les fibres de la dure-mère et arrivent les unes jusqu'au dedans du sinus longitudinal où elles ne sont plus recouvertes que par sa tunique interne, les autres sous les parois du crâne qu'elles attaquent à leur tour pour se creuser dans leur épaisseur une loge plus ou moins profonde.

Dans le sinus on les trouve surtout autour de l'embouchure des veines cérébrales dont elles ont été considérées comme des valvules rudimentaires ; mais leur disposition assez irrégulière n'offre réellement aucune analogie avec des replis jouant le rôle de soupapes.

Les excavations qu'elles se creusent sur la table interne des os simulent autant d'altérations partielles que les anciens avaient en effet décrites comme des caries. Elles correspondent principalement au bord supérieur du pariétal. Mais elles s'étendent souvent bien au delà. Breschet, qui avait fait une étude spéciale de l'influence qu'exercent les granulations méningiennes sur les parois du crâne, avait constaté qu'elles attaquaient non seulement les pariétaux, mais les frontaux, l'occipital et même la portion pierreuse du temporal ; sur deux crânes qu'il avait recueillis pour cette étude et qui se trouvent actuellement dans mon laboratoire, tous ces os sont comme criblés sur leur face interne d'excavations à contours irréguliers et taillées à pic ; sur tous deux la plupart des sutures ont disparu par les progrès de l'ossification, et témoignent par conséquent de l'âge avancé des individus auxquels ils ont appartenu.

La nature des granulations méningiennes est encore inconnue ; leur apparition à une époque tardive, leur multiplicité croissante dans les dernières années de la vie, et les adhérences qu'on observe très fréquemment entre le cerveau et ses enveloppes au niveau des points qu'elles occupent, ont porté quelques auteurs, particulièrement Meckel, Portal et Blandin, à penser qu'elles étaient le produit d'un état pathologique. Mais ces adhérences ne se voient guère que lorsque les granulations sont rassemblées en groupes plus ou moins volumineux ; tant que celles-ci restent solitaires, les méninges n'adhèrent ni entre elles ni aux circonvolutions ; et il est difficile alors de les considérer comme le résultat d'une affection dont il n'a existé aucun symptôme pendant la vie et dont on ne trouve aucun vestige après la mort. D'ailleurs l'existence des granulations est constante ; leur siége est toujours le même ; leur forme, leur volume, leur apparence varient très peu ; par tous ces caractères elles se distinguent essentiellement des produits pathologiques dont la variété est au contraire un des caractères dominants.

Pacchioni, qui le premier a remarqué et décrit ces corpuscules, les a considérés comme des glandules dont les conduits excréteurs allaient s'ouvrir dans le sinus longitudinal supérieur ; de là le nom de *glandes de Pacchioni* sous lequel ils sont encore désignés par quelques anatomistes ; mais l'existence de ces conduits excréteurs est purement hypothétique.

Ruysch ne voyait dans les granulations méningiennes que des globules de nature graisseuse. Leur couleur jaunâtre et leur siége primitif dans le tissu cellulaire sous-arachnoïdien viennent à l'appui de cette opinion. Si l'on considère en outre que le tissu osseux se raréfie par les progrès de l'âge, que des molécules adipeuses prennent alors la place des molécules osseuses qui disparaissent, on sera conduit à admettre que les corpuscules de Pacchioni se développent sous l'influence de ce grand mouvement de décomposition qui s'empare de tous nos organes vers le déclin de la vie, et qu'elles constituent un des caractères ou plutôt un des résultats par lesquels se manifeste la dégénérescence sénile.

DU CERVEAU.

Le cerveau est cette partie de l'encéphale qui couronne de ses larges dimensions l'axe cérébro-spinal dont il a été considéré comme une production, un épanouissement, une sorte d'efflorescence ; de la hauteur où la nature l'a placé, il semble appelé à dominer toutes les dépendances du système nerveux, et par celles-ci toutes les parties du corps qui sont en effet les unes et les autres étroitement enchaînées à son influence. Parmi nos organes il n'en est aucun dont l'empire soit aussi général et aussi étendu ; et cette sorte de souveraineté qui lui a été dévolue se lie d'une manière si intime à l'essence même de la vie, qu'elle ne saurait être supprimée sans que celle-ci soit aussitôt anéantie. Chargé de percevoir toutes les impressions qui lui viennent du dehors et de les conserver comme autant de notions élémentaires qu'il associera plus tard pour en faire la base de nos jugements et de nos déterminations, présidant en un mot aux sensations, à l'intelligence et à la volonté, il remplit dans l'économie le rôle le plus élevé qu'il ait été donné d'atteindre à un agent animé du souffle de la vie, et devient ainsi pour l'homme entre tous ses organes celui par lequel il traduit sa supériorité de la manière la plus éclatante.

POIDS ET VOLUME DU CERVEAU.

Ce qui fixe de prime abord l'attention dans l'étude du cerveau, c'est son développement énorme comparativement à celui des autres parties du système nerveux. Chez quelques animaux, le cervelet, l'isthme de l'encéphale et la moelle épinière sont plus développés que chez l'homme; mais il n'en est aucun où les hémisphères cérébraux arrivent à d'aussi grandes dimensions.

Le poids absolu du cerveau isolé du cervelet et de la protubérance par une coupe faite sur les pédoncules cérébraux, varie, suivant M. Cruveilhier, de 1,000 à 1,500 grammes, ce qui donne pour la pesanteur moyenne de cet organe 1,250 grammes. — Chez 29 hommes adultes dont il a pesé le cerveau en se plaçant dans les mêmes conditions, M. Parchappe a trouvé pour terme moyen 1,155 grammes, chiffre un peu inférieur au précédent.

M. Longet, désirant connaître le poids de la partie du cerveau qui est plus spécialement consacrée aux phénomènes de l'intelligence, a séparé sur 22 encéphales d'hommes adultes les hémisphères du corps calleux, du corps strié et des couches optiques, et les a pesés après les avoir dépouillés de leurs membranes; leur poids s'est élevé en moyenne à 1,050 grammes. En comparant ce poids partiel au poids total, on voit que les hémisphères, siége spécial de l'intelligence, constituent environ les 9/10es de la masse cérébrale; les pédoncules cérébraux, les couches optiques, le corps strié et le corps calleux pris ensemble forment l'autre dixième.

Par le poids absolu de son cerveau, l'homme est supérieur à l'immense majorité des animaux; trois vertébrés seulement paraissent l'emporter sur lui sous ce rapport : le dauphin, lorsqu'il est arrivé à son complet développement, l'éléphant, et la baleine dont l'encéphale a été évalué pour le premier à 1,800 grammes, et pour les deux autres à 1,500 ou 1,600. En déduisant de cette évaluation le poids du cervelet et celui de la protubérance annulaire qui, réunis, forment environ le sixième de la masse encéphalique, on voit que le cerveau du dauphin, qui est le plus lourd et le plus volumineux de tous, pèserait seulement 1,500 grammes, et ceux de l'éléphant et de la baleine 1,300. La différence est donc assez faible; et si l'on compare le poids et le volume du cerveau au poids et au volume du corps, elle se déplace pour devenir favorable à l'homme dont l'encéphale représente la 36e partie de son poids total, tandis qu'il n'en compose que la 100e partie chez le dauphin, la 500e chez l'éléphant, et une proportion bien autrement minime chez la baleine. Chez le bœuf et le cheval le poids du cerveau ne s'élève qu'à 600 grammes environ.

Le poids et le volume du cerveau varient, dans la série animale, selon les classes et les proportions du corps, et dans l'espèce humaine, selon les races, le sexe, l'âge, les individus et l'état de santé ou de maladie.

1° *Le poids et le volume du cerveau sont-ils dans un rapport déterminé avec le poids et le volume du corps dans la série animale?*

De nombreuses évaluations ont été faites pour arriver à la détermination exacte de ce rapport. Malheureusement elles n'ont pas été réalisées dans des conditions semblables. Parmi les auteurs de ces tables de comparaison il n'en est aucun qui ait tenu compte de l'âge; or le volume du cerveau d'une part, et celui du corps de l'autre, subissent des modifications relatives considérables aux différentes époques de leurs évolutions, et ces modifications s'opèrent en sens inverse. Toutefois, en prenant la moyenne de tous les résultats obtenus, les vices attachés à cette manière de procéder disparaissent en partie ; c'est ce qu'a fait M. Leuret, qui a ainsi constaté que le poids de l'encéphale est au poids du corps :

Dans les poissons	:: 1 :	5668
Dans les reptiles	:: 1 :	1521
Dans les oiseaux	:: 1 :	212
Dans les mammifères	:: 1 :	186

Il est donc démontré que l'encéphale, et par conséquent le cerveau, qui en forme la plus grande partie, deviennent de plus en plus considérables à mesure que l'on s'élève dans la série animale ; mais cette conclusion, vraie lorsqu'on l'applique aux différentes classes de l'embranchement des vertébrés, cesse de l'être dès qu'on veut l'appliquer dans chaque classe aux ordres, aux genres et aux espèces qui les composent.

Chez l'homme, quelques auteurs, et particulièrement M. Parchappe, ont admis que le poids et le volume du cerveau varient avec la stature ; les faits semblent plutôt favorables à l'opinion de Bichat, qui regardait la masse cérébrale comme complétement indépendante de la taille.

2° Le poids et le volume du cerveau varient-ils dans les différentes races ?

L'influence des races sur le développement de la masse cérébrale a fixé l'attention d'un grand nombre d'observateurs, mais d'une manière indirecte ; car les seules notions que nous possédons à cet égard se trouvent disséminées dans les ouvrages qui ont pour but l'étude comparative du crâne dans les vertébrés et chez les divers peuples. Le fait général qui ressort de ces notions serait, d'après la plupart des auteurs, celui de la décroissance successive du volume du cerveau depuis le type caucasique, qui tiendrait le premier rang dans l'échelle des races humaines, jusqu'au type éthiopien, qui en formerait le dernier échelon ; or on sait combien il est difficile de juger de la capacité du crâne par sa conformation extérieure. Si la vérité de cette proposition n'était pas surabondamment démontrée, il suffirait pour l'établir d'opposer l'un à l'autre les résultats diamétralement opposés où sont arrivés sur ce point deux anatomistes également remarquables par l'exactitude de leurs travaux, Sœmmerring et Tiedmann.

Sœmmerring s'exprime ainsi : « J'ai mesuré plusieurs crânes de nègres et presque tous mes crânes d'européens dans le but de comparer leur capacité respective ; j'ai trouvé : 1° qu'une ligne conduite de la racine du nez, le long de la suture sagittale jusqu'au bord du trou ovale, était plus courte chez le nègre, la face ayant la même longueur ; 2° que la circonférence prise en passant au-dessus des sourcils et des os temporaux était moindre aussi ; 3° qu'aucun des diamètres transverses n'égalait les diamètres correspondants des têtes européennes. » Ainsi, d'après cet auteur, tous les diamètres du crâne étant plus petits chez le nègre, la capacité de cette cavité serait un peu moins considérable chez lui et son cerveau se réduirait dans les mêmes proportions.

Tiedmann n'a pas procédé par mensuration ; après avoir pesé la tête dont il se proposait de déterminer la capacité, il la remplissait de millet et la pesait de nouveau. Ce mode d'évaluation appliqué à 41 individus de la race éthiopienne et à 71 crânes de la race caucasique, l'a conduit à admettre que la cavité qui renferme le cerveau du nègre n'a pas moins de capacité que celle affectée au cerveau de l'Européen.

M. le professeur Bérard est arrivé à une conclusion semblable en constatant sur plusieurs crânes de nègres qui avaient été mis à sa disposition et dont l'authenticité lui était bien démontrée, d'une part un diamètre vertical de 14 centimètres d'étendue, de l'autre un élargissement considérable de toute la partie postérieure et inférieure de la boîte crânienne. Le rétrécissement que tous ces crânes présentaient dans les sens antéro-postérieur et transversal se trouvait compensé par l'élargissement en hauteur et en largeur de leur partie postérieure.

On peut conclure de toutes les considérations qui précèdent : 1° Que la capacité du crâne et le volume de l'encéphale ne diffèrent pas sensiblement dans les différentes races ; 2° que la boîte crânienne est d'autant plus spacieuse en haut et en avant qu'on se rapproche davantage de la race caucasique, et d'autant plus spacieuse au contraire en bas et en arrière, qu'on se rapproche plus de la race éthiopienne ; d'où il suit que dans la première les hémisphères cérébraux, siége spécial de l'intelligence, sont proportionnellement plus développés que le cervelet et l'isthme de l'encéphale, tandis que dans la seconde ce sont ces deux parties qui offrent un développement plus considérable.

3° *Le volume du cerveau est-il le même dans les deux sexes ?*

On admet assez généralement depuis Aristote, que le poids et le volume du cerveau sont un peu moindres chez la femme que chez l'homme. Considéré d'une manière absolue, le poids de cet organe serait en effet moins considérable dans le sexe féminin, d'après les recherches de M. Parchappe, qui a constaté par la pondération de 18 encéphales de femmes saines et adultes une pesanteur moyenne de 1,210 grammes pour la totalité de l'encéphale, de 1,055 pour le cerveau, et de 147 pour le cervelet. Nous avons vu un peu plus haut que le poids moyen du cerveau s'élève chez l'homme, d'après le même auteur, à 1,155 grammes. Ainsi il existerait sous ce rapport une différence entre les sexes, et cette différence, favorable au sexe masculin, serait d'un onzième environ.

Considéré relativement aux dimensions du corps, le cerveau a paru plus volumineux chez la femme que chez l'homme, à quelques auteurs, et particulièrement à Meckel. M. Parchappe a émis un avis opposé : « L'encéphale, dit-il, absolument plus petit chez la femme, n'est pas sensiblement plus grand proportionnellement à la masse du corps, et ainsi il ne compense pas son infériorité absolue par une supériorité relative. »

4° *Quelles sont les variations qu'éprouve le volume du cerveau aux différents âges ?*

Ces variations sont considérables. Pendant la vie intra-utérine et les premières années de l'enfance, le cerveau offre sur tous les autres organes une prédominance qui diminue de plus en plus à mesure que ceux-ci approchent de leur complet développement. Son volume cesserait de croître de dix-huit à vingt ans, selon M. Sims. Suivant M. Parchappe, il n'arriverait à son maximum d'accroissement qu'entre trente et quarante ans. J'incline vers cette dernière opinion, bien qu'il soit difficile de l'asseoir sur une démonstration rigoureuse, d'une part parce que les modifications de volume que le cerveau éprouve à cette époque de la vie constituent des différences si minimes qu'elles se dérobent presque entièrement à nos moyens de comparaison, de l'autre parce que ces différences varient avec la constitution, les mœurs, la profession, etc., conditions qui ne sont pas susceptibles d'analyse et qui devraient entrer cependant comme éléments dans la solution du problême. Quoi qu'il en soit, parvenu à ses plus grandes dimensions, le volume du cerveau reste assez longtemps stationnaire, et lorsqu'il participe au mouvement de décomposition qui s'empare de tous nos organes, c'est d'une manière toujours moins prononcée et plus tardive ; alors, devenant comme ceux-ci le siége d'une atrophie sénile, il cesse de remplir aussi exactement la boîte du crâne ; les anfractuosités qui sillonnent sa surface sont plus spacieuses ; le liquide céphalo-rachidien destiné à remplir ces sillons et tous les espaces vides se montre plus abondant : c'est pourquoi la surface du cerveau chez les vieillards est plus pâle, plus lavée en quelque sorte ; de là aussi l'aspect beaucoup plus uni de la face interne du crâne à cet âge, les impressions digitales dont elle était semée se comblant peu à peu à mesure que les circonvolutions auxquelles elles correspondent cessent de les remplir.

En résumé, le volume de la masse cérébrale comparé à celui de la masse corporelle est plus grand aux deux termes extrêmes de la vie, mais particulièrement au début de celle-ci, et plus petit aux époques moyennes de l'existence. Le volume absolu, plus petit au contraire chez l'enfant et le vieillard, arrive à ses plus grandes dimensions chez l'adulte quelques années après le complet développement du corps.

5° *Le volume du cerveau varie-t-il suivant les individus, et ces variations sont-elles en rapport avec le degré de l'intelligence?*

Les dimensions du cerveau ont paru assez souvent en rapport avec l'énergie des facultés intellectuelles ; quelques faits saillants tendent à démontrer ce rapport admis par un grand nombre de physiologistes et nié par d'autres. Baldinger assure que le cerveau de Cromwell pesait 6 livres et 1/4, poids qui équivaut à 2k,231 ; le *Journal de phrénologie d'Édimbourg* nous apprend que celui de Byron pesait environ 2k,238 ; le poids de la masse encéphalique s'élevait chez Cuvier à 1k,829, et chez Dupuytren à 1k,436. Les évaluations relatives aux deux premières célébrités sont certainement entachées d'erreur ou d'exagération. Il n'en est pas de même de celles qui concernent les deux dernières ; mais de ces faits exceptionnels auxquels il serait facile d'en joindre quelques autres, on ne saurait tirer une conclusion générale ; à peine pourrait-on les accepter comme des probabilités en faveur de l'opinion qui voudrait mesurer chez l'homme la puissance intellectuelle au volume de la masse cérébrale.

Pour arriver sur ce sujet à des notions plus satisfaisantes, le moyen le plus direct et le plus sûr consistait à peser comparativement un nombre égal de cerveaux provenant d'idiots et d'hommes plus ou moins intelligents ; c'est ce qu'a fait M. Lélut qui a tiré de ce parallèle les conclusions suivantes :

1° L'encéphale est en général plus pesant et plus volumineux chez les hommes intelligents que chez les autres.

2° Cette proportion plus grande de poids ou de volume est en général plus marquée dans les lobes cérébraux que dans le cervelet.

Ces deux propositions, ainsi que le reconnaît le même observateur, admettent beaucoup d'exceptions. Elles nous montrent néanmoins que le cerveau est soumis dans l'accomplissement des phénomènes intellectuels à cette loi générale qui proportionne partout l'énergie de la fonction au développement de l'organe. Si parfois les hémisphères cérébraux paraissent se soustraire à l'empire de cette loi, rappelons-nous que leur développement se mesure non seulement à l'étendue de leur diamètre, mais aussi et surtout à l'étendue de leur surface ; or cette dernière n'est pas toujours en rapport avec le volume, et nous ne possédons aucun moyen extérieur pour l'évaluer ; par conséquent, lorsqu'à la seule inspection du crâne nous cherchons à déterminer le degré de l'intelligence, nous nous plaçons dans les conditions d'un calculateur qui veut résoudre avec une seule donnée un problème qui en comporte plusieurs ; car, indépendamment du volume et de la surface, il faut aussi tenir compte, ainsi que Galien le voulait, de la nature intime de l'élément nerveux qui sans doute restera toujours pour nous à l'état de mystère.

6° Le cerveau éprouve-t-il des variations de volume correspondantes à celles du corps dans les divers états de santé et de maladie ?

Ces variations ont été généralement niées ; l'immense majorité des anatomistes admet avec Haller qu'entre tous les organes le cerveau est le seul qui ne maigrit pas. Assurément l'encéphale n'éprouve pas de ces grandes et rapides modifications de volume que nous présentent quelques uns des tissus de l'économie ; mais ses dimensions se modifient certainement lorsque le corps passe d'un développement musculaire considérable et d'un embonpoint prononcé à l'émaciation que produisent d'ordinaire les maladies chroniques. M. Foville, qui s'est attaché à défendre cette opinion, en a bien fait ressortir toute l'exactitude en opposant les phénomènes que présentent les cerveaux d'individus robustes morts de maladie aiguë aux cerveaux de ceux qui succombent dans un état de marasme : dans le premier cas, les circonvolutions du cerveau, les lamelles du cervelet, les divers pédoncules, la protubérance annulaire et la moelle elle-même, offrent un volume et une rondeur de forme tout à fait caractéristiques pour un œil exercé ; dans le second, les circonvolutions cérébrales et cérébelleuses, amoindries, sont séparées par des intervalles plus considérables dans lesquels circule une sérosité abondante ; la protubérance, les pédoncules, la moelle participent au même amoindrissement ; leurs sillons sont plus spacieux.

Après avoir mentionné ces différences, M. Foville a voulu en connaître le point de départ ; celui-ci lui a paru résider dans l'élément graisseux de l'axe cérébro-spinal, élément qui subirait toutes les variations de l'embonpoint général ; en témoignage de son opinion il invoque les deux faits suivants :

1° Lorsqu'on suspend au milieu d'un vase rempli d'alcool l'encéphale et la moelle épinière d'un homme robuste et gras, mort d'accident, et dans un autre vase de la même capacité l'encéphale et la moelle d'un homme mort dans le marasme, en deux ou trois jours toute la surface de l'axe cérébro-spinal du premier sujet se couvre d'aiguilles de graisse cristallisée après leur extraction de la matière nerveuse; rien de semblable n'a lieu dans l'autre vase.

2° En plaçant dans l'eau un cerveau de marsouin qu'il disséquait au Jardin des plantes avec M. de Blainville, il le vit flotter à la surface du liquide, et il dut naturellement penser que cette diminution dans la pesanteur spécifique de la substance nerveuse tenait à la surabondance de l'élément graisseux qui entre dans sa composition, et qui existe en si grande quantité dans tous les cétacés.

Sous l'influence d'un état de pléthore longtemps prolongé et d'une prédisposition toute locale, le cerveau peut devenir le siége d'une hypertrophie. Les caractères de cette hypertrophie consistent, d'après Laënnec, en une fermeté très grande de la substance cérébrale, un aplatissement marqué des circonvolutions du cerveau, et une vacuité complète ou presque complète des ventricules de cet organe.

DENSITÉ DU CERVEAU.

D'après Muschenbroëk, qui l'a déterminée chez l'adulte, la pesanteur spécifique de cet organe est à celle de l'eau :: 1030 : 1000.

Cette densité varie-t-elle suivant l'âge, suivant l'état de santé ou de maladie, suivant l'état d'intégrité des fonctions cérébrales et l'état d'idiotisme ou d'aliénation mentale, etc. Il est difficile de faire à chacune de ces questions une réponse bien satisfaisante; cependant Sœmmerring a avancé que la densité du cerveau diminue dans la vieillesse, et Desmoulins, en faisant usage de la balance hydrostatique, a constaté en effet que chez les vieillards qui ont dépassé le terme de soixante-dix ans, elle est moindre que chez les adultes de $1/15^e$ à $1/20^e$. Quant aux variations qui dépendent des divers états de santé ou de maladie nous avons vu qu'elles sont admises par M. Foville; Sœmmerring les avait déjà considérées comme probables. Enfin on a avancé que la densité du cerveau diminuait chez les idiots et chez les aliénés; mais les recherches de MM. Leuret et Mitivié sont venues réfuter cette erreur.

CONFORMATION EXTÉRIEURE DU CERVEAU.

La forme du cerveau est celle d'un segment d'ovoïde dont la grosse extrémité est tournée en arrière. Blandin, considérant que la partie postérieure et inférieure de la cavité du crâne est occupée par le cervelet, et que la supérieure, plus étroite, est exclusivement réservée au cerveau, a avancé que la grosse extrémité de cet organe correspond à la région frontale et non à l'occiput. Deux opinions diamétralement opposées sur un fait aussi simple à constater causent d'abord quelque surprise; mais cette opposition s'explique lorsqu'on examine comparativement le crâne et le cerveau : la forme du crâne est bien celle d'un segment d'ovoïde dont la grosse extrémité très accusée regarde en arrière; celle du cerveau diffère de la précédente par les dimensions à peu près égales de ses deux extrémités; cependant le diamètre transverse le plus étendu de la cavité du crâne et de la masse cérébrale correspondant en général à la partie antérieure du trou occipital, et se rapprochant ainsi davantage de la partie postérieure du cerveau, il en résulte que la grosse extrémité de cet organe se trouve réellement en arrière; mais si ce diamètre se déplace un peu pour se porter en avant, ce qui n'est pas très rare et ce qui a lieu chez les individus dont la partie postérieure du crâne et de l'encéphale est très développée, il partage alors le cerveau en deux parties à peu près égales, et la forme de cet organe, d'ovoïde qu'elle était, devient ellipsoïde.

Le mode de configuration du cerveau permet de lui distinguer : une face *supérieure* et une face *inférieure*, remarquables l'une et l'autre par les nombreuses circonvolutions qu'elles présentent.

1° FACE SUPÉRIEURE OU CONVEXE DU CERVEAU.

Cette face, recouverte par les pariétaux et la portion écailleuse des temporaux sur les parties latérales, par le frontal en avant, et par les fosses occipitales supérieures en arrière, offre sur la ligne médiane un sillon profond, la *grande scissure du cerveau*, et sur les côtés de cette scissure deux quarts d'ovoïde ou d'ellipsoïde, les *hémisphères cérébraux*.

La *grande scissure du cerveau*, ou *scissure médiane*, est antéro-postérieure et verticale comme la faux du cerveau qu'elle reçoit. Complète en avant et en arrière, où les deux hémisphères qu'elle sépare se montrent indépendants, elle répond par sa partie moyenne au corps calleux, au niveau duquel elle s'élargit de chaque côté pour former une sorte de gouttière connue sous les noms de *sinus* et de *ventricule du corps calleux*.

Les *hémisphères cérébraux*, situés sur les côtés de la grande scissure, au sommet de l'axe cérébro-spinal dont ils constituent le pôle céphalique, participent à cette symétrie qui est commune à tous les organes de la vie de relation et particulièrement au système nerveux de la vie animale. Ce caractère toutefois est moins accusé à la surface du cerveau que sur les autres dépendances du centre nerveux où il se montre en quelque sorte plus stable; rien n'est plus rare que de trouver une moelle épinière, ou une protubérance asymétrique, tandis qu'on observe assez souvent une prédominance de l'un des hémisphères sur l'autre. On aurait pu penser avec Bichat qu'un cerveau ainsi conformé se trouvait dans des conditions défavorables pour l'exercice de ses fonctions; la fréquence d'un semblable mode de conformation chez les idiots et les aliénés donnait beaucoup de valeur à cette opinion; elle n'est pas complétement fondée cependant : très prononcé, ce défaut de symétrie paraît entraîner de fâcheuses conséquences; mais contenu dans de certaines limites, il se concilie parfaitement avec l'énergie, la fécondité et l'éclat de l'intelligence. Entre tous les faits qu'on pourrait invoquer à l'appui de cette vérité, il n'en est aucun qui la proclame aussi éloquemment que le cerveau mal symétrique de l'immortel auteur de l'*Anatomie générale* qui produisait ses recherches sur la vie et la mort au moment même où il condamnait ce défaut de symétrie à l'impuissance.

Chaque hémisphère présente trois faces :

1° Une *face interne*, plane, verticale, séparée de celle du côté opposé par la faux du cerveau qui ne descend pas en avant jusqu'au corps calleux et qui permet ainsi entre les deux hémisphères un contact immédiat dans une étendue verticale de 1 centimètre environ.

2° Une *face externe*, convexe, plus étendue que la précédente, à laquelle elle se réunit par un bord demi-circulaire qui répond dans toute son étendue au sinus longitudinal supérieur. Ce bord est remarquable : 1° par la présence de veines volumineuses qui de toutes parts convergent vers lui pour aller ensuite se jeter dans le sinus correspondant ; 2° par le grand nombre de granulations de Pacchioni qui le recouvrent surtout au niveau de sa partie moyenne ; 3° par la fréquence des adhésions qu'il contracte avec la pie-mère et les deux feuillets de l'arachnoïde.

3° Une *face inférieure* qui fait partie de la base du cerveau.

2° FACE INFÉRIEURE OU BASE DU CERVEAU.

La base du cerveau, assise par ses deux tiers antérieurs sur la base du crâne, et par son tiers postérieur sur la tente du cervelet, est surtout caractérisée par l'aspect inégal, anfractueux et comme accidenté qu'elle présente ; nous étudierons successivement ses parties latérales et sa partie médiane.

A. Partie latérale de la base du cerveau.

Considérée sur les côtés, la base du cerveau est formée par la face inférieure des hémisphères qui nous offre à étudier la scissure de Sylvius et les lobes du cerveau.

La *scissure de Sylvius*, située à l'union du tiers antérieur avec les deux tiers postérieurs de la base des hémisphères, se dirige transversalement de dedans en dehors en décrivant une courbe à concavité postérieure.

Par son extrémité interne elle se réunit à celles du côté opposé pour constituer une excavation centrale et médiane que nous avons déjà mentionnée sous le nom d'espace sous-arachnoïdien antérieur, et sur laquelle nous reviendrons dans un instant.

Par son extrémité externe elle se divise en deux branches, dont l'une, plus longue, se dirige obliquement en haut et en arrière pour se perdre au milieu des circonvolutions de la face externe des hémisphères, tandis que l'autre, assez courte, se porte en haut et un peu en avant. — Dans l'angle de séparation de ces deux branches, on observe un groupe de trois ou quatre circonvolutions remarquables par la profondeur à laquelle elles sont placées, par la fixité de leur nombre, par leur disposition en éventail, et surtout par leur rapport avec le corps strié dont elles sont une dépendance. Reil, qui avait bien observé ce petit groupe, l'a décrit sous le nom d'*insula* ; M. Cruveilhier le nomme avec plus de raison *lobule du corps strié*.

La scissure de Sylvius, destinée à loger l'apophyse d'Ingrassias, ou plutôt toute cette vive arête curviligne et saillante qui sépare la fosse cérébrale antérieure de la fosse cérébrale moyenne, est comme voilée par l'arachnoïde qui passe sur elle sans se déprimer. Pour la bien observer il faut donc enlever cette membrane. On remarque alors : 1° qu'elle s'étend en profondeur, 2° que ses parois sont tapissées par la pie-mère, 3° qu'une branche artérielle importante, l'*artère cérébrale moyenne*, la parcourt dans toute son étendue.

Les détails qui précèdent étant constatés, si l'on enlève à son tour la pie-mère, la scissure se présente sous un nouvel aspect. D'une couleur grise dans les parties moyenne et externe de son trajet, elle est blanche à sa partie interne qui est criblée de pertuis vasculaires, et qui a été décrite par Vicq d'Azyr sous le nom de *substance perforée antérieure* par opposition à une disposition semblable que nous retrouverons entre les deux pédoncules cérébraux, et qu'il appelle *substance perforée postérieure*. M. Foville, vivement frappé du nombre et du volume des artères qu'on observe sur cette partie de la scissure de Sylvius, pour laquelle il préfère la dénomination d'*espace perforé*, prenant en outre en considération les rapports qu'elle présente avec l'origine des nerfs de l'olfaction et de la vision, et la direction rayonnante des fibres primitives dont elle se compose, l'étudia plus tard dans ses plus grands détails, et fit remarquer : 1° sa forme, qui est celle d'un quadrilatère allongé ; 2° sa direction, qui est un peu oblique d'arrière en avant et de dehors en dedans ; 3° la disposition de ses pertuis en séries linéaires assez régulièrement espacées ; 4° ses limites qui sont : en arrière, le nerf de la vision ; en avant, une surface grise triangulaire inscrite entre deux lignes blanches formant les racines interne et externe du nerf de l'olfaction ; en dedans, une lamelle constituant la racine grise du nerf optique ; en dehors, la partie sphénoïdale du lobe postérieur du cerveau.

Les *lobes du cerveau*, appelés aussi *lobules* par quelques auteurs qui réservent le nom de lobes aux hémisphères cérébraux, sont au nombre de deux, l'un antérieur et l'autre postérieur : toute la partie de la base du cerveau qui se trouve en avant de la scissure de Sylvius constitue le premier ; tout ce qui se trouve en arrière de cette scissure compose le second. Quelques anatomistes, considérant que ce dernier est arrondi en avant et légèrement excavé en arrière, ont cru devoir le subdiviser et admettre sur la face inférieure du cerveau trois lobes au lieu de deux : un lobe antérieur ou frontal en rapport avec la voûte orbitaire sur laquelle il repose ; un lobe moyen ou sphénoïdal en rapport avec la fosse cérébrale moyenne formée par la grande aile du sphénoïde, et un lobe postérieur ou occipital assis sur la tente du cervelet. Cette division de la partie inférieure des hémisphères en trois parties paraît fondée lorsqu'on prend en considération la situation et les rapports de chacune d'elles : mais si après avoir constaté la ligne de démarcation si vivement accusée qui existe entre le lobe antérieur et le lobe moyen, on cherche celle qui sépare ce dernier du lobe postérieur, on ne trouve plus qu'une pente douce conduisant insensiblement de l'un à l'autre, et n'offrant nulle part à l'œil le plus scrutateur le moindre vestige d'une limite. En conséquence, je rejette comme mal fondées les raisons qui ont été alléguées en faveur de la triple segmentation de la face inférieure des hémisphères.

Le *lobe antérieur* ou *frontal*, considéré dans sa totalité, revêt la forme d'une pyramide à trois pans dont le sommet tourné en avant répond à la fosse coronale, et dont la base tournée en arrière se confond avec le centre de l'hémisphère correspondant. Considéré seulement dans sa partie inférieure, il se présente sous l'aspect d'une surface plane et triangulaire limitée en dedans par la grande scissure du cerveau, en dehors par le lobe du corps strié, et en arrière par la scissure de Sylvius dont il forme la lèvre

FIG. 176.

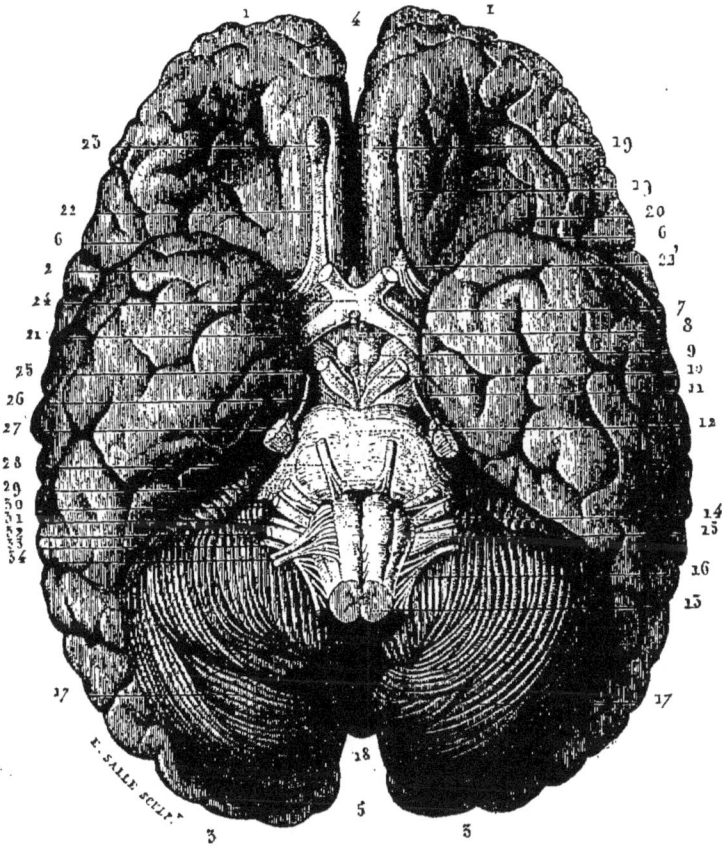

Base de l'encéphale.

1. Lobe antérieur ou frontal. — 2. Partie sphénoïdale du lobe postérieur. — 3. Partie occipitale du même lobe. — 4. Extrémité antérieure de la grande scissure du cerveau. — 5. Extrémité postérieure de cette scissure. — 6. Scissure de Sylvius. — 7. Portion latérale de la grande fente cérébrale de Bichat. — 8. Tuber cinereum et tige pituitaire. — 9. Tubercules mamillaires. — 10. Espace interpédonculaire. — 11. Pédoncules du cerveau. — 12. Protubérance annulaire. — 13. Bulbe rachidien. — 14. Pyramide antérieure. — 15. Corps olivaire. — 16. Corps restiforme. — 17. Hémisphères cérébelleux. — 18. Scissure médiane du cervelet. — 19,19. Circonvolutions satellites du nerf olfactif. — 20. Circonvolution allant limiter la scissure de Sylvius. — 21. Circonvolution de l'hippocampe. — 22. Nerf olfactif droit. — 22'. Nerf olfactif gauche, divisé pour montrer sa forme prismatique. — 23. Bulbe du nerf olfactif. — 24. — Chiasma des nerfs optiques. — 25. Nerf moteur oculaire commun. — 26. Nerf pathétique. — 27. Grosse et petite racines du trijumeau. — 28. Nerf moteur oculaire externe. — 29. Nerf facial. — 30. Nerf acoustique uni au précédent par le nerf de Wrisberg. — 31. Nerf glosso-pharyngien. — 32. Nerf pneumo gastrique. — 33. Nerf spinal. — 34. Nerf grand hypoglosse.

supérieure. A la partie postérieure et interne de cette surface on observe deux circonvolutions à direction antéro-postérieure, entre ces circonvolutions un sillon rectiligne, et dans ce sillon une bandelette blanche qui constitue le nerf olfactif.

Le *lobe postérieur* présente une configuration dont on ne peut prendre une idée exacte qu'après avoir enlevé le cervelet et la protubérance par une coupe faite sur l'origine des pédoncules cérébraux; il apparaît alors sous la forme d'un rein qui se confond par sa face supérieure avec le centre de l'hémisphère et qui offre une face inférieure libre, deux bords et deux extrémités.

La *face inférieure* est convexe dans son tiers antérieur, où elle répond à la fosse cérébrale moyenne, et concave dans ses deux tiers postérieurs qui reposent sur la tente du cervelet.

Des deux bords, l'*externe* est plus long et convexe : l'*interne*, court et concave, embrasse dans sa courbure le pédoncule cérébral et arrive jusqu'à l'extrémité postérieure du corps calleux sous laquelle il se termine ; en soulevant ce bord on reconnaît : 1° qu'il est indépendant des parties précédentes, 2° qu'un intervalle demi-circulaire en forme de fente le sépare de ces parties, 3° que cette fente latérale se continue au-dessous de l'extrémité postérieure du corps calleux avec celle du côté opposé. De cette réunion résulte la *grande fente cérébrale*, ou *fente de Bichat*, qui établit une large communication entre les ventricules moyen et latéraux d'une part, et la surface extérieure du cerveau de l'autre. Cette fente impaire, médiane et symétrique, décrit dans son trajet une courbe parabolique dont la concavité regarde en avant. Par les parties latérales de cette courbe la pie-mère pénètre dans les ventricules latéraux en se roulant sur elle-même pour former les *plexus choroïdes;* par sa partie postérieure et médiane, nous verrons la même membrane se prolonger au-dessus du ventricule moyen en s'étalant au contraire pour former la *toile choroïdienne.*

Des deux extrémités du lobe postérieur, l'*antérieure* ou *sphénoïdale* est ovoïde ; elle dépasse le niveau du lobe frontal de 15 ou 20 millimètres. La *postérieure* ou *occipitale* offre la forme d'une pyramide à base triangulaire ; elle répond aux fosses occipitales supérieures.

B. Partie médiane de la base du cerveau.

Examinée d'avant en arrière, cette partie médiane nous présente :
L'*extrémité antérieure de la grande scissure du cerveau.*

Au fond de cette scissure : l'*extrémité antérieure du corps calleux et ses deux pédoncules.*

En arrière de ceux-ci : la *bandelette, le chiasma et la racine grise des nerfs optiques.*

Dans l'espace losangique circonscrit par les nerfs optiques et les pédoncules cérébraux : le *tuber cinereum,* auquel se rattachent la *tige* et le *corps pituitaires;* puis les *tubercules mamillaires* et l'*espace interpédonculaire.*

En arrière de la protubérance : l'*extrémité postérieure du corps calleux,* la *partie médiane de la grande fente cérébrale,* et enfin l'*extrémité postérieure de la scissure inter-hémisphérique.*

1° *Extrémité antérieure de la grande scissure du cerveau.*

Sa disposition n'est pas la même sur tous les points de son étendue : vue antérieurement, elle est complète et reçoit l'apophyse crista-galli ainsi que le sommet de la faux du cerveau ; vue dans sa moitié postérieure, elle est voilée par une lamelle fibro-séreuse qui passe de l'un de ses bords au bord opposé. Cette lamelle étant enlevée, il devient facile d'écarter ses deux lèvres, et l'on remarque alors qu'elle est limitée à une certaine profondeur par la partie antérieure du corps calleux.

2° *Partie antérieure et pédoncules du corps calleux.*

Arrivé au niveau de la partie moyenne de la face interne des lobes frontaux, le corps calleux se replie sur lui-même de haut en bas et d'avant en arrière en formant une sorte de *genou* qui ferme en avant les ventricules latéraux : c'est la partie inférieure de cette *portion réfléchie* qu'on aperçoit lorsqu'on écarte légèrement les bords de la scissure médiane. Elle se présente sous l'aspect d'une lame quadrilatère convexe en avant, plane inférieurement, unissant les deux lobes antérieurs à la manière d'une commissure.

FIG. 177.

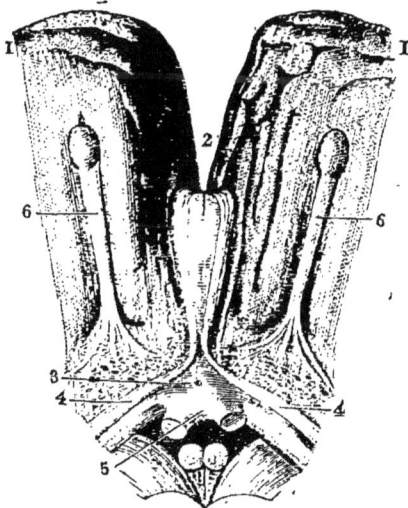

1, 1. Lobes antérieurs écartés et laissant voir dans leur intervalle la partie réfléchie du corps calleux.

2. Extrémité antérieure ou genou du corps calleux.

3. Lamelle triangulaire se continuant en haut avec le bec du corps calleux et en bas avec les nerfs optiques dont elle forme la racine grise ; vers son centre on observe ordinairement un point plus transparent.

4,4. Pédoncules du corps calleux.

5. Chiasma des nerfs optiques renversé en arrière pour montrer sa continuité avec le bec du corps calleux.

6,6. Nerfs olfactifs.

7. Petit sillon situé sur la partie médiane du bec du corps calleux et conduisant directement dans le ventricule de la cloison, lorsqu'on l'incise d'avant en arrière.

Les *pédoncules du corps calleux*, bien décrits par Vicq d'Azyr, sont deux rubans de couleur blanche qui naissent de la partie réfléchie du corps calleux, marchent parallèlement d'avant en arrière jusqu'au voisinage de la racine grise des nerfs optiques où ils se séparent à angle très obtus, pour longer le côté externe de la bandelette des mêmes nerfs, et se perdre ensuite à l'extrémité interne de la scissure de Sylvius près de l'origine de la grande fente cérébrale. Par leur extrémité antérieure, ces pédoncules se continuent le plus souvent avec les tractus longitudinaux du corps calleux dont on peut les considérer comme un prolongement.

3° *Bandelette, Chiasma et racine grise des nerfs optiques.*

La bandelette des nerfs optiques est un faisceau de fibres blanches qui, après avoir pris naissance à la surface des corps genouillés, dépendance de la couche optique, contourne la partie externe des pédoncules cérébraux dont elle croise obliquement la direction pour se porter en avant et en dedans, et s'entrecroiser sur la ligne médiane avec celle du côté opposé. D'abord aplaties à leur point de départ, ces bandelettes s'épaississent peu à peu et finissent par devenir cylindriques au voisinage de leur entrecroisement qui constitue le chiasma des nerfs optiques.

Le *chiasma* se présente sous la figure d'un carré allongé dans le sens transversal, recevant par ses angles postérieurs les bandelettes précédentes, et émettant par ses angles antérieurs deux gros cordons qui pénètrent presque aussitôt dans l'orbite pour aller s'épanouir chacun dans le globe oculaire correspondant. Il est en rapport : en haut et en arrière avec le tuber cinereum, et en avant et en bas avec la gouttière des nerfs optiques, sur laquelle il repose.

La *racine grise des nerfs optiques* s'étend des pédoncules du corps calleux et de l'espace perforé à la partie supérieure du chiasma : on ne peut en prendre une bonne idée qu'après avoir soulevé celui-ci en le renversant en bas et en arrière. On voit alors : 1° que celle du côté droit se confond sur la ligne médiane avec celle du côté gauche pour former une lame mince, de figure triangulaire, dont la base répond aux nerfs optiques ; 2° que cette lame est verticale ou un peu oblique de haut en bas et d'arrière en avant ; 3° qu'elle est située sur le prolongement du bec du corps calleux ; 4° qu'elle présente sur la ligne médiane un point plus transparent ; 5° qu'en la détruisant on pénètre immédiatement dans le ventricule moyen dont elle concourt à former le bord antérieur ; 6° qu'elle est composée de deux lames : l'une, antérieure, cellulo-fibreuse, dense et résistante, qui provient de la pie-mère et se continue avec le névrilème des nerfs optiques ; l'autre, postérieure, de nature nerveuse, naissant d'un noyau de substance grise qui tapisse les parois du ventricule moyen, et se continuant comme la précédente avec les nerfs optiques dont elle constitue la racine grise proprement dite.

4° *Tuber cinereum, tige et corps pituitaires.*

Le tuber cinereum, ou corps cendré, est cet amas de substance grise et molle qui remplit l'espace triangulaire, limité par les tubercules mamillaires en arrière, et par les nerfs optiques en avant. Vu par sa face inférieure, le corps cendré représente un cône dont le sommet se continue avec la base de la tige pituitaire ; examiné par sa face supérieure qui répond à la partie la plus déclive du troisième ventricule, il offre une dépression infundibuliforme dans laquelle se précipite et séjourne la sérosité intra-ventriculaire.

La *tige pituitaire*, décrite par Galien et Vésale sous le nom d'*infundibulum*, et par Chaussier sous celui de *tige sus-sphénoïdale*, unit le corps cendré, dont elle constitue un prolongement, au corps pituitaire qui est comme suspendu à son extrémité inférieure.

Sa longueur varie de 4 à 6 millimètres. — Sa direction est oblique de haut en bas et d'arrière en avant, sa couleur d'un gris rougeâtre, sa forme celle d'un cône dont la base, tournée en haut et en arrière, répond au tuber cinereum.

Sa structure comprend deux couches : 1° une couche externe cellulo-fibreuse, dépendance de la pie-mère qui tapisse l'espace sous-arachnoïdien antérieur; 2° une couche interne formée par une lame mince de substance grise provenant du corps cendré et formant un canal infundibuliforme qui se prolonge tantôt dans toute la longueur de la tige pituitaire, tantôt dans une partie seulement de son étendue.

Pour voir ce canal, il faut soulever le chiasma des nerfs optiques et le diviser ainsi que la lame qui le surmonte; on peut alors constater que la dépression infundibuliforme du corps cendré se prolonge dans l'épaisseur de la tige pituitaire à une distance variable. En incisant transversalement cette tige vers sa partie moyenne et en examinant avec attention le plan de la coupe, on remarque aussi assez facilement au centre de celle-ci un orifice qui devient plus apparent lorsqu'on projette sur le point de section un filet d'eau ou une petite colonne d'air. Les injections colorées pratiquées dans le troisième ventricule après la division préalable de la tige et l'introduction d'un stylet sont des moyens de démonstration auxquels on pourra aussi recourir; mais leur emploi exige plus d'habitude et de précaution pour se mettre à l'abri de toute cause d'erreur, le canal ainsi obtenu n'étant le plus souvent qu'un résultat artificiel.

Le *corps pituitaire*, appelé aussi *hypophyse* par Sœmmerring, *appendice sus-sphénoïdal du cerveau* par Chaussier, *glans pituitam excipiens* par Vésale, occupe la selle turcique sur laquelle il est fixé par un repli de la dure-mère qui lui forme une loge presque complète. Le sinus circulaire en avant et en arrière, les sinus caverneux en dehors et la lame quadrilatère du sphénoïde en arrière, forment ses rapports les plus immédiats. Pour l'étudier il est en général plus avantageux de l'extraire de la fossette qu'il habite; si on le laisse en place il faut alors abattre la lame du sphénoïde ainsi que la partie correspondante de la dure-mère.

La forme du corps pituitaire est ovoïde, sa couleur grisâtre, son poids de 40 centigrammes, son diamètre transversal de 12 millimètres, et l'antéro-postérieur de 6 à 8.

Sa face supérieure, tantôt convexe, tantôt déprimée, tantôt plus ou moins plane, reçoit l'insertion de l'infundibulum; sa face inférieure reproduit la forme de la fossette sur laquelle il repose.

Lorsqu'on l'incise d'avant en arrière, on reconnaît qu'il est composé de deux parties ou lobes séparés par une lamelle fibreuse transversale. — Le lobe antérieur, d'un volume beaucoup plus considérable, est d'une couleur jaune, et le postérieur, très petit, d'une couleur grise. — La tige pituitaire s'insère sur le lobe antérieur et quelquefois au niveau du plan de séparation des deux lobes, de telle sorte qu'elle semble alors se bifurquer. Quelques anatomistes, prenant cette apparence pour une réalité, ont cru devoir admettre que la cavité de l'infundibulum se partageait aussi pour s'ouvrir par une branche distincte dans chacun des lobes de l'hypophyse; mais chez l'homme ce petit corps est plein, ainsi que l'extrémité inférieure de son pédicule. Dans les animaux vertébrés, il est au contraire creusé d'une cavité qui devient surtout remarquable dans les poissons où le corps pituitaire arrive à son maximum de développement; dans le fœtus humain, il est creux aussi pendant les premiers mois de la gestation, et loge une partie de la sérosité qui séjourne dans le ventricule moyen.

Les usages du corps pituitaire sont inconnus; ses proportions plus considérables, sa cavité constante et sa grande vascularité, dans toutes les classes des vertébrés, permettent de penser qu'il joue un rôle plus important dans la série animale que chez l'homme où il devient rudimentaire. Monro l'avait considéré à tort comme un ganglion lymphatique; d'autres l'ont rangé sans plus de raison parmi les ganglions nerveux. Vésale, d'accord sur ce point avec Galien, en faisait une sorte de réservoir recevant par l'infundibulum le liquide des ventricules du cerveau et le transmettant aux fosses nasales par un conduit qui allait s'ouvrir dans les sinus sphénoïdaux, conduit qui fut longtemps admis, mais dont l'observation a fini par faire justice.

5° *Tubercules mamillaires.*

Remarquables par leur couleur blanche et leur forme régulièrement hémisphérique, ces tubercules, au nombre de deux, se trouvent situés en arrière du corps cendré, en avant de l'espace interpédonculaire, en dedans des pédoncules cérébraux; un sillon médian les sépare inférieurement; leur base correspond au bord postérieur du ventricule moyen.

Incisés, ces tubercules présentent : 1° à leur centre un noyau de substance grise qui forme la plus grande partie de leur volume et se continue en haut avec celle qu'on observe sur les parois du ventricule moyen; 2° à leur périphérie une couche de substance médullaire que nous verrons plus tard former une dépendance des piliers antérieurs du trigone cérébral.

6° *Espace interpédonculaire.*

Il répond à l'angle de séparation des deux pédoncules cérébraux qui le limitent sur les côtés. Sa forme est celle d'un petit triangle isocèle dont la base s'appuie sur les tubercules mamillaires, et le sommet sur la partie supérieure et médiane de la protubérance. Dans l'aire de ce triangle on remarque : 1° un grand nombre de pertuis vasculaires, d'où le nom de *substance perforée postérieure* ou *moyenne*, sous lequel il a été décrit par Vicq d'Azyr; 2° un sillon médian; 3° sur les côtés de ce sillon deux faisceaux qui sont séparés des pédoncules cérébraux par une trainée de substance brune ou noire; 4° deux troncs nerveux, les *nerfs moteurs oculaires communs* qui naissent des faisceaux précédents; 5° des vaisseaux volumineux et nombreux qui plongent perpendiculairement dans la substance nerveuse.

7° *Extrémité postérieure du corps calleux.*

Elle s'étend horizontalement d'un hémisphère à l'autre, comme l'antérieure; mais elle diffère de cette dernière : 1° par sa largeur plus considérable ; 2° par sa forme, qui est celle d'un bourrelet et non celle d'une lame réfléchie et coudée ; 3° par la distance qui la sépare de l'extrémité postérieure du cerveau, distance à peu près double de celle qui sépare la partie antérieure du corps calleux de l'extrémité correspondante des hémisphères ; 4° par la présence d'une circonvolution qui la contourne de chaque côté en la recouvrant presque entièrement.

8° *Partie médiane de la grande fente cérébrale.*

Elle est limitée supérieurement, ainsi que nous l'avons vu, par l'extrémité postérieure du corps calleux ; les tubercules quadrijumeaux, sur lesquels repose la glande pinéale, forment sa limite inférieure. Pour la bien voir il convient, l'encéphale reposant sur sa convexité, de soulever le cervelet en le portant en avant ; par ce mouvement on entraîne dans le même sens toutes les parties supérieures de l'isthme, et l'on écarte les deux lèvres de la partie médiane de la fente cérébrale ; il devient alors facile de constater : 1° que cette fente se continue de chaque côté avec celle qui contourne les pédoncules cérébraux ; 2° qu'elle est occupée par un prolongement de la pie-mère, la *toile choroïdienne* ; 3° que la glande pinéale occupe l'épaisseur de la base de cette toile à laquelle elle est unie par dés liens vasculaires.

9° *Extrémité postérieure de la grande scissure du cerveau.*

Plus étendue que l'antérieure, elle reçoit la base de la faux du cerveau qui la remplit entièrement, de telle sorte que les lobes postérieurs dans leur partie libre ne se trouvent nulle part en contact immédiat.

DES CIRCONVOLUTIONS.

Les circonvolutions qui se pressent en si grand nombre à la surface du cerveau simulent des replis assez analogues à ceux qui se formeraient sur la périphérie d'une sphère creuse qu'on voudrait renfermer dans une autre sphère de plus petit diamètre. Épais, arrondis et plus ou moins allongés, ces replis serpentent à la superficie des hémisphères à la manière de saillies cylindroïdes dont la direction et l'agencement réciproque semblent au premier coup d'œil soumis à une force aveugle, bien qu'ils soient assujettis dans leur disposition la plus générale à une loi uniforme et constante.

Nulles dans les poissons, les reptiles et les oiseaux, nulles aussi dans quelques mammifères, et très rudimentaires chez la plupart des rongeurs et des édentés, les circonvolutions cérébrales arrivent à des proportions assez remarquables dans les carnassiers, plus remarquables encore dans les ruminants et les solipèdes, et atteignent leurs plus grandes dimensions chez les singes, l'éléphant, et surtout chez l'homme, qui domine sous ce rapport tout l'embranchement des vertébrés d'une immense hauteur.

Le volume, le nombre, la longueur et les communications ou anastomoses des circonvolutions sont généralement en rapport avec le degré de développement du cerveau.

Les circonvolutions les moins développées sont aussi les moins nombreuses et les moins étendues ; elles marchent parallèlement en décrivant des courbes régulières et concentriques sans communiquer entre elles. Dans le renard, par exemple, qu'on peut prendre avec M. Leuret pour type d'une étude comparative, on trouve six circonvolutions : une première qui borde la scissure de Sylvius, au-dessus de celle-ci une seconde, puis une troisième et une quatrième qui répondent à la face externe de l'hémisphère et se dirigent parallèlement d'avant en arrière ; la cinquième entoure le corps calleux à la manière d'une ellipse dont le grand axe est aussi antéro-postérieur ; la sixième ou sus-orbitaire répond au lobe antérieur et suit la même direction que les précédentes.

Ces circonvolutions antéro-postérieures et parallèles n'affectent pas chez tous les mammifères la même simplicité et la même régularité dans leur disposition ; mais chez tous, il est facile d'en constater l'existence au milieu des modifications de forme, de volume et de direction qu'elles présentent ; on peut les appeler *constantes* ou *primitives*.

En passant des mammifères chez lesquels les replis de la surface cérébrale sont peu prononcés, à ceux chez lesquels ils sont au contraire très développés, les circonvolutions primitives se modifient peu à peu dans leur conformation extérieure : d'abord elles augmentent de volume, se dépriment sur quelques points et se creusent des sillons légers qui attestent leur tendance vers la bifidité ; puis elles s'allongent, s'infléchissent, décrivent des coudes et deviennent sinueuses ; enfin on les voit se diviser sur un ou plusieurs points, se réunir sur d'autres, et échanger entre elles des branches de communication ou anastomoses.

Chez l'éléphant, les makis, les singes et chez l'homme, à ces circonvolutions primitives déjà modifiées dans leur forme, leur volume et leur direction, viennent s'ajouter des circonvolutions nouvelles qui se montrent non sur la région frontale, comme on l'avait supposé, mais sur la partie moyenne ou pariétale des hémisphères, ainsi que M. Leuret l'a parfaitement établi. — Ces *replis additionnels* ou de *perfectionnement*, dont la découverte est venue éclairer d'un jour tout nouveau l'étude des circonvolutions cérébrales si longtemps ensevelie dans la plus déplorable confusion, sont remarquables par leur volume et par leur direction perpendiculaire à celle des circonvolutions primitives. — Supprimez par la pensée ces circonvolutions transversales, puis réunissez les circonvolutions frontales aux occipitales, qui se portent d'avant en arrière, et vous reproduirez la disposition qu'on observe sur la convexité du cerveau chez tous les mammifères inférieurs ; ajoutez aux circonvolutions antéro-postérieures des rongeurs, des carnassiers, des ruminants, des solipèdes, des cétacés, deux ou trois circonvolutions qui les coupent perpendiculairement dans la partie moyenne de leur trajet, et vous obtiendrez sous un état rudimentaire la disposition propre aux mammifères les plus élevés.

Considérées dans l'espèce humaine, les circonvolutions nous présentent à étudier leur conformation extérieure et leur structure.

1° CONFORMATION EXTÉRIEURE DES CIRCONVOLUTIONS.

Les circonvolutions de l'homme sont remarquables : 1° par leurs dimensions qui sont considérables et en raison directe de celles du cerveau, bien que cette loi souffre, chez lui comme chez les mammifères, d'assez nombreuses exceptions ; 2° par leur nombre ; 3° par leurs sinuosités multipliées ; 4° enfin et surtout par leur disposition réciproquement perpendiculaire.

La différence qu'on observe sous le rapport du volume entre les circonvolutions de l'homme et celles des mammifères détermine des différences correspondantes dans l'étendue de la surface cérébrale non seulement dans les divers animaux, mais dans les diverses races humaines, et dans les divers individus d'une même race ; et celles-ci à leur tour en produisent de semblables dans l'intelligence, qui est en relation plus intime et plus directe avec l'étendue de la surface du cerveau, ainsi que l'a démontré Desmoulins, qu'avec le volume et le poids de cet organe.

Le nombre des circonvolutions que présente le cerveau dans l'espèce humaine ne saurait être évalué avec précision ; on retrouve assez facilement à la surface des hémisphères les circonvolutions primitives et les circonvolutions additionnelles que nous avons mentionnées ; mais lorsqu'on tente de poursuivre un semblable dénombrement au delà de ces replis principaux qu'on pourrait appeler aussi *replis générateurs*, parce qu'ils sont le point de départ d'une foule de replis secondaires, toute évaluation devient arbitraire et toute précision impossible, ces replis de second ordre étant extrêmement variables dans leur nombre, leur forme et leurs rapports respectifs.

La forme des circonvolutions est celle d'un cylindre à direction sinueuse, offrant deux faces légèrement aplaties, et deux bords, l'un adhérent, l'autre libre.

Leurs *faces* sont perpendiculaires à la surface du cerveau ; la pie-mère les revêt l'une et l'autre dans toute leur étendue et les sépare de celles des replis adjacents sur lesquels elles se moulent.

Leur *bord adhérent*, plus étroit, se continue avec le noyau central de chaque hémisphère.

Leur *bord libre*, en général arrondi et sinueux, concourt à former avec celui de la circonvolution opposée et l'arachnoïde un espace prismatique et triangulaire ; si trois circonvolutions convergent en un même point, cet espace devient conique ou pyramidal. — Sur quelques points ce bord se déprime en fossette ; sur d'autres il se creuse en gouttière plus ou moins étendue ; sur d'autres il offre une dépression anguleuse, simple, double ou à plusieurs branches diversement inclinées les unes sur les autres. — La hauteur moyenne du bord libre est de 15 à 25 millimètres ; elle varie beaucoup, selon les individus et dans les diverses circonvolutions. Il en est de même de son épaisseur qui offre plus de variétés encore : car elle diffère non seulement suivant les individus et les replis du cerveau, mais sur les divers points d'un même repli qu'on voit assez souvent s'effiler sur une partie de son trajet pour s'épaissir un peu plus loin.

Les *sillons* ou *anfractuosités* qui séparent les replis de la surface cérébrale logent un double feuillet de la pie-mère qui leur est immédiatement appliquée, et le liquide céphalo-rachidien qui est contenu entre les deux lames de ce feuillet.

En s'adossant par la partie arrondie de leur bord libre, les circonvolutions partagent chaque anfractuosité en deux étages : un *étage supérieur*, prismatique et triangulaire, que nous avons précédemment mentionné, et un *étage inférieur* arrondi et cylindrique. — L'étage supérieur loge les veines qui serpentent à la surface du cerveau. — L'inférieur contient les artères cérébrales dont les principaux troncs se rapprochent toujours davantage du centre des hémisphères.

Après avoir étudié la conformation extérieure des circonvolutions d'une manière générale, il serait intéressant de les considérer chacune en particulier ; mais les replis générateurs ou du premier ordre, c'est-à-dire les circonvolutions primitives et celles de perfectionnement, se prêtent seuls à cette description ; les replis secondaires présentent des caractères si variables et en quelque sorte si fugitifs, qu'ils se dérobent pour la plupart à une mention détaillée ; il me suffira de les indiquer en les rattachant aux circonvolutions principales qui leur donnent naissance.

Les circonvolutions du premier ordre se divisent en internes, externes et inférieures.

1° *Circonvolutions de la face interne des hémisphères.* Tous les replis de cette face interne rayonnent autour d'une circonvolution fort remarquable qui commence au-dessous de l'extrémité antérieure du corps calleux, se réfléchit pour s'appliquer sur la face supérieure de ce corps dans toute son étendue, puis contourne son extrémité postérieure et vient se terminer à la partie interne de la scissure de Sylvius, après avoir décrit dans son trajet une ellipse qui embrasse la racine de l'hémisphère correspondant et la totalité du corps calleux ; de là le nom de *circonvolution du corps calleux* sous lequel elle a été décrite par M. Cruveilhier. Étroite à son origine, cette circonvolution devient plus considérable vers sa partie moyenne et se termine par un renflement assez volumineux ; on peut lui distinguer trois parties : une partie ascendante étendue de son origine au genou du corps calleux, une partie horizontale étendue de l'extrémité antérieure à l'extrémité postérieure de ce corps, et une partie descendante étendue du bourrelet du même corps à l'angle interne de la scissure de Sylvius.— Cette partie descendante présente à son extrémité terminale un repli en forme de *crochet* par lequel elle se continue avec l'extrémité inférieure de la corne d'Ammon ou grand hippocampe, d'où le nom de *circonvolution de l'hippocampe* sous lequel elle est connue depuis les travaux de Vicq d'Azyr.

Les replis de la face interne qui se rattachent à la circonvolution du corps calleux se partagent en trois groupes :

Un *groupe antérieur* dont les circonvolutions marchent d'avant en arrière.

Un *groupe postérieur* dont les circonvolutions marchent dans le même sens.

Et un *groupe moyen* dont les circonvolutions se portent de bas en haut, c'est-à-dire perpendiculairement à la direction des précédentes. Ce petit groupe, de forme quadrilatère, a été signalé par M. Leuret et mieux décrit par M. Foville; il appartient à l'appareil de perfectionnement et se continue supérieurement avec un groupe du même ordre formé par les circonvolutions transversales de la face externe. (Voy. les fig. 180 et 183.)

2° *Circonvolutions de la face externe.* Elles se divisent aussi en trois groupes :

Un *groupe antérieur* ou *frontal*, composé de circonvolutions qui se dirigent d'avant en arrière.

Un *groupe postérieur* ou *occipital*, composé de circonvolutions qui marchent dans le même sens.

Un *groupe moyen* ou *pariétal*, formé de deux circonvolutions principales qui se portent un peu obliquement en haut et en arrière en coupant sous une incidence plus ou moins perpendiculaire les circonvolutions frontales et occipitales ; ces deux circonvolutions naissent inférieurement de la partie moyenne ou transversale de la circonvolution qui borde la scissure de Sylvius et se terminent au niveau du bord supérieur de l'hémisphère correspondant. — La circonvolution pariétale antérieure est le point de départ de deux ou trois circonvolutions qui descendent en serpentant et en se ramifiant sur la région frontale du cerveau. — La circonvolution pariétale postérieure donne naissance à des replis analogues, mais un peu moins régulièrement disposés, qui descendent sur la région occipitale.

En arrière de la circonvolution pariétale postérieure et près du bord supérieur de l'hémisphère, on observe une troisième et très petite circonvolution pariétale qui se porte en serpentant en haut et en arrière pour aller se continuer avec le groupe moyen des circonvolutions de la face interne.

L'anfractuosité qui sépare les circonvolutions pariétales antérieure et postérieure a été très bien décrite par Rolando ; elle est remarquable : 1° par sa direction transversale ou légèrement oblique, 2° par sa profondeur, 3° par son existence constante : je l'appellerai avec MM. Leuret et Longet, *scissure de Rolando.* (Voy. la fig. 178.)

3° *Circonvolutions de la face inférieure.* Ici encore on distingue trois groupes qui correspondent : l'un au lobe antérieur, l'autre au lobe postérieur, le dernier à la scissure de Sylvius.

Les *circonvolutions du lobe antérieur* sont de petites dimensions et antéro-postérieures; celles qui accompagnent le nerf olfactif se distinguent par leur trajet rectiligne et l'uniformité de leurs dimensions.

Les *circonvolutions du lobe postérieur* marchent dans le même sens que les précédentes ; elles ont pour point de départ commun la *circonvolution de l'hippocampe*, c'est-à-dire la partie terminale de la circonvolution du corps calleux; celles qui naissent de l'extrémité postérieure de ce lobule se dirigent d'avant en arrière; celles qui partent de sa partie moyenne ou antérieure se dirigent d'arrière en avant.

Les *circonvolutions de la scissure de Sylvius* sont au nombre de quatre, l'une marginale ou enveloppante, et les autres centrales ou enveloppées.

La circonvolution marginale, ou *circonvolution de la scissure de Sylvius* proprement dite, est une des plus étendues et des plus volumineuses parmi celles qui recouvrent la surface des hémisphères. Née sur les côtés du quadrilatère perforé, elle se porte en dehors en longeant la scissure de Sylvius dont elle forme la lèvre antérieure, se réfléchit une première fois pour passer horizontalement au-dessus du lobule de l'insula, puis une seconde pour se diriger en avant et en bas et revenir vers l'espace perforé, au voisinage duquel elle se termine ; dans ce long circuit elle entoure le lobule de l'insula en le recouvrant de ses nombreuses sinuosités. (Voy. la fig. 178.)

Pour apercevoir ce lobule il faut donc écarter les sinuosités de la circonvolution de la scissure de Sylvius ; on constate alors : 1° qu'il constitue une saillie pyramidale et triangulaire dont la base regarde en haut et le sommet en bas et en dedans ; 2° que cette saillie est surmontée de trois ou quatre petites circonvolutions qui marchent de bas en haut en rayonnant.

Le lobule de l'insula répond à la partie externe et inférieure du corps strié dont il forme une dépendance. (Voy. les fig. 185 et 187.)

La description que M. Foville a tracée des circonvolutions de l'homme diffère de la précédente sous plusieurs rapports ; mais cette différence porte plutôt sur les détails que sur la pensée générale qui s'y trouve exprimée.

Cet observateur divise les circonvolutions en quatre ordres :

Le premier ordre comprend une seule circonvolution, celle du corps calleux, ou *circonvolution de l'ourlet*, qui décrit une courbe elliptique dont les deux extrémités sont réunies par le quadrilatère perforé.

Le second ordre se compose de deux circonvolutions qui naissent au-devant de l'espace perforé et se terminent en arrière du même espace, après avoir décrit, comme la précédente, une ellipse dont le grand axe est antéro-postérieur et le petit vertical. De ces deux circonvolutions, l'une, interne et plus grande, occupe la circonférence de la face interne des hémisphères ; l'autre, externe, entoure le lobule de l'insula. M. Foville appelle la première, *grande circonvolution d'enceinte de l'hémisphère*, et la seconde, *circonvolution d'enceinte de la scissure de Sylvius*.

Au troisième ordre appartiennent tous les replis cérébraux étendus de la circonvolution du premier ordre aux deux circonvolutions du second, c'est-à-dire ceux de la face interne des hémisphères et ceux du lobule de l'insula ; ces replis affectent une direction divergente : ceux de la face interne se portent en rayonnant de la circonvolution de l'ourlet à la *grande circonvolution d'enceinte de l'hémisphère* ; ceux de l'insula se portent en rayonnant de l'espace perforé vers la *circonvolution d'enceinte de la scissure de Sylvius*.

Le quatrième ordre embrasse tous les replis de la surface cérébrale compris entre les deux circonvolutions du second ordre. Ces replis s'étendent en divergeant de la circonvolution d'enceinte de la scissure de Sylvius, à la grande circonvolution d'enceinte de l'hémisphère ; ils semblent en quelque sorte continuer ceux du lobule de l'insula et les prolonger jusqu'à ceux de la face interne en se divisant et communiquant entre eux pendant ce trajet.

Cette classification dénote un auteur qui a fait de grands efforts pour

élucider un point obscur, et qui, après avoir beaucoup vu, a beaucoup
médité ; en la ramenant à son expression la plus simple, on voit que les
quatre ordres de circonvolutions signalés par M. Foville, se réduisent à
deux, dont l'un comprend celles de son premier et de son second ordre
qui sont longitudinales ou antéro-postérieures, tandis que l'autre comprend celles de son troisième et de son quatrième ordre qui sont perpendiculaires aux précédentes : par conséquent, le caractère distinctif des circonvolutions de l'homme se trouve nettement énoncé dans le travail de cet auteur ; sous ce rapport, le résultat auquel il est arrivé offre beaucoup d'analogie avec celui qui a été obtenu par M. Leuret. Il est satisfaisant de voir
deux observateurs qui ont suivi des voies très différentes arriver ainsi à une
même conclusion.— Mais lorsqu'il a fallu faire la part respective des circonvolutions longitudinales et transversales, M. Foville a été beaucoup moins heureux que M. Leuret. En considérant les circonvolutions de l'insula, celles

Fig. 178.

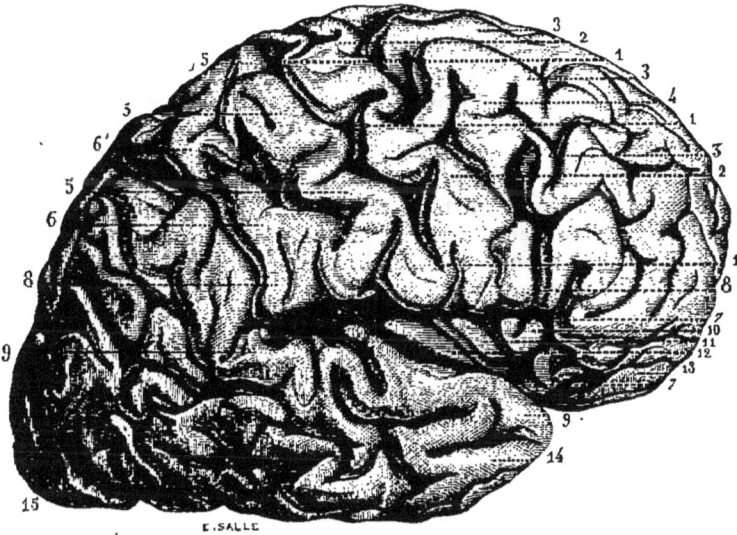

Circonvolutions de la face externe ou supérieure des hémisphères.

1,1,1. Scissure de Rolando. — 2,2. Circonvolution pariétale antérieure. — 3,3,3.
Circonvolutions frontales se portant perpendiculairement vers la circonvolution pariétale antérieure.— 4. Anastomose de deux circonvolutions frontales.—
5,5,5. Grande circonvolution pariétale postérieure. — 6'. Petite circonvolution
pariétale postérieure allant se continuer comme la précédente avec le groupe
des circonvolutions moyennes de la face interne de l'hémisphère. — 6. Circonvolution occipitale se portant horizontalement en arrière en se divisant. —
7,7. Partie antérieure ou transversale de la circonvolution de la scissure de Sylvius. — 8,8. Partie moyenne ou horizontale de la même circonvolution. —
9,9. Partie postérieure ou oblique de cette circonvolution. — 10,11,12. Circonvolutions antérieure, moyenne et postérieure du lobule de l'insula. —
13. Lobe antérieur ou frontal du cerveau. — 14. Partie sphénoïdale du lobe
postérieur. — 15. Partie occipitale du même lobe.

de la face externe et celles de la face interne comme un seul et même système de circonvolutions transversales coupées sur leur trajet par les deux circonvolutions du second ordre, le premier de ces anatomistes est tombé dans une erreur manifeste qu'il lui eût été facile d'éviter en appelant à son aide les lumières de l'anatomie comparée ; il se fut ainsi facilement convaincu : 1° que les circonvolutions situées sur les parties antérieure et postérieure de chaque hémisphère suivent constamment une direction longitudinale chez l'homme comme chez les mammifères ; 2° que ces circonvolutions longitudinales, loin d'être en minorité chez l'homme, sont au contraire en très grande majorité ; 3° que le cerveau humain, bien qu'il ait des caractères propres nettement accusés, ne diffère cependant pas autant de celui des animaux que le pense M. Foville.

Les circonvolutions des faces supérieure et inférieure des hémisphères sont en rapport par leur sommet avec les parois de la cavité du crâne qui se moulent en quelque sorte sur leur convexité ; de là cependant il ne faudrait pas conclure que les impressions les plus profondes de la cavité crânienne correspondent aux circonvolutions les plus volumineuses. Pour réfuter une semblable conclusion il suffirait de montrer que les impressions digitales de la voûte orbitaire, qui sont si prononcées, supportent les circonvolutions du lobe antérieur qui figurent parmi les plus grêles ; tandis que celles du pariétal, toujours très superficielles, recouvrent les circonvolutions moyennes de la face supérieure du cerveau qui se distinguent entre toutes par leur volume. On se tromperait donc gravement si l'on tentait de juger du volume des circonvolutions par la profondeur relative des impressions que présente la surface interne du crâne ; néanmoins il est généralement vrai de dire que ces impressions sont proportionnelles au développement des replis de la surface du cerveau.

2° STRUCTURE DES CIRCONVOLUTIONS.

Lorsqu'on divise une circonvolution dans toute son épaisseur, on constate qu'elle est formée à l'intérieur par un noyau de substance blanche qui reproduit sa forme sous de moindres dimensions, et à l'extérieur par une lame de couleur grisâtre qui passe sans interruption d'une circonvolution à la circonvolution voisine, en tapissant non seulement les parois, mais la partie profonde de chaque anfractuosité. La structure de ces deux parties n'est pas la même.

La *couche grise* ou *corticale* des circonvolutions a été étudiée et décrite avec beaucoup de soin par M. Baillarger, qui a démontré qu'elle n'était pas formée d'une couche unique de substance corticale comme on l'avait pensé jusqu'alors, mais de six couches superposées et alternativement blanches et grises. Lorsqu'après avoir divisé verticalement de son sommet vers sa base une circonvolution d'un certain volume, on examine la surface de section, on parvient dans quelques cas à distinguer à l'œil nu ces diverses couches ; mais elles deviennent plus distinctes pour l'œil armé d'une loupe et beaucoup plus apparentes encore si on les regarde par transparence. Pour les observer dans cette dernière condition, on enlève par une coupe verticale une tranche très mince de substance grise sur le sommet d'une circonvolution, on la couche entre deux lames de verre qu'on fixe l'une sur l'autre avec de la cire, puis on la place entre l'œil et la lumière d'une lampe, et l'on remarque alors en allant de dedans en dehors : que la première couche est transparente, la seconde opaque, la troisième transparente, la quatrième opaque, la cinquième transparente et la sixième opaque. En examinant ensuite cette même tranche à la lumière réfléchie, on voit que les couches transparentes sont grises et que les couches opaques sont blanches.

Ces diverses couches n'offrent pas une épaisseur égale ; assez souvent la troisième couche se présente sous un aspect rudimentaire ; dans ce cas les deux couches blanches comprises dans l'épaisseur de la lame corticale de la circonvolution semblent se confondre, et alors on ne distingue bien nettement que trois couches. D'autres fois la première et la troisième couche sont comme atrophiées et d'une couleur pâle qui tranche peu sur celle des couches blanches ; lorsque cette disposition existe, les quatre premières couches n'en forment plus qu'une seule d'un aspect tout spécial qui constitue la couche jaune ou interstitielle admise par quelques auteurs entre la substance médullaire et la substance corticale des circonvolutions.

La *substance blanche* ou le *noyau central des circonvolutions* est composé de fibres nerveuses élémentaires qui se juxtaposent pour former des lamelles ; celles-ci, disposées en éventail et appliquées les unes contre les autres comme les feuillets d'un livre, se laissent assez facilement séparer sur un cerveau qui a séjourné quelque temps soit dans une solution acide, soit dans l'alcool concentré, ou qui a été soumis à l'action de l'huile bouillante.

Les lamelles moyennes ou centrales sont verticales ; les autres se dirigent obliquement de la base des circonvolutions vers leurs faces latérales.

Parvenues au niveau de la substance corticale, les fibres qui composent ces lamelles la pénétreraient et la traverseraient, d'après M. Baillarger, pour arriver jusqu'à sa superficie où elles forment une lame blanche extrêmement mince ; en regardant par transparence une lame de la substance corticale des circonvolutions, on reconnaît que les couches blanches comprises dans son épaisseur sont constituées en effet par des fibres qui marchent en rayonnant ; mais ces fibres sont-elles un prolongement de celles du noyau central, ou bien sont-elles en partie indépendantes de ces dernières? Cette question n'est pas encore définitivement résolue ; vues par transparence, elles semblent se continuer avec les corpuscules nerveux de la substance corticale de chaque circonvolution : si cette disposition était mise hors de doute, on voit que les replis de la surface du cerveau offriraient dans leur structure une très grande analogie avec les ganglions.

CONFORMATION INTÉRIEURE DU CERVEAU.

Le trait le plus saillant de la conformation intérieure du cerveau est l'existence d'une grande cavité intermédiaire aux deux moitiés qui le composent ; étroite à sa partie inférieure où elle répond au corps cendré et aux tubercules mamillaires, cette cavité s'élargit dans tous les sens à sa partie supérieure où elle est limitée par le corps calleux.

L'élargissement de la cavité cérébrale vers sa partie supérieure résulte de la divergence des deux pédoncules cérébraux qui, d'abord contigus à leur sortie de la protubérance annulaire, se portent en haut, en dehors et en avant, l'un à droite et l'autre à gauche, en présentant dans ce trajet : un premier renflement qui forme la *couche optique*, puis un second ren- flement qui constitue le *corps strié*, et enfin leur épanouissement ter- minal ou *grand éventail* de Vieussens, *couronne rayonnante* de Reil, qui s'étend du centre de chaque hémisphère à sa surface pour donner nais- sance aux circonvolutions.

Deux cloisons, l'une horizontale, l'autre verticale, traversent cette cavité.

La cloison horizontale la divise en deux étages : un *étage inférieur* qui comprend sa partie la plus étroite, et un *étage supérieur* composé de sa partie la plus évasée. La forme de cette cloison est celle d'un plan trian- gulaire dont la base est en arrière ; de là le nom de *trigone cérébral* qui lui a été donné.

La cloison verticale, située immédiatement au-dessus de la précédente, subdivise l'étage supérieur en deux compartiments latéraux et symétriques. Elle est triangulaire aussi et tellement mince, que les premiers auteurs qui l'ont décrite ont cru devoir invoquer sa transparence pour la distinguer de la précédente.

Ainsi disposées, ces deux cloisons ont pour effet de partager la grande cavité du cerveau en trois cavités secondaires : l'une inférieure et médiane qui constitue le *ventricule moyen*, deux supérieures et latérales qui for- ment les *ventricules latéraux*.

Le ventricule moyen, situé au-devant et au-dessus de l'angle de sépara- tion des pédoncules cérébraux, sépare les deux couches optiques.

Les ventricules latéraux, creusés au centre de chaque hémisphère, sépa- rent les couches optiques et les corps striés du corps calleux.

La conformation intérieure du cerveau nous présente donc à étudier, en procédant de haut en bas ou de sa convexité vers sa base : 1° sur la ligne médiane, le *corps calleux*, la *cloison transparente*, le *trigone céré- bral*, la *toile choroïdienne* qui le supporte, la *glande pinéale* qui a des connexions intimes avec cette toile, et enfin le *ventricule moyen* ; 2° sur les côtés, les *ventricules latéraux*.

1° DU CORPS CALLEUX.

Préparation. Deux modes de préparation sont aujourd'hui usités pour mettre à découvert la face supérieure du corps calleux ; l'un a été indiqué par Vieus- sens et l'autre par M. Foville.

1° *Procédé de Vieussens.* Il consiste dans une section horizontale des deux hémisphères, pratiquée au niveau du corps calleux. Pour cette section on fait usage d'un couteau à lame longue, large et mince, dont le tranchant, engagé sous la circonvolution du corps calleux, est conduit de dedans en dehors avec la pré- caution de le relever un peu au point de départ de la coupe, pour reprendre en- suite la direction horizontale. Sans cette précaution on s'exposerait à pénétrer dans le ventricule latéral correspondant. Pour éviter plus sûrement cet écueil, on peut commencer l'incision à 3 ou 4 millimètres au-dessus du corps calleux.

2° *Procédé de M. Foville.* Le cerveau étant dépouillé de ses membranes et placé sur sa base comme dans le cas précédent, écartez les hémisphères de manière à apercevoir la face supérieure du corps calleux, puis pratiquez deux incisions horizontales, étendues, l'une du genou du corps calleux vers l'extrémité antérieure de l'hémisphère, et l'autre du bourrelet de ce même corps vers l'extrémité postérieure du cerveau ; introduisez ensuite l'extrémité du doigt indicateur entre le corps calleux et la circonvolution qui le surmonte, et pressez doucement sur le sillon intermédiaire en promenant la pulpe de l'index d'arrière en avant et d'avant en arrière. Cette manœuvre, renouvelée trois ou quatre fois, permettra de décoller l'hémisphère du corps calleux et de le renverser en dehors.

On peut employer pour cette préparation des cerveaux frais ou durcis par l'alcool. Sur ces derniers le décollement est plus facile et plus régulier, par suite de la plus grande résistance des fibres nerveuses ; il suffit alors, après avoir incisé en dedans les lobes frontal et occipital, de saisir l'hémisphère par son bord supérieur et de le renverser en dehors. J'ai répété tout récemment cette préparation sur un cerveau qui avait séjourné plusieurs années dans l'alcool ; le décollement du corps calleux et de l'hémisphère s'est opéré presque aussi facilement que s'il n'eût existé entre les deux parties qu'une simple contiguïté.

Lorsque les deux hémisphères ont été enlevés par une section horizontale faite au niveau du corps calleux, on remarque sur les côtés de ce corps : 1° une surface blanche semi-elliptique qui forme le *centre médullaire* de chaque hémisphère ; 2° autour de ce noyau de substance blanche des prolongements qui s'en détachent pour pénétrer dans l'épaisseur des circonvolutions ; 3° et plus en dehors une couche de substance grise qui entoure chacun de ces prolongements en décrivant sur la circonférence du plan de section une courbe alternativement saillante et rentrante assez analogue à celle que représente un feston, mais beaucoup moins régulière.

Les deux centres médullaires hémisphériques réunis sur la ligne médiane par le corps calleux constituent le *centre ovale de Vieussens.* La grande étendue de cette surface médullaire semble annoncer une quantité prodigieuse de fibres nerveuses ; le nombre des fibres qui entrent dans sa composition, quoique très considérable, l'est cependant moins qu'on ne pourrait le supposer, les centrales et les périphériques, c'est-à-dire, celles du corps calleux et celles qui répondent aux circonvolutions, offrant une direction horizontale, et se présentant par conséquent par leur bord et non par leur extrémité.

Le *corps calleux,* ou *grande commissure du cerveau,* mis à nu par la coupe de Vieussens, n'est découvert que dans sa partie médiane qui apparaît sous la forme d'une lame étroite dont les bords légèrement curvilignes sont distants de 3 centimètres en arrière, de 2 centimètres à peine en avant.

Isolé des hémisphères par le procédé de M. Foville, le corps calleux se présente sous son véritable aspect qui est celui d'une large voûte quadrilatère offrant de chaque côté un triple prolongement en rapport avec les trois parties correspondantes des ventricules latéraux dont il forme la paroi supérieure.

La largeur de cette voûte, un peu plus considérable en arrière, est de 6 centimètres environ, et sa longueur de 9 à 10.

Son épaisseur ne peut être bien appréciée que sur une coupe médiane antéro-postérieure du cerveau. On voit alors que, d'abord très épais au niveau de son bourrelet, il offre de moindres dimensions au-devant de celui-ci, puis s'épaissit d'arrière en avant jusqu'au niveau de sa réflexion, pour décroître ensuite graduellement, de manière à ne plus offrir à sa terminaison que l'épaisseur d'une simple lamelle. (Voy. la fig. 183.)

Le corps calleux nous offre à considérer une face supérieure, deux bords latéraux, deux extrémités, quatre angles et une face inférieure.

Face supérieure. Légèrement concave dans le sens transversal et convexe d'avant en arrière, elle répond, par sa partie médiane, au bord inférieur de la faux du cerveau, aux artères calleuses et à l'arachnoïde, et de chaque côté à la circonvolution du corps calleux, dont la sépare une anfractuosité profonde semblable à une gouttière qui a reçu de Vésale le nom de *sinus* et de Sabatier celui de *ventricule.*

Sur cette face on remarque, en procédant de la ligne médiane vers les parties latérales :

FIG. 179.

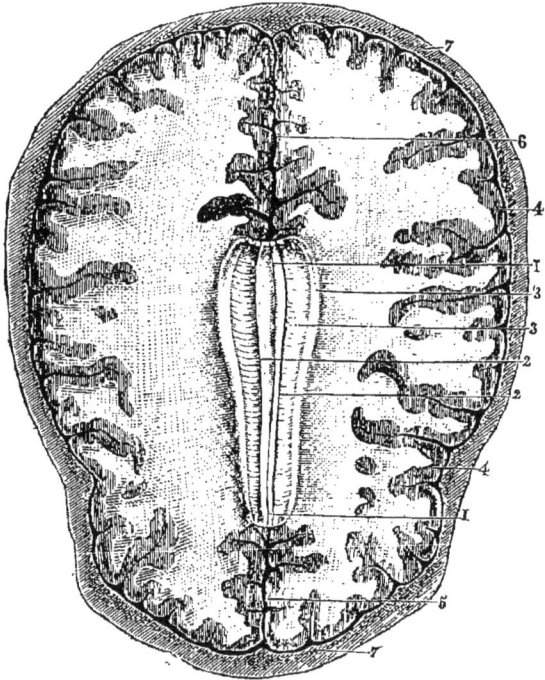

Centre ovale de Vieussens.

1,1. Sillon médian de la face supérieure du corps calleux. — 2,2. Tractus longitudinaux.— 3. Tractus transversaux.—3'. Coupe de la substance médullaire au niveau des bords du corps calleux : on voit les tractus transversaux s'engager sous la surface de cette coupe, de même qu'ils s'engagent par leur extrémité opposée sous les tractus longitudinaux. — 4,4. Couche grise des circonvolutions formant un feston irrégulier autour du centre ovale de Vieussens. — 5. Partie antérieure de la grande scissure du cerveau. — 6. Partie postérieure de cette scissure. — 7,7. Coupe des parois du crâne.

1° Un *sillon longitudinal* un peu plus large en arrière qu'en avant, dans lequel il n'est pas très rare d'observer une saillie qui le parcourt dans toute sa longueur.

2° Sur les côtés de ce sillon deux saillies longitudinales légèrement flexueuses et toujours plus rapprochées en avant qu'en arrière. Haller et Vicq d'Azyr les ont vues se réunir en avant; lorsqu'elles restent indépendantes, elles se prolongent sur la partie réfléchie du corps calleux pour aller se continuer avec ses pédoncules qu'on peut considérer leur terminaison. Chacune de ces saillies représente un petit faisceau de fibres nerveuses, ainsi que l'avaient constaté, Winslow qui leur a donné le nom de *cordons médullaires*, Lancisi qui les a décrits sous celui de *nerfs longitudinaux*, et Vicq d'Azyr qui les a appelés *tractus longitudinaux*, dénomination sous laquelle ils sont aujourd'hui généralement connus. Sur un cerveau qui avait macéré longtemps dans l'alcool, j'ai pu enlever sans difficulté ces deux faisceaux qu'une simple couche de tissu cellulaire unissait aux fibres sous-jacentes. — Les deux tractus longitudinaux et le sillon qui les sépare ont été considérés par un grand nombre d'anatomistes comme une sorte de raphé formé par la réunion sur la ligne médiane des deux moitiés du corps calleux.

3° En dehors de ces tractus longitudinaux, des *tractus transversaux* ou faisceaux de fibres qui coupent perpendiculairement les faisceaux précédents au-dessous desquels ils passent en se portant de l'un à l'autre bord du corps calleux, sans s'entrecroiser sur la ligne médiane avec ceux du côté opposé, et sans former avec ces derniers le raphé médian encore admis par quelques anatomistes.

4° Enfin deux bourrelets longitudinaux composés aussi de fibres transversales, mais se portant obliquement en bas et en dehors vers les pédoncules cérébraux dont elles paraissent tirer leur origine. Ces bourrelets ont été parfaitement décrits et représentés par M. Foville. (Voy. la fig. 180.)

Bords latéraux. Ils répondent au coude que forment les fibres du corps calleux en abandonnant leur direction horizontale pour se porter obliquement en bas et en dehors. Ces fibres coudées établissent une ligne de démarcation entre la grande commissure du cerveau, nommée par M. Foville *commissure de l'expansion pédonculaire*, et chacun des centres médullaires hémisphériques. En présence d'une ligne de démarcation aussi nettement accusée, il devient difficile de considérer le corps calleux comme formé par des fibres rentrantes ou tirant leur origine des hémisphères, ainsi que la coupe si accréditée de Vieussens et les travaux de Gall l'ont fait longtemps admettre. Il est de toute évidence que ces fibres ne descendent pas, mais qu'elles montent au contraire vers le corps calleux pour se continuer sur la ligne médiane avec celle du côté opposé, et former, suivant l'expression de M. Foville, une sorte de noyau central sur lequel le noyau de chaque hémisphère se trouve appliqué.

Extrémité antérieure. Un intervalle de 3 centimètres la sépare de l'extrémité correspondante des hémisphères. Considérée dans le sens transversal, elle est concave; considérée de haut en bas, elle est convexe; c'est cette partie arrondie et convexe formée par la réflexion du corps calleux qui porte le nom de *genou*. Celle qui lui fait suite, graduellement plus mince, a reçu celui de *bec*; on la voit se terminer sur la ligne médiane au niveau de la racine grise des nerfs optiques, en se continuant sur les parties latérales avec l'espace perforé par l'intermédiaire des pédoncules du corps calleux.

FIG. 180.

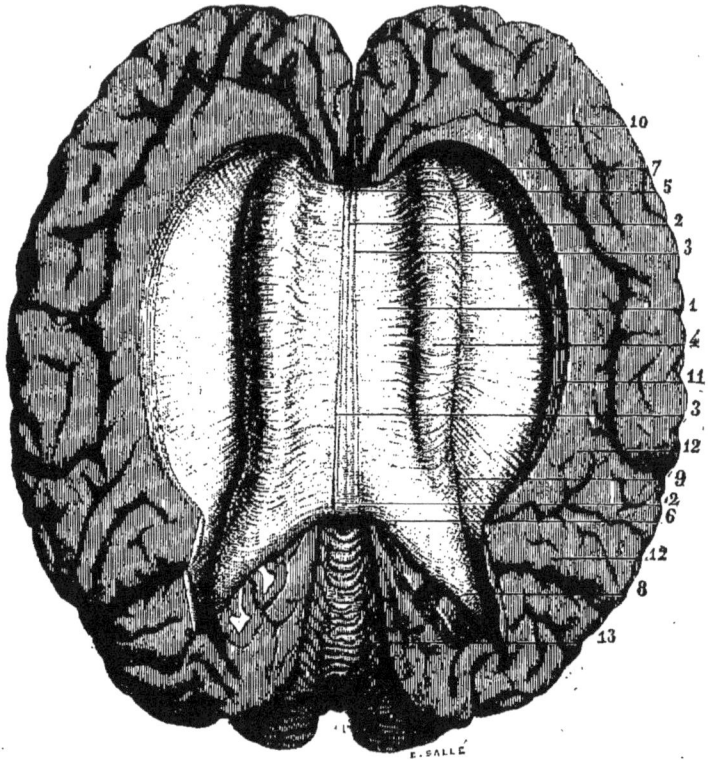

Corps calleux.

1. Face supérieure du corps calleux. — 2,2. Sillon médian parcourant toute l'étendue de cette face. — 3,3. Tractus longitudinaux limitant ce sillon. — 4. Tractus transversaux se contournant pour se porter en bas et en dehors en formant de chaque côté une sorte de bourrelet. — 5. Extrémité antérieure ou genou du corps calleux. — 6. Extrémité postérieure ou bourrelet de ce corps. — 7. Son angle antérieur ou frontal. — 8. Son angle postérieur ou occipital. 9. Point de départ de son angle latéral ou sphénoïdal qui se trouve ici réouvert par le centre médullaire de l'hémisphère. — 10. Circonvolution du corps calleux ou de l'ourlet divisée de chaque côté à l'union de sa partie moyenne avec sa partie postérieure, ainsi que les circonvolutions occipitales correspondantes, afin de faciliter le renversement en dehors de la face interne des hémisphères. — 11. Ourlet ou ruban fibreux qui limite inférieurement cette circonvolution. — 12,12. Circonvolutions moyennes de la face interne formant un groupe quadrilatère et perpendiculaire aux circonvolutions antérieures et postérieures de la même face. — 13. Face supérieure du cervelet.

Extrémité postérieure. L'intervalle qui la sépare de l'occipital est à peu près double de celui qui sépare la précédente du frontal. Sa forme est celle d'un croissant à concavité postérieure ; — la partie moyenne de ce croissant constitue le *bourrelet du corps calleux* sur lequel on observe au niveau de la ligne médiane une très petite dépression qui se continue avec le sillon médian de la face supérieure et qui serait le résultat, d'après Chaussier, de l'impression du bord concave de la faux du cerveau. Mais cette dépression se prolonge jusqu'à l'extrémité antérieure du corps calleux qui, dans la plus grande partie de son étendue, ne se trouve jamais en contact avec la faux du cerveau ; par conséquent, elle ne peut être considérée comme une empreinte mécanique : elle est due à la présence des tractus longitudinaux dont elle représente l'intervalle.

Angles. Au nombre de quatre, deux antérieurs et deux postérieurs.

Les *angles antérieurs* se prolongent dans l'épaisseur des lobes frontaux en décrivant une courbe dont la concavité, tournée en bas, en arrière et en dehors, embrasse la partie antérieure des corps striés ; ce mode de configuration leur a mérité le nom de *cornes frontales.*

Les *angles postérieurs* se partagent comme la partie correspondante des ventricules latéraux pour former deux cornes : l'une postérieure ou occipitale, qui recouvre l'ergot de Morand ; l'autre inférieure et externe ou sphénoïdale qui recouvre la corne d'Ammon. Cette bifidité des angles postérieurs du corps calleux était déjà connue de Reil qui a décrit la corne occipitale sous le nom de *forceps major*, et la sphénoïdale sous celui de *tapetum.*

Face inférieure. Pour l'étudier, il faut pratiquer une coupe médiane antéro-postérieure du cerveau de sa base vers sa convexité. Dans ce but, séparez d'abord le cervelet par une coupe transversale pratiquée à l'union de la protubérance et des pédoncules cérébraux ; divisez ensuite : 1° le chiasma des nerfs optiques, le corps cendré, les tubercules mamillaires et la lame interpédonculaire ; 2° les bords antérieur et postérieur du troisième ventricule ; 3° la toile choroïdienne, le trigone cérébral et la cloison transparente. Arrivé dans les ventricules latéraux, ouvrez leur prolongement occipital et sphénoïdal, et la face inférieure du corps calleux sera mise à nu dans toute son étendue.

Cette face est remarquable par la grande étendue qu'elle présente ; légèrement convexe dans sa partie médiane qui se continue en avant avec la cloison transparente, et en arrière avec le trigone cérébral, elle se déprime de chaque côté, soit dans le sens transversal, soit dans le sens longitudinal pour prendre la forme d'une voûte.

Sa partie antérieure, ou réfléchie, embrasse la cloison transparente et les corps striés.

Sa partie postérieure, confondue sur la ligne médiane avec la base du trigone, se continue latéralement avec la corne d'Ammon et l'ergot de Morand.

De ses trois cornes, la moyenne ou sphénoïdale, qui était peu apparente sur la face supérieure, est très étendue sur celle-ci ; l'occipitale, qui avait un grand développement, se trouve au contraire réduite dans ses dimensions ; la frontale seule a conservé les mêmes proportions.

8.

2° DE LA CLOISON TRANSPARENTE.

Préparation. La cloison transparente est très manifeste sur une coupe médiane antéro-postérieure du cerveau ; mais cette coupe, pour être mise à profit, suppose la connaissance des principaux détails relatifs à la conformation intérieure du cerveau, détails qu'elle présente sous un point de vue nouveau et en quelque sorte complémentaire d'études préalables. En présence d'un cerveau unique, la préparation suivante sera préférable :

1° Après avoir abattu les deux hémisphères par une section horizontale, traversez le corps calleux dans son épaisseur, d'arrière en avant et sur la ligne médiane, à l'aide d'un fil de fer ou de laiton de 15 à 18 centimètres de longueur, de telle sorte que ce fil, pénétrant à 2 centimètres au-devant du bourrelet de ce corps, sorte à 2 centimètres en arrière de sa partie réfléchie en restant dans son trajet à une distance de 3 millimètres environ au-dessous de sa surface libre.

2° Incisez ensuite le corps calleux sur toute sa longueur, à droite et à gauche, immédiatement en dehors des tractus longitudinaux, et parallèlement à ces tractus.

3° Avec deux scalpels ou tiges solides quelconques placés transversalement, l'un en avant, l'autre en arrière du centre ovale de Vieussens, soulevez légèrement les deux extrémités de votre fil de laiton de manière à ramener la cloison transparente dans sa direction verticale et à lui restituer ainsi sa forme naturelle.

A ce procédé on peut substituer avec avantage une coupe médiane de la partie antérieure du corps calleux qui permettra d'étudier beaucoup mieux le ventricule de la cloison et les deux lames qui le limitent ; il faut alors placer le cerveau sur sa convexité, et après avoir écarté les deux lobes frontaux, inciser exactement sur la ligne médiane la portion réfléchie du corps calleux ; cette incision conduit dans la cavité du ventricule et permet d'écarter les deux lames qui constituent ses parois, sans intéresser celle-ci. En prolongeant cette coupe médiane en arrière, la cloison se trouverait divisée en deux moitiés latérales.

La *cloison transparente, septum lucidum, septum médian* de Chaussier, est une lame triangulaire à bords curvilignes, située sur la ligne médiane, entre le corps calleux et le trigone cérébral qu'elle réunit, et les ventricules latéraux qu'elle sépare. (Voy. la fig. 183.)

Ses *faces*, lisses, humides, verticales et d'un aspect grisâtre, sont tapissées par la membrane des ventricules latéraux.

Son *bord supérieur*, plus long et convexe, s'unit à la face inférieure du corps calleux.

Son *bord inférieur*, très court et convexe aussi, répond à la partie réfléchie du même corps.

Son *bord postérieur*, concave, repose sur le trigone cérébral. De l'union de ce bord avec le supérieur, résulte un angle très aigu qui s'insinue entre le trigone et le corps calleux pour se prolonger en arrière jusqu'au point de fusion de ces deux parties, c'est-à-dire jusqu'à l'union de leur tiers postérieur avec leurs deux tiers antérieurs.

La cloison transparente est formée de deux lames adossées l'une à l'autre sur la ligne médiane et interceptant entre elles un espace triangulaire dans lequel on trouve une très petite quantité de liquide séreux. Cet espace, qui a été désigné sous les noms, de *premier ventricule* par Wenzel, de *cinquième ventricule* par Cuvier, de *sinus du septum médian* par Chaussier, est plus généralement connu aujourd'hui sous la dénomination de *ventricule de la cloison*. (Voy. la fig. 184.)

Ce ventricule communique-t-il avec les autres cavités ventriculaires? Vieussens et Winslow ont admis que le liquide qu'il contient peut s'écouler dans le ventricule moyen par un orifice ellipsoïde et très étroit situé à l'angle de réunion des bords inférieur et postérieur de la cloison. Tiedmann et quelques anatomistes modernes partagent cette opinion, qui a été com-

Fig. 181.

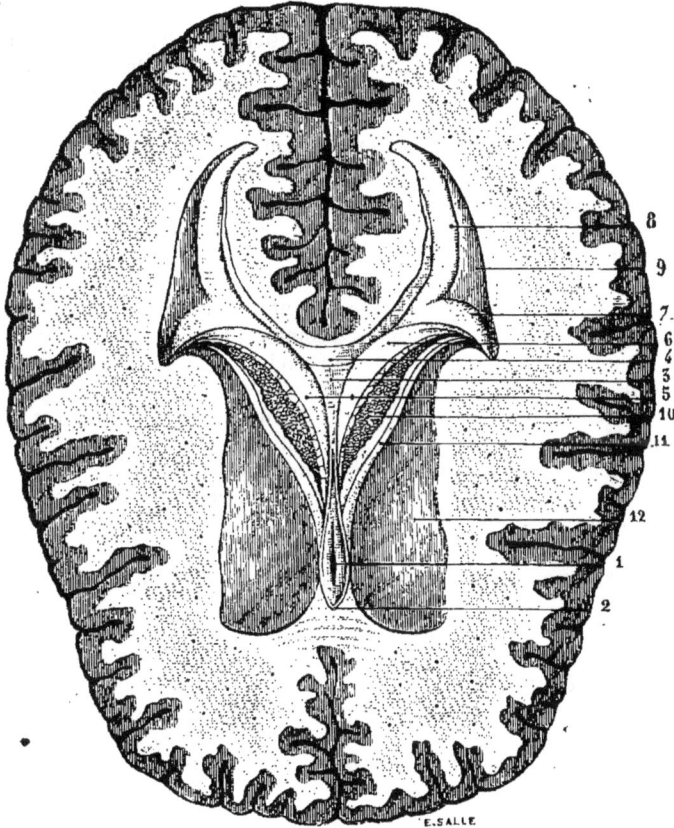

E. SALLE

Ventricule de la cloison transparente, et partie supérieure des ventricules latéraux.

1. Ventricule de la cloison, dont on n'aperçoit ici que la moitié inférieure, l'autre moitié ayant été enlevée avec le corps calleux. — 2. Lames du septum lucidum écartées à droite et à gauche pour montrer l'espace qu'elles interceptent. — 3. Surface triangulaire au niveau de laquelle le corps calleux et le trigone cérébral se continuent entre eux et avec les lames de la cloison transparente. — 4. Coupe du bourrelet du corps calleux. — 5. Trigone cérébral. — 6. Pilier postérieur du trigone. — 7. Extrémité supérieure de la corne d'Ammon, ou grand hippocampe. — 8. Ergot de Morand, ou petit hippocampe. 9. — Cavité digitale ou ancyroïde. — 10. Plexus choroïdes des ventricules latéraux. — 11. Lame cornée. — 12. Corps strié.

battue par Santorini, par Sabatier, par Vicq d'Azyr dont l'autorité est
d'un si grand poids lorsqu'il s'agit d'exactitude, et plus récemment par
M. Cruveilhier et M. Longet. Ayant vainement cherché cet orifice, je me
trouve conduit aussi à en nier l'existence. Je dois ajouter cependant :
1° qu'au niveau de la réunion des bords inférieur et postérieur, on voit
la cavité du ventricule se prolonger sous la forme d'un infundibulum
jusqu'à l'angle de séparation des piliers antérieurs du trigone cérébral ;
2° que sur un cerveau qui avait longtemps séjourné dans l'alcool, et qui se
prêtait mieux par conséquent à cette étude, ce canal infundibuliforme
venait manifestement s'ouvrir dans le troisième ventricule ; mais sur tous
les autres cerveaux que j'ai examinés, j'ai trouvé l'extrémité inférieure de
cet infundibulum oblitérée par la membrane ventriculaire et une couche
de substance blanche.

Les lames qui circonscrivent le ventricule de la cloison sont composées
chacune de quatre couches très minces : une interne, séreuse, formée par
la membrane qui tapisse le ventricule de la cloison ; une externe, séreuse,
aussi formée par la membrane qui revêt les ventricules latéraux, et deux
moyennes qui se distinguent également en interne ou médullaire et externe ou grise.

La couche médullaire tire manifestement son origine du sommet du trigone, dont elle doit être considérée comme une dépendance ; la couche
grise est un prolongement de la masse cendrée que nous verrons tapisser
les parois du ventricule moyen.

En se réunissant au corps calleux, les deux lames constituées par la
juxtaposition de ces diverses couches restent distinctes et interceptent un
sillon médian d'une largeur de 2 à 4 millimètres, à travers lequel il est
facile de pénétrer dans le ventricule de la cloison sans ouvrir les ventricules latéraux.

3° DU TRIGONE CÉRÉBRAL, OU VOUTE A QUATRE PILIERS.

La *voûte à quatre piliers*, *trigone cérébral* de Chaussier, *triangle médullaire* de Vicq d'Azyr, *fornix* des auteurs latins, *voûte à trois piliers*
de Winslow, *bandelette géminée* de Reil, se présente sous deux aspects
très différents, suivant qu'on l'examine par sa face supérieure ou par sa face
inférieure.

Vue par sa partie supérieure, elle offre la forme d'un triangle isocèle dont
la base est tournée en arrière.

Vue par sa face inférieure, préalablement mise à nu sur toute son
étendue, elle représente une voûte simple dans sa partie moyenne qui
résulte de l'adossement de deux bandelettes antéro-postérieures, bifide à
chacune de ses extrémités que constituent ces mêmes bandelettes devenues
libres et divergentes.

Suivant qu'on aura égard à l'un ou à l'autre de ces aspects, ou qu'on
attachera au contraire plus d'importance à la structure qu'au mode
de configuration, on sera donc conduit à adopter les dénominations
de trigone, de triangle, de voûte, de voûte à quatre piliers, de bandelette
géminée, qui toutes sont parfaitement fondées. Winslow seul s'est écarté de
la vérité lorsqu'il a comparé cette partie du cerveau à une voûte montée
sur trois piliers ; car le pilier antérieur, qu'il a cru simple parce qu'il n'en

a aperçu qu'une faible partie, est réellement double lorsqu'on l'observe dans toute son étendue. M. Cruveilhier a été plus heureusement inspiré en comparant les deux bandelettes de cette voûte aux deux branches d'un X qui s'adosseraient sur un point plus rapproché de leur extrémité antérieure.

Le mode de configuration du trigone cérébral permet de lui considérer : deux faces, l'une supérieure, l'autre inférieure ; deux bords, l'un droit, l'autre gauche ; et quatre angles, deux postérieurs et deux antérieurs.

Face supérieure. Elle est unie, légèrement convexe, plus large en arrière qu'en avant et fait partie du plancher des ventricules latéraux. Un sillon superficiel la parcourt sur la ligne médiane ; sur les côtés de ce sillon existent deux petites saillies longitudinales et parallèles qui se continuent avec les lames de la cloison transparente. — En arrière du sillon médian et des saillies qui le bordent, on voit les deux bandelettes constitutives du de la voûte se séparer à angle obtus pour se porter en bas et en dehors, l'une à droite et l'autre à gauche, sous le nom de piliers postérieurs. L'angle de séparation de ces deux bandelettes est remarquable sous

Fig. 182.

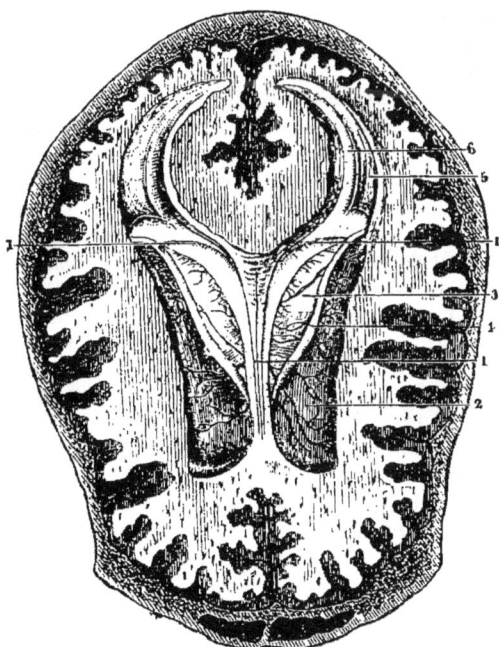

Trigone cérébral.

1,1,1. Face supérieure du trigone offrant sur la ligne médiane un léger sillon qui répond au bord intérieur du ventricule de la cloison, et de chaque côté de ce sillon une ligne au niveau de laquelle les lames qui circonscrivent ce ventricule se continuent avec le trigone. — 2. Corps strié. — 3. Couche optique. — 4. Lame cornée. — 5. Cavité aneyroïde. — 6. Ergot de Morand.

deux points de vue : 1° Par l'adhérence de la face supérieure du trigone
avec la face inférieure du corps calleux ; 2° par la direction relative des
fibres médullaires au niveau de cette adhérence, les unes, celles du corps
calleux, affectant une direction transversale, et les autres, celles du trigone, une direction oblique en bas et en dehors, de telle sorte que les premières croisent à angle aigu les secondes, sur lesquelles elles s'étendent de
droite à gauche, parallèles et rectilignes comme les cordes d'un instrument
de musique : de là le nom de *lyre*, par lequel Vicq d'Azyr a cherché à ca-
ractériser cette disposition (1) qui a pour effet de combler en partie l'angle
de séparation des deux piliers postérieurs et de prolonger ainsi en arrière
le plan de la voûte en l'élargissant et en lui constituant un bord postérieur,
appelé par Chaussier *base du trigone.* Les fibres qui forment ce bord postérieur appartiennent en totalité au bourrelet du corps calleux ; c'est donc à
tort qu'elles ont été considérées par Gall comme « l'ensemble des filets de
jonction des deux côtés de la voûte. » (Voy. la fig. 184.)

Face inférieure. Elle répond à la toile choroïdienne qui la sépare ; en
arrière de la glande pinéale, en avant du ventricule moyen dont elle forme
la paroi supérieure ou la voûte, et latéralement des couches optiques
qu'elle recouvre dans leur tiers interne.

Un sillon médian la parcourt aussi dans toute son étendue, c'est-à-dire
de l'angle de séparation des piliers postérieurs à l'angle de séparation des
piliers antérieurs.

De ces deux angles, le *postérieur* est obtus ; vers son sommet on voit les
fibres de chacune des moitiés du trigone, qui jusque-là étaient longitudinales, se dévier pour se porter obliquement en bas, en dehors et en arrière,
en interceptant sur la ligne médiane un espace angulaire que comblent supérieurement les fibres transversales de l'extrémité postérieure du corps
calleux. De cette disposition résulte, d'une part, une légère dépression située
sur le prolongement du sillon médian ; de l'autre, cet aspect particulier
qui a été comparé à une lyre, aspect que nous avons déjà observé sur la
face supérieure de la voûte, mais qui est beaucoup mieux accusé sur celle-ci.

L'*angle antérieur* diffère beaucoup du précédent. Pour l'observer, il
faut inciser la voûte sur sa partie moyenne transversalement, soulever
ensuite sa partie antérieure et la ramener en avant ; il devient alors
facile de constater : 1° que cet angle est très aigu ; 2° qu'il est limité
en avant par un cordon blanc et régulièrement arrondi que nous décrirons plus loin sous le nom de *commissure antérieure du cerveau ;*
3° qu'il existe au-dessus de cette commissure, entre les deux piliers antérieurs, une dépression angulaire à base inférieure. Cette dépression
remarquable par le rapport qu'elle présente avec la partie la plus déclive du
ventricule de la cloison dont elle n'est séparée que par une lame assez

---

(1) La plupart des auteurs modernes ont aussi donné à cette disposition les noms
de *psalterium*, de *corpus psalloïdes* ; mais ces expressions étaient employées
par les anciens pour désigner la voûte en totalité, ainsi que le démontrent les
paroles suivantes de Galien : « Pars autem cerebri quæ cavitatem est, velut
domus tectum quoddam, in spheræ superficiem concavam circumacta, non abs re
videbitur appellata χαμαρίον vel ψαλλοειδης, quia ejus generis ædificia qui ar-
chitecturæ sunt peritiores appellare solent χαμάρας seu ψαλλίδας, hoc est testu-
dines et fornices. » (*Gal. De administr. anat.*, lib. IX, cap. IV.)

mince, a été considérée par Columbo et Vieussens comme un orifice qu'ils ont décrit sous le nom de *vulve* ; mais, ainsi que nous l'avons vu, cet orifice ne paraît pas exister : à sa place, on trouve une simple dépression, la *dépression vulvaire*. (Voy. la fig. 187.)

Bords latéraux. Ils sont minces, concaves, obliquement dirigés en arrière et en dehors, continus à leurs extrémités avec les deux piliers du côté correspondant, et logés dans l'angle de réunion de la toile choroïdienne avec les plexus choroïdes qui les recouvrent dans toute leur étendue.

Piliers postérieurs. Situés sur le prolongement des deux faisceaux qui composent la voûte, ces piliers se dirigent obliquement en bas, en dehors et en arrière, en se divisant dès leur origine en deux bandelettes, l'une postérieure et l'autre antérieure. — La bandelette postérieure, très courte, se confond avec l'écorce blanche de la corne d'Ammon ou pied d'hippocampe. — La bandelette antérieure descend sur le bord interne de l'hippocampe en s'amincissant graduellement pour se terminer en pointe après un assez long trajet. Elle a été décrite sous les noms de *bandelette* ou *tænia de l'hippocampe*, de *corpus frimbriatum*, de *corps frangé*, *corps bordé*, qui serait mieux nommé *corps bordant*, ainsi que le remarque M. Longet, puisqu'elle forme une sorte de bordure au-devant de la corne d'Ammon. (Voy. la fig. 188.)

Piliers antérieurs. L'existence, le trajet et l'étendue de ces piliers se sont dérobés longtemps aux recherches des anatomistes. Vieussens, Tarin, Lieutaud, décrivent l'extrémité antérieure ou le sommet du trigone comme une partie indivise qui vient se confondre avec la commissure antérieure.

Lorsqu'on eut constaté que la voûte se divise sur la ligne médiane en avant comme en arrière, on reconnut que ces piliers étaient indépendants de la commissure, et l'on admit alors qu'ils venaient se terminer dans l'épaisseur des parois latérales du ventricule moyen : c'était un progrès ; car on renonçait à une opinion erronée pour en adopter une à laquelle on ne pouvait adresser d'autre reproche que de ne pas exprimer toute la vérité.

Ce fut Santorini le premier qui suivit les piliers antérieurs à travers l'épaisseur des couches optiques jusqu'aux tubercules mamillaires. — Gunz consacra cette découverte en donnant aux mêmes tubercules la dénomination parfaitement exacte de *bulbi fornicis*. — Plus tard Vicq d'Azyr vint compléter les observations de Santorini en établissant que les piliers antérieurs avaient une origine encore plus éloignée, et qu'ils naissaient de l'intérieur des couches optiques, au-dessous de leur tubercule antérieur.

On voit par ces considérations historiques que les piliers antérieurs ne cheminent pas librement à la surface des parois du ventricule moyen, comme les postérieurs à la surface des ventricules latéraux. Dès leur séparation ils s'enfoncent, après un court trajet, dans l'épaisseur des couches optiques, et c'est dans l'épaisseur de ces couches qu'il faut les suivre lorsqu'on veut étudier leur origine et leur trajet. Dans ce but on doit accorder la préférence à une coupe médiane antéro-postérieure du cerveau, et suivre ensuite l'un des piliers antérieurs de haut en bas dans la direction du tubercule correspondant, en enlevant avec le manche d'un scalpel toute la substance grise qui le recouvre ; le même procédé exécuté de bas en haut, ou du tubercule mamillaire vers le centre de la couche optique, permettra de découvrir la racine du pilier.

FIG. 183 (1).

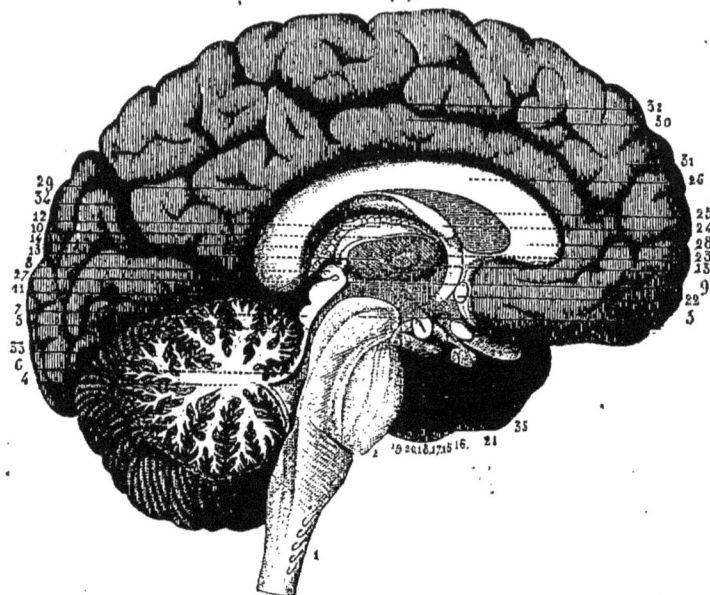

Coupe médiane antero-postérieure de l'encéphale.

1. Bulbe rachidien. — 2. Protubérance annulaire. — 3. Pédoncule cérébral. — 4. Arbre de vie du lobe médian. — 5. Aqueduc de Sylvius. — 6. Valvule de Vieussens. — 7. Tubercules quadrijumeaux. — 8. Glande pinéale. — 9. Son pédoncule inférieur. — 10. Son pédoncule supérieur. — 11. Partie moyenne de la grande fente cérébrale. — 12. Face supérieure de la couche optique. — 13. Sa face interne formant l'une des parois du ventricule moyen. — 13'. Commissure grise. — 14. Toile choroïdienne. — 15. Tige pituitaire. — 16. Corps pituitaire. — 17. Corps cendré. — 18. Tubercule mamillaire représentant l'anneau inférieur d'un 8 de chiffre qui se continue par ses deux branches supérieures ponctuées avec le pilier antérieur, d'une part, et la racine pédonculaire de ce pilier, de l'autre. — 19. Lamelle perforée médiane ou interpédonculaire. — 20. Nerf moteur oculaire commun. — 21. Nerf optique. — 22. Commissure antérieure du cerveau. — 23. Trou de Monro. — 24. Coupe du trigone cérébral. — 25. Cloison transparente. — 26. Corps calleux. — 27. Son extrémité postérieure ou bourrelet. — 28. Son extrémité antérieure ou genou, se terminant en bas et en arrière par une partie graduellement amincie qui forme le bec. — 29. Circonvolutions moyennes de la face interne de l'hémisphère formant un groupe quadrilatère qui se dirige de bas en haut pour aller se continuer avec la grande et la petite circonvolution pariétale postérieure. — 30. Circonvolution du corps calleux. — 31. Circonvolutions antérieures de la face interne se dirigeant d'avant en arrière. — 32. Anfractuosité profonde séparant les circonvolutions antérieures de la face interne, de la circonvolution du corps calleux et des circonvolutions moyennes. — 33. Circonvolutions postérieures de la face interne se dirigeant, comme les antérieures, d'avant en arrière. — 34. Anfractuosité profonde séparant les circonvolutions postérieures de la face interne des circonvolutions moyennes.

(1) Cette figure, ainsi que la planche 176 et quelques autres moins importantes,

La direction des piliers antérieurs est la suivante : au niveau de la partie antérieure ou du sommet du trigone, ils s'écartent sous un angle extrêmement aigu dont la partie libre ou apparente de la commissure antérieure mesure le sinus ; arrivés derrière cette commissure, ils se plongent aussitôt dans l'épaisseur des couches optiques, puis se dirigent de haut en bas et d'avant en arrière vers le tubercule mamillaire correspondant, dont ils entourent le noyau gris d'une couche blanche ; subissant alors un double mouvement, l'un de réflexion, l'autre de torsion sur leur axe, ils décrivent une sorte de 8 de chiffre pour se porter en haut et en dehors vers le tubercule antérieur de la couche optique. Dans ce trajet les piliers antérieurs décrivent deux courbures successives : la première, dont la concavité regarde en haut ; au niveau des tubercules mamillaires la seconde, dont la concavité regarde en arrière, au niveau de la commissure antérieure. (Voy. la fig. 183.)

Les piliers antérieurs tirent leur principale origine des pédoncules cérébraux par des fibres d'abord éparses, mais qui ne tardent pas à se réunir. Assez grêles à leur point de départ, ils reçoivent chemin faisant plusieurs faisceaux fibreux qui les renforcent, en sorte qu'au voisinage de leur adossement, ils se trouvent considérablement accrus. Parmi ces faisceaux de renforcement il importe surtout de mentionner : 1º les pédoncules supérieurs de la glande pinéale qui se jettent sur les piliers au niveau de la dépression vulvaire ; 2º les couches médullaires de la cloison transparente qui se continuent par toute l'étendue de leur bord postérieur avec les moitiés correspondantes du trigone dont elles constituent évidemment une dépendance.

4º DE LA TOILE CHOROÏDIENNE.

La toile choroïdienne est une lame cellulo-vasculaire horizontalement située entre le trigone cérébral qu'elle supporte, et les couches optiques qu'elle recouvre, ainsi que le ventricule moyen.

La forme de cette lame est celle d'un plan triangulaire.

Sa *face supérieure*, convexe d'arrière en avant, est concave transversalement ; pour la mettre à découvert, il suffit d'enlever le trigone dans toute son étendue.

a été empruntée à l'atlas que publie en ce moment M. Ludovic Hirschfeld. En puisant à cette source, j'ai voulu surtout signaler à mes lecteurs une œuvre consciencieuse et habilement exécutée qu'ils consulteront avec avantage. Depuis les immortels travaux de Vicq d'Azyr, aucun des ouvrages publiés sur le système nerveux n'avait réuni à la variété des points de vue une aussi grande exactitude dans les détails. Les belles planches d'Arnold, qui ont joui jusqu'à ce jour des honneurs du premier rang parmi nos atlas consacrés au système nerveux, sont loin d'offrir la même valeur, soit comme exécution, soit comme études anatomiques. Que M. Ludovic Hirschfeld poursuive son œuvre avec confiance ; elle porte en elle tous les éléments qui pouvaient lui assurer un légitime succès.

Je dois aussi de grands éloges à M. Léveillé pour le soin et le talent dont il a fait preuve dans l'exécution de chacune des planches de cet ouvrage. Je lui ferai cependant un léger reproche, celui de sacrifier quelquefois la couleur des objets aux effets de lumière.

Qu'il me soit également permis de féliciter l'habile éditeur de cet atlas, M. J.-B. Baillière, pour avoir eu l'heureuse pensée de substituer aux grands formats autrefois adoptés et si incommodes, un format plus portatif et beaucoup plus favorable à l'étude.

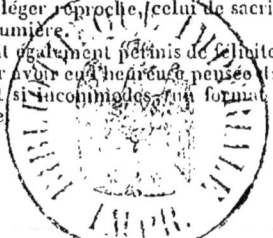

Sa *face inférieure*, concave et convexe en sens inverse, ne peut être bien étudiée que sur un cerveau ouvert de bas en haut sur la ligne médiane, de manière à permettre un large écartement de la base des hémisphères, et par conséquent des deux couches optiques. On remarque alors :

1º Que cette face est parcourue d'arrière en avant par deux rangées de granulations rouges qui, après un trajet de 12 millimètres environ, se rapprochent et se juxtaposent pour former un cordon médian extrêmement délié qu'on ne peut bien observer qu'en examinant la toile choroïdienne sous l'eau.

2º Qu'arrivées auprès de la dépression vulvaire, les deux rangées granuleuses qui forment ce cordon médian se séparent de nouveau pour se continuer à travers les trous de Monro avec les plexus choroïdes des ventricules latéraux.

3º Que chacune de ces traînées granuleuses, vue à la loupe ou à l'œil nu après avoir été injectée au mercure, est composée de vaisseaux capillaires anastomosés et contournés sur eux-mêmes.

4º Qu'au niveau de l'espace angulaire qu'elles interceptent elles sont réunies l'une à l'autre par une petite membrane cellulo-fibreuse sous-jacente aux veines de Galien et en partie indépendante de la toile choroïdienne.

5º Qu'en arrière elles adhèrent par des liens vasculaires déliés et nombreux à la glande pinéale. (Voy. la fig. 187.)

Ces deux traînées de granulations vasculaires ont été parfaitement observées par Vicq d'Azyr, qui les a décrites sous le nom de *plexus choroïdes du ventricule moyen*. C'est dans l'intervalle de ces plexus choroïdes que Bichat plaçait l'orifice interne de son canal arachnoïdien. Pour constater l'existence de cet orifice admis en Allemagne par M. Valentin, et en France par M. Ludovic Hirschfeld, j'ai mis en usage des moyens variés, mais sans succès : un stylet introduit d'arrière en avant dans la gaîne que l'arachnoïde fournit aux veines de Galien ne franchit jamais les limites antérieures de cette gaîne sans une certaine violence et sans quelques tâtonnements, lorsque la toile choroïdienne a été mise à nu avec tous les ménagements nécessaires pour assurer son intégrité ; et lorsqu'il franchit cette limite, on le voit surgir tantôt sur la ligne médiane au-devant de la glande pinéale, tantôt sur les côtés de cette glande, tantôt sur les parties latérales des plexus choroïdes du ventricule moyen. L'examen le plus attentif de la face inférieure de la toile choroïdienne ne m'ayant démontré aucun orifice, je pensais être plus heureux en insufflant la gaîne des veines de Galien après avoir placé la toile choroïdienne dans l'eau ; mais toutes les fois que j'ai pratiqué cette insufflation avec ménagement, aucune bulle d'air n'a paru sur la face inférieure de la toile choroïdienne ; lorsque la colonne d'air était projetée avec une certaine force, un courant de bulles se dégageait aussitôt, mais sur des points multiples et variables offrant tous les caractères d'une déchirure. De ces recherches j'ai conclu que la petite membrane intermédiaire aux plexus choroïdes du ventricule moyen est imperforée et que la cavité de l'arachnoïde ne communique pas avec les ventricules du cerveau, ou en d'autres termes, que le canal arachnoïdien de Bichat est une simple gaîne arachnoïdienne.

Les *bords* de la toile choroïdienne se continuent avec les plexus choroïdes des ventricules latéraux. (Voy. la figure 184.)

Sa *base* ou *bord postérieur* répond à la partie moyenne de la grande fente cérébrale. Elle se compose de deux feuillets :

1° D'un feuillet supérieur ou cérébral qui passe au-dessus de la glande pinéale. Ce feuillet renferme les veines de Galien dans son épaisseur, réunit les plexus choroïdes des ventricules latéraux, et constitue la toile choroïdienne proprement dite.

2° D'un feuillet inférieur ou cérébelleux qui passe au-dessous et sur les côtés de la glande pinéale, pour se rendre dans l'intervalle des plexus choroïdes du ventricule moyen qu'il réunit.

Ces deux feuillets, séparés en arrière par la glande pinéale, sont unis l'un à l'autre au-devant de cette glande, et sur ses parties latérales par des liens cellulo-vasculaires ; lorsqu'on cherche, à l'aide d'un stylet, l'orifice interne du canal arachnoïdien de Bichat, c'est entre ces deux feuillets que l'instrument chemine en se heurtant aux diverses cloisons qu'il rencontre.

Son *sommet*, ou *extrémité antérieure*, est bifide ; chacune des branches de sa division se trouve comme encadrée dans la courbure que forment par leur réunion le plexus choroïde du ventricule latéral et le plexus choroïde du ventricule moyen correspondant.

Là toile choroïdienne est formée par une lame celluleuse assez résistante parcourue par un grand nombre de très petites artères anastomosées entre elles et par des veines volumineuses.

Les artères émanent de trois sources : — 1° Des cérébelleuses supérieures dont quelques rameaux récurrents pénètrent dans la toile choroïdienne pour former sa partie médiane ainsi que les plexus choroïdes du ventricule moyen. — 2° Des cérébrales postérieures dont les rameaux plus remarquables viennent former ses parties latérales. — 3° Enfin des plexus choroïdes des ventricules latéraux qui abandonnent à la toile choroïdienne quelques ramuscules en échange de ceux qu'ils reçoivent. Toutes ces petites artères ont été fidèlement décrites et représentées par Haller.

Les rameaux veineux sont au nombre de six de chaque côté ; en se réunissant ils donnent naissance aux deux veines de Galien qui se dirigent du sommet vers le milieu de la base de la toile choroïdienne pour aller s'ouvrir dans la partie antérieure du sinus droit.

Parmi ces rameaux, le plus antérieur provient de la partie réfléchie du corps calleux et de la cloison transparente.

Le second, beaucoup plus important, émane par de nombreuses radicules de l'épaisseur du corps strié ; situé dans le sillon de séparation de ce corps et de la couche optique, il marche d'arrière en avant, recouvert par une bandelette d'aspect corné, et se réunit vers le sommet de la toile choroïdienne avec le rameau du corps calleux, pour former la veine de Galien correspondante.

Le troisième tire son origine du plexus choroïde du ventricule latéral qu'il longe en suivant tantôt son bord interne, tantôt son bord externe, et vient s'ouvrir dans l'extrémité antérieure de la veine de Galien, au voisinage des deux rameaux précédents.

Le quatrième a pour point de départ le trigone cérébral et la couche optique; quelques veinules qui naissent de l'épaisseur du corps strié concourent aussi à la formation; il se porte de dehors en dedans et vient se jeter perpendiculairement dans le tronc principal vers sa partie moyenne.

FIG. 184.

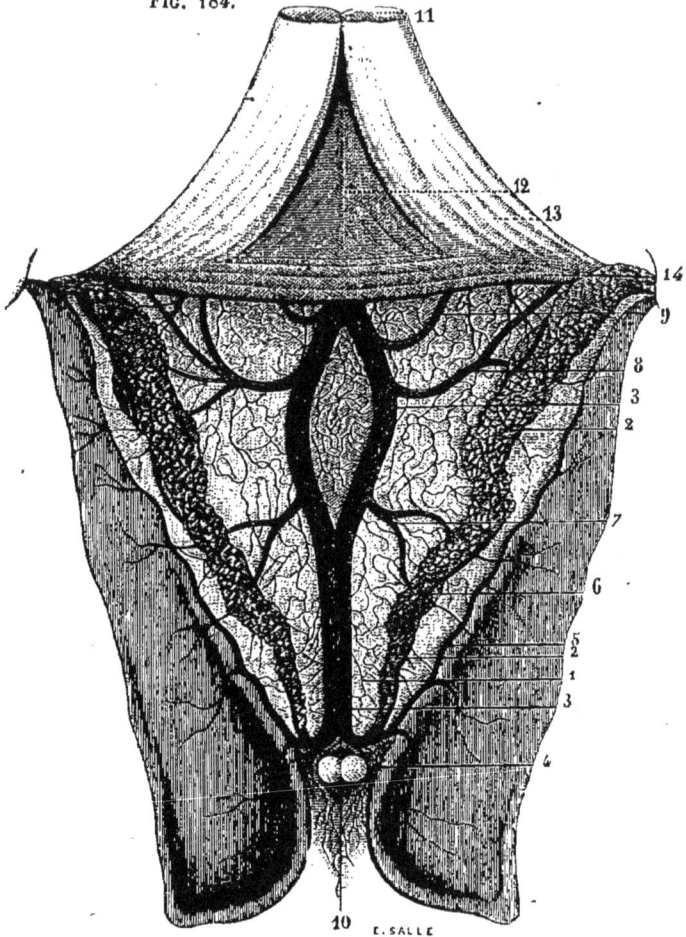

E. SALLE

Lyre. — Toile choroïdienne. — Plexus choroïdes des ventricules latéraux. — Veines de Galien.

1. Toile choroïdienne. — 2. Plexus choroïde. — 3. Veine de Galien du côté gauche, en partie recouverte par celle du côté droit. — 4. Veinules provenant de la partie réfléchie du corps calleux et de la cloison transparente.— 5. Veine du corps strié. — 6. Veine du plexus choroïde serpentant sur ses bords. — 7. Veine tirant son origine du corps strié et de la couche optique. — 8. Veine émanant de la portion réfléchie du ventricule latéral et particulièrement de la corne d'Ammon. — 9. Veine de la cavité digitale et de l'ergot de Morand. — 10. Piliers antérieurs du trigone divisés au niveau des trous de Monro. — 11. Trigone cérébral incisé transversalement à l'union de son tiers antérieur

Le cinquième, parti de la corne d'Ammon, et le sixième de l'ergot de Morand, se terminent dans le même tronc, sur un point plus rapproché de son embouchure, en affectant avec lui une incidence perpendiculaire ou légèrement oblique.

De ces six rameaux il en est trois seulement dont les radicules font partie de la toile choroïdienne : ce sont les trois derniers; et comme ceux-ci offrent une direction transversale, tandis que les rameaux artériels marchent généralement d'arrière en avant, on voit que les deux ordres de vaisseaux se croisent à angle droit.

5° GLANDE PINÉALE.

La glande pinéale est un petit corps grisâtre situé dans l'épaisseur de la toile choroïdienne, au-dessus des tubercules quadrijumeaux, au-devant du cervelet, en arrière du troisième ventricule.

Sa *direction* est oblique de haut en bas et d'arrière en avant.

Son *volume* égale et quelquefois surpasse celui des deux tubercules mamillaires réunis.

Sa *forme* rappelle celle d'un cône, d'où les noms de κωνοειδής, *conarium*, sous lesquels elle a été décrite par Galien et les auteurs latins. Le sommet de ce cône est mousse et sa base un peu arrondie, en sorte que la glande pinéale pourrait être comparée aussi à un petit ovoïde, ou bien avec Willis, à une pomme de pin dont la grosse extrémité serait tournée en bas et en avant.

Sa *couleur*, d'un gris cendré, paraît plus terne et un peu plus pâle que celle de la substance corticale.

Ses *rapports* sont établis de la manière suivante. — Sa face postérieure, inclinée en bas, répond inférieurement à l'intervalle qui sépare les deux tubercules quadrijumeaux antérieurs, et supérieurement au cervelet. — Sa face antérieure, inclinée en haut, est recouverte par les veines de Galien qui la séparent du bourrelet du corps calleux. — Ses faces latérales sont unies aux plexus choroïdes du troisième ventricule par des liens vasculaires si nombreux, que ces plexus ont été considérés par Vicq d'Azyr comme une dépendance du conarium.

Considérée extérieurement, la glande pinéale se compose de deux parties, l'une antérieure qui forme ses pédoncules, l'autre postérieure qui forme son corps.

Les *pédoncules* du conarium, au nombre de trois de chaque côté, sont des prolongements ou tractus fibreux qui, partis d'un même point, se portent dans différentes directions, les uns en avant, les autres en bas, les

avec les deux tiers postérieurs et relevé ensuite de bas en haut pour montrer sa face inférieure. — 12. Dépression triangulaire offrant des stries, les unes obliques, les autres transversales, qui ont été collectivement désignées sous le nom de *lyre*. — 13. Origine des piliers postérieurs se confondant avec les parties latérales du bourrelet du corps calleux. — 14. Plexus choroïde recouvrant le pilier postérieur pour se porter avec lui dans la partie réfléchie des ventricules latéraux. — *a, b*. Artérioles fournies à la toile choroïdienne par les cérébelleuses supérieures.— *c*. Petite artère fournie à la toile choroïdienne et au plexus choroïde par la cérébrale postérieure.

derniers en dehors; de là leur classification en supérieurs, inférieurs et transverses.

Les *pédoncules supérieurs*, appelés aussi *rênes*, *frein* de la glande pinéale, forment une anse dont la convexité, tournée en arrière, répond au conarium, et dont les branches viennent s'appliquer sur les couches optiques, à l'angle de réunion de leur face supérieure avec leur face interne ; leur couleur d'un blanc éclatant, et le léger relief qu'ils présentent, permettent facilement de les reconnaître et de les suivre dans toute l'étendue de leur trajet. Arrivés à la partie antérieure des couches optiques, ces pédoncules, après s'être graduellement effilés, se réunissent aux piliers antérieurs du trigone dont ils constituent l'une des origines.

Les *pédoncules inférieurs* descendent d'abord presque verticalement au-devant de la commissure postérieure du cerveau, puis s'écartent de la ligne médiane pour pénétrer aussitôt dans la partie correspondante de la couche optique où ils disparaissent. (Voy. la fig. 187.)

Les *pédoncules transverses* ou *moyens* se portent directement en dehors dans l'épaisseur des couches optiques, en formant par leur réunion un petit faisceau transversal superposé à la commissure postérieur du cerveau dont il est toujours indépendant. Ce faisceau transversal offre quelques variétés : je l'ai vu manquer plusieurs fois : d'autres fois je l'ai trouvé double et formant alors avec la commissure postérieure une sorte de petit gril qui devient très apparent lorsque le conarium a été renversé en avant, au-dessus du ventricule moyen.

Le *corps* du conarium est formé par une substance grise très analogue à la substance corticale. Dans la partie antérieure de ce noyau grisâtre, on voit s'épanouir sous forme de houppe les fibres d'origine des pédoncules supérieurs et inférieurs; à ces fibres antéro-postérieures s'en mêlent d'autres moins nombreuses et transversalement dirigées.

Si l'on divise le conarium dans toute son épaisseur, on constate tantôt qu'il est creusé d'une cavité centrale, tantôt qu'il est plein et traversé dans son épaisseur par des vaisseaux et des lames celluleuses qui lui donnent une structure aréolaire ; dans l'un et l'autre cas il renferme des concrétions calcaires extrêmement variables dans leur nombre, leur volume et leur configuration.

La cavité du conarium ne dépasse pas chez quelques sujets sa partie centrale ; chez d'autres elle envahit la presque totalité de son volume. Un liquide grisâtre lactescent et de consistance séreuse ou muqueuse remplit cette cavité, dans laquelle il se forme et séjourne indéfiniment. En l'absence d'une cavité unique et centrale, ce liquide se trouve disséminé dans les espaces aréolaires de la glande pinéale, dont on l'exprime en partie en comprimant ou écrasant le conarium entre la pulpe des doigts.

Les *concrétions calcaires* de la glande pinéale existent presque constamment ; sur cent individus, les frères Wenzel les ont vues manquer six fois seulement. On les observe non seulement chez les vieillards, mais chez l'adulte, chez l'enfant et même chez le fœtus.

Rarement le conarium présente une concrétion unique; dans les cas de ce genre le noyau calcaire est central, inégal et assez semblable à un grain de sel gris. Ordinairement il en existe un certain nombre qui occupent son centre lorsqu'il est creux, et qui sont au contraire plus ou moins rapprochés de sa surface lorsqu'il est plein.

La couleur de ces concrétions est d'un blanc sale chez l'enfant et d'une teinte grise ou jaunâtre dans l'âge adulte et la vieillesse ; en général, elles présentent une demi-transparence.

Psaff, qui les a soumises à l'analyse, les a trouvées composées de phosphate calcaire, de carbonate de chaux et d'une matière animale.

Les usages attribués à la glande pinéale par Descartes ont donné à ce petit corps une importance et une notoriété bien supérieure au rôle qu'il joue dans l'économie, rôle encore inconnu, mais qui se présente sous des apparences fort modestes lorsqu'on considère que le conarium est tantôt un organe mou et pulpeux, tantôt une pellicule remplie de liquide, tantôt une simple agglomération de concrétions calcaires, et qu'il peut ainsi passer par les états les plus opposés sans exercer d'influence fâcheuse et même d'influence sensible sur les fonctions du cerveau.

6° DU VENTRICULE MOYEN.

Le *ventricule moyen*, ou *troisième ventricule*, *ventricule inférieur* de quelques auteurs, *ventricule commun* de Vésale, est situé sur la ligne médiane, au-dessous du trigone et de la toile choroïdienne qui le séparent des ventricules latéraux, au-dessus du tuber cinereum et des tubercules mamillaires qui le séparent de la base du crâne, en avant des tubercules quadrijumeaux et de la glande pinéale qui le dominent.

La forme de ce ventricule est celle d'un entonnoir dont la surface serait fortement comprimée de dehors en dedans ; il nous présente par conséquent à considérer : deux parois, l'une droite et l'autre gauche ; deux bords disposés en gouttières, l'un postérieur et l'autre antérieur ; une base tournée en haut, et un sommet qui se dirige en bas et en avant.

Les *parois du ventricule moyen* sont triangulaires, planes, verticales et parallèles : un sillon horizontal les divise en deux parties : une supérieure, formée par les couches optiques, et une inférieure constituée par une masse grise qui a été bien décrite par M. Cruveilhier. — Cette masse grise dont la face interne est tapissée par la membrane ventriculaire et dont la face externe répond à la racine de l'hémisphère correspondant, se continue en bas avec le tuber cinereum ; elle se prolonge en arrière sur la base des tubercules mamillaires pour les réunir, en avant sur le chiasma des nerfs optiques pour donner naissance à leur racine grise, en haut sur les lames du septum lucidum pour former leur couche corticale ; c'est dans son épaisseur que cheminent les piliers antérieurs de la voûte, ainsi que leur racine pédonculaire. (Voy. la fig. 183.)

De l'une à l'autre paroi latérale du troisième ventricule s'étend une lame mince de substance grise qui forme la *commissure molle* ou *commissure grise* des couches optiques. Cette lame est horizontale, quadrilatère et un peu plus rapprochée du bord antérieur que du bord postérieur ; ses bords libres sont légèrement curvilignes ; ses bords adhérents se confondent avec la masse grise du ventricule dont cette commissure est une dépendance ; elle se déchire avec la plus grande facilité et ne paraît pas entourée par la membrane ventriculaire. — Il est rare de rencontrer deux commissures molles chez le même sujet ; dans ce cas les deux lamelles sont superposées. Sur un très grand nombre de cerveaux que j'ai ouverts, j'ai constamment rencontré cette commissure ; cependant Meckel et M. Longet ont constaté deux ou trois fois son absence, et J. Wenzel rapporte que sur 70 cerveaux qu'il a examinés, 10 en étaient dépourvus. (Voy. la fig. 185.)

Le *bord postérieur* du ventricule se dirige très obliquement en bas et en avant. Sur ce bord on observe, en procédant de haut en bas : 1° la glande pinéale et ses pédoncules ; 2° la *commissure postérieure*, cordon cylindroïde situé immédiatement au-dessous des pédoncules moyens ou transverses du conarium, au-devant des tubercules quadrijumeaux : les extrémités de cette commissure plongent et disparaissent dans l'épaisseur des couches optiques ; 3° un orifice circulaire qui forme l'extrémité antérieure de l'*aqueduc de Sylvius*, canal de communication obliquement dirigé en bas et en arrière du troisième vers le quatrième ventricule : cet orifice a été désigné par Vieussens sous le nom d'*anus*, par opposition à celui qu'il admettait à l'angle de séparation des deux piliers antérieurs de la voûte et qu'il supposait établir une communication entre le troisième ventricule et le ventricule de la cloison transparente, orifice qu'il appelait *vulve* ; 4° une partie blanche formée par la lame interpédonculaire ; 5° la base des tubercules mamillaires que recouvre une couche grise ; 6° le corps cendré. Ces divers détails, comme la plupart de ceux qui sont relatifs au troisième ventricule ne peuvent être bien étudiés que sur une coupe médiane du cerveau.

Le *bord antérieur* n'est pas rectiligne comme le précédent ; son trajet est celui d'une ligne deux fois brisée sur elle-même. D'abord dirigé en bas et en avant, on le voit se dévier une première fois au niveau du bec du corps calleux, puis une seconde fois au niveau du chiasma, et se décomposer ainsi en trois plans successifs, tous inclinés dans le même sens et comme imbriqués les uns sur les autres : un *plan supérieur* formé par les piliers de la voûte et la commissure antérieure du cerveau, un *plan moyen* représenté par la racine grise des nerfs optiques, et un *plan inférieur* que constituent le chiasma et le tuber cinereum. (Voy. la fig. 183.)

Les *piliers antérieurs* de la voûte, après s'être séparés sous un angle très aigu, se contournent de haut en bas, passent perpendiculairement derrière la commissure antérieure, et disparaissent alors dans l'épaisseur de la masse grise du troisième ventricule. Dans ce court trajet ils décrivent une petite courbe dont la concavité, tournée en arrière et en dehors, correspond à la partie la plus antérieure des couches optiques et des pédoncules correspondants de la glande pinéale. Ces pédoncules, en se réfléchissant de bas en haut pour s'unir à la voûte, décrivent aussi une courbure dont la concavité regarde en haut et en avant ; de la réunion de ces deux courbures opposées résulte un orifice ovalaire destiné à établir une communication entre le troisième ventricule et les ventricules latéraux, orifice déjà connu de Galien, mentionné aussi par Vésale, mais que A. Monro le premier décrivit dans tous ses détails et avec la plus grande exactitude : de là le nom de *trou de Monro* sous lequel il est désigné depuis cette époque. — Ces trous donnent passage : 1° au cordon qui réunit les plexus choroïdes du ventricule moyen aux plexus choroïdes des ventricules latéraux ; 2° à l'origine des veines de Galien.— Lorsqu'on insuffle le ventricule moyen par l'orifice inférieur du ventricule du cervelet ou par l'aqueduc de Sylvius, l'air pénètre facilement dans les ventricules latéraux; mais si l'on insuffle ces derniers, il passe plus difficilement dans le ventricule moyen : il en est de même du liquide qu'on y injecte. Cette différence paraît dépendre de la dépression des bords du trigone sous l'influence de l'insufflation ou de l'injection pratiquée de haut en bas ; car, ainsi déprimés, ces bords s'appliquent sur les trous de Monro à la manière d'opercules et interrompent momentanément toute communication entre les ventricules supérieurs et inférieur.

FIG. 185.

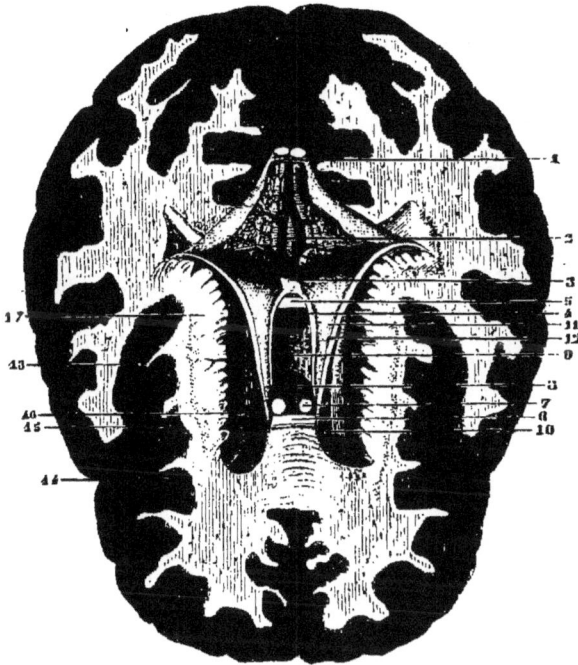

Ventricule moyen. — Commissures cérébrales antérieure et postérieure. — Commissure grise. — Couches optiques. — Corps striés et lobules de l'insula.

1. Extrémité antérieure du trigone et de la toile choroïdienne incisée transversalement, puis portée en haut et en arrière pour laisser voir le ventricule moyen. — **2.** Veines de Galien. — **3.** Partie antérieure de la glande pinéale. — **4.** Pédoncule supérieur de cette glande. — **5.** Commissure cérébrale postérieure. — **6.** Commissure cérébrale antérieure.—**7.** Piliers antérieurs du trigone cérébral. —**8.** Ventricule moyen.— **9.** Commissure grise.— **10.** Corps strié.— **11.** Couche optique. — **12.** Bandelette demi-circulaire. — **13.** Branche postérieure de la scissure de Sylvius. — **14.** Branche antérieure de cette scissure. — **15.** Lobule de l'insula compris entre les deux branches précédentes. — **16.** Noyau intraventriculaire du corps strié. — **17.** Partie moyenne du même corps, ou double centre demi-circulaire de Vieussens. — Cette partie, ainsi que la précédente, a été divisée horizontalement pour montrer que le corps strié et le lobule de l'insula constituent un seul et même organe de forme ellipsoïde.

Ce mécanisme nous explique en partie pourquoi la vacuité du ventricule moyen coïncide quelquefois avec l'hydropisie de l'un des ventricules latéraux, ainsi que Tulpius et Baglivi en rapportent des exemples.

La *commissure antérieure du cerveau*, plus considérable que la postérieure, représente comme celle-ci un cordon transversalement dirigé. Elle répond : par sa partie postérieure au coude que forment les piliers antérieurs au moment de leur réflexion, par sa partie supérieure et moyenne à la dépression vulgaire, par sa partie inférieure à une autre dépression plus profonde qui forme l'angle de réunion du plan supérieur avec le plan moyen du bord antérieur du ventricule, par sa partie antérieure au bec du corps calleux et à la racine des nerfs optiques. — Sa longueur, très considérable, varie de 6 à 8 millimètres. — Deux arcs de cercle réunis par une de leurs extrémités sur la ligne médiane expriment assez bien sa direction, qui est légèrement sinueuse et offre trois courbures : deux latérales et plus grandes à cavité postérieure, une moyenne plus petite à concavité antérieure ; l'extrémité externe de ces arcs de cercle correspond aux cornes latérales du corps calleux ; leur partie moyenne traverse l'extrémité antérieure du corps strié.

La *racine grise* des nerfs optiques, *pars anterior infundibuli* de Tarin, *lame grise de la jonction des nerfs optiques* de Vicq d'Azyr, *plancher antérieur du troisième ventricule* de M. Cruveilhier, s'étend du bec du corps calleux et du quadrilatère perforé au chiasma. — Sur sa partie médiane il existe ordinairement une ligne ou un point plus transparent à travers lequel on aperçoit la cavité du ventricule. — La portion de cette lame qui adhère aux nerfs optiques est assez résistante ; on y remarque quelques filets médullaires très distincts qui se confondent avec le tissu de ces nerfs.

Le chiasma des nerfs optiques ne participe à la formation du bord antérieur du ventricule que par ses parties postérieure et supérieure sous lesquelles se prolongent le corps cendré et la tige pituitaire.

La *base du ventricule moyen* est limitée par les pédoncules de la glande pinéale qui couronnent sa circonférence ; la toile choroïdienne et le trigone cérébral la recouvrent dans toute son étendue.

Son *sommet* répond au tuber cinereum et à l'infundibulum, dans lesquels sa cavité se prolonge jusqu'au voisinage du corps pituitaire.

De la description qui précède il résulte que le troisième ventricule ne représente pas une cavité circonscrite par six parois, comme tous les auteurs l'ont répété, mais une sorte d'entonnoir à base supérieure fortement comprimé de dehors en dedans et offrant :

Deux parois unies entre elles par trois commissures.

Deux bords : l'un postérieur, très oblique, rectiligne et perforé sur la ligne médiane ; l'autre antérieur, moins oblique, composé de trois plans inclinés les uns sur les autres, et surmonté de deux orifices latéraux.

7° DES VENTRICULES LATÉRAUX.

Nous avons vu que la cavité cérébrale est divisée en deux étages par une cloison horizontale, et que l'étage supérieur se trouve subdivisé en deux

avités secondaires par une cloison verticale ; ce sont ces deux cavités
qui constituent les ventricules latéraux, appelés aussi *ventricules supérieurs.*

La configuration des ventricules latéraux diffère très notablement de
celle du ventricule moyen : situé entre les pédoncules du cerveau, celui-ci
affecte la forme d'une simple fente antéro-postérieure parallèle aux deux
saillies qu'elle sépare ; situés sur le prolongement des mêmes pédoncules
autour de la couche optique et du corps strié, les premiers représentent un
canal circulaire qui embrasse dans son circuit la racine de l'hémisphère
correspondant. Ce canal, qu'on pourrait appeler *circumpédonculaire,*
puisqu'il contourne deux saillies développées sur l'axe prolongé des pédoncules cérébraux, commence dans l'épaisseur du lobe frontal, au-dessus et
au-devant de l'espace perforé, et s'incline d'abord en arrière et en dedans ;
parvenu vers le bourrelet du corps calleux, il change de direction pour se
porter en bas et en dehors, puis en avant et en dedans, et vient se terminer dans la partie sphénoïdale du lobe postérieur, immédiatement en
arrière de la substance perforée de Vicq d'Azyr ; il se trouve, par conséquent, interrompu au niveau de l'extrémité interne de la scissure de Sylvius dans une étendue qui forme le sixième environ de son trajet. De sa
partie postérieure se détache un prolongement accessoire, une sorte de

FIG. 186.

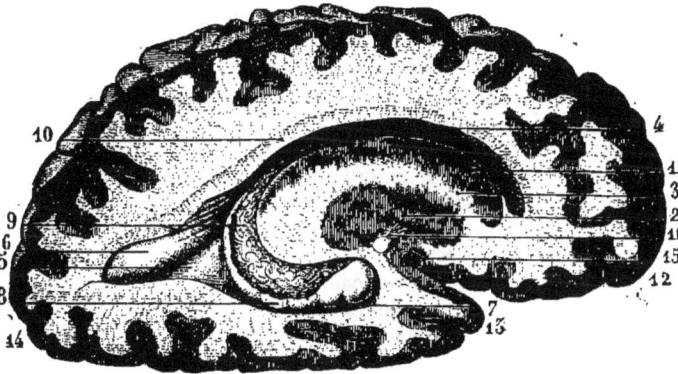

*Coupe verticale et antéro-postérieure de l'hémisphère gauche pratiquée à
un centimètre de la ligne médiane, afin de montrer la partie circulaire des
ventricules latéraux et leur prolongement postérieur ou partie accessoire.*

1. Noyau intra-ventriculaire du corps strié. — 2. Noyau extra-ventriculaire du
même corps. — 3. Double centre demi-circulaire de Vieussens. — 4. Partie
supérieure du canal circumpédonculaire, ou corne frontale des ventricules latéraux. — 5. Partie postérieure de ces ventricules ou cavité ancyroïde. — 6. Ergot
de Morand, ou petit hippocampe. — 7. Partie inférieure du canal circumpédonculaire, ou corne sphénoïdale des ventricules. — 8. Corne d'Ammon. — 9. Plexus
choroïde recouvrant la corne d'Ammon et la bandelette de l'ipypocampe. —
10. Coupe du corps calleux. — 11. Commissure antérieure du cerveau. — 12.
Lobe antérieur ou frontal. — 13. Partie sphénoïdale du lobe postérieur. —
14. Partie occipitale du même lobe. — 15. Scissure de Sylvius parcourue par
l'artère cérébrale moyenne.

diverticulum horizontal et curviligne dont le sommet se rapproche plus ou moins de l'occipital ; en donnant naissance à ce diverticulum, le canal circumpédonculaire semble se bifurquer pour se porter, d'une part en arrière, de l'autre en bas et en avant, et le ventricule latéral revêt ainsi l'aspect d'une cavité à trois branches ou à trois cornes.

Suivant qu'on accordera plus d'importance au mode de constitution des ventricules latéraux qu'à leur forme, on sera donc conduit à leur considérer :

Une partie principale circulaire et une partie accessoire.

Ou bien trois parties : une supérieure et antérieure ou frontale, une inférieure réfléchie ou sphénoïdale, et une postérieure ou occipitale.

Il serait plus rationnel de les envisager sous le premier point de vue, qui nous conduirait à reconnaître dans leur partie circulaire deux parois concentriques : l'une convexe et enveloppée, formée par la racine de l'hémisphère, c'est-à-dire par la couche optique et le corps strié ; l'autre, concave et enveloppante, constituée par le corps calleux. Cependant j'adopterai la dernière division qui est plus généralement usitée ; mais afin de concilier les avantages des deux méthodes, je décrirai d'abord les parties supérieure et inférieure des ventricules latéraux, ce qui permettra de reconstituer le canal circumpédonculaire après l'avoir décomposé.

Les trois parties qui composent chacun des ventricules offrent entre elles une double analogie :

1° Une analogie de forme : toutes trois sont infléchies sur leur grand axe et décrivent une courbure peu marquée pour la partie antérieure, un peu plus prononcée pour la postérieure, et très accusée pour la moyenne qui décrit un trajet demi-circulaire.

2° Une analogie de conformation dans leurs parois : toutes présentent une paroi supérieure concave formée par le corps calleux, et une paroi inférieure surmontée de saillies inhérentes à des parties périphériques. — Ainsi le corps strié et la couche optique, qui font relief sur la paroi inférieure de la corne frontale, sont des renflements inhérents au pédoncule cérébral correspondant. — La corne d'Ammon, qui fait saillie sur la paroi inférieure de la portion sphénoïdale, est une circonvolution dédoublée et renversée en dedans, de telle sorte que sa partie blanche qui était enveloppée devient externe ou enveloppante. — L'ergot de Morand, qui fait saillie sur la paroi inférieure de la portion occipitale, est aussi une circonvolution retournée et saillante à l'intérieur. Un sillon extérieur et profond correspond à chacune de ces circonvolutions internes.

A. Partie antérieure et supérieure des ventricules latéraux.

La partie antérieure des ventricules latéraux, *partie supérieure du canal circumpédonculaire*, est horizontale et antéro-postérieure ; elle décrit une légère courbure dont la concavité regarde en dehors et présente :

Une *extrémité antérieure* qui est formée par la partie réfléchie du corps calleux ;

Une *extrémité postérieure* par laquelle elle se continue avec les cornes sphénoïdale et occipitale ;

Un *bord externe* qui résulte de l'union du corps calleux avec le corps strié ;

Un *bord interne*, constitué dans sa moitié postérieure par la ligne d'adhérence du corps calleux et du trigone, et dans sa moitié antérieure par la cloison transparente ; au niveau de cette cloison il s'élargit beaucoup de haut en bas et offre l'aspect d'une face plutôt que celui d'un bord ; de là le nom de *face interne*, sous lequel il a été en effet mentionné par la plupart des auteurs.

Une *paroi supérieure* concave formée par la face inférieure du corps calleux.

Une *paroi inférieure* convexe, essentiellement constituée par deux saillies : l'une antérieure et externe, de couleur grise, c'est le *corps strié* ; l'autre postérieure et interne, de couleur blanche, c'est la *couche optique*. — Dans le sillon qui sépare ces deux saillies, on observe un ruban d'aspect grisâtre, au-dessous de ce ruban la veine du corps strié, et plus profondément un second ruban d'aspect fibreux ; de ces deux rubans, le premier, ou superficiel, forme la *lame cornée*, et le second, ou profond, la *bandelette demi-circulaire*. — Comme partie accessoire, cette paroi nous présente encore le *trigone cérébral* qui recouvre la couche optique dans son tiers postérieur et interne, et le *plexus choroïde* qui la croise à la manière d'une diagonale pour se porter dans la partie réfléchie du ventricule latéral. Je décrirai successivement ces divers organes.

1° Corps striés.

Vu du côté du ventricule latéral, chaque corps strié revêt l'aspect d'une saillie piriforme située en avant et en dehors de la couche optique. Mais cette saillie ne constitue qu'une faible partie de leur volume : écartez les trois bords qui circonscrivent le lobule de l'insula, puis enlevez les circonvolutions rayonnées de ce lobule, vous découvrirez une masse grise, arrondie, dont la convexité est tournée en bas et en dehors ; au-dessus de cette masse se présente une lame de substance blanche assez épaisse ; en la divisant, vous trouverez à sa face supérieure une seconde masse grise continue à celle qui fait partie du plancher du ventricule latéral, et vous pourrez alors constater :

1° Que le corps strié représente un ellipsoïde qui répond en dehors au lobule de l'insula, et en dedans à la couche optique ;

2° Qu'il se compose de trois portions bien distinctes : une portion supérieure de couleur grise, *noyau intra-ventriculaire du corps strié* ; une portion inférieure, grise aussi, *noyau extra-ventriculaire* ; et une portion intermédiaire, blanche ou médullaire, décrite par Vieussens sous le nom de *geminum centrum semicirculare, double centre demi-circulaire*.

Le *noyau intra-ventriculaire* du corps strié est épais et arrondi en avant, mince et effilé en arrière. — Son bord interne, concave, est séparé de la couche optique par un sillon curviligne qu'occupent de haut en bas la lame cornée, la veine du corps strié et la bandelette demi-circulaire. — Son bord externe est inégal et comme festonné. — Sa face libre répond à la membrane ventriculaire. — Sa face adhérente repose sur le double centre demi-circulaire.

Lorsqu'on incise ce noyau, on constate dans son épaisseur la présence de faisceaux fibreux d'autant plus multipliés qu'on se rapproche davantage de

sa face profonde où les deux substances, par leur mélange, forment de nombreuses stries, d'où le nom de *corps striés* qui leur a été donné par Willis.

Le *noyau extra-ventriculaire*, *corpus striatum infernum exterius
ac anterius* de Vieussens, est situé au-dessous, en dehors et un peu en

Fig. 187,

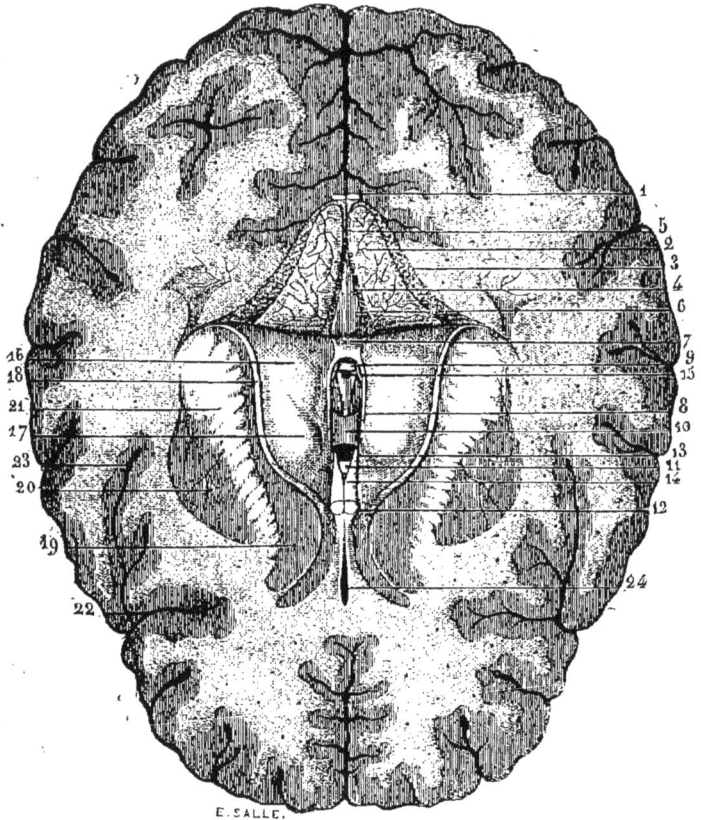

E. SALLE.

*Corps striés. — Couches optiques. — Piliers antérieurs du trigone cérébral
— Pédoncules de la glande pinéale. — Plexus choroïdes du ventricule
moyen et des ventricules latéraux.*

1. Partie antérieure du trigone divisée transversalement, puis soulevée et portée
en arrière pour montrer la face inférieure de la toile choroïdienne. —
2. Toile choroïdienne. — 3. Plexus choroïdes des ventricules latéraux. —
4. Plexus choroïdes du ventricule moyen. — 5. Petit cordon médian formé
par l'adossement de ces plexus. — 6. Lamelle triangulaire, cellulo-fibreuse,
réunissant les mêmes plexus. — 7. Partie antérieure ou médullaire de la glande
pinéale. — 8. Pédoncules supérieurs de cette glande. — 9. Ses pédoncules
inférieurs dans l'intervalle desquels on aperçoit la commissure cérébrale pos-

avant du précédent, ainsi que l'avait observé cet anatomiste ; il représente un segment d'ovoïde dont la grosse extrémité se dirige en avant dans l'épaisseur du lobe frontal, et la petite en arrière vers le corps genouillé externe.

La commissure antérieure traverse l'épaisseur de ce noyau pour venir se terminer au-devant de la partie réfléchie du ventricule latéral.

Le *double centre demi-circulaire* est une lame de substance blanche située sur le prolongement du pédoncule cérébral qui se déprime de haut en bas et s'élargit d'avant en arrière pour la former. Cette lame, plus épaisse en arrière qu'en avant, se trouve recouverte en haut par le noyau intra-ventriculaire et la bandelette demi-circulaire, en bas par le noyau extra-ventriculaire ; en dehors et en haut elle se décompose en plusieurs feuillets qui constituent la *grande couronne rayonnante* de Reil, dont nous étudierons plus tard la disposition.

Il résulte du mode de conformation et de structure du corps strié, que cet organe se présentera sous des aspects très différents suivant la coupe à laquelle il sera soumis :

Une coupe horizontale faite au niveau de la face inférieure du corps calleux ne découvrira que son noyau intra-ventriculaire. (Fig. 181.)

Une coupe horizontale un peu plus profonde laissera voir les stries de ce même noyau et une partie du double centre demi-circulaire. (Fig. 185.)

Une section pratiquée sur le corps strié perpendiculairement à l'axe prolongé du pédoncule cérébral montrera à la fois les deux noyaux et la substance blanche intermédiaire. (Fig. 187.)

Les coupes verticales faites transversalement, ou d'avant en arrière sur le même corps, donneront des résultats analogues. (Fig. 186.)

2° *Couches optiques.*

Les couches optiques constituent deux renflements volumineux et irrégulièrement ovoïdes, situés au-devant et en dehors des tubercules quadrijumeaux, en arrière et en dedans des corps striés, sur le trajet des pédoncules cérébraux dont elles occupent le côté supérieur et interne. (Fig. 187.)

Très rapprochés en avant où ils ne sont séparés que par l'épaisseur des piliers antérieurs du trigone, ces renflements s'écartent en arrière pour re-

térieure. — 10. Commissure grise ou molle. — 11. Commissure cérébrale antérieure. — 12. Piliers antérieurs du trigone renversés en avant. — 13. Ces mêmes piliers plongeant à droite et à gauche dans l'épaisseur des couches optiques. — 14. Dépression vulvaire. — 15. — Orifice antérieur de l'aqueduc de Sylvius. — 16. Couches optiques. — 17. Leur tubercule antérieur. — 18. Bandelette demi-circulaire. — 19. Noyau intra-ventriculaire du corps strié. — 20. Noyau extra-ventriculaire du même corps divisé, ainsi que le précédent, par un plan obliquement conduit en bas et en dehors vers le lobule de l'insula, pour montrer le rapport du corps strié avec ce lobule. — 21. Partie moyenne et médullaire du corps strié, ou double centre demi-circulaire de Vieussens. — 22. Branche antérieure de la scissure de Sylvius. — 23. Branche postérieure de cette scissure. — 24. Partie inférieure du ventricule de la cloison transparente.

cevoir dans leur intervalle les tubercules quadrijumeaux. On peut leur considérer quatre faces et deux extrémités.

La *face supérieure*, blanche et convexe, fait partie du plancher des ventricules latéraux ; elle est recouverte dans sa moitié postérieure et interne par le trigone cérébral, la toile choroïdienne et les plexus choroïdes.

Lorsque ces parties ont été enlevées, on remarque vers son tiers antérieur une saillie longitudinale et oblongue, plus ou moins apparente, décrite par Vieussens sous le nom de *corpus album subrotundum*, et par Vicq d'Azyr sous celui de *tubercule antérieur de la couche optique*. Cette saillie correspond à l'origine du faisceau fibreux qui se porte vers le tubercule mamillaire du même côté pour donner naissance au pilier antérieur correspondant. (Fig. 187 et 196.)

La *face interne* se confond dans sa moitié postérieure avec les tubercules quadrijumeaux ; sa moitié antérieure, libre, d'aspect grisâtre, de figure triangulaire et limitée en haut par le pédoncule de la glande pinéale, répond au ventricule moyen dont elle forme l'une des parois latérales.

Nous avons vu qu'au niveau de cette paroi les deux couches optiques sont unies l'une à l'autre par trois commissures : une moyenne grise et molle qui leur appartient essentiellement, une postérieure qui se perd dans leur épaisseur et qui semble provenir des pédoncules cérébraux, une antérieure plus considérable que la précédente qui n'appartient ni aux couches optiques, ni aux corps striés et qui vient se perdre dans la partie sphénoïdale du lobe postérieur du cerveau. (Fig. 183.)

La *face inférieure* se confond en avant avec le pédoncule cérébral correspondant ; en arrière elle est libre et présente deux petites saillies semi-ovoïdes qui portent le nom de *corps genouillés* et qui se distinguent par leur position en interne et externe. (Fig. 200.)

Le *corps genouillé interne*, plus rapproché des tubercules quadrijumeaux, plus saillant et moins volumineux que l'externe, se dirige obliquement en bas, en avant et en dehors ; son extrémité postérieure et interne est unie au tubercule quadrijumeau postérieur par un cordon médullaire ; son extrémité antérieure et externe forme le point de départ de la racine interne du nerf optique.

Le *corps genouillé externe* diffère du précédent non seulement par son volume plus considérable, et par sa position qui est à la fois plus externe et plus antérieure, mais aussi par sa couleur qui est plus blanche, et par sa direction qui est antéro-postérieure. Son extrémité postérieure reçoit un tractus médullaire ordinairement peu apparent que lui envoie le tubercule quadrijumeau antérieur, et qui contourne le corps genouillé interne. De son extrémité antérieure on voit partir la racine externe du nerf optique.

La *face externe* des couches optiques correspond à la face interne du corps strié.

L'*extrémité postérieure*, arrondie et plus considérable que l'antérieure, est surmontée d'une saillie à large base qui a été décrite sous le nom de *tubercule postérieur de la couche optique*. Le pilier postérieur de la voûte et le plexus choroïde correspondants la contournent. C'est sur la réunion de cette extrémité avec la face inférieure des couches optiques que reposent les corps genouillés.

L'*extrémité antérieure* est contournée par le pilier correspondant de la voûte; l'intervalle semi-ovoïde compris entre cette extrémité et ce pilier constitue l'orifice de communication établi entre le ventricule moyen et les ventricules latéraux.

Les couches optiques sont formées : 1° par un noyau volumineux de substance grise qui se montre à nu sur leur face interne, où il est traversé par le pilier antérieur de la voûte; 2° par un grand nombre de fibres médullaires qui se continuent pour la plupart avec celles des *processus cerebelli ad testes*, et du faisceau intermédiaire prolongé du bulbe, ainsi que nous le verrons. Lorsqu'on incise la couche optique horizontalement, on voit toutes ces fibres cheminer de dedans en dehors dans l'épaisseur de la substance grise; si on la divise obliquement en bas et en dehors, ou verticalement, on n'aperçoit plus qu'un pointillé blanc sur un fond gris.

3° *Lame cornée.*

La lame cornée, située à la superficie du sillon qui sépare le corps strié et la couche optique, représente un ruban grisâtre, mince, étroit et demi-transparent. Tarin, qui a décrit cette lame sous le nom de *frenulum novum*, la comparait pour son aspect et sa consistance à la cornée de l'œil; sa résistance, quoique remarquable et toujours supérieure à celle de la substance nerveuse, a été très exagérée par cet anatomiste; d'une autre part, elle a été tout à fait méconnue par Vicq d'Azyr, qui ne voyait dans cette bandelette qu'une lame de substance grise offrant par sa couleur quelque analogie avec la corne. (Fig. 181 et 182.)

La largeur de la lame cornée est de 2 à 3 millimètres.

Son extrémité antérieure correspond à celle du sillon qui sépare la couche optique du corps strié; en arrière elle se perd insensiblement sur l'extrémité postérieure du même sillon.

Sa face supérieure est libre; sa face inférieure recouvre dans toute son étendue la veine du corps strié.

La lame cornée est une dépendance de la membrane ventriculaire; si elle diffère de cette dernière, c'est seulement par son épaisseur plus considérable de laquelle dérivent sa plus grande résistance et sa teinte opaline.

4° *Bandelette demi-circulaire.*

La *bandelette demi-circulaire*, ou *tænia semicircularis*, ainsi désignée par Haller à cause de sa forme plus que demi-circulaire, est un second ruban situé dans le sillon de séparation de la couche optique et du corps strié, au-dessous de la lame cornée. (Fig. 185 et 187.)

Constituée par un faisceau de fibres médullaires, cette bandelette embrasse à la manière d'un lien toute la gerbe fibreuse qui rayonne du pédoncule cérébral et de la couche optique vers l'hémisphère.

Elle répond, en haut à la veine du corps strié qui la sépare de la lame cornée, et en bas à cette grande couche médullaire qui forme le *geminum centrum semicirculare* de Vieussens.

Ses extrémités sont encore un objet de contestation pour les anatomistes : en avant elle m'a paru s'unir au niveau du trou de Monro avec le pilier correspondant de la voûte. M. Cruveilhier dit l'avoir vue se continuer dans l'épaisseur de la couche optique avec le faisceau qui descend vers le tubercule mamillaire pour donner naissance au pilier antérieur du trigone. M. Longet n'a pas constaté cette continuité ; mais il a vu la bandelette se bifurquer pour se rendre en partie au pilier antérieur de la voûte, et en partie dans l'épaisseur de la couche optique. — Son extrémité postérieure s'épanouit en un pinceau de fibres qui se perdent sur la paroi supérieure de la portion réfléchie du ventricule latéral ; quelques unes de ces fibres arrivent jusqu'à la partie inférieure de la corne d'Ammon.

Selon M. Foville, le cordon fibreux que forme la bandelette demi-circulaire part en avant de l'espace perforé et se termine en arrière au même espace ; de plus, il existerait, suivant le même observateur, sur le côté externe du corps strié une autre bandelette analogue à la précédente qui offrirait les mêmes modes d'origine et de terminaison.

5° *Plexus choroïdes.*

Les *plexus choroïdes des ventricules latéraux* forment une dépendance de la pie-mère extérieure, qui pénètre dans ces cavités par leur portion réfléchie, sous la forme de deux cordons rougeâtres. (Fig. 186.)

Ces plexus se portent d'abord en haut, en arrière et en dedans, parallèlement à la corne d'Ammon qu'ils recouvrent en grande partie, puis horizontalement en avant et en dedans, jusqu'au niveau des trous de Monro qu'ils traversent pour aller se continuer avec le sommet des plexus choroïdes du ventricule moyen. On peut les comparer à un cône très allongé et contourné en *S* italique, dont la base, dirigée en bas et en avant, se continue avec la pie-mère extérieure, tandis que son extrémité supérieure, tournée en arrière, vient s'adosser sur la ligne médiane à celle du côté opposé. (Fig. 187.)

L'adhérence établie d'une part entre la toile choroïdienne et le plexus choroïde, de l'autre entre ces parties et la membrane ventriculaire, intercepte toute communication entre les ventricules latéraux et le ventricule moyen, au niveau des bords du trigone. (Fig. 184.)

Les plexus choroïdes sont composés, comme la toile choroïdienne, par un lacis de capillaires artériels et veineux.

La veine choroïdienne rampe sur leurs parties latérales. (Fig. 184.)

Leurs artères naissent de deux sources principales : 1° inférieurement, du tronc même de la carotide interne, au moment où elle se dégage du sinus caverneux, et quelquefois aussi du tronc de l'artère cérébrale moyenne ; 2° de l'artère cérébrale postérieure, lorsqu'elle arrive à la partie supérieure et antérieure du cervelet. — Le rameau qui émane du tronc carotidien est unique et assez volumineux, c'est l'*artère choroïdienne inférieure.* — Ceux qui partent de la cérébrale postérieure sont toujours multiples ; ils forment les *artères choroïdiennes supérieures* communes à la toile choroïdienne et aux plexus choroïdes.

***B.** Partie moyenne ou réfléchie des ventricules latéraux.*

La *partie réfléchie* ou *moyenne* des ventricules latéraux, *partie inférieure du canal circumpédonculaire*, appelée aussi *corne latérale, corne sphénoïdale*, est aplatie de haut en bas et de dedans en dehors, de telle sorte qu'elle contourne la racine de l'hémisphère non par ses faces, comme la portion supérieure, mais par ses bords.

L'*extrémité inférieure* de la portion réfléchie des ventricules latéraux répond à la lèvre postérieure de la scissure de Sylvius ; l'intervalle qui la sépare de cette scissure est de 12 millimètres environ.

Son *extrémité supérieure* se continue avec les parties antérieure et postérieure du ventricule.

Son *bord interne*, concave et p ≶ s court, embrasse la couche optique et la partie correspondante du corps strié. Il présente une solution de continuité circonscrite en haut et en dedans par la face inférieure de la couche optique et le pédoncule cérébral, en bas et en dehors par la circonvolution de l'hippocampe, le corps frangé et la corne d'Ammon. Cette solution de continuité, qui constitue la partie latérale de la grande fente cérébrale, établit une communication entre la partie circulaire des ventricules latéraux et l'espace sous-arachnoïdien antérieur ; c'est par elle que la pie-mère extérieure pénètre dans ces ventricules en se fasciculant pour former les plexus choroïdes.

Son *bord externe* décrit une courbure parallèle à la branche externe de la scissure de Sylvius.

Sa *paroi supérieure*, tournée en bas et en arrière, est formée par la corne latérale ou descendante du corps calleux ; elle a été décrite par Reil sous le nom de *tapetum*, et par Vicq d'Azyr sous celui d'*étui de l'hippocampe*. — Sur cette paroi on observe l'épanouissement du pinceau terminal de la bandelette demi-circulaire.

Sa *paroi inférieure*, dirigée en haut et en avant, nous offre à considérer : 1° une saillie curviligne et cylindroïde qui constitue la *corne d'Ammon* ; 2° le corps frangé ; 3° le corps godronné ; 4° la partie la plus large du plexus choroïde. (Fig. 188.)

La *corne d'Ammon, pied d'hippocampe, grand hippocampe, corne de bélier, protubérance cylindroïde*, est une saillie demi-circulaire, concave en dedans, convexe en dehors, plus large et plus épaisse à son extrémité inférieure, où elle présente ordinairement trois ou quatre et quelquefois cinq bosselures séparées par des dépressions superficielles. — Par son extrémité supérieure, la corne d'Ammon, beaucoup moins volumineuse, se confond avec le pilier postérieur du trigone en avant, avec le bourrelet du corps calleux en haut, et avec la base de l'ergot de Morand en arrière.

On voit quelquefois au-dessus et en dehors de la corne d'Ammon une autre éminence qui a été mentionnée par Malacarne sous le nom de *cuissart*, par Meckel sous celui d'*éminence collatérale*, et considérée par Vicq d'Azyr comme l'*accessoire du pied d'hippocampe*.

Le *corps frangé, corps bordé, corpus fimbriatum, tænia* ou *bandelette de l'hippocampe*, est situé au-devant de la corne d'Ammon, sur le prolongement des piliers postérieurs de la voûte dont il forme une dépendance. Il présente la forme d'un triangle curviligne très allongé, dont la base, dirigée en haut et en dedans, se continue avec le pilier postérieur correspondant, et dont le sommet, dirigé en bas et en avant, se termine au niveau du crochet de la circonvolution de l'hippocampe. — Le bord antérieur ou concave de ce petit triangle médullaire répond au corps strié et à la couche optique ; son bord postérieur, convexe et plus long, se continue avec l'écorce blanche qui recouvre la corne d'Ammon. (Fig. 188.)

Le corps godronné, corps denté, bandelette dentelée, fascia dentata,

Fig. 188 (1).

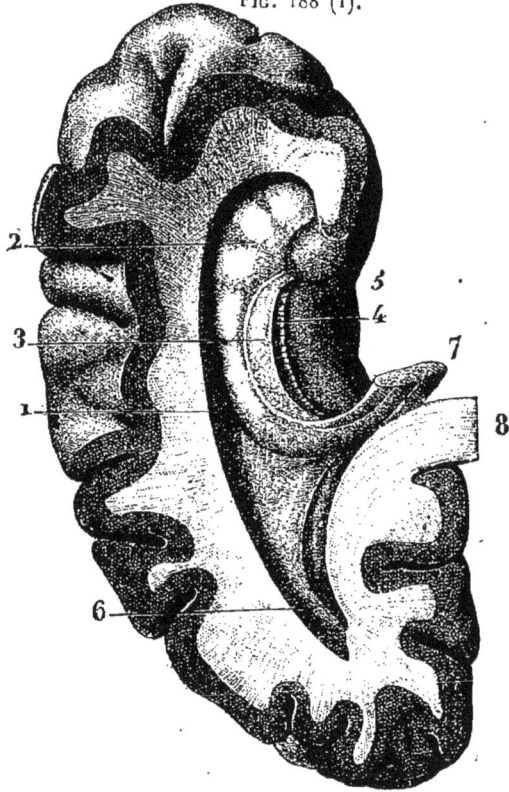

Corne d'Ammon.

1. Partie inférieure ou réfléchie du ventricule latéral. — **2.** Corne d'Ammon ou pied d'hippocampe. — **3.** Corps frangé ou bandelette de l'hippocampe. — **4.** Corps godronné. — **5.** Circonvolution de l'hippocampe. — **6.** Cavité digitale ou ancyroïde. — **7.** Surface de section du pilier postérieur du trigone cérébral. — **8.** Partie latérale du bourrelet du corps calleux.

(1) Cette figure, ainsi que celles qui portent les numéros 189, 190, 192, 193 et 194, sont tirées de l'atlas de MM. Ludovic Hirschfeld et Léveillé. — Comme celles que nous avons précédemment mentionnées, elles nous paraissent remarquables par la grande netteté avec laquelle se trouvent reproduits tous les détails qu'elles représentent.

est une bandelette de substance grise située aussi dans la courbure de la corne d'Ammon, immédiatement au-dessous et en arrière du tænia de l'hippocampe qu'il faut soulever pour l'apercevoir. Cette bandelette, qui a été bien décrite, mais mal représentée par Tarin, répond par ses deux faces et par son bord postérieur à une lamelle blanche qui part du bord convexe ou adhérent de la bandelette de l'hippocampe et qui la contourne en la séparant du noyau gris de la corne d'Ammon.— Son bord antérieur présente douze ou quatorze petites échancrures qui lui donnent un aspect denté ou festonné. — En haut, elle se continue avec la substance grise de la circonvolution du corps calleux, immédiatement au-dessous et en arrière du bourrelet de ce corps. — En bas elle se perd dans la couche corticale du crochet par lequel se termine la circonvolution de l'hippocampe. (Fig. 188.)

La corne d'Ammon, la bandelette de l'hippocampe et le corps godronné sont trois parties différentes d'un même organe ; pour prendre une idée exacte de leurs connexions, il convient, à l'exemple de Vicq d'Azyr, de pratiquer sur la portion réfléchie du ventricule latéral des coupes dirigées, les unes parallèlement et les autres perpendiculairement à sa direction ; on reconnaîtra alors facilement :

1º Que la corne d'Ammon, ainsi que l'ont très bien démontré les frères Wenzel, n'est qu'une circonvolution dédoublée, et renversée de dehors en dedans, de telle sorte que sa partie médullaire, d'enveloppée qu'elle était, est devenue enveloppante ;

2º Que cette circonvolution n'est pas perpendiculaire à la surface du cerveau, comme le sont toutes les circonvolutions extérieures, mais infléchie sur sa face interne, qui est concave et comme roulée sur elle-même, tandis que sa face externe est convexe ;

3º Que la bandelette de l'hippocampe est attachée par son bord adhérent au bord libre et incliné en dedans de cette circonvolution ;

4º Que le corps godronné se trouve logé dans la concavité de sa face interne ;

5º Que la lame blanche qui recouvre sa face convexe se continue en dehors avec celle qui forme la paroi supérieure de la corne sphénoïdale, en haut avec le corps calleux, en avant avec la bandelette de l'hippocampe ;

6º Que la lame médullaire, appliquée sur sa face concave, se continue aussi avec la bandelette précédente, et qu'après avoir contourné la face supérieure, le bord postérieur et la face inférieure du corps godronné, elle vient s'unir à celle qui recouvre la face ventriculaire du lobule de l'hippocampe, ainsi que l'a fait remarquer M. Lélut ;

7º Que l'enveloppe formée par la réunion de ces lames décrit dans son trajet deux courbures, l'une dont la concavité regarde en dehors et qui renferme la substance grise de la circonvolution retournée, l'autre dont la concavité regarde en dedans et dans laquelle se trouve encadré le corps godronné : sur les coupes transversales, ce trajet est accusé par un liséré blanc qui se contourne à la manière d'un *S* italique.

C. Partie postérieure ou occipitale des ventricules latéraux.

La portion postérieure des ventricules latéraux, plus connue sous les noms de *cavité digitale*, de *cavité ancyroïde*, représente un prolongement, une sorte de diverticulum du canal circumpédonculaire qui se détache de celui-ci au moment où il change de direction pour devenir oblique et descendant, d'horizontal qu'il était ; né au niveau et en dehors du bourrelet du corps calleux, ce prolongement se porte directement en arrière en décrivant une légère courbure à concavité interne, et se rétrécit peu à peu pour se terminer en pointe à une distance plus ou moins rapprochée de l'extrémité postérieure de l'hémisphère. (Fig. 181.)

La cavité digitale varie beaucoup dans sa capacité, non seulement chez les divers sujets, mais d'un côté à l'autre : chez quelques individus elle se prolonge jusqu'au sommet de l'hémisphère ; chez d'autres elle est distante de ce sommet de plus de 2 centimètres.

La *paroi supérieure* de cette cavité est formée par la corne postérieure du corps calleux.

Sa *paroi inférieure* est remarquable par la présence d'une saillie conoïde qui offre la plus grande analogie avec la corne d'Ammon, et qui est produite aussi par une circonvolution retournée à la manière d'un doigt de gant ; une anfractuosité profonde et antéro-postérieure, située sur le prolongement du corps calleux, correspond en dehors à cette saillie, qui fut d'abord appelée *éminence unciforme, colliculus, unguis, éperon*, et qui a été très bien décrite en 1744 par Morand sous le nom d'*ergot*; de là la dénomination d'*ergot de Morand* sous laquelle elle est généralement connue depuis cette époque. Vicq d'Azyr, pour rappeler l'analogie d'origine, de forme et de constitution qu'elle présente avec le grand hippocampe, a proposé de la nommer *petit hippocampe.*

L'ergot de Morand présente, comme la cavité ancyroïde, une courbure dont la concavité regarde en dedans. — Sa face supérieure est convexe, lisse, unie, et recouverte par la concavité de la corne postérieure du corps calleux qui se moule sur lui. — Sa face inférieure se confond avec la paroi correspondante de la cavité ancyroïde. — Sa base se continue avec le bourrelet du corps calleux et la corne d'Ammon. — Son sommet est en général légèrement arrondi. (Fig. 181.)

Son volume n'est pas toujours en rapport avec les dimensions de la cavité qu'il occupe ; on voit assez souvent une cavité ancyroïde de grandes dimensions renfermer un ergot très petit.

Sa forme, ordinairement très régulière, est quelquefois un peu altérée par la présence de dépressions transversales ou d'un sillon longitudinal qui la divise en deux parties, l'une supérieure et l'autre inférieure.

Sur 51 sujets, Wenzel en a compté 3 chez lesquels le petit hippocampe n'existait ni d'un côté ni de l'autre, et 2 qui n'en présentaient aucune trace d'un côté seulement. M. Longet a aussi constaté son absence. Meckel affirme au contraire que son existence est constante.

Une coupe de la cavité ancyroïde faite perpendiculairement à sa direction montre que l'ergot de Morand est formé à sa surface ventriculaire par une lame blanche, et plus profondément par un noyau de substance grise, qui se continuent l'une et l'autre avec les couches médullaire et corticale des circonvolutions voisines.

DU CERVELET.

Le cervelet est cette partie de l'encéphale qui repose sur la partie la plus déclive de la cavité du crâne, au-dessous du cerveau avec lequel il se continue par les pédoncules cérébelleux supérieurs, au-dessus du bulbe rachidien avec lequel il se continue par les pédoncules cérébelleux inférieurs, en arrière de la protubérance qui lui est unie par les pédoncules cérébelleux moyens. Lié au premier de ces organes en avant, il en est séparé dans le reste de son étendue par la tente cérébelleuse ; continu aux deux derniers sur les côtés, il en est séparé sur la ligne médiane par un espace irrégulièrement losangique qui constitue le *quatrième ventricule.*

Poids et volume du cervelet.

Le poids absolu du cervelet séparé du cerveau, de la protubérance et de la moelle épinière par une section faite sur l'origine de chacun de ses pédoncules, s'élève à 135 grammes environ ; le poids moyen du cerveau étant de 1,150 à 1,200 grammes, on voit que celui du cervelet est à ce dernier dans le rapport de 1 à 8 ou 9.

1° *Le poids et le volume du cervelet sont-ils en raison inverse du poids et du volume du cerveau ?*

Chez l'homme, lorsque la masse encéphalique dépasse ses dimensions ordinaires, c'est surtout le cerveau qui augmente de volume ; le cervelet ne participe pas au développement général de l'encéphale dans les mêmes proportions. Partant de cette donnée généralement vraie, quelques anatomistes, à la tête desquels on doit placer Cuvier, ont pensé que le volume du cervelet comparé au volume du cerveau est d'autant plus petit que l'animal est plus intelligent. Mais l'observation démontre qu'une classification des animaux établie sur une semblable base ne les place nullement dans l'ordre que leur assigne leur intelligence respective ; en parcourant le tableau dans lequel M. Leuret a réuni aux résultats qu'il a obtenus tous ceux qu'il a pu recueillir dans les divers auteurs, on voit que les singes se trouvent placés sur la même ligne que les rongeurs ; le cheval est au-dessous de la taupe ; l'homme se range modestement à côté du bœuf ; le hérisson et le lièvre marchent en tête de la série.

En prenant la moyenne de tous les résultats consignés dans ce tableau, on trouve que le poids du cervelet est à celui du cerveau dans les mammifères comme 1 est à 5,91. Dans les oiseaux ces deux organes sont entre eux dans le rapport de 1 à 6,18 : ainsi le poids et le volume du cervelet seraient un peu moindres chez les seconds que dans les premiers, ce qui donnerait aux oiseaux un cerveau plus volumineux, et par conséquent une place plus élevée dans la hiérarchie de l'intelligence.

De tous ces faits, je crois pouvoir conclure que le rapport existant entre le poids et le volume du cervelet d'une part, le poids et le volume du cerveau de l'autre, est extrêmement variable et indépendant des facultés cérébrales qui ont été réparties aux divers animaux.

2° Le poids et le volume du cervelet comparés au poids et au volume du cerveau varient-ils avec l'âge?

Chez le fœtus et pendant les premières années de l'enfance, il est facile de constater que le cervelet ne présente pas un développement proportionnel à celui du cerveau : dans l'enfant naissant, Chaussier a vu cet organe ne représenter que la 13e, la 14e, la 17e, la 21e, la 26e et même une fois la 33e partie du poids total du cerveau. Plus tard, lorsque s'efface la prédominance du cerveau sur tous les autres organes, le volume du cervelet acquiert peu à peu les dimensions relatives qui lui sont propres.

3° Le volume du cervelet est-il le même dans les deux sexes?

Selon Gall et Cuvier, cet organe serait un peu plus volumineux dans le sexe féminin. Mais les recherches de M. Parchappe viennent infirmer cette opinion : cet auteur, qui a pesé comparativement chez 29 hommes et 18 femmes, l'encéphale entier, puis le cerveau seul, puis le cervelet uni à la protubérance et au bulbe rachidien, a constaté, ainsi que nous l'avons dit :

1° Que le poids moyen de l'encéphale de l'homme s'élève à 1,323 grammes, celui de son cerveau à 1,155, celui de son cervelet à 179 ;

2° Que le poids moyen de l'encéphale de la femme est de 1,210 grammes, celui de son cerveau de 1,055, et celui de son cervelet de 147.

En rapprochant les chiffres 147 et 179 des chiffres 1,055 et 1,145, on reconnaît que le poids du cervelet uni à la protubérance et au bulbe rachidien varie chez la femme entre la septième et la huitième partie du poids du cerveau, tandis que chez l'homme il varie de la sixième à la septième. Il serait donc sensiblement plus petit dans le sexe féminin ; je crois devoir ajouter cependant que pour admettre définitivement cette conclusion, des évaluations plus nombreuses et entreprises par des expérimentateurs différents seraient nécessaires.

Consistance du cervelet.

Il est fréquent, au moment où l'on enlève l'arachnoïde et surtout la piemère cérébelleuse, de détacher de la surface du cervelet des lambeaux plus ou moins étendus de substance grise, et même de voir cette surface plus ou moins ramollie former une sorte de putrilage.

Cette altération rapide de la substance cérébelleuse tient à plusieurs causes sans doute, parmi lesquelles on doit mentionner la position déclive de l'organe, soit pendant la vie, soit après la mort, et surtout sa composition dont la substance grise ou corticale forme l'élément principal. On sait, en effet, que cette substance est beaucoup plus vasculaire que la médullaire, et que les tissus les plus vasculaires sont ceux qui s'altèrent les premiers. Comparée à celle du cerveau sur un animal qui vient d'être sacrifié, la surface du cervelet présente à peu près la même consistance ; chaque jour on peut faire cette observation dans les salles d'autopsie pendant la durée des froids où les altérations cadavériques se manifestent plus lentement.

CONFORMATION EXTÉRIEURE DU CERVELET.

Vu supérieurement, le cervelet représente un segment d'ellipsoïde dont le pourtour serait échancré aux deux extrémités de son petit axe ; vu inférieurement, il apparaît sous la forme de deux segments de sphères unis l'un à l'autre sur la ligne médiane par la circonférence de leur base.

Ce mode de configuration permet de distinguer dans le cervelet trois parties, l'une moyenne qui forme le lobe médian, et deux latérales qui constituent les lobes latéraux ou *hémisphères cérébelleux*.

Le lobe médian existe dans tous les vertébrés. — Les lobes latéraux n'existent que dans les mammifères, où on les voit, comme les circonvolutions, acquérir des dimensions graduellement plus grandes en remontant la série animale. D'un très petit volume dans les rongeurs, ils prennent des proportions plus grandes dans les ruminants, les solipèdes et les carnassiers, deviennent plus considérables encore dans les dauphins et les singes, et arrivent chez l'homme à leur maximum de développement : lobe médian peu volumineux, lobes latéraux très développés, tel est donc le caractère du cervelet de l'homme ; lobe médian très développé, lobes latéraux peu volumineux, tel est le caractère du cervelet des mammifères ; lobe médian très développé et unique, tel est le caractère du cervelet des oiseaux, des reptiles et des poissons.

FIG. 189.

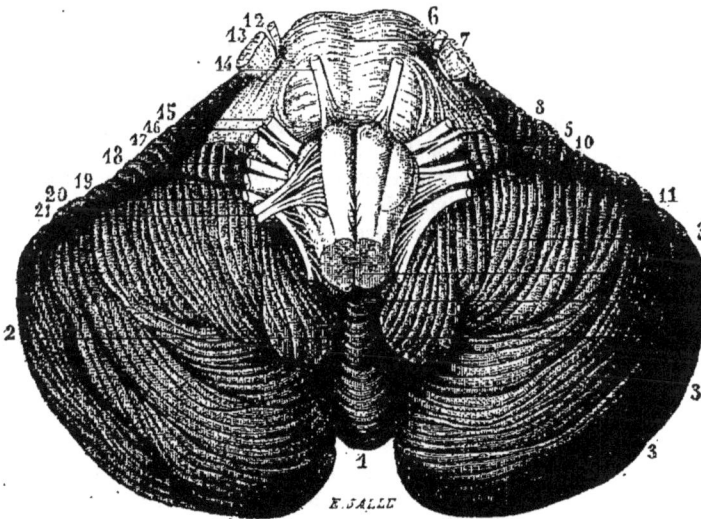

Lobules de la face inférieure du cervelet, et origine des nerfs qui partent de la protubérance annulaire et du bulbe rachidien.

1,1. Éminence vermiculaire inférieure. — 2,2. Scissure médiane du cervelet. — 3,3,3. Lobules des hémisphères cérébelleux. — 4. Amygdale ou lobule du bulbe rachidien. — 5. Lobule du pneumogastrique. — 6. Protubérance annulaire. — 7. Sillon médian de la protubérance. — 8. Pédoncule cérébelleux moyen. — 9. Bulbe rachidien. — 10,11. Origine du grand sillon horizontal. — 12. Petite racine ou racine motrice des nerfs trijumeaux. — 13. Grosse racine ou racine sensitive de ces nerfs. — 14. Nerf moteur oculaire externe. — 15. Nerf facial. — 16. Nerf de Wrisberg. — 17. Nerf acoustique. — 18. Nerf glosso-pharyngien. — 19. Nerf pneumogastrique. — 20. Nerf spinal. — 21. Nerf grand hypoglosse.

Il suit de ces divers faits : 1° que le lobe médian doit être considéré comme la partie primitive ou fondamentale du cervelet ; 2° que le volume si remarquable des hémisphères cérébelleux chez l'homme est un des traits par lesquels son encéphale se distingue au plus haut degré de celui des animaux.

Le cervelet est symétrique lorsqu'on l'envisage d'une manière générale ; mais de même que le cerveau, il cesse de l'être lorsqu'on examine de chaque côté les détails qui se correspondent. Il n'est pas extrêmement rare de rencontrer un des hémisphères cérébelleux plus volumineux que celui du côté opposé ; quelquefois même on constate d'un côté une atrophie et de l'autre un développement normal. M. Cruveilhier a observé quatre fois cette atrophie du côté gauche, et dans ces quatre cas il existait une atrophie de l'hémisphère cérébral du côté droit, coïncidence remarquable qui a conduit cet observateur à admettre un rapport intime entre les hémisphères opposés du cerveau et du cervelet.

Considéré dans sa conformation extérieure, le cervelet nous présente à étudier une face supérieure, une face inférieure, une circonférence et des sillons qui segmentent sa périphérie en lobules, lames et lamelles.

1° Face supérieure du cervelet.

Recouverte par la tente du cervelet et les hémisphères cérébraux, elle offre de chaque côté un plan qui s'incline en bas et en dehors, et sur la ligne médiane une saillie qui constitue la partie supérieure du lobe médian.

Cette saillie, plus prononcée en avant où elle recouvre les tubercules quadrijumeaux postérieurs, la valvule de Vieussens, et les pédoncules cérébelleux supérieurs, se déprime et s'efface graduellement en arrière ; elle est sillonnée transversalement et comme décomposée en anneaux qui rappellent les segments abdominaux de certains articulés, et particulièrement du ver à soie : de là les noms de *vermis superior*, de *ver*, de *processus*, d'*éminence vermiforme* ou *vermiculaire supérieure* sous lesquels elle a été tour à tour désignée. (Fig. 180.)

2° Face inférieure du cervelet.

Elle est en rapport par ses parties latérales avec les fosses occipitales inférieures et par sa partie moyenne avec le bulbe rachidien. (Fig. 189.)

Les parties latérales de la face inférieure, arrondies et convexes, constituent les *hémisphères cérébelleux*.

La partie moyenne, profondément excavée, se présente sous l'aspect d'un large sillon qui a reçu le nom de *scissure médiane du cervelet*.

Si l'on soulève le bulbe rachidien en le portant en haut et en avant, et si en même temps on écarte suffisamment les deux lèvres de la scissure médiane, on aperçoit profondément une saillie cruciale qui représente la partie inférieure du lobe médian : cette saillie constitue l'*éminence vermiforme ou vermiculaire inférieure*. (Fig. 190.)

Composée aussi d'anneaux ou plutôt de lamelles transversalement dirigées, l'éminence vermiculaire inférieur se prolonge par ses parties latérales dans l'épaisseur de chacun des hémisphères cérébelleux. — Son extrémité postérieure proémine sous la forme d'un tubercule entre les deux bords de l'échancrure correspondante du cervelet.

Réunie aux deux branches latérales, cette extrémité postérieure compose la *pyramide lamineuse* de Malacarne.

L'extrémité antérieure du vermis inférieur flotte dans l'intérieur du quatrième ventricule, entre la valvule de Vieussens et la face postérieure de la protubérance. Vicq d'Azyr l'appelle *éminence mamillaire*, et Chaussier *tubercule lamineux du quatrième ventricule*. Malacarne, qui le premier a fixé sur elle l'attention des anatomistes, en a donné une bonne description sous le nom de *luette*: aplatie de haut en bas, libre et arrondie en avant, adhérente en arrière, continue sur les côtés aux valvules de Tarin, elle présente en effet par sa forme et ses rapports quelque analogie avec le mode de configuration qui distingue la saillie médiane du voile du palais.

Valvules de Tarin.

Les *valvules de Tarin, voiles médullaires postérieurs* de Reil, *lames semi-lunaires de l'éminence mamillaire du vermis inférior* de Vicq d'Azyr, sont deux replis membraneux situés de chaque côté de la luette, et

FIG. 190.

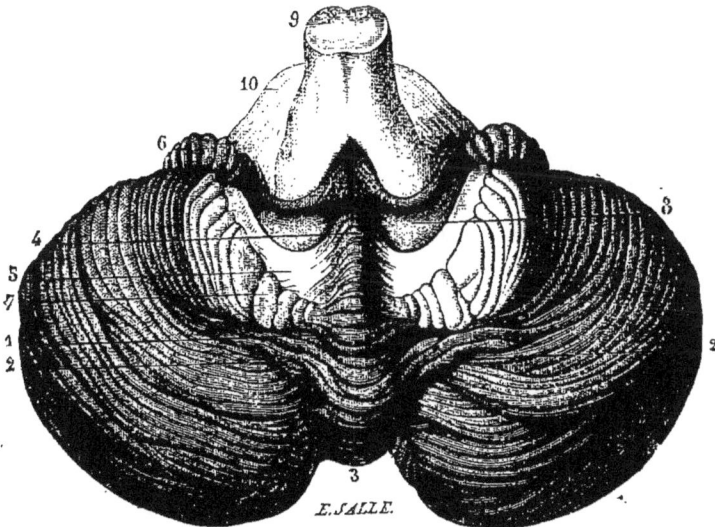

Éminence vermiculaire inférieure et valvules de Tarin mises à nu par le renversement en avant du bulbe rachidien et la section des deux amygdales.

1. Partie moyenne de l'éminence vermiculaire inférieure. — 2,2. Ses parties latérales. — 3. Son extrémité postérieure renflée en tubercule. — 4. Son extrémité antérieure ou luette. — 5. Valvule de Tarin du côté droit, se continuant en dedans avec le bord correspondant de la luette, et en dehors, avec le lobule du pneumogastrique. — 6. Lobule du pneumogastrique. — 7. Surface de section des amygdales. — 8. Face inférieure ou ventriculaire du pédoncule cérébelleux supérieur. — 9. Bulbe rachidien. — 10. Protubérance annulaire.

semblables à ceux qu'on observe à l'origine de l'artère pulmonaire. Chacun d'eux présente :

Un bord postérieur, convexe et adhérent à la paroi supérieure du quatrième ventricule.

Un bord antérieur, concave, libre, et offrant une sorte d'ourlet qui augmente son épaisseur.

Une extrémité interne qui adhère à la luette.

Une extrémité externe qui contourne le corps restiforme pour aller se continuer avec le lobule du pneumo-gastrique.

L'espace compris entre chacune de ces valvules et la paroi supérieure du quatrième ventricule a été comparé par Reil à un nid d'hirondelle.

Les valvules de Tarin sont composées de trois lames : deux extérieures, de même nature que la membrane ventriculaire, et une moyenne de nature nerveuse, qui n'existe pas encore chez le fœtus et l'enfant, qui arrive rarement chez l'adulte jusqu'au bord libre, et qui serait un prolongement de la substance grise du cervelet suivant quelques auteurs ; mais sa couleur, d'un blanc laiteux, semble plutôt dénoter qu'elle tire son origine de la substance médullaire sur laquelle le bord adhérent de la valvule se trouve fixé.

3° Circonférence du cervelet.

La circonférence du cervelet a été comparée à un cœur de carte à jouer dont le sommet tronqué serait tourné en avant. Les sinus latéraux réunis aux sinus pétreux supérieurs lui forment une sorte de cadre.

En arrière elle est échancrée pour recevoir la base de la faux du cervelet et la crête occipitale interne ; dans le fond de cette échancrure on remarque la partie postérieure du lobe médian, composée de lamelles superposées et étendues de l'un à l'autre hémisphère.

En avant elle présente une seconde échancrure beaucoup plus considérable que la précédente, destinée à loger la protubérance annulaire.

Les deux échancrures de la circonférence du cervelet, placées aux extrémités de la scissure médiane, la prolongent et lui donnent la forme d'une gouttière plus étroite dans sa partie moyenne, plus large à ses extrémités, et surtout à son extrémité antérieure.

4° Sillons, lobules, lames et lamelles du cervelet.

Toute la périphérie du cervelet est parcourue par des sillons parallèles et concentriques qui pénètrent à des profondeurs très inégales, et découpent sa surface en segments, les segments en lames, et les lames en lamelles.

Ces sillons sont de deux ordres : les uns s'étendent jusqu'au centre médullaire de l'organe ; les autres en restent plus ou moins éloignés.

Les *sillons profonds* ou *sillons du premier ordre* sont au nombre de douze ou quinze ; ils divisent le cervelet en autant de segments ou lobules.

Les *sillons du second ordre* partagent les lobules en lames et lamelles. Leur nombre varie de 700 à 800, selon Malacarne qui entreprit le premier ce laborieux dénombrement, et de 600 à 700, selon Chaussier.

Parmi les sillons du premier ordre, le plus remarquable est celui qui occupe la circonférence du cervelet. Ce sillon *circonférenciel, grand sillon horizontal de Vicq d'Azyr*, semble partager les lobes latéraux et le lobe médian en deux moitiés : une supérieure qui comprend la base des premiers, ainsi que l'éminence vermiculaire correspondante, et une inférieure qui comprend le sommet des hémisphères cérébelleux et l'éminence vermiculaire inférieure. (Fig. 189.)

Sur la face supérieure, tous les sillons, lobules, lames et lamelles, décrivent une courbure dont la concavité regarde en avant et en dedans. Le sillon le plus profond, *grand sillon supérieur* de Vicq d'Azyr, s'étend de la partie postérieure du vermis à l'extrémité du grand axe du cervelet, et divise la base des hémisphères cérébelleux en deux segments principaux : un segment postérieur de forme semi-lunaire, et un segment antérieur plus considérable, de figure quadrilatère. Reil, Meckel et toute l'école allemande n'admettent en effet que ces deux lobes sur la face supérieure du cervelet ; mais les sillons qui sont situés en avant du grand sillon supérieur, quoique moins profonds, s'étendent également jusqu'au centre médullaire de l'organe, et interceptent des segments qui, pour être plus petits, n'en sont pas moins indépendants les uns des autres. Le nombre de ces segments varie de six à huit.

Au niveau du vermis supérieur, quelques uns des sillons du premier ordre passent d'un côté à l'autre en s'infléchissant un peu pour se porter en avant ; d'autres s'entrecroisent sur la partie médiane de ce vermis avec les sillons correspondants du côté opposé, et les lames et lamelles qu'ils séparent semblent former dans ces divers points une sorte d'engrenage.

Les sillons, lobules, lames et lamelles de la face inférieure, décrivent, comme ceux de la face supérieure, des courbes concentriques dont la concavité est tournée en avant et en dedans pour les postérieurs, et directement en dedans pour les antérieurs. Les lobules diminuent graduellement de volume à mesure qu'on se rapproche du bulbe rachidien et de la protubérance. (Fig. 189.)

Le lobule le plus antérieur, qui est aussi le plus petit, porte le nom de *lobule du nerf vague* ; il représente une sorte de touffe couchée sur le bord inférieur du pédoncule cérébelleux moyen, en dehors et en arrière des nerfs facial et auditif, en avant et au-dessus du nerf pneumo-gastrique, sur le côté externe de la valvule de Tarin avec laquelle il se continue.

De chaque côté du bulbe rachidien on observe un lobule beaucoup plus volumineux que le précédent. Ces lobules, appelés *amygdales, lobules tonsillaires, lobules du bulbe rachidien*, sont déprimés en dehors où ils se moulent sur le pourtour du trou occipital, et en dedans où ils correspondent aux corps restiformes ; supérieurement ils se trouvent en rapport avec le vermis inférieur et les valvules de Tarin qu'ils recouvrent complétement, en sorte qu'il est nécessaire de les enlever lorsqu'on veut observer ces replis ; par leur extrémité la plus élevée ils répondent au quatrième ventricule dans lequel ils proéminent sur les côtés de la luette.

Les *lames du cervelet* sont appliquées les unes contre les autres et séparées entre elles par un mince repli de la pie-mère ; leur bord libre répond à la périphérie de l'organe, et leur bord adhérent à son centre médullaire.

11.

Les *lamelles*, intermédiaires aux lobules et aux lames qu'elles unissent, diffèrent beaucoup dans leurs dimensions et leur trajet ; elles se trouvent comme ensevelies dans la partie profonde des sillons du premier et du second ordre ; il n'en est qu'un très petit nombre dont le bord libre arrive jusqu'à la superficie du cervelet.

CONFORMATION INTÉRIEURE DU CERVELET.

Le cervelet se compose, comme le cerveau, de substance blanche et de substance grise.

La substance blanche représente le tiers environ de sa masse totale ; elle constitue un noyau que la substance grise entoure de toutes parts.

Le noyau, ou *centre médullaire* du cervelet, peu considérable dans sa partie moyenne qui répond au lobe médian, se renfle de chaque côté au niveau des hémisphères cérébelleux. De sa périphérie partent des prolongements qui rayonnent dans tous les sens pour se porter : les uns vers les lobules, lames et lamelles du cervelet, ce sont les irradiations intrinsèques ; les autres vers le cerveau, la protubérance annulaire et le bulbe rachidien, ce sont les irradiations extrinsèques ou *pédoncules du cervelet*.

Les *irradiations intrinsèques*, ou *cérébelleuses* proprement dites, sont au nombre de douze à quinze ; elles présentent une forme arborescente ; on les voit se diviser en branches, rameaux et ramuscules pour aller constituer l'axe des lobules, lames et lamelles. (Fig. 191.)

Les *irradiations extrinsèques*, ou *pédoncules cérébelleux*, au nombre de six, trois de chaque côté, présentent l'aspect de cordons divergents, et se distinguent par leur position relative, en supérieurs, moyens et inférieurs.

Les *pédoncules cérébelleux supérieurs* se portent en haut et en avant vers les tubercules quadrijumeaux, sous lesquels ils s'engagent pour gagner ensuite les couches optiques et les hémisphères cérébraux. (Fig. 196.)

Les *pédoncules cérébelleux moyens* se dirigent horizontalement en avant et en dedans vers la protubérance annulaire qu'ils constituent essentiellement. (Fig. 193.)

Les *pédoncules cérébelleux inférieurs* descendent obliquement vers le bulbe rachidien auquel ils s'unissent. (Fig. 192.)

A leur point de départ, les trois pédoncules d'un même côté correspondent à la partie latérale et antérieure du centre médullaire du cervelet, remarquable par la présence d'un noyau ovoïde qu'entoure une membrane jaunâtre, plissée à sa surface. Ce noyau, qui a été décrit par Vieussens sous le nom de *corps rhomboïdal*, est appelé avec plus de vérité, par Vicq d'Azyr, *corps dentelé* ou *festonné*, et par M. Cruveilhier, *olive cérébelleuse*. (Fig. 191 et 196.)

Pour étudier le corps dentelé, le centre médullaire, les irradiations qui émanent de ce centre et le rapport que présentent ces irradiations blanches avec la substance grise ou corticale du cervelet, trois coupes au moins sont nécessaires : 1° une coupe médiane et verticale ; 2° une coupe oblique et verticale parallèle au pédoncule cérébelleux moyen ; 3° une coupe horizontale.

La coupe médiane et verticale permettra de constater : 1° la forme du lobe médian, qui est cylindroïde ; 2° les irradiations arborescentes qui se portent du centre médullaire dans les lobules, lames et lamelles de ce lobe, pour former l'*arbre de vie* du lobe médian ; 3° en dehors de ces prolongements arboriformes, la substance grise qui les recouvre à la manière d'une membrane pliée et repliée sur elle-même ; 4° enfin la continuité de la valvule de Vieussens avec le centre médullaire. (Fig. 183.)

La coupe pratiquée sur l'hémisphère cérébelleux parallèlement au pédoncule moyen montrera : 1° le corps rhomboïdal dans sa plus grande longueur, qui est à peu près double de sa hauteur et de sa largeur ; 2° la continuité du centre médullaire avec le pédoncule moyen et la protubérance ; 3° les prolongements qui s'étendent de ce centre vers les lobules, lames et lamelles de l'hémisphère cérébelleux, et qui ont été collectivement désignés sous le nom d'*arbre de vie des lobes latéraux* ; 4° l'inégale profondeur des sillons ; 5° les dimensions relatives des divers lobules. Ainsi on recon-

Fig. 191.

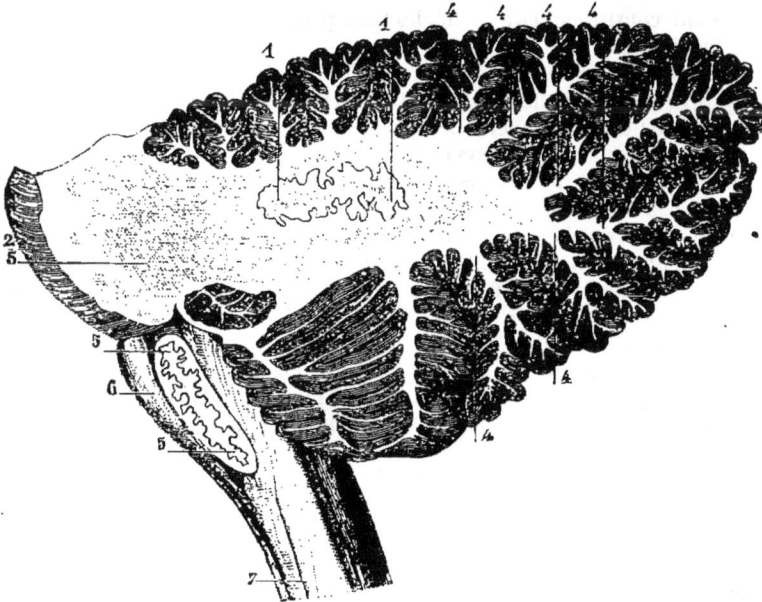

Coupe verticale pratiquée sur l'hémisphère du cervelet, parallèlement
au pédoncule cérébelleux moyen.

1,1. Corps rhomboïdal, ou olive cérébelleuse. — 2. Protubérance annulaire. — 3. Centre médullaire de lobe latéral , ou hémisphère gauche du cervelet. — 4,4,4,4,4. Prolongements qui émanent de ce centre pour aller constituer l'axe des lobules, lames et lamelles du cervelet. — 5,5. Corps olivaire du bulbe rachidien. — 6. Pyramide antérieure. — 7. Extrémité supérieure de la moelle épinière.

naîtra facilement que les lobules postérieurs ou circonférenciels sont les plus volumineux et les plus longs ; que ceux de la face inférieure sont un peu moins considérables, et ceux de la face supérieure plus réduits encore dans leur volume. (Fig. 191.)

Une coupe horizontale pratiquée au niveau de la valvule de Vieussens et des pédoncules cérébelleux supérieurs découvrira les deux corps dentelés, dont il sera facile alors d'apercevoir la direction et la situation respective. Faite un peu plus profondément, la même coupe entamera la paroi supérieure du quatrième ventricule, et l'on pourra alors remarquer : 1° que les deux corps dentelés sont ouverts en avant et en dedans ; 2° qu'ils répondent par leurs extrémités antérieure et interne aux angles latéraux du quatrième ventricule et au point de départ des trois pédoncules ; 4° enfin que la luette et l'extrémité correspondante des deux amygdales flottent dans l'intérieur du quatrième ventricule.

DU QUATRIÈME VENTRICULE, OU VENTRICULE DU CERVELET.

Le quatrième ventricule est une cavité intermédiaire au cervelet, à la protubérance et au bulbe rachidien.

Pour constituer cette cavité, les trois parties qui précèdent s'unissent de la manière suivante :

La protubérance et le bulbe rachidien, continus l'un à l'autre, forment un premier plan tourné en haut et en arrière ; à ce plan le cervelet oppose : 1° sa partie médiane et inférieure qui ferme le ventricule en arrière ; 2° ses pédoncules supérieurs et la valvule de Vieussens qui ferment le ventricule en haut ; 3° ses pédoncules moyens et ses pédoncules inférieurs qui se confondent, les premiers avec les parties latérales de la protubérance, les seconds avec le bulbe rachidien et qui ferment ainsi le ventricule en dehors. Il est donc facile de concevoir comment la cavité ventriculaire se trouve limitée en avant, en arrière, en haut, et en dehors ; mais comment est-elle limitée en bas ? Ici elle est close par deux simples lamelles dépendantes de la pie-mère et étendues des parties latérales du bulbe rachidien à la face interne des amygdales ; encore ces lamelles ne sont-elles jamais réunies l'une à l'autre à leur extrémité inférieure, en sorte que dans ce point le ventricule reste ouvert et en libre communication avec l'espace sous-arachnoïdien.

La forme du quatrième ventricule est celle d'une cavité ellipsoïde qui serait aplatie de haut en bas, et terminée en pointe, d'une part aux deux extrémités de son grand axe, de l'autre aux deux extrémités de son petit axe ; on peut lui considérer par conséquent deux parois, quatre bords et quatre angles.

Paroi antérieure ou inférieure. Pour la découvrir il faut inciser d'avant en arrière, et dans sa partie moyenne, toute l'épaisseur du lobe médian, et écarter ensuite les deux bords de la division. (Fig. 192.)

La figure de cette paroi est celle d'un losange dont l'angle inférieur, très accusé, a été décrit par Hérophile sous le nom de *calamus scriptorius* ; la moitié supérieure de ce losange répond à la protubérance annulaire, et sa moitié inférieure au bulbe rachidien. A sa surface on remarque :

1° Un sillon médian qui le parcourt dans toute son étendue et qui représente la *tige du calamus scriptorius.*

2° Des stries blanches, transversales, non symétriques, qui se rendent pour la plupart au nerf auditif; ces stries, situées sur les côtés de la moitié inférieure du sillon, forment les *barbes du calamus.*

3° A l'extrémité inférieure du sillon médian une fossette située sur le prolongement de l'axe de la moelle, appelée *ventricule d'Arantius.*

Toute cette paroi est revêtue d'une couche de substance grise qui contraste avec la couleur blanche des stries. Assez souvent cette couche grise s'étend en partie sur les barbes du calamus, qui se trouvent alors comme voilées.

Paroi postérieure ou supérieure. Elle est beaucoup moins régulière que la précédente. Pour l'étudier on peut diviser sur la ligne médiane, et de bas en haut, le bulbe rachidien et la protubérance annulaire, et ensuite renverser en dehors les deux lèvres de la section en usant de beaucoup de ménagement; mais il est préférable de laisser intactes les parties précédentes et de relever fortement le bulbe en même temps qu'on écarte

Fig. 192.

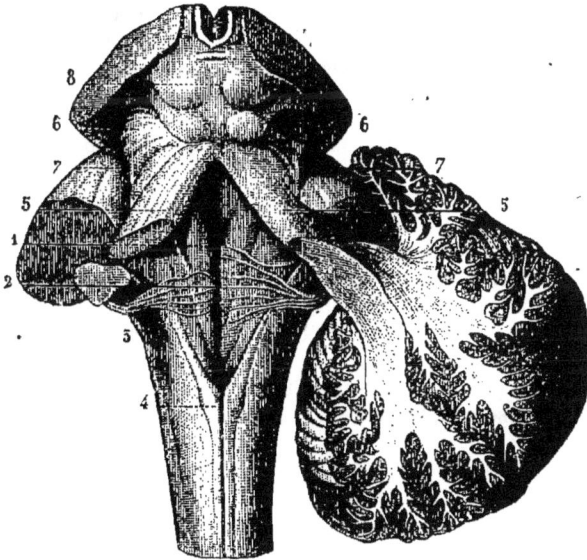

Paroi antéro-inférieure du ventricule du cervelet.

1. Sillon médian de cette paroi formant la tige du calamus scriptorius. — 2. Stries blanches et transversales représentant les barbes du calamus, et convergeant en dehors pour concourir à la formation du nerf acoustique. — 3. Pédoncule cérébelleux inférieur. — 4. Pyramide postérieure. — 5,5. Pédoncule cérébelleux supérieur croisant à angle aigu l'inférieur en passant à son côté interne. — 6,6. Faisceaux triangulaires latéraux de l'isthme. — 7,7. Sillons latéraux de l'isthme de l'encéphale. — 8. Tubercules quadrijumeaux.

les deux amygdales ; en portant ainsi le bulbe rachidien en avant et les amygdales en dehors, et en retranchant, s'il le faut, une partie ou totalité de ces lobules, on découvre assez bien toute la paroi supérieure du ventricule, et il devient alors facile de reconnaître :

1° Qu'elle est régulière, lisse, humide et de couleur blanche dans sa moitié antérieure formée par les pédoncules cérébelleux supérieurs et la valvule de Vieussens ;

2° Qu'elle est inégale, de couleur grise et sillonnée transversalement dans sa moitié postérieure, constituée par le sommet de l'éminence vermiculaire correspondante ;

3° Qu'au niveau du point de réunion de ces deux moitiés, la paroi supérieure, sensiblement élargie, présente : sur la ligne médiane, la luette libre et flottante ; sur les côtés, l'extrémité supérieure des amygdales, et au-dessus de celle-ci, les valvules de Tarin. (Fig. 190.)

Les *bords* du quatrième ventricule se divisent en supérieurs et inférieurs.

Les *supérieurs* répondent à la ligne d'union des pédoncules supérieurs avec la protubérance annulaire.

Les *inférieurs* sont formés par deux lamelles cellulo-fibreuses dépendantes du névrilème du bulbe rachidien, et étendues des parties latérales de ce bulbe à la partie supérieure et interne des lobules tonsillaires où ces lamelles se rapprochent sans cependant se réunir ; en bas, elles se rapprochent aussi, mais sans arriver jusqu'au contact, et laissent entre elles un intervalle dont la largeur égale celle du bec du calamus scriptorius.

Les *angles* se partagent en latéraux, supérieur et inférieur.

Les *angles latéraux* correspondent au point de réunion des trois pédoncules cérébelleux, et à l'extrémité antérieure du corps rhomboïdal.

L'*angle supérieur* se continue avec l'aqueduc de Sylvius. — Cet aqueduc, creusé sous la partie médiane des tubercules quadrijumeaux, présente à sa partie inférieure un sillon longitudinal sur les côtés duquel on observe deux petits reliefs ; son extrémité antérieure s'ouvre dans le ventricule moyen immédiatement au-dessous de la commissure postérieure du cerveau ; il établit par conséquent une communication entre le troisième et le quatrième ventricule. (Fig. 183.)

L'*angle inférieur* présente aussi un orifice qui est limité : 1° en bas, par le bec du calamus ; 2° en haut, par une petite lamelle triangulaire à sommet postérieur, située entre le vermis inférieur et les amygdales, lamelle très variable dans ses dimensions ; 3° sur les côtés, par les lamelles qui forment les bords inférieurs de la cavité ventriculaire. — Cet orifice est inégal, comme déchiré ; lorsqu'on soulève le bulbe rachidien pour l'examiner, il représente assez bien un bec d'oiseau dont les deux mandibules seraient largement écartées. Il a pour usage d'établir une large communication entre les ventricules cérébraux et cérébelleux d'une part, et l'espace sous-arachnoïdien de l'autre.

Plexus choroïdes du quatrième ventricule.

Ces petits plexus, bien représentés par Vieq d'Azyr, naissent par une extrémité déliée au niveau de la lamelle médiane de l'orifice inférieur du ventricule, s'accolent aussitôt aux lamelles latérales, puis contournent avec ces lamelles les corps restiformes pour se porter en haut et en dehors vers les lobules du pneumogastrique, sur le côté interne desquels ils se terminent par un renflement très manifeste.

TEXTURE DU CERVELET.

La substance blanche médullaire ou centrale du cervelet se compose de lamelles, ainsi que l'ont démontré MM. Cruveilhier et Leuret ; mais cette structure lamelleuse ne devient très manifeste que sur les cervelets qui ont longtemps séjourné dans l'alcool. Une coupe verticale étant pratiquée sur la partie la plus épaisse de l'un des hémisphères cérébelleux ainsi préparé, on parvient avec un peu d'adresse et de patience à décomposer le noyau blanc central en une multitude de feuillets qui donnent à la surface incisée l'aspect d'un livre entr'ouvert.

Chacun de ces feuillets présente la forme d'un petit éventail, c'est-à-dire, deux faces contiguës à celles des feuillets voisins, un bord libre ou périphérique plus étendu, et un bord adhérent plus étroit.

Par leur bord adhérent tous les feuillets correspondent aux corps dentelés et au point de départ des trois pédoncules du cervelet ; en se rapprochant de ces pédoncules, ils se dépouillent graduellement de leur forme lamelleuse pour se fasciculer.

Par leur extrémité périphérique, au contraire, ils divergent dans tous les sens : les uns se dirigent en haut, d'autres en bas, les plus longs en arrière vers la circonférence de l'organe. Dans ce trajet ils ne s'écartent pas régulièrement de manière à intercepter entre eux des espaces égaux : ils forment des groupes successivement décroissants, les plus considérables occupant le centre des lobules, les suivants le centre des lames et des lamelles. Les plus petits groupes sont encore composés de plusieurs feuillets.

La texture de ces feuillets est fibreuse ; et de même que les feuillets forment des groupes divergents du centre vers la surface du cervelet, de même les fibres qui les constituent marchent en rayonnant de leur bord adhérent vers leur bord libre.

Le corps rhomboïdal présente une structure analogue à celle du centre médullaire ; il se compose aussi de feuillets qui s'étendent de son extrémité antérieure et interne vers les divers points de la lame jaunâtre qui l'entoure. Ces feuillets sont en général plus difficiles à dissocier que ceux des lobules du cervelet ; dans leur intervalle on trouve une petite quantité de substance grise et de nombreux vaisseaux qui pénètrent par l'ouverture de la lame dentelée.

Des trois pédoncules cérébelleux, l'inférieur et le supérieur sont ceux qui offrent les rapports les plus intimes avec le corps rhomboïdal ; le premier répond à l'extrémité inférieure et postérieure de ce corps, et le second à son extrémité supérieure et antérieure, ou plutôt à l'orifice de sa lame dentelée, en sorte que les fibres de l'un et de l'autre semblent se continuer directement.

La substance grise du cervelet, étudiée avec beaucoup de soin par M. Baillarger, lui a présenté une stratification semblable à celle qu'il a signalée dans la couche corticale des circonvolutions du cerveau. (Voy. p. 51.)

La substance jaune qu'on observe autour du corps dentelé, et entre les couches blanche et grise des lobules, lames et lamelles, résulte, ainsi que le même anatomiste l'a très bien démontré, du mélange sous des proportions déterminées des substances médullaire et corticale.

Les *artères du cervelet* diffèrent de celles du cerveau : 1° par leur situation ; elles ne rampent pas dans la profondeur des principaux sillons, mais à sa surface ; 2° par leurs extrêmes flexuosités, en rapport avec le nombre plus considérable des rameaux qu'elles fournissent.

Les *veines du cervelet*, non moins flexueuses et tout à fait indépendantes des artères vont s'ouvrir dans les sinus latéraux, dans les sinus pétreux et dans le sinus droit.

Le réseau qui résulte des anastomoses de toutes les ramifications émanées de ces vaisseaux constitue la portion cérébelleuse de la pie-mère. Il est beaucoup plus fin, plus délicat et moins résistant que celui recouvre les circonvolutions cérébrales. On le voit contourner les principaux lobules ; mais il n'enveloppe pas complétement les lames, et ne pénètre que rarement entre les lamelles. Si le cervelet était déplissé, la surface qu'il offrirait par suite de ce déplissement excéderait notablement celle de la pie-mère cérébelleuse.

La substance grise formant environ les deux tiers de la masse totale du cervelet, et cette substance étant beaucoup plus riche en vaisseaux que la médullaire, on peut dire d'une manière générale que cet organe est plus vasculaire que le cerveau.

DE L'ISTHME DE L'ENCÉPHALE.

L'isthme de l'encéphale est cette portion du centre nerveux qui est intermédiaire au cerveau, au cervelet et à la moelle épinière.

Deux plans distincts et superposés constituent cette partie de l'encéphale :

1° Un plan inférieur qui comprend le bulbe rachidien, la protubérance annulaire, les pédoncules cérébelleux moyens, et les pédoncules cérébraux.

2° Un plan supérieur formé par les pédoncules cérébelleux supérieurs, la valvule de Vieussens et les tubercules quadrijumeaux.

Ces deux plans n'offrent ni les mêmes dimensions ni le même mode de configuration, ni la même origine (1).

(1) Réunis, ces deux plans constituent la moelle allongée de la plupart des auteurs, dénomination qui offre deux inconvénients : d'une part, elle semble exprimer que les parties qu'elle désigne sont toutes situées sur le prolongement de la moelle épinière, tandis que plusieurs d'entre elles, telles que les pédoncules cérébelleux moyens et supérieurs, la couche superficielle de la protubérance, la valvule de Vieussens et les tubercules quadrijumeaux, sont indépendantes des faisceaux prolongés de la moelle ; d'une autre part, son acception a été très arbitrairement étendue et restreinte par les divers anatomistes qui l'ont adoptée. Ainsi, pour Haller, la moelle allongée s'étend du trou occipital à la protubérance ; pour le plus grand nombre des auteurs, elle se compose de toutes les par-

Le plan inférieur, beaucoup plus considérable, présente une disposition rayonnée ; il a été comparé par les auteurs anciens à un animal qui avait pour corps la protubérance annulaire, pour bras les pédoncules cérébraux, pour jambes ou cuisses les pédoncules cérébelleux moyens, et pour queue le bulbe rachidien.

Le plan supérieur, étroit et mince, forme une lame étendue du centre médullaire du cervelet aux couches optiques.

Un sillon antéro-postérieur sépare de chaque côté ces deux plans ; de ce sillon on voit naître un faisceau qui part du plan inférieur pour venir se terminer dans le supérieur au-dessous des tubercules quadrijumeaux, et qui a été décrit par Reil sous le nom de *ruban*, par M. Cruveilhier sous celui de *faisceau triangulaire latéral de l'isthme*.

Chacune des parties qui entrent dans la composition de ces plans nous présente à étudier sa conformation et sa structure. Je décrirai successivement sous ce double point de vue : *A*, le bulbe rachidien ; *B*, la protubérance annulaire et les pédoncules cérébelleux moyens ; *C*, les pédoncules cérébraux ; *D*, les pédoncules cérébelleux supérieurs et la valvule de Vieussens ; *E*, et enfin les tubercules quadrijumeaux.

A. BULBE RACHIDIEN (1).

Le bulbe rachidien est cette partie de l'isthme de l'encéphale qui s'étend de la moelle épinière à la protubérance annulaire et au cervelet.

Comme la gouttière basilaire sur laquelle il repose, le bulbe rachidien se dirige obliquement de bas en haut et d'arrière en avant, de telle sorte que

---

ties blanches ou médullaires visibles à la base de l'encéphale ; pour d'autres, elle comprend non seulement les parties précédentes, mais les couches optiques et les corps striés. Cette dénomination est donc à la fois vicieuse et confuse ; c'est pourquoi j'ai cru devoir l'abandonner, à l'exemple de M. Cruveilhier, et lui substituer celle d'isthme de l'encéphale qui exprime très bien la situation relative des parties auxquelles elle s'applique, et qui ne préjuge rien sur leur mode de connexion.

(1) Dans les considérations générales qui précèdent la description du centre nerveux, j'avais cru devoir rattacher le bulbe rachidien à la moelle épinière, mais les raisons suivantes brièvement exposées par Meckel, et très bien développées par M. Longet, me déterminent à le ranger parmi les parties constituantes de l'isthme de l'encéphale, ainsi que l'a fait récemment M. Ludovic Hirschfeld :

1° La conformation intérieure du bulbe diffère très notablement de celle de la moelle, et offre, au contraire, beaucoup d'analogie avec celle de l'isthme.

2° Il donne naissance à sept paires de nerfs que l'on nomme *nerfs encéphaliques*, par opposition à ceux de la moelle appelés *nerfs spinaux*. Si le bulbe n'est autre chose que l'extrémité supérieure de la moelle ; il faut appliquer la même dénomination aux nerfs de ces deux parties, et alors cette distinction des nerfs en spinaux et encéphaliques, qui est si naturelle, serait annulée.

3° Dans les oiseaux, les reptiles et les poissons, on ne trouve point de fibres transversales formant une protubérance annulaire ; dans quelques mammifères ces mêmes fibres transversales recouvrent le bulbe rachidien : or une limite qui n'existe pas dans le plus grand nombre des vertébrés, et qui varie dans les autres alors même que l'organe auquel elle s'applique conserve les mêmes dimensions, est une ligne de démarcation d'une valeur évidemment très secondaire.

son axe, incliné à l'horizon de 45 degrés environ, forme avec celui de la moelle épinière un angle aigu en arrière et obtus en avant.

Ses limites sont établies : en haut et en avant, par la protubérance qui le déborde et sous laquelle il semble s'engager ; en avant et en bas, par la présence de faisceaux fibreux qui s'entrecroisent sur la ligne médiane à la manière des deux branches d'un X, et qui séparent le sillon antérieur de la moelle du sillon antérieur du bulbe. Un plan horizontal passant au-dessous de cet entrecroisement, telle est la limite inférieure du bulbe ; ce plan correspond à la première vertèbre cervicale. — En arrière, le bulbe se continue sans ligne de démarcation, d'une part avec la moelle, de l'autre avec la protubérance et le cervelet.

La *longueur* du bulbe a pour mesure l'intervalle compris entre la partie moyenne de l'apophyse odontoïde et la partie moyenne de la gouttière basilaire ; cet intervalle est de 3 centimètres chez l'adulte.

Sa *forme* est celle d'un renflement conoïde un peu déprimé d'arrière en avant. — La base de ce renflement, légèrement rétrécie et comme étranglée au voisinage de la protubérance, présente un sillon demi-circulaire qui accuse sa limite supérieure. — Son sommet tronqué et un peu plus effilé que la partie correspondante de la moelle porte le nom de *collet du bulbe.*

Le mode de configuration du bulbe rachidien permet de lui considérer une face antérieure, une face postérieure et deux faces latérales.

1° Face antérieure du bulbe rachidien.

Convexe, inclinée en bas, et en rapport avec la gouttière basilaire, cette face présente, lorsqu'elle a été préalablement dépouillée de son névrilème : 1° sur la ligne médiane un sillon longitudinal ; 2° de chaque côté de ce sillon une saillie qui constitue la *pyramide antérieure* ; 3° en dehors de chaque pyramide un second sillon moins étendu et plus superficiel que le sillon médian ; 4° enfin une seconde saillie qui forme l'*olive* ou le *corps olivaire.* (Fig. 193.)

Le *sillon médian* de la face antérieure du bulbe est situé sur le prolongement d'un sillon semblable qui règne sur toute l'étendue de la face correspondante de la moelle épinière ; il a pour limite inférieure trois ou quatre faisceaux fibreux qui naissent de chacune des pyramides et qui s'entrecroisent sur la ligne médiane ; son extrémité supérieure, limitée par le bord inférieur de la protubérance, s'élargit pour former une fossette étroite et profonde, mentionnée par Vicq d'Azyr sous le nom de *trou borgne.*

Ce sillon reçoit un grand nombre de vaisseaux, qui lui donnent, lorsqu'on l'écarte modérément, l'aspect d'une gouttière criblée, et lorsqu'on l'écarte davantage, l'aspect d'une lame à fibres entrecroisées. Petit, Winslow, Santorini, et quelques autres anatomistes, ont en effet admis que l'entrecroisement du bulbe s'étend à toute la hauteur de ce renflement ; mais une observation plus attentive a fait depuis longtemps justice de cette erreur.

Chez quelques individus le sillon médian du bulbe est en partie masqué par des fibres transversales qui prolongent en bas le bord inférieur de la protubérance ; ces fibres, qui n'existent pas dans l'immense majorité des cas et qui offrent, lorsqu'elles existent, beaucoup de variétés, ont été collectivement décrites sous le nom d'*avant-pont* ou de *ponticule*.

Les *pyramides*, appelées aussi *pyramides antérieures*, *éminences pyramidales*, sont deux saillies longitudinales et parallèles qui parcourent toute la longueur du bulbe, et se trouvent situées en dedans des éminences olivaires, sur les côtés du sillon médian.

Fig. 193.

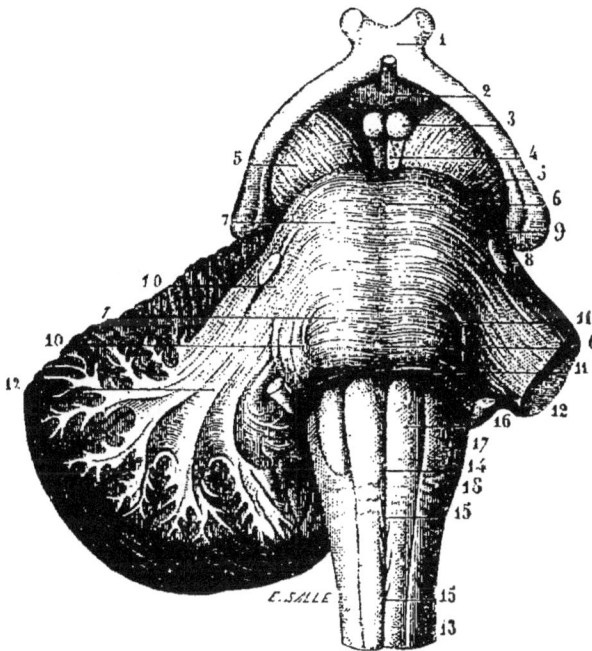

Face antéro-inférieure de l'isthme de l'encéphale.

1. Chiasma des nerfs optiques. — 2. Corps cendré. — 3. Tubercules mamillaires.—4. Lamelle perforée interpédonculaire. — 5,5. Pédoncules cérébraux. — 6,6. Sillon médian de la protubérance annulaire. — 7,7. Saillie longitudinale correspondant au prolongement des faisceaux pyramidaux.— 8. Origine de la cinquième paire. — 9. Faisceaux transverses supérieurs de la protubérance. — 10,10. Faisceaux moyens. — 11,11. Faisceaux inférieurs passant sous les précédents.—12,12. Pédoncules cérébelleux moyens formés par la réunion des trois ordres de fibres de la protubérance ; le pédoncule gauche est divisé près de son origine ; le pédoncule droit a été conservé pour montrer l'épanouissement de ses fibres dans l'hémisphère cérébelleux correspondant.— 13. Bulbe rachidien. — 14. Sillon médian du bulbe. — 15,15. Entrecroisement des pyramides. — 16. Pyramide antérieure. — 17. Corps olivaire. — 18. Fibres arciformes.

Vues extérieurement, les pyramides représentent un cône tronqué dont la base tournée en haut se rétrécit en s'engageant sous la protubérance.

Vues dans leur ensemble, c'est-à-dire après avoir été isolées, chacune d'elles revêt la forme d'un prisme à base triangulaire, offrant trois faces et deux extrémités :

Une face interne en rapport avec la face correspondante de la pyramide opposée.

Une face externe contiguë au corps olivaire qu'elle recouvre en grande partie.

Une face antérieure, arrondie et convexe, qui répond à la périphérie du bulbe rachidien.

Une extrémité inférieure, plus petite, qui se décompose en trois ou quatre faisceaux pour s'entrecroiser sur la ligne médiane avec les faisceaux correspondants de la pyramide opposée. (Fig. 194.)

Une extrémité supérieure, plus considérable, qui s'arrondit en cylindre et diminue de calibre au niveau du bord inférieur de la protubérance.

Les *olives*, ou *corps olivaires*, situées en dehors des pyramides et sur un plan plus postérieur, constituent de chaque côté une saillie oblongue à contour nettement accusé. Leur grand axe est parallèle à celui des éminences pyramidales ; et comme ces éminences s'accroissent de bas en haut, il en résulte que les olives ne sont pas exactement longitudinales, mais obliquement dirigées en haut et en dehors, de telle sorte qu'elles sont un peu plus écartées à leur extrémité supérieure. (Fig. 193 et 194.)

La longueur des corps olivaires varie de 12 à 15 millimètres.

Leur extrémité supérieure est séparée de la protubérance par une dépression qui a reçu de Vicq d'Azyr le nom de *fossette de l'éminence olivaire*.

Leur extrémité inférieure, moins saillante que la précédente, est quelquefois recouverte et comme voilée par un faisceau de fibres transversales et curvilignes connues depuis Rolando sous le nom de *fibres arciformes*.

Le sillon qui sépare les olives des pyramides antérieures est remarquable par la présence des filets d'origine du grand hypoglosse. (Fig. 189.)

2° Face postérieure du bulbe rachidien.

La face postérieure du bulbe rachidien se compose de deux parties bien distinctes : dans son quart ou son tiers inférieur, elle est blanche et arrondie comme la face correspondante de la moelle épinière avec laquelle elle se continue ; dans ses deux tiers supérieurs, elle est formée par une excavation triangulaire d'aspect grisâtre qui concourt à former la paroi inférieure du quatrième ventricule. (Fig. 192.)

La portion blanche et arrondie de la face postérieure du bulbe présente :

1° Sur la ligne médiane, un sillon qui se continue avec le sillon médian postérieur de la moelle épinière.

2° En dehors de ce sillon médian, deux petits faisceaux qui viennent se terminer sur les côtés du bec du calamus scriptorius par un renflement mamelonné ; ces faisceaux constituent les *pyramides postérieures*.

3° Deux sillons latéraux à peine apparents qui limitent le bord externe des faisceaux précédents.

4° Enfin l'origine des corps restiformes qui s'écartent pour se porter en haut et en dehors, l'un à droite, l'autre à gauche, et qui laissent à nu, en s'écartant ainsi, la substance grise centrale de la moelle.

La portion grise et excavée de la face postérieure du bulbe offre beaucoup plus d'étendue que la précédente. Limitée de chaque côté par les pyramides postérieures et les corps restiformes dont elle mesure l'écartement, elle se continue en haut avec la face supérieure de la protubérance; une ligne fictive étendue de l'un des angles latéraux du quatrième ventricule à l'angle opposé marque sa limite supérieure.

Nous avons vu, en étudiant le quatrième ventricule, que l'excavation triangulaire ainsi limitée est remarquable par la présence de la tige, du bec et des barbes du calamus scriptorius; j'ajouterai seulement que dans cet espace angulaire on observe en général un angle plus petit formé par la rencontre de deux bandelettes d'aspect corné.

3° Faces latérales du bulbe rachidien.

En procédant d'avant en arrière, on remarque sur chacune de ces faces : 1° le corps olivaire déjà décrit; 2° un faisceau intermédiaire à l'olive et à la ligne d'émergence des filets d'origine des nerfs glosso-pharyngien et pneumogastrique; 3° le corps restiforme; 4° au-dessous et en arrière des olives, le tubercule cendré de Rolando; 5° enfin, au niveau de ce tubercule, les fibres arciformes.

Le *faisceau intermédiaire* à l'olive et à la ligne d'émergence des nerfs glosso-pharyngien et pneumogastrique est presque entièrement recouvert par le corps olivaire, en sorte qu'on n'aperçoit à la surface du bulbe qu'une très petite portion de son volume; sa description appartient à l'étude de la structure du bulbe rachidien. (Fig. 189.)

Les *corps restiformes* ou *pyramides latérales*, forment la plus grande partie des faces latérales du bulbe; continus inférieurement avec les cordons postérieurs de la moelle, ils s'écartent au niveau du bec du calamus scriptorius pour se porter en haut, en dehors et en avant, d'une part vers la paroi inférieure du quatrième ventricule qu'ils limitent inférieurement, de l'autre vers le centre médullaire du cervelet dans lequel ils se terminent par le plus grand nombre de leurs fibres.

La forme de ces faisceaux est cylindrique.

Ils sont situés entre les pyramides postérieures qui se terminent sur eux en mourant après s'être légèrement renflées, et les faisceaux intermédiaires du bulbe dont les sépare la ligne d'émergence des radicules du glosso-pharyngien et du pneumogastrique, ligne qui se continue en bas avec le sillon collatéral postérieur de la moelle. — Au-dessus de cette ligne on observe une dépression assez profonde, la *fossette latérale du bulbe*, d'où partent le nerf facial et la racine antérieure du nerf auditif: cette fossette, qui se continue en avant de la fossette sus-olivaire, est limitée en arrière par le pédoncule cérébelleux inférieur, et en haut par la protubérance.

Le *tubercule cendré de Rolando* est un noyau de substance grise situé à 5 ou 6 millimètres en arrière et au-dessous du corps olivaire, sur le prolongement du sillon collatéral postérieur de la moelle ; il semble en quelque sorte produit par une hernie de la couche grise qui occupe le fond de ce sillon.

Sa forme est ellipsoïde. — Son volume varie beaucoup ; chez quelques sujets on en trouve à peine quelques vestiges.

Les *fibres arciformes* naissent, suivant le même anatomiste, de la protubérance, au niveau des pédoncules cérébelleux inférieurs, puis descendent ensuite sur ces pédoncules, contournent l'extrémité inférieure des olives et arrivent au sillon médian dans lequel elles pénètrent. Sur quelques sujets ces fibres naissent en effet de la protubérance ; sur d'autres elles semblent partir du corps restiforme.

Ces fibres sont remarquables par leur trajet curviligne, par leur position superficielle et par les nombreuses variétés qu'elles présentent. Quelquefois elles se partagent en deux groupes : l'un, supérieur, qui embrasse l'extrémité correspondante des olives et des pyramides ; l'autre, inférieur, qui recouvre l'extrémité opposée des mêmes saillies.

STRUCTURE DU BULBE RACHIDIEN.

Le bulbe rachidien se compose de deux moitiés symétriques, et chacune de ces moitiés de trois faisceaux qui sont reliés entre eux par les fibres arciformes. Quelle est la texture et la disposition relative de ces divers faisceaux ? dans quelles proportions se trouvent-ils associés ? comment se continuent-ils avec les cordons de la moelle épinière ? telles sont les principales questions que soulève l'étude de la structure du bulbe. Pour les résoudre j'examinerai successivement dans leur mode de configuration, de constitution, et de continuité : les faisceaux antérieurs ou pyramidaux, les faisceaux latéraux ou intermédiaires dont les olives forment une dépendance, et enfin les faisceaux postérieurs, ou corps restiformes, dont les pyramides postérieures peuvent être considérées comme une partie accessoire.

1° Des faisceaux pyramidaux : leur texture ; leur entrecroisement.

Nous avons vu que ces faisceaux revêtent la forme d'un prisme triangulaire dont la base arrondie fait partie de la surface antérieure du bulbe et dont le sommet répond à l'axe de ce renflement ; ils sont exclusivement composés de fibres médullaires, obliques et entrecroisées à leur origine, longitudinales et parallèles dans le trajet qu'elles parcourent depuis le collet du bulbe jusqu'à la protubérance. (Fig. 194.)

L'*entrecroisement des pyramides* à leur partie inférieure est un des points les plus importants de la structure du centre nerveux. Pour l'étudier convenablement, il faut avoir à sa disposition des bulbes rachidiens frais, et d'autres qui ont séjourné quinze jours ou trois semaines dans l'alcool concentré. — Sur les premiers l'entrecroisement sera mis à nu à l'aide d'un jet d'eau projeté d'arrière en avant après l'excision préalable de la partie médiane postérieure de la moelle; le jet d'eau, enlevant la substance grise qui recouvrait les faisceaux entrecroisés, et dissociant en partie ces faisceaux, les rend très manifestes.—Sur les seconds on procédera par voie de dissection, en isolant d'abord les pyramides des faisceaux voisins jusqu'à leur extrémité inférieure, et en séparant ensuite l'une de l'autre les deux moitiés de la moelle jusqu'à l'origine des pyramides.

FIG. 191.

Entrecroisement des pyramides. — Faisceaux pyramidaux et intermédiaires du bulbe suivis à travers la protubérance jusqu'aux pédoncules cérébraux.

6. Cordon antérieur de la moelle épinière se divisant en deux faisceaux dont le plus interne contribue à la formation de la pyramide correspondante.
7. Cordon moyen ou latéral de la moelle divisé en quatre faisceaux qui passent du côté gauche au côté droit, en s'entrecroisant sur la ligne médiane avec un égal nombre de faisceaux semblables venus du côté opposé, et dirigés en sens inverse.
8. Pyramide gauche.
8'. Pyramide droite divisée immédiatement au-dessus de l'entrecroisement pour laisser voir le corps olivaire.
9. Faisceau pyramidal gauche traversant la protubérance et allant former le plan inférieur du pédoncule cérébral correspondant.
10 Coupe des fibres transverses superficielles de la protubérance.
11. Coupe des fibres transverses profondes.
12. Olive gauche.
13. Olive droite se continuant en bas avec le faisceau externe du cordon antérieur de la moelle, et en haut avec le faisceau intermédiaire du bulbe qu'on voit traverser la protubérance pour aller former le plan moyen du pédoncule cérébral.

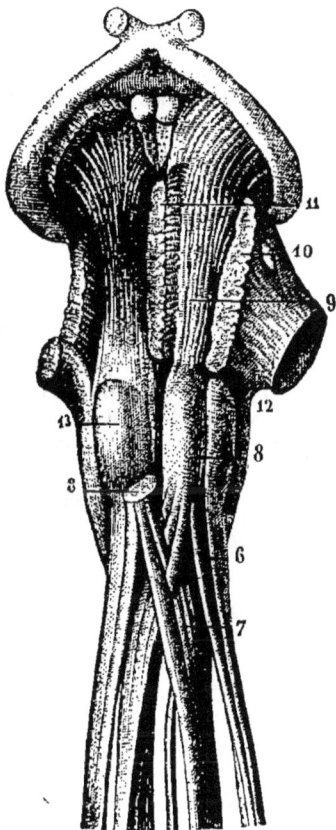

Sur les bulbes rachidiens ainsi préparés il sera facile de constater :

1° Que chacune des pyramides se divise inférieurement en trois ou quatre faisceaux ;

2° Que les faisceaux de la pyramide droite se portent obliquement en bas, en arrière et à gauche, tandis que ceux de la pyramide gauche se portent au contraire en bas, en arrière et à droite ;

3° Que les faisceaux de l'un et de l'autre côté se superposent d'une manière alternative en formant une série d'X qui s'étagent de bas en haut ;

4° Que les faisceaux de la pyramide droite se continuent avec les cordons latéraux gauches de la moelle, et *vice versâ* ;

5° Que le faisceau le plus externe des pyramides ne participe pas à l'entrecroisement, mais se continue directement avec le cordon antérieur de la moelle, suivant la remarque de M. Longet confirmée par les recherches de M. Ludovic Hirschfeld.

L'étendue de cet entrecroisement est de 8 millimètres, et la distance qui le sépare du bord inférieur de la protubérance de 2 centimètres environ. Découvert en 1709 par Mistichelli, il a été admis sans contestation par Duverney, Santorini, Winslow, Liéutaud, Scarpa, Sœmmerring, Gall, Cuvier, etc. Son existence a paru problématique à Haller et à Vicq d'Azyr; elle a été niée par Morgagni, Sabatier, Chaussier, et surtout par Rolando. Mais les objections élevées contre sa réalité ont perdu toute valeur en présence des recherches si précises et si concluantes des anatomistes modernes; l'entrecroisement des pyramides figure aujourd'hui parmi les faits anatomiques les mieux démontrés.

2° Des faisceaux intermédiaires ou latéraux du bulbe : leur configuration; leurs rapports; leur texture.

Le *faisceau intermédiaire* ou *latéral du bulbe*, *faisceau moyen* de Rolando, *faisceau olivaire* de Tiedemann, *sous-olivaire* de M. Cruveilhier, *respiratoire* de Ch. Bell, est situé profondément entre la pyramide et le corps restiforme correspondant; lorsque ce dernier a été enlevé, on constate que son volume s'accroît de bas en haut, et qu'il présente, comme l'éminence pyramidale, la forme d'un prisme à trois pans.

Sa base, tournée en dedans, se trouve en rapport avec celle du faisceau opposé.

Sa face antérieure est recouverte par l'olive et la pyramide correspondante.

Sa face postérieure répond au corps restiforme et à la paroi inférieure du quatrième ventricule, sur laquelle elle forme un léger relief de chaque côté de la tige du calamus scriptorius.

Son sommet tronqué apparaît sur la face latérale du bulbe, entre l'olive et la ligne d'émergence des nerfs glosso-pharyngien et pneumogastrique.

Ce faisceau se compose de substance blanche et de substance grise qui se mélangent d'une manière intime et qui lui donnent une couleur d'un gris jaunâtre. *Il est constitué par toute la portion du cordon antéro-latéral de la moelle qui ne participe pas à la composition des pyramides.*

Les *faisceaux intermédiaires du bulbe s'entrecroisent-ils ?* Au niveau du sillon médian qui occupe la face postérieure du bulbe et qui se prolonge sur toute l'étendue de la paroi inférieure du quatrième ventricule, M. Foville a signalé un entrecroisement s'opérant entre les fibres des deux faisceaux intermédiaires. Cet entrecroisement, que Valentin appelle *entrecroisement supérieur*, par opposition à celui des pyramides qu'il nomme *entrecroisement inférieur*, est admis en France par M. Longet ; M. Cruveilhier l'admet également, mais seulement au niveau de l'origine des pédoncules cérébraux ; M. Ludovic Hirschfeld nie au contraire son existence.

Lorsqu'on incise très superficiellement le sillon de la paroi inférieure du quatrième ventricule, et qu'on écarte ensuite les deux moitiés du bulbe et de la protubérance on aperçoit des fibres qui semblent s'entrecroiser ; mais si, après avoir séparé complétement les deux moitiés de l'isthme de l'encéphale, on examine sur le profil de chaque coupe la direction des fibres qui paraissaient s'entrecroiser, on remarque :

1° Qu'au niveau du bulbe, les pyramides et les faisceaux intermédiaires d'un côté sont séparés des mêmes faisceaux du côté opposé par un plan de fibres perpendiculaires à leur direction et parallèles entre elles ;

2° Qu'au niveau de la protubérance et en arrière, les faisceaux intermédiaires s'adossent et se confondent sur la ligne médiane, et que toutes les fibres qui les composent marchent parallèlement à leur axe ; si quelques unes d'entre elles se dévient, ce sont seulement les plus internes, et alors l'entrecroisement des faisceaux intermédiaires du bulbe se réduirait aux plus minimes proportions.

Mes dissections me font donc incliner vers l'opinion qui a été défendue par M. Ludovic Hirschfeld. Je ne voudrais pas nier cependant d'une manière absolue un fait qui a été admis par deux anatomistes aussi distingués que MM. Foville et Longet, et qui repose sur des considérations physiologiques d'une haute importance; mais j'ose affirmer que cet entrecroisement, s'il existe, se trouve limité à la partie supérieure de l'isthme de l'encéphale. Il est manifeste que dans l'intervalle compris entre l'entrecroisement des pyramides à leur partie inférieure et la protubérance, il n'existe aucun autre entrecroisement.

Le corps olivaire, dépendance du faisceau latéral, est un noyau ellipsoïde formé de deux membranes : l'une, externe, de nature médullaire, lisse et régulière ; l'autre, interne, jaunâtre, plissée sur elle-même, comme celle qui entoure le corps rhomboïdal du cervelet avec laquelle elle offre la plus grande analogie.

L'enveloppe jaunâtre du corps olivaire a été comparée par Rolando à une bourse dont l'orifice tourné en dedans et en arrière répond au faisceau intermédiaire du bulbe ; par cet orifice on voit pénétrer dans l'intérieur de l'olive la substance propre du faisceau latéral de la même manière que nous avons vu le pédoncule supérieur du cervelet pénétrer dans l'olive cérébelleuse par l'ouverture de cette dernière.

5° Corps restiformes : leurs rapports ; leur structure ; leur bifurcation.

Les corps restiformes, situés en partie dans une dépression que leur présente la face postérieure des faisceaux intermédiaires du bulbe, entre ces faisceaux et les pyramides postérieures, sont composés uniquement de fibres blanches qui se continuent en bas avec les cordons postérieurs de la moelle, et qui se partagent vers la partie moyenne de leur trajet en deux faisceaux secondaires.

De ces deux faisceaux l'inférieur suit la direction primitive du corps restiforme pour s'épanouir sur la paroi inférieure du quatrième ventricule, en dehors du faisceau intermédiaire auquel il se réunit.

Le supérieur, beaucoup plus considérable, se prolonge vers le cervelet pour former le pédoncule cérébelleux inférieur; il est limité en avant par la ligne d'insertion des nerfs glosso-pharyngien et pneumogastrique qui les séparent des faisceaux latéraux du bulbe.

4° Fibres arciformes.

Lorsqu'on sépare par voie d'écartement les deux moitiés du bulbe, on trouve entre les pyramides et les faisceaux intermédiaires un plan de fibres antéro-postérieures, limité en haut par la protubérance, en bas par l'entre-croisement des éminences pyramidales. Les fibres qui constituent ce plan, parvenues au niveau du bord postérieur des pyramides, se décomposent en quatre groupes : deux antérieurs qui se portent l'un à droite et l'autre à gauche, deux postérieurs qui se partagent de la même manière.

Les deux groupes antérieurs continuant à marcher dans la même direction, arrivent jusqu'au sillon médian, et se portent ensuite de dedans en dehors pour recouvrir l'extrémité inférieure des pyramides et des olives.

Les deux groupes postérieurs s'engagent de chaque côté entre la pyramide et l'olive correspondante, apparaissent dans le sillon qui sépare ces deux éminences, puis contournent l'olive en se confondant avec les groupes précédents.

Ces quatre groupes sont extrêmement variables dans leurs proportions absolues et relatives ; en général, ils sont peu développés et le plus souvent à peine apparents. (Fig. 193.)

Pour constater la forme, les rapports, la texture des diverses parties qui constituent le bulbe, il est nécessaire de soumettre ce renflement à des coupes variées ; parmi ces coupes, les plus utiles sont les sections horizontales pratiquées : 1° au niveau de l'entrecroisement des pyramides, 2° au niveau de la partie moyenne des olives, 3° au niveau du bord inférieur de la protubérance.

Sur la première coupe on observe : en avant, un triangle médullaire à sommet postérieur qui répond à l'entrecroisement des pyramides ; en arrière et sur les côtés, une substance d'un blanc grisâtre composée de fibres médullaires et de substance grise mélangées.

La seconde coupe présente : 1° la coupe triangulaire des pyramides ; 2° la membrane plissée des olives, ainsi que son orifice et la substance qu'elles renferment ; 3° en dehors et en arrière de cette membrane, une surface d'un gris jaunâtre qui répond au faisceau intermédiaire ; 4° enfin, tout à fait en dehors, une surface blanche et arrondie due à la section du corps restiforme.

La troisième coupe est remarquable : par sa forme triangulaire ; par une surface blanche et arrondie qui répond aux pyramides antérieures ; par une surface d'un gris clair représentant le faisceau intermédiaire et beaucoup plus étendue que celle qu'on remarque sur la coupe précédente ; par une seconde surface blanche qui appartient au corps restiforme ; enfin par la présence de deux faisceaux blancs, qui constituent la racine des trijumeaux

B. DE LA PROTUBÉRANCE ANNULAIRE ET DES PÉDONCULES CÉRÉBELLEUX MOYENS.

La *protubérance annulaire*; ou *pont de Varole*, appelée aussi *nœud de l'encéphale* par Sœmmerring, *mésocéphale* par Chaussier, *corps de la moelle allongée* par quelques auteurs, est située sur la base de l'encéphale, au point de convergence du cerveau, du cervelet et de la moelle épinière. On peut lui considérer six faces.

La *face antérieure*, inclinée en bas et convexe, répond à la gouttière basilaire. Elle présente : 1° sur la ligne médiane, un sillon qui est en rapport avec le tronc basilaire ; 2° de chaque côté de ce sillon, une saillie longitudinale qui répond aux faisceaux pyramidaux du bulbe, prolongés dans la protubérance ; 3° en dehors de cette saillie, l'origine apparente de la cinquième paire de nerfs.

Toute cette face est sillonnée de stries transversales dues à la présence de faisceaux fibreux dirigés dans le même sens ; ces faisceaux sont de trois ordres :

Les *supérieurs* suivent d'abord une direction horizontale ; mais, parvenus sur les côtés de la protubérance, ils descendent en passant au-devant et en dehors de l'origine de la cinquième paire, puis se contournent de bas en haut pour aller former la partie supérieure et interne des pédoncules cérébelleux moyens. Leurs fibres les plus élevées répondent au sillon latéral de l'isthme de l'encéphale ; elles sont remarquables par les flexuosités qu'elles présentent.

Les *inférieurs* se dirigent transversalement vers la partie centrale des pédoncules.

Les *moyens* décrivent une courbe demi-circulaire dont la concavité regarde en arrière et dont les extrémités arrivent jusqu'au voisinage des corps restiformes ; ils passent en arrière et en dedans de l'origine des nerfs trijumeaux, au-dessus des faisceaux fibreux inférieurs qu'ils recouvrent en les croisant obliquement, et vont constituer la partie antérieure et inférieure des pédoncules ; leur existence n'est pas aussi constante que celle des précédents. (Fig. 193.)

La *face postérieure* fait partie de la paroi inférieure du quatrième ventricule ; elle offre sur la ligne médiane un sillon qui prolonge en haut la tige du calamus scriptorius, et sur les côtés deux saillies qui répondent aux faisceaux intermédiaires ou latéraux du bulbe. — En dehors de ces saillies elle se continue avec les pédoncules cérébelleux supérieurs, et le faisceau latéral de l'isthme.

La *face supérieure* se continue avec les pédoncules cérébraux dont elle se distingue en avant par un sillon transversal profondément déprimé sur la ligne médiane, où il correspond au sommet de l'espace interpédonculaire. Les fibres les plus élevées de la protubérance, en se déprimant au niveau du même espace, forment de chaque côté une sorte de lien ou de collier demi-circulaire qui embrasse l'origine des pédoncules du cerveau.

La *face inférieure* se continue avec le bulbe rachidien, dont la sépare aussi en avant et sur les côtés un sillon transversal et un peu plus que demi-circulaire.

Les *faces latérales* se confondent avec les pédoncules cérébelleux moyens, au niveau d'une ligne fictive et antéro-postérieure passant en dehors de l'origine des trijumeaux.

Les *pédoncules cérébelleux moyens* sont constitués de chaque côté par les fibres transverses de la protubérance qui se condensent en faisceaux pour les produire.

La couche fibreuse superficielle de la protubérance et les pédoncules cérébelleux moyens représentent donc un seul et même organe qui vient se perdre par ses deux extrémités dans le centre médullaire du cervelet, et que Gall a pu considérer avec raison comme une commissure des hémisphères cérébelleux.

Ces pédoncules sont un peu aplatis de haut en bas. — Celle de leur face qui est tournée en haut se trouve recouverte par les lobules cérébelleux supérieurs. — Leur face inférieure est en rapport avec le lobule du pneumogastrique et le nerf auditif qui la contourne. — Leur bord externe, convexe, répond à l'origine du grand sillon horizontal des hémisphères du cervelet.

Structure de la protubérance et des pédoncules cérébelleux moyens.

La protubérance annulaire est composée de substance blanche et de substance grise. De ces deux substances, la première revêt sa face antéro-inférieure, et la seconde sa face postéro-supérieure; dans son épaisseur, elles se mélangent sur certains points et se disposent sur d'autres par couches superposées.

Le plan médullaire le plus inférieur est formé par les faisceaux fibreux qui proviennent de l'épanouissement des pédoncules cérébelleux moyens, et qui se continuent sur la ligne médiane sans former un raphé, comme le pensait Vicq d'Azyr, et sans s'entrecroiser, ainsi que l'a avancé Chaussier.

Lorsqu'on enlève ce plan superficiel qui constitue en quelque sorte l'écorce de la protubérance, on observe au-dessous de lui une couche de substance grise traversée par des fibres antéro-postérieures étendues des pyramides aux pédoncules cérébraux.

Un peu plus profondément se présente une couche de fibres transversales allant se continuer avec les pédoncules cérébelleux moyens, puis une nouvelle couche composée de fibres antéro-postérieures; deux ou trois plans de fibres à direction transversale s'entremêlent ainsi par couches alternatives à un égal nombre de plans fibreux à direction longitudinale.

Après avoir retranché ces divers plans par des coupes horizontales, on arrive à un noyau considérable de substance grise dans lequel on ne trouve que des fibres transversales.

Ce noyau détruit, on rencontre de nouveau des fibres longitudinales qui constituent un faisceau très volumineux décrit par M. Cruveilhier sous le nom de *faisceau innominé* ou *faisceau de renforcement*.

Par son extrémité inférieure ce faisceau se continue avec le *faisceau intermédiaire* ou *latéral du bulbe*.

Par son extrémité supérieure il se continue avec les pédoncules du cerveau dont il constitue le plan moyen.

En dehors il se confond avec le faisceau triangulaire de l'isthme auquel il donne naissance.

En dedans il répond à celui du côté opposé qui lui est parallèle.

En résumé, la protubérance annulaire se compose de deux couches principales : 1° d'une couche inférieure, plus considérable, qui résulte de la superposition de plusieurs plans de fibres alternativement transversales et longitudinales ; 2° d'une couche supérieure formée de fibres exclusivement longitudinales.

Les pédoncules cérébelleux moyens sont composés de faisceaux fibreux qui se continuent en dedans avec les fibres transversales de la protubérance, et s'épanouissent en dehors dans le centre médullaire du cervelet.

C. DES PÉDONCULES CÉRÉBRAUX.

Les *pédoncules cérébraux* sont deux grosses colonnes blanches qui se portent en divergeant de la protubérance annulaire aux couches optiques.

La longueur de ces colonnes varie de 15 à 18 millimètres.

Leur volume est en raison directe de celui des hémisphères cérébraux.

Cylindriques et très rapprochés l'un de l'autre à leur point de départ, ils ne tardent pas à se déprimer de haut en bas pour s'élargir d'avant en arrière.

Leur *face inférieure*, libre, arrondie et de couleur blanche, offre des stries longitudinales produites par l'adossement des faisceaux fibreux et médullaires qui les composent ; elle est croisée obliquement par la bandelette du nerf optique qui forme sa limite antérieure.

Leur *face interne*, moins convexe que la précédente, présente un sillon longitudinal qui la divise en deux parties ; au niveau de ce sillon on observe : 1° une ligne noirâtre qui répond au *locus niger* de Vicq d'Azyr ; 2° l'origine du nerf moteur oculaire commun. — Cette face est unie à celle du côté opposé par une lamelle triangulaire, blanche, criblée de pertuis vasculaires, et creusée en gouttière sur ses deux faces qui correspondent, l'une à l'espace interpédonculaire, et l'autre au bord postérieur du ventricule moyen.

Leur *face externe* est contiguë à la circonvolution de l'hippocampe dont elle se trouve séparée par la partie latérale de la grande fente cérébrale, et le repli de la pie-mère qui va donner naissance aux plexus choroïdes des ventricules latéraux ; la bandelette des nerfs optiques la croise obliquement.

Leur *face supérieure* répond aux tubercules quadrijumeaux qu'ils supportent.

Les pédoncules du cerveau résultent de la superposition de trois plans de fibres qui se distinguent par leur position en inférieur, moyen et supérieur :

Le plan inférieur se compose des fibres longitudinales de la couche correspondante de la protubérance ; il continue par conséquent les pyramides antérieures.

Le plan moyen fait suite au faisceau intermédiaire du bulbe.

Le plan supérieur est formé par les pédoncules cérébelleux supérieurs et la partie du ruban de Reil qui se prolonge jusqu'au cerveau.

De ces trois plans les deux derniers ne tardent pas à se confondre ; mais les deux premiers sont séparés à leur entrée dans le pédoncule par une couche de substance brune ou noire offrant la forme d'un croissant à concavité postérieure. Ce noyau, signalé par Sœmmerring, a été représenté et décrit par Vicq d'Azyr sous le nom de *tache brune* ou *locus*

FIG. 195.

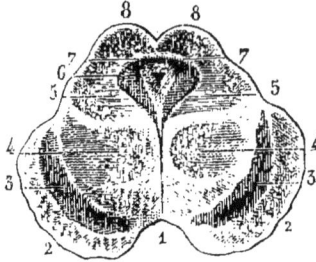

Coupe transversale faite sur les pédoncules cérébraux immédiatement au-devant de la protubérance annulaire.

1. Espace interpédonculaire.
2,2. Plan inférieur des pédoncules cérébraux.
3,3. *Locus niger* de Vicq d'Azyr.
4,4. Plan moyen des pédoncules, formé par le prolongement des faisceaux intermédiaires du bulbe.
5,5. Plan supérieur des pédoncules, présentant :
6. La coupe de l'aqueduc de Sylvius;
7,7. La coupe des pédoncules cérébelleux supérieurs;
8,8. La coupe des tubercules quadrijumeaux postérieurs.

niger crurum cerebri; il apparaît par son extrémité interne sur les côtés de l'espace interpédonculaire, au niveau de l'origine des nerfs de la troisième paire.

D. DES PÉDONCULES CÉRÉBELLEUX SUPÉRIEURS ET DE LA VALVULE DE VIEUSSENS.

Les *pédoncules cérébelleux supérieurs, processus cerebelli ad testes* de Haller, *processus cerebelli ad cerebrum* de Drelincourt, se présentent sous l'aspect de deux colonnes étendues du centre médullaire du cervelet aux pédoncules cérébraux et aux couches optiques qu'ils concourent à former; ils sont aplatis de haut en bas. (Fig. 196.)

Leur face supérieure est recouverte en arrière par un double feuillet de la pie-mère et l'extrémité correspondante du vermis supérieur; en avant elle répond au ruban de Reil et aux tubercules quadrijumeaux sous lesquels ils s'engagent.

Leur face inférieure fait partie de la paroi supérieure du quatrième ventricule.

Leur bord interne se continue avec la valvule de Vieussens dont ils se distinguent par leur saillie et leur épaisseur.

Leur bord externe répond au sillon latéral de l'isthme et au faisceau intermédiaire du bulbe.

Leur extrémité postérieur se perd dans la partie médiane du centre médullaire du cervelet; elle est superposée à l'extrémité correspondante du pédoncule cérébelleux inférieur dont elle croise obliquement la direction.

Leur extrémité antérieure, après s'être engagée sous le ruban de Reil et les tubercules quadrijumeaux, se porte avec le pédoncule cérébral vers la couche optique, et s'épanouit dans les hémisphères.

Ces pédoncules sont composés de fibres parallèles et antéro-postérieures.

La *valvule de Vieussens, velum interjectum* de Haller, *lame médullaire moyenne du cervelet* de Vicq d'Azyr, est une lamelle de substance blanche située dans l'intervalle des deux pédoncules cérébelleux supérieurs qu'elle réunit.

Sa longueur varie de 12 à 15 millimètres et sa largeur de 6 à 8; son épaisseur est d'un demi-millimètre environ.

Sa direction est horizontale et sa forme rectangulaire.

Sa face supérieure, concave, présente dans son aspect quelques variétés; tantôt elle est libre, unie et de couleur blanche dans toute son étendue; tantôt elle est sillonnée de stries de substance grise transversalement dirigées qui ne s'étendent jamais cependant jusqu'à son extrémité antérieure; cette face répond au vermis supérieur dont la sépare un double feuillet de la pie-mère.

Sa face inférieure, convexe, répond au ventricule du cervelet; elle se trouve en contact avec la luette ou tubercule lamineux de Malacarne, et sépare ainsi l'une de l'autre à leur extrémité antérieure les deux éminences vermiculaires.

Ses bords se continuent avec le bord interne des pédoncules cérébelleux supérieurs.

Son extrémité postérieure se perd dans la partie médullaire du lobe médian du cervelet.

Son extrémité antérieure se continue avec la lame médullaire qui recouvre les tubercules quadrijumeaux; au niveau de cette continuité et sur la ligne médiane, on observe un petit faisceau arrondi et extrêmement court qui descend de ces tubercules sur la valvule pour se confondre avec elle; ce faisceau est quelquefois simple, mais on le voit ordinairement se bifurquer à son extrémité valvulaire; je l'ai vu aussi se partager en bas en trois branches, une moyenne et deux latérales; il est connu sous les noms de *frein* et de *colonne de la valvule de Vieussens*.

Cette valvule forme une dépendance du centre médullaire du cervelet; revêtue de substance grise, elle représente très bien une demi-lamelle cérébelleuse. — Elle a été considérée par Gall comme la commissure des pédoncules supérieurs; mais la direction antéro-postérieure de ces fibres enlève toute valeur à cette opinion. — M. Ludovic Hirschfeld lui donne pour origine le ruban de Reil dont les fibres postérieures, au lieu de s'engager sous les tubercules quadrijumeaux, contourneraient les pédoncules supérieurs en se portant en dedans et en arrière, et produiraient la valvule par leur entrecroisement sur la ligne médiane. On voit en effet une disposition analogue que j'ai fait représenter dans la planche 196; mais les fibres qui se contournent ainsi n'occupent que sa partie antérieure et sont manifestement trop peu nombreuses pour constituer à elles seules une lame comparativement aussi étendue; d'autres fibres à direction longitudinale et parallèle, étendues du cervelet aux tubercules quadrijumeaux, croisent les précédentes à angle aigu.

E. DES TUBERCULES QUADRIJUMEAUX ET DU FAISCEAU LATÉRAL OBLIQUE DE L'ISTHME.

Les *tubercules quadrijumeaux, corpora bigemina* de Sœmmerring, sont situés au-dessus des pédoncules cérébraux, au-dessous de la glande pinéale et de la toile choroïdienne, qui les sépare du bourrelet du corps calleux, en arrière du troisième ventricule, au-devant du vermis supérieur.

Ces tubercules reposent sur une base quadrilatère dont ils occupent les angles ; un sillon antéro-postérieur, médian et rectiligne, sépare les tubercules du côté droit de ceux du côté gauche ; un sillon transversal et curviligne à concavité tournée en avant, sépare les tubercules quadrijumeaux antérieurs des postérieurs.

Les *tubercules quadrijumeaux antérieurs*, ou *éminences nates*, sont plus volumineux que les postérieurs ; une légère dépression sur laquelle repose la base de la glande pinéale existe à leur partie antérieure et interne.

FIG. 196.

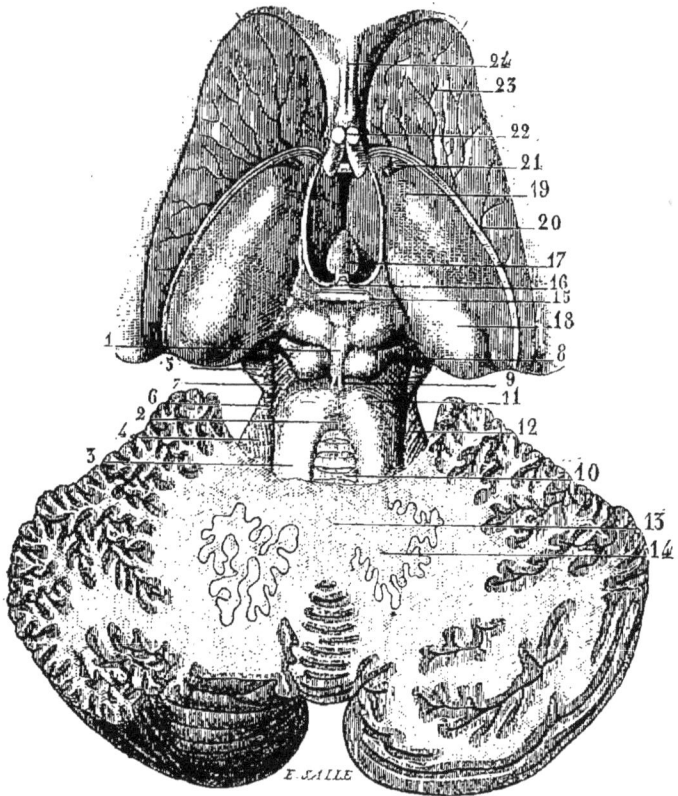

Tubercules quadrijumeaux, pédoncules cérébelleux supérieurs, et valvule de Vieussens.

1. Tubercules quadrijumeaux. — 2. Valvule de Vieussens. — 3. Pédoncule cérébelleux supérieur du côté gauche. — 4. Partie supérieure du pédoncule cérébelleux moyen. — 5. Partie supérieure du pédoncule cérébral. — 6. Sillon latéral de l'isthme de l'encéphale. — 7. Faisceau latéral oblique de l'isthme ou ruban de Reil. — 8. Cordon étendu des tubercules *testes* aux corps genouillés internes. — 9. Colonne de la valvule de Vieussens. — 10. Partie postérieure de la valvule de Vieussens qui se trouve ordinairement entrecoupée

Leur couleur est d'un blanc grisâtre ; leur forme celle d'un ovoïde dont la grosse extrémité regarde en avant et en dehors. Suffisamment prolongé, leur grand axe incliné en arrière et en dedans irait s'entrecroiser avec celui du côté opposé, un peu au-devant de la colonne de la valvule de Vieussens.

De leur extrémité antéro-externe on voit partir de chaque côté un petit groupe de fibres ordinairement peu apparentes qui se portent au corps genouillé externe pour concourir à l'origine des nerfs optiques.

Les *tubercules quadrijumeaux postérieurs* ou *inférieurs*, plus connus sous le nom de *testes*, diffèrent des précédents non seulement par leur volume, mais aussi par leurs limites qui sont mieux accusées, par leur couleur qui est plus blanche, et par leur forme qui est plus arrondie et presque hémisphérique.

De leur partie externe part un faisceau cylindrique remarquable par ses dimensions ; ce faisceau, qui se dirige en bas et en avant, se termine au corps genouillé interne ; il représente l'une des origines du nerf optique correspondant.

Les tubercules quadrijumeaux se composent de substance blanche et de substance grise : la première les entoure et leur forme une écorce extrêmement mince ; la seconde constitue la presque totalité de leur volume.

Le *faisceau latéral oblique de l'isthme* ou *ruban de Reil, faisceau triangulaire latéral* de M. Cruveilhier, est une bande fibreuse obliquement étendue du sillon latéral de l'isthme aux tubercules *testes*. Les auteurs ne sont pas d'accord sur ses limites : M. Cruveilhier rattache à ce faisceau le cordon qui s'étend des tubercules quadrijumeaux postérieurs aux corps genouillés internes ; suivant M. Ludovic Hirschfeld la valvule de Vieussens en serait aussi une dépendance. — Remarquons d'abord que le cordon qui se dirige vers les corps genouillés en est tout à fait distinct par son origine et sa direction, ainsi que l'a très bien établi M. Foville. Quant à la valvule de Vieussens, elle en reçoit toujours, en effet, un certain nombre de fibres remarquables par leur direction transversale ou oblique en dedans et en arrière. Mais ces fibres sont-elles bien les seules qui participent à sa formation ? Je ne le pense pas ; dans un grand nombre des cas, du moins, j'ai pu assez facilement constater l'existence de deux ordres de fibres, les unes

---

de lamelles grises transversales. — 11. Fibres postérieures ou internes du faisceau latéral oblique de l'isthme, croisant le pédoncule cérébelleux correspondant pour venir se terminer dans la valvule de Vieussens à la formation de laquelle elles contribuent. — 12. Fibres supérieures de la protubérance contournant le pédoncule cérébelleux moyen, sur lequel elles deviennent légèrement flexueuses. — 13. Centre médullaire du cervelet. — 14. Corps rhomboïdal ou olive cérébelleuse. — 15. Commissure cérébrale postérieure. — 16. Pédoncules supérieurs de la glande pinéale, au-dessous desquels ou aperçoit deux petits tractus transversaux qui représentent ses pédoncules moyens. — 17. Glande pinéale renversée du côté du ventricule moyen pour laisser voir ses pédoncules moyens et la commissure cérébrale postérieure. — 18. Tubercules postérieurs de la couche optique. — 19. Tubercule antérieur de ce renflement. — 20. Lame cornée. — 21. Veine du corps strié dont le tronc se trouve recouvert par la lame cornée. — 22. Piliers antérieurs du trigone dans l'intervalle desquels on aperçoit la commissure cérébrale antérieure. — 23. Corps strié. — 24. Coupe du *septum lucidum*.

longitudinales ou parallèles aux pédoncules cérébelleux supérieurs, les autres obliques et rétrogrades, provenant du faisceau latéral oblique.

Réduit aux fibres qui lui sont propres, ce faisceau ne présente pas une forme triangulaire, mais celle d'un ruban que Reil lui avait assignée.

Ce ruban décrit un trajet oblique et demi-circulaire autour des pédoncules cérébelleux supérieurs, de telle sorte qu'il leur est d'abord inférieur, puis externe, puis supérieur.

Par son extrémité inférieure il répond au faisceau intermédiaire du bulbe dont il tire son origine.

Par son extrémité supérieure il s'étale d'abord au-dessous des tubercules quadrijumeaux, en se réunissant à celui du côté opposé pour former une sorte de voûte qui supporte par sa convexité les tubercules quadrijumeaux. La moitié environ de ses fibres se réunit à celle du pédoncule cérébelleux supérieur correspondant pour se porter avec lui vers le cerveau.

MOELLE ÉPINIÈRE.

La moelle épinière est cette partie de l'axe cérébro-spinal qui occupe le canal vertébral.

Grêle, flexueuse et semblable à une tige au sommet de laquelle on voit s'épanouir les principaux renflements du système nerveux, elle mériterait le nom de *pédoncule de l'encéphale*.

Cette tige s'étend du corps de la seconde vertèbre lombaire au trou occipital. Ses limites inférieures offrent de légères variations suivant les individus; chez quelques uns elle descend jusqu'à la troisième vertèbre lombaire, chez d'autres elle s'arrête à la dernière vertèbre dorsale.

Poids et volume de la moelle épinière.

La moelle épinière, préalablement dépouillée des racines des nerfs spinaux, pèse de 25 à 30 grammes.

Son poids, comparé à celui de l'encéphale, a été très différemment évalué par Chaussier et Meckel. Selon le premier de ces auteurs, il représenterait de la 19e à la 25e partie du poids de cet organe chez l'adulte; selon le second, il n'en serait que la 40e partie. Une aussi grande différence sur un fait facile à préciser, a dû surprendre les anatomistes. Pour l'expliquer, quelques uns ont fait remarquer que Chaussier dans ses évaluations n'avait dépouillé la moelle ni de son enveloppe propre, ni des racines des nerfs spinaux; mais lorsqu'on conserve ces racines, c'est-à-dire lorsqu'on la divise au niveau de l'orifice que leur présente la dure-mère, le poids de la moelle augmente de 5 grammes seulement. M. Longet a placé avec plus de raison la cause de cette dissidence dans l'étendue inégale que les deux auteurs attribuaient à la moelle, l'auteur français la prolongeant jusqu'à la protubérance, et l'auteur allemand lui donnant pour limite supérieure le trou occipital, de telle sorte que l'un ajoutait à son poids celui du bulbe rachidien que l'autre au contraire en retranchait ; or le poids du bulbe rachidien s'élève à 8 grammes environ : ce poids, réuni à celui des racines des nerfs spinaux, comble à peu près la différence que nous avons signalée. Cependant il m'a paru utile de recourir à de nouvelles observations pour contrôler d'une manière plus directe et plus précise les résultats mentionnés par Chaussier et Meckel. Après avoir extrait de sa cavité l'axe cérébro-spinal chez huit sujets du sexe masculin âgés de vingt-cinq à soixante ans, j'ai pesé avec la plus grande exactitude et successivement, l'encéphale, le cerveau, le cervelet séparé de l'isthme de l'encéphale par une section faite sur la partie moyenne de ses six pédoncules, puis cet isthme et enfin la moelle épinière ; j'ai pu ainsi constater que le poids moyen de la moelle s'élève à 27 grammes, celui de l'isthme de l'encéphale à 26, celui du cervelet à 140, celui du cerveau à 1170, celui de l'encéphale à 1365. Or en comparant entre eux ces divers résultats et en prenant pour terme de comparaison le poids de la moelle, on voit :

1° Que cet organe est à l'isthme de l'encéphale :: **1** : **1**
2° Qu'il est au cervelet . . . . :: 1 : 5
3° Au cerveau . . . . :: 1 : 43
4° A l'encéphale. . . . . :: 1 : 50.

Par conséquent, le rapport indiqué par Meckel n'était pas exagéré, il se trouve au contraire trop faible ; il y avait erreur de part et d'autre, mais surtout du côté de Chaussier.

Le *volume* de la moelle épinière peut être considéré sous plusieurs points de vue : dans ses rapports avec celui de l'encéphale chez l'homme et dans la série animale ; dans ses rapports avec celui du corps et aussi dans ses rapports avec la capacité du canal vertébral ; il doit être étudié en outre dans les différences qu'il présente sur les divers points de son étendue.

1° *Quel est le rapport existant entre le volume de la moelle épinière et celui des autres parties de l'axe cérébro-spinal dans la série des vertébrés ?*

Nous avons vu que plus on s'élève dans la série animale, plus le système nerveux tend à se centraliser, et que l'encéphale forme en quelque sorte le noyau de cette centralisation ; or plus l'encéphale se développera, plus le volume relatif de la moelle épinière décroîtra. La loi qui préside à cette décroissance a été clairement signalée par Sœmmerring lorsqu'il a avancé qu'entre tous les vertébrés, l'homme est celui qui présente la moelle la plus petite comparativement à la masse encéphalique ; en la formulant d'une manière plus générale, on peut dire que le volume de la moelle épinière est en raison inverse de celui de l'encéphale.

2° *Existe-t-il un rapport déterminé entre le volume de la moelle épinière et celui du corps ?*

Les recherches de M. Leuret ayant établi, d'une part, que le volume de l'encéphale est à celui du corps, dans les poissons comme 1 : 5600, dans les reptiles comme 1 : 1300, dans les oiseaux comme 1 : 212, dans les mammifères comme 1 : 186, et celles de Sœmmerring ayant démontré, de l'autre, que ce volume se développe en raison inverse de celui de la moelle épinière, il semblerait résulter de ce premier aperçu que les dimensions de la moelle sont d'autant plus considérables relativement à celles du corps, que l'on descend davantage dans la série animale. Mais cette conclusion serait erronée, car le même anatomiste qui nous a fourni les chiffres précédents a constaté que le poids moyen de la moelle épinière représente la cinquième partie de celui de l'encéphale dans les mammifères, et la huitième dans les oiseaux; en admettant que dans les reptiles son volume moyen forme la moitié de celui de l'encéphale, et qu'il offre chez les poissons des dimensions à peu près doubles de celles de la masse encéphalique, hypothèse que les faits recueillis jusqu'à ce jour paraissent justifier, on voit que, quoique plus petite, comparativement à l'encéphale, dans les deux premières classes de vertébrés que dans les deux dernières, elle est cependant plus considérable comparativement au corps, puisque dans les mammifères elle représente le cinquième de 186, c'est-à-dire la 1000ᵉ partie du poids total de l'animal, et dans les oiseaux le huitième de 212, ou la 1700ᵉ partie de ce même poids, tandis que dans les reptiles et les poissons elle en forme de la 2000ᵉ à la 3000ᵉ partie environ.

De l'ensemble de ces faits on peut conclure :

1º Que le volume de la moelle s'accroît comme celui de l'encéphale en remontant la série des vertébrés, mais dans une proportion plus faible, de telle sorte que la prédominance du second de ces organes a pour résultat la décroissance apparente du premier ;

2º Que l'accroissement graduel du volume de la moelle correspond au développement des forces musculaires et au perfectionnement de la sensibilité.

3º *Quelles sont les dimensions relatives de la moelle épinière et du canal vertébral ?*

Le rapport que l'on observe entre le volume de la moelle épinière et la capacité du canal rachidien diffère beaucoup avec l'âge : depuis le moment de son apparition jusqu'à la fin du troisième mois de la vie intra-utérine, la moelle occupe le canal sacro-vertébral dans toute son étendue; vers la fin du cinquième mois son extrémité inférieure répond à la base du sacrum ; à la naissance elle répond au corps de la troisième ou de la quatrième vertèbre des lombes ; c'est en général vers l'époque de la puberté qu'elle arrive à la hauteur de la seconde vertèbre de la même région. Ainsi, dans le laps de temps qui s'écoule du deuxième mois de la vie intra-utérine à l'âge de douze ou quinze ans, la moelle épinière diminue graduellement de longueur relativement au canal vertébral; lorsque le rapport de la partie contenue à la partie contenante se trouve définitivement établi, la longueur de la première représente environ les trois cinquièmes de la longueur de la seconde.

Le diamètre de la moelle est à peu près dans les mêmes proportions avec celui du canal rachidien ; il existe par conséquent entre la surface de l'axe nerveux et les parois osseuses un intervalle assez considérable. La dure-mère spinale divise cet intervalle en deux espaces secondaires et cylindriques : un espace plus petit ou intérieur, limité d'un côté par la surface de la moelle, de l'autre par la dure-mère doublée des deux feuillets de l'arachnoïde ; et un espace extérieur, circonscrit en dedans par cette même enveloppe et en dehors par le canal vertébral. Le premier de ces espaces est occupé par le liquide céphalo-rachidien et les racines des nerfs spinaux, le second par des plexus veineux et un tissu cellulo-adipeux extrêmement fin.

4º *Quelles sont les différences que présente le volume de la moelle épinière sur les divers points de son étendue ?*

Le prolongement rachidien est un long cylindre légèrement aplati d'avant en arrière, de telle sorte que son diamètre transverse l'emporte sur l'antéro-postérieur d'un huitième environ.

Le calibre de ce cylindre n'est pas égal sur toute sa longueur : peu considérable à son extrémité supérieure par laquelle il se continue avec le collet du bulbe, on le voit s'accroître très sensiblement de la troisième vertèbre cervicale à la sixième, et diminuer ensuite à mesure qu'il approche de la deuxième vertèbre dorsale, où il reprend ses dimensions premières après avoir décrit un renflement fusiforme.

Dans sa région dorsale la moelle diminue de volume et revêt une forme plus régulièrement arrondie.

A partir de la neuvième vertèbre du dos jusqu'à la onzième, elle se renfle et s'aplatit de nouveau, puis décroît très rapidement pour se terminer en pointe derrière le corps de la première vertèbre lombaire.

Des deux renflements de la moelle épinière, le supérieur ou cervical, plus considérable, répond à l'origine des nerfs du membre thoracique ; l'inférieur ou lombaire est le point de départ des nerfs du membre abdominal : de là les noms de *renflement brachial* et *crural* sous lesquels ils sont aussi quelquefois désignés.

Considérées d'une manière absolue, les dimensions de la moelle varient avec les individus : la mensuration m'a donné pour sa longueur totale et moyenne 45 centimètres, et pour sa circonférence, 38 millimètres au niveau du renflement cervical, 33 au niveau du renflement lombaire, 28 au niveau de la portion dorsale ; son diamètre moyen est par conséquent de 11 millimètres.

Moyens de protection et de fixité de la moelle épinière.

La moelle épinière se trouve comme suspendue au centre du canal vertébral dont elle partage les courbures et tous les mouvements. Deux membranes fibreuses, l'une externe, dépendante de la dure-mère, et l'autre interne, continue à la pie-mère, l'immobilisent dans la position qu'elle occupe ; pour cette immobilisation la dure-mère se prolonge de chaque côté sur la série des nerfs spinaux, et vient se confondre au niveau des trous de conjugaison avec le périoste correspondant, de telle sorte qu'elle ne peut se porter ni à droite ni à gauche, ni en avant ni en arrière ; elle conserve ainsi une situation déterminée et constante relativement aux parois osseuses. — La pie-mère spinale, immédiatement appliquée sur la moelle épinière qu'elle entoure de toutes parts, envoie vers la membrane précédente des prolongements multipliés qui ont pour effet de l'unir à elle aussi solidement que celle-ci est unie aux os.

Avant de procéder à l'étude de la moelle proprement dite, il importe donc de connaître son enveloppe propre ou immédiate, et les prolongements qui en dépendent.

DE LA PIE-MÈRE SPINALE ET DE SES DIVERSES DÉPENDANCES.

Préparation. Quatre modes de préparation peuvent être mis en usage pour l'étude de cette membrane :

1° On peut la retourner à la manière d'une anguille qu'on dépouille ; il faut alors faire usage d'une moelle épinière très fraîche, et donner la préférence à celle de l'enfant, qui se prête beaucoup mieux à ce genre de préparation ; les racines des nerfs spinaux seront divisées préalablement au voisinage de leur origine apparente.

2° Si la moelle n'est pas assez fraîche pour se laisser ainsi dépouiller, on divise son enveloppe sur la ligne médiane en avant ou en arrière, et on l'enlève ensuite par voie de traction et de décollement en agissant sur l'une des lèvres de la division ou sur les deux lèvres à la fois.

3° Keuffel prenait un tronçon de la moelle, plaçait ce tronçon dans une solution peu concentrée de potasse qu'il renouvelait jusqu'à ce que la substance médullaire eût été entraînée en totalité, ce qui arrive dans l'espace de sept à huit jours.

4° *A ces procédés je préfère le suivant, qui est plus simple et qui donne des résultats plus satisfaisants.* Il m'a été communiqué par M. Parise.

La voûte du crâne ayant été enlevée, et le canal vertébral ouvert par sa partie postérieure dans toute son étendue, recouvrez la dure-mère rachidienne d'un linge humide et abandonnez la moelle épinière à son ramollissement naturel pendant quatre ou cinq jours en été, et douze ou quinze jours en hiver.

Ce temps écoulé, pressez doucement sur la dure-mère rachidienne de bas en haut, en agissant d'abord sur la partie supérieure de la moelle, puis sur sa partie moyenne, et enfin sur toute sa longueur; sous l'influence de cette pression la substance ramollie de l'organe s'écoulera par l'extrémité la plus élevée de la pie-mère spinale, qui sera ainsi vidée en grande partie.

Cette première manœuvre ayant évacué toute la partie ramollie de la moelle, abandonnez-la de nouveau à elle-même, et renouvelez pendant quelques jours les mêmes pressions en procédant de la même manière. Après trois ou quatre manœuvres semblables, la substance se trouvera complètement évacuée; si quelques débris troublaient encore sa transparence, une solution de potasse injectée dans sa cavité les fera facilement disparaître.

Lorsque l'enveloppe de la moelle se trouve ainsi préparée, on adapte à son extrémité supérieure un liége sur lequel on la lie, puis à l'aide d'un tube qui traverse le même liége, elle est ensuite insufflée; dans cet état elle se présente dans les conditions les plus favorables à l'étude.

Cette préparation peut être facilement conservée; pour atteindre ce but il suffit de piquer les nerfs spinaux sur une planche de liége ou de sapin après les avoir disséqués à une petite distance de leur origine.

Si l'on désire reconstituer la moelle dans sa conformation et ses apparences primitives, on coulera dans son enveloppe de la cire blanche fondue qui représente parfaitement la substance médullaire.

La pie-mère rachidienne est une membrane dense et résistante qui entoure et soutient la moelle comme le névrilème entoure et protége les nerfs.

Vue dans son état d'intégrité, cette membrane est transparente; examinée sous l'eau après avoir été isolée de la substance médullaire, elle perd en partie cette transparence pour prendre une couleur d'un blanc nacré analogue à celle de tous les tissus fibreux.

L'enveloppe propre de la moelle nous présente à étudier sa surface externe, sa surface interne et sa texture.

1° Surface externe de la pie-mère spinale.

Cette surface est recouverte de capillaires artériels et veineux qui, après s'être anastomosés, la traversent pour aller se distribuer à la moelle. Parmi ces ramuscules, les plus considérables rampent sur les parties antérieure et postérieure au voisinage de la ligne médiane; les plus grêles se montrent sur les parties latérales et autour des racines des nerfs spinaux.

Lorsque la moelle présente ses courbures naturelles, son enveloppe est lisse et unie; si elle se dévie dans tel ou tel sens, la pie-mère spinale se ride du côté infléchi et revêt alors un aspect assez analogue à celui des nerfs et des tendons dans leur état de relâchement.

Quatre sortes de prolongements naissent de la surface externe de l'enveloppe propre de la moelle : 1° des prolongements filamenteux extrêmement multipliés ; 2° des prolongements triangulaires qui s'ajoutent les uns aux autres pour constituer deux bandelettes fibreuses connues sous le nom de *ligaments dentelés* ; 3° un prolongement cylindrique et médian qui forme le *ligament coccygien* ; 4° enfin des prolongements canaliculés qui entourent les racines des nerfs rachidiens et deviennent l'origine du névrilème de toutes les paires spinales.

Les *prolongements filamenteux* de la pie-mère spinale s'étendent de ses faces antérieure et postérieure aux faces correspondantes de la dure-mère rachidienne. Les plus nombreux et les plus résistants sont situés sur la ligne médiane ; les autres se trouvent irrégulièrement disséminés sur les côtés de cette ligne. Pour étudier ces filaments cellulo-fibreux, il faut, après avoir incisé la dure-mère et le feuillet pariétal de l'arachnoïde spinale, soulever par l'insufflation le feuillet viscéral de cette dernière membrane ; il devient alors facile de constater que la cavité arachnoïdienne est cloisonnée dans divers sens, et que toutes ces cloisons sont formées par la réflexion du feuillet viscéral autour des prolongements étendus de la moelle à la dure-mère ; lorsqu'on pratique cette insufflation sous l'eau, on voit sur quelques points des bulles d'air se dégager par la petite gaîne que l'arachnoïde fournit aux filaments divisés.

Les *ligaments dentelés* se présentent sous l'aspect de deux longues bandelettes intermédiaires aux racines antérieures et postérieures des nerfs spinaux. (Fig. 197 et 198.)

Le bord interne de ces bandelettes se confond dans toute son étendue avec la pie-mère spinale.

Leur bord externe, découpé en festons inégaux et rentrants, s'attache par le sommet des angles qui séparent ces festons à la surface interne de la dure-mère.

Les prolongements triangulaires qui donnent naissance aux ligaments dentelés, en se continuant entre eux par leur angle supérieur et inférieur, sont au nombre de dix-huit à vingt. Le plus élevé correspond au trou occipital où il se trouve situé entre l'artère vertébrale et le nerf spinal ; le plus inférieur s'insère à la dure-mère, au niveau de la dernière vertèbre dorsale ou de la première lombaire. Ces prolongements sont d'autant plus espacés qu'on se rapproche davantage de l'extrémité inférieure de la moelle ; ils s'attachent pour la plupart vers la partie moyenne de l'intervalle qui sépare les nerfs spinaux. On en compte ordinairement un au niveau de chacun de ces intervalles et très rarement deux ; quelquefois un ou plusieurs des espaces compris entre les paires spinales en sont dépourvus.

Selon Bichat et quelques anatomistes anciens, le ligament dentelé représente une production fibreuse tout à fait distincte des membranes de la moelle ; pour Chaussier, il forme une dépendance de l'arachnoïde, et pour Meckel une dépendance de la dure-mère. Aucune de ces opinions ne repose sur l'observation ; un examen un peu attentif établit sans contestation que ce ligament est une dépendance de l'enveloppe propre de la moelle au même titre que la faux du cerveau est une dépendance de la dure-mère.

Le *ligament coccygien*, situé sur le prolongement de la pie-mère rachidienne, constitue un cordon fibreux étendu de l'extrémité inférieure de la moelle à la base du coccyx où il se fixe.

Moelle épinière vue par sa face postérieure et divisée en trois parties.

FIG. 197.	FIG. 198.	FIG. 199.
Partie supérieure ou cervicale.	Partie moyenne ou dorsale.	Partie inférieure ou lombaire, et queue de cheval.

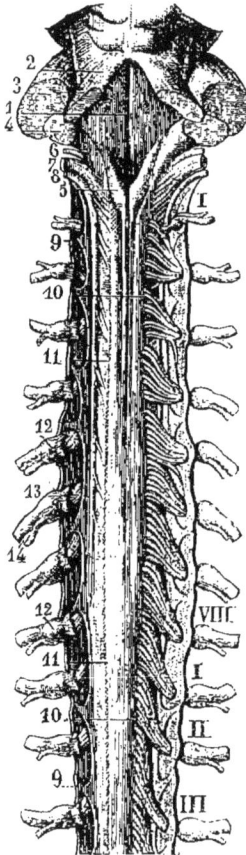

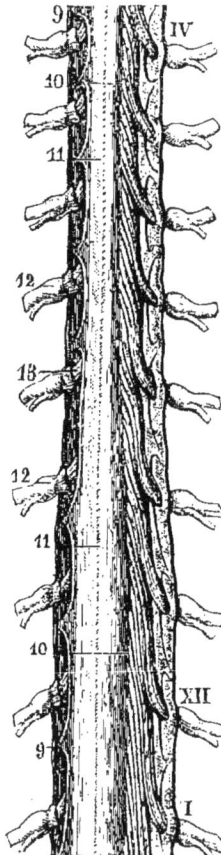

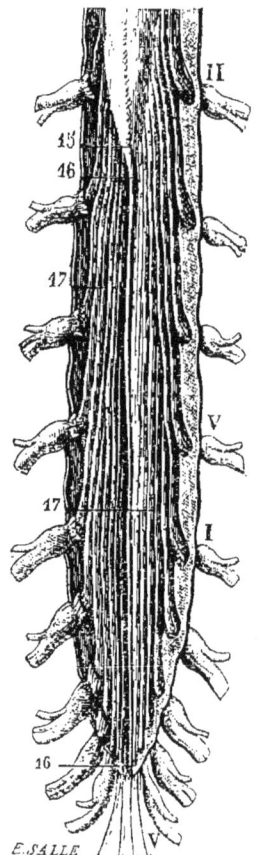

1. Paroi inférieure du ventricule du cervelet. — 2. Pédoncule cérébelleux supérieur. — 3. Pédoncule cérébelleux moyen. — 4. Pédoncule cérébelleux inférieur. — 5. Renflement mamelonné des cordons médians postérieurs de la moelle. — 6. Nerf glosso-pharyngien. — 7. Nerf pneumogastrique. — 8. Nerf spinal mis à nu du côté gauche par la section des racines postérieures des nerfs spinaux correspondants, et recouvert du côté droit par ces mêmes racines. — 9,9,9,9. Ligament dentelé. — 10,10,10,10. Racines postérieures des nerfs spinaux. — 11,11,11,11. Sillon d'origine de ces racines. — 12,12,12,12. Ganglions

Ce cordon médian et symétrique se trouve comme perdu au milieu des nerfs qui forment la queue de cheval. Quoique très grêle, il est doué d'une résistance remarquable qui lui permet de fixer l'extrémité terminale de la moelle dans la position qu'elle occupe au centre du canal vertébral et des nerfs lombaires.

Les *prolongements* qui s'étendent de l'enveloppe de la moelle sur les racines des nerfs spinaux forment de chaque côté deux longues séries de canalicules : par leur extrémité interne ces canalicules répondent à la substance médullaire ; par leur extrémité externe ils se rapprochent et se confondent au voisinage des ganglions spinaux pour former l'enveloppe des cordons nerveux. Tous ces canaux névrilématiques deviennent extrêmement manifestes lorsque la pie-mère spinale a été préparée par le procédé que nous avons précédemment décrit.

2° Surface interne de la pie-mère spinale.

Comme la précédente, cette surface est remarquable par les prolongements qu'elle fournit.

De sa partie médiane antérieure naît une cloison verticale antéro-postérieure qui pénètre dans le sillon correspondant de la moelle dont elle occupe toute l'étendue ; cette cloison est composée de deux feuillets unis assez intimement à leur partie antérieure ; elle loge dans son épaisseur un grand nombre de capillaires artériels qui vont se terminer dans la partie centrale de la moelle.

De sa partie médiane postérieure se détache une cloison semblable à la précédente, mais beaucoup plus mince, moins vasculaire et formée d'un seul feuillet ; cette seconde cloison occupe le sillon médian postérieur.

Indépendamment de ces cloisons médianes, la face interne de la pie-mère rachidienne en présente d'autres qui partent des divers points de son contour et se comportent de la même manière. Ces prolongements latéraux ne diffèrent des médians que par leur plus grande ténuité ; on les aperçoit très bien lorsque l'enveloppe de la moelle, mise à nu par le procédé que nous avons mentionné, a été ensuite insufflée et desséchée ; le procédé de Keuffel peut être aussi utilisé pour cette étude.

Tous ces prolongements partis de la surface interne de la pie-mère spinale ont pour effet de cloisonner la cavité de cette enveloppe et de partager les fibres nerveuses qu'elle renferme en groupes décroissants, à peu près comme les faisceaux qui constituent les nerfs le sont par les prolongements internes de leur gaine névrilématique ; seulement le cloisonnement est ici plus régulier.

---

des nerfs spinaux dont les racines postérieures ont été divisées du côté gauche pour laisser voir les racines antérieures et le ligament dentelé. Du côté droit on voit le tronc formé par ces deux ordres de racines traverser la dure-mère. — 13,13. Racines antérieures. — 14. Division des nerfs spinaux en deux branches : l'une postérieure, plus petite ; l'autre antérieure, faisant suite au tronc tronc principal. — 15. Extrémité terminale de la moelle épinière. — 16,16. Ligament coccygien. — 17,17. Queue de cheval dont les faisceaux postérieurs ont été enlevés du côté gauche. — I,......VIII. Nerfs spinaux. — I,II,III,IV,.... XII. Nerfs dorsaux. — I,II,...V. Nerfs lombaires. — I,...V. Nerfs sacrés.

5° Texture de la pie-mère spinale.

Les éléments qui entrent dans la composition de cette membrane ne diffèrent pas de ceux qui constituent la pie-mère encéphalique; mais ils se trouvent associés dans des proportions différentes : dans l'enveloppe nourricière de l'encéphale, on voit l'élément vasculaire dominer l'élément celluleux; dans l'enveloppe de la moelle, ce dernier devient au contraire prédominant ; en outre il se condense davantage, et cette modification dans sa densité s'opère insensiblement en passant du cerveau aux pédoncules cérébraux, à la protubérance, au bulbe rachidien, et de ces parties à la moelle épinière ; les ligaments dentelé et coccygien constituent le dernier terme de cette condensation.

Ainsi modifiée, l'enveloppe de la moelle présente tous les caractères des tissus fibreux : leur couleur d'un blanc nacré, leur extrême résistance, leur inextensibilité. Les fibres qui la composent sont longitudinales pour la plupart ; cette direction est surtout celle qu'elles affectent en arrière. En avant, et particulièrement au niveau de la région cervicale, elles s'entrecroisent dans tous les sens. Sur une pie-mère spinale qui a été préalablement préparée par le procédé que nous avons fait connaître, et qu'on a laissée macérer quelques heures dans l'eau simple, on aperçoit très bien la disposition relative de toutes les fibres qui la composent, disposition qui a été fidèlement représentée par MM. Ludovic Hirschfeld et Léveillé.

Les capillaires artériels qui rampent à la surface ou dans l'épaisseur de cette membrane naissent de sources multiples : en haut, des vertébrales ; au cou, des mêmes troncs et des branches ascendantes des thyroïdiennes inférieures ; dans la région dorsale, des intercostales aortiques, et plus bas des premières lombaires. Les artères émanées de ces diverses sources donnent naissance à trois troncs principaux qui parcourent la moelle dans toute son étendue : un tronc antérieur unique et médian, et deux troncs postérieurs et latéraux. Ceux-ci deviennent à leur tour le point de départ d'une foule de ramuscules qui recouvrent de leurs anastomoses toute la surface de la moelle, et qu'on voit surtout former un plexus à mailles serrées autour de l'origine des nerfs spinaux ; ils pénètrent dans la substance nerveuse par tous les points de sa périphérie, mais principalement par le sillon médian antérieur et les sillons qui correspondent à l'origine des racines postérieures des nerfs spinaux.

Les veines répandues sur la pie-mère spinale se trouvent logées d'abord dans l'épaisseur des cloisons qui se détachent de sa face interne, et particulièrement dans celle qui occupe le sillon médian postérieur ; parvenues à l'extérieur, elles se mêlent aux ramuscules artériels et forment deux troncs principaux, l'un antérieur, l'autre postérieur. Toutes ces veines ont été représentées par Vieussens, ainsi que les artères correspondantes.

CONFORMATION EXTÉRIEURE DE LA MOELLE ÉPINIÈRE.

Lorsque la moelle épinière a été dépouillée de son enveloppe propre, et isolée par conséquent des racines des nerfs spinaux qui la recouvraient en partie, son véritable mode de configuration devient plus apparent, et l'on remarque alors :

1° Que sa forme se modifie dans les divers points de la longueur : régulièrement cylindrique à son extrémité supérieure, elle s'aplatit d'avant en arrière dans la région cervicale, redevient cylindrique dans la région dorsale, et se termine par un renflement fusiforme dont l'extrémité inférieure plus ou moins effilée se perd au milieu des nerfs qui forment la queue de cheval;

2° Qu'elle est parcourue à sa surface par des sillons longitudinaux, et que ces sillons la divisent en plusieurs cordons.

Des sillons qui parcourent la surface de la moelle épinière.

Ces sillons sont au nombre de quatre : deux médians et deux latéraux.

1° *Sillon médian antérieur et commissure blanche.* Ce sillon s'étend de l'entrecroisement des pyramides à l'extrémité inférieure de la moelle; dans l'état normal il est voilé par la pie-mère spinale, qui lui envoie un double prolongement. Des vaisseaux très multipliés et logés pour la plupart dans l'épaisseur de ce prolongement le parcourent d'avant en arrière; lorsqu'on écarte ses bords, on aperçoit dans sa partie profonde une lame blanche transversalement dirigée, qui a reçu le nom de *commissure blanche* ou *commissure antérieure*.

La *commissure blanche*, un peu plus saillante sur la ligne médiane que sur les parties latérales, est traversée perpendiculairement par les vaisseaux logés dans l'épaisseur du sillon antérieur, vaisseaux qui sont ordinairement arrachés au moment où l'on dépouille la moelle de son enveloppe immédiate; lorsqu'ils sont encore intacts, les uns étant rejetés à droite et les autres à gauche pendant l'écartement forcé du sillon, ils découpent la partie moyenne de la commissure en faisceaux obliques et alternes qui semblent s'entrecroiser.

Quelques anatomistes ont en effet admis sur toute la longueur de la moelle un entrecroisement de ses fibres droites et gauches. Mais cette disposition est une simple apparence; car lorsque la moelle a été divisée en deux moitiés latérales, si l'on examine attentivement la direction de ses fibres, on remarque que toutes marchent parallèlement entre elles, sans s'incliner au voisinage de la ligne médiane pour passer de l'un à l'autre côté : celles qui forment les cordons antérieurs et postérieurs se portent verticalement de bas en haut : celles qui forment la commissure antérieure se portent transversalement de droite à gauche; la direction de ces dernières ne peut être constatée que sur des moelles qui ont séjourné quelque temps dans l'alcool concentré, et même dans ces conditions favorables elles sont toujours beaucoup moins distinctes que les fibres longitudinales.

2° *Sillon médian postérieur et commissure grise.* Le sillon médian postérieur s'étend du bec du *calamus scriptorius* au sommet de la moelle. Il est moins large et plus profond que l'antérieur; ce dernier pénètre jusqu'au tiers seulement de l'épaisseur de la moelle, tandis que le postérieur pénètre jusqu'à son centre.

Les deux lèvres de ce sillon sont séparées par la cloison médiane postérieure de la pie-mère spinale, cloison extrêmement mince, en sorte que cette séparation ne s'opère pas sans difficulté : de là sans doute l'erreur de

Huber et de Keuffel qui ont nié son existence, celle de Haller qui ne le regarde pas comme constant, celle de Chaussier et de quelques autres anatomistes qui le croient moins profond que l'antérieur. Avec un peu d'adresse et d'habitude on peut reconnaître non seulement qu'il existe constamment et

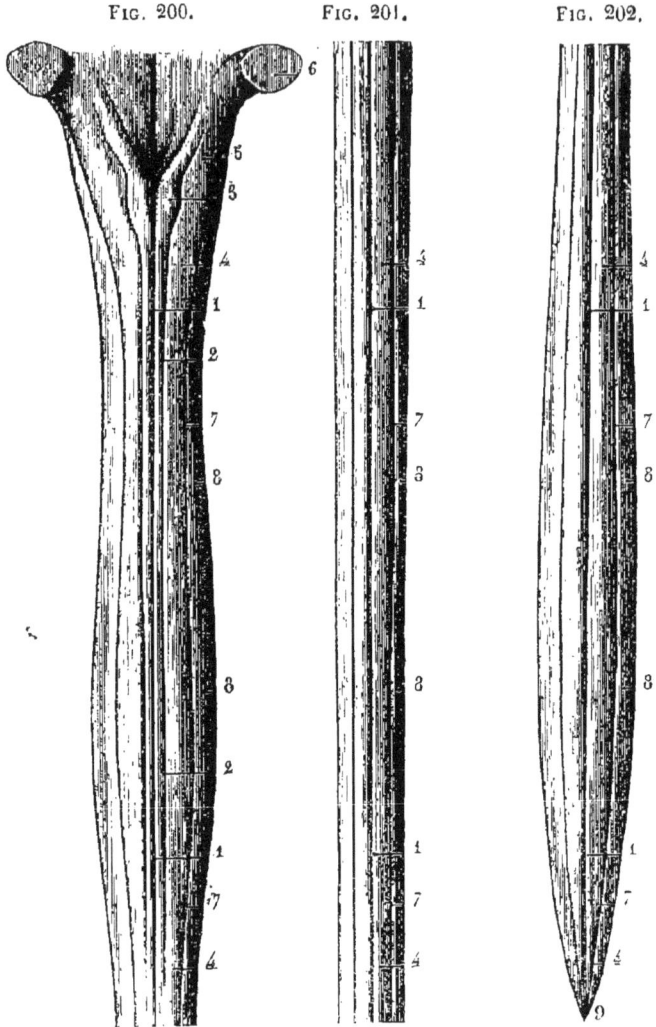

Fig. 200.   Fig. 201.   Fig. 202.

Moelle épinière dépouillée de son névrilème pour laisser voir ses sillons, et divisée en trois parties, dont la première représente le renflement cervical ou brachial, la seconde la portion intermédiaire aux deux renflements, et la troisième le renflement lombaire ou crural.

1,1,1,1,1,1. Sillon médian postérieur de la moelle. — 2,2. Sillon postérieur intermédiaire qui cesse ordinairement d'être apparent au niveau des premières

qu'il s'étend à une plus grande profondeur que le précédent, mais qu'il arrive jusqu'à la substance grise, ainsi que l'ont avancé Petit de Namur, et un peu plus tard Vicq d'Azyr.

La lame blanche, ou commissure blanche postérieure, que plusieurs auteurs ont admise d'après Meckel n'existe pas; on ne trouve au fond de ce sillon qu'une couche de substance grise appelée *commissure postérieure* ou *commissure grise.*

En s'adossant à la commissure blanche, la commissure grise forme une lame mixte transversale qui unit l'une à l'autre les deux moitiés de la moelle.

3° *Sillons latéraux.* Après l'ablation de la pie-mère rachidienne et des racines des nerfs spinaux, on aperçoit sur la face postérieure de la moelle, de chaque côté du sillon médian, deux sillons latéraux : le sillon postérieur intermédiaire et le sillon collatéral postérieur.

Les *sillons postérieurs intermédiaires* sont situés à 2 millimètres en dehors du sillon médian ; ils commencent en haut, sur les côtés des renflements mamelonnés qui limitent le *calamus scriptorius*, et descendent verticaux et parallèles jusqu'au niveau des premières vertèbres dorsales où ils cessent ordinairement d'être manifestes.

Les *sillons collatéraux postérieurs* répondent à l'origine des racines postérieures; ils sont formés par une succession de points grisâtres déprimés en fossette et linéairement disposés. MM. Ludovic Hirschfeld et Léveillé les ont très fidèlement représentés. (Fig. 197 et 198.)

Ces sillons ne sont pas rectilignes comme les précédents ; au niveau des renflements cervical et lombaire ils décrivent une courbe dont la concavité regarde en dedans. Leur extrémité supérieure répond au tubercule cendré de Rolando, et plus haut, sur les côtés du bulbe rachidien, à l'origine des nerfs pneumo-gastrique et glosso-pharyngien ; par leur extrémité inférieure ils se rapprochent et viennent se confondre avec le sillon médian au sommet du renflement lombaire.

Indépendamment de ces deux sillons latéraux, quelques auteurs ont admis avec Sœmmerring et Meckel un sillon latéral qui correspondrait à l'insertion du ligament dentelé, et d'autres avec Chaussier, Ch. Bell et Bellingeri, un sillon collatéral antérieur situé au niveau de l'origine des racines antérieures. L'observation ne démontre ni l'un ni l'autre de ces sillons; après l'arrachement brusque des racines postérieures, on trouve à la place qu'elles occupaient une ligne de démarcation toujours nettement accusée; après l'ablation des racines antérieures, on n'observe rien de semblable.

vertèbres dorsales; entre ce sillon et le précédent on aperçoit le cordon médian postérieur. — 3. Renflement mamelonné du cordon médian postérieur. — 4,4,4,4,4,4. Cordon postérieur. — 5. Extrémité supérieure du même cordon se portant vers le cervelet, dont il constitue le pédoncule inférieur. — 6. Coupe du pédoncule cérébelleux inférieur. — 7,7,7,7,7,7. Sillon d'origine des racines postérieures des nerfs spinaux. — 8,8,8,8,8,8. Cordon antéro-latéral dont on n'aperçoit sur la face postérieure de la moelle qu'une faible partie. — 9. Extrémité inférieure de la moelle.

Des cordons qui composent la moelle épinière.

Les sillons médians divisent la moelle en deux moitiés symétriques unies entre elles par les commissures blanche et grise.

Chacune de ces moitiés est subdivisée par le sillon collatéral postérieur en deux cordons :

1° Un cordon antéro-latéral qui comprend toute la partie de la moelle située entre le sillon médian antérieur et le sillon collatéral postérieur.

2° Un cordon postérieur qui s'étend transversalement de ce dernier sillon au sillon médian postérieur.

L'existence et l'indépendance de ces cordons n'est pas démontrée seulement par l'anatomie, elle l'est aussi par la physiologie expérimentale.

Soumis aux irritations mécaniques ou galvaniques, le cordon antéro-latéral dans toute son étendue se comporte comme les racines antérieures des nerfs spinaux : il transmet à ces nerfs le principe moteur qu'il reçoit de l'encéphale, afin que ceux-ci le transmettent à leur tour aux agents musculaires.

Sous l'influence des mêmes irritants, le cordon postérieur se comporte comme les racines correspondantes : il reçoit de ces racines les impressions venues du dehors ou du dedans, et les transmet à l'encéphale.

Pour les auteurs qui ont admis un sillon au niveau des racines antérieures, le cordon antéro-latéral se décomposerait en deux cordons secondaires : un cordon antérieur, étendu du sillon médian antérieur au sillon collatéral voisin, et un cordon latéral compris entre les sillons collatéraux antérieur et postérieur. Les travaux de Ch. Bell ont donné pendant quelque temps une grande importance à ces cordons latéraux ; mais leur existence, comme nous l'avons vu, est toute spéculative.

Il n'en est pas ainsi du cordon postérieur, qui est bien évidemment décomposé en deux faisceaux parallèles par le sillon postérieur intermédiaire. Le plus interne de ces deux faisceaux, qui est aussi le plus petit, a reçu le nom de *cordon médian postérieur ;* il peut être considéré comme une dépendance du cordon postérieur : nous avons vu en effet que de la face interne de la pie-mère rachidienne partent de nombreuses cloisons qui divisent la substance de la moelle en autant de faisceaux prismatiques et triangulaires ; la cloison qui pénètre dans le sillon postérieur intermédiaire ne diffère des autres cloisons latérales de cette membrane que par son épaisseur un peu plus considérable ; de même le faisceau médian postérieur ne diffère des autres faisceaux constitutifs du cordon postérieur que par ses limites un peu mieux accusées.

CONFORMATION INTÉRIEURE DE LA MOELLE ÉPINIÈRE.

Comme les autres parties du centre nerveux, la moelle épinière se compose de substance grise et de substance blanche ; mais tandis que dans le cerveau, le cervelet et l'isthme de l'encéphale, ces deux substances se séparent sur certains points et se mélangent sur d'autres, elles s'isolent dans la moelle de la manière la plus complète.

La substance grise est centrale : elle constitue en quelque sorte l'axe de la moelle ; la substance médullaire en constitue l'écorce.

1° De la substance grise de la moelle épinière.

La substance grise de la moelle se divise en trois parties : une moyenne et deux latérales.

La *partie moyenne* ou *commissure grise* représente un long ruban étendu de l'entrecroisement des pyramides à la partie inférieure de la moelle, où il se termine en pointe. Plus épais et plus large dans la région cervicale, ce ruban devient plus délié et plus étroit dans la région dorsale, et augmente de nouveau d'épaisseur sans augmenter de largeur au niveau du renflement lombaire.

Les *parties latérales* représentent deux demi-cylindres qui regardent en dehors et en arrière par leur concavité, et qui sont unis l'un à l'autre sur la ligne médiane par la commissure grise.

La longueur de ces demi-cylindres égale celle de la moelle.

Leur bord antérieur répond à l'origine des racines motrices qu'il n'atteint jamais ; il est épais et arrondi.

Leur bord postérieur se prolonge jusqu'à l'origine des racines sensitives des nerfs spinaux ; il est par conséquent plus long que l'antérieur, mais beaucoup plus mince.

Telle est la disposition de la substance grise au centre du prolongement

FIG. 205.

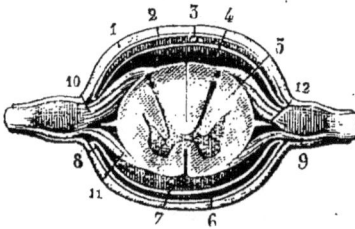

Coupe transversale et horizontale de la moelle épinière et de ses enveloppes.

1. Dure-mère rachidienne. — 2. Feuillet pariétal de l'arachnoïde spinale. — 3. Feuillet viscéral de la même enveloppe. — 4. Cordon postérieur de la moelle limité en dedans par le sillon médian postérieur, et en dehors par le prolongement de la substance grise qui correspond à l'origine des racines postérieures ou sensitives des nerfs spinaux. — 5. Cordon antéro-latéral limité en arrière par le prolongement précédemment mentionné, et en avant par le sillon médian antérieur. — 6. Cavité intra-arachnoïdienne. — 7. Espace sous-arachnoïdien destiné au liquide céphalo-rachidien. — 8. Continuité des deux feuillets de l'arachnoïde au niveau de l'orifice que la dure-mère présente aux racines des nerfs spinaux. — 9. Gaîne fournie aux nerfs spinaux par la dure-mère. — 10. Racines postérieures formant le ganglion des nerfs spinaux en se mêlant à une certaine quantité de substance grise. — 11. Racines antérieures qui, moins nombreuses et moins volumineuses que les précédentes, passent au-devant du ganglion situé sur le trajet de ces dernières, et se réunissent à elles à leur sortie de ce ganglion sans avoir contribué à la formation de celui-ci. — 12. Coupe du ligament denticulé qui se confond par son bord interne avec le névrilème de la moelle dont il constitue une dépendance.

rachidien. Pour la constater, il suffit de pratiquer sur la moelle des coupes transversales à différentes hauteurs.

A la surface de toutes ces coupes on remarque : 1° sur la circonférence, une couche blanche ; 2° au dedans de cette couche et de chaque côté, un croissant de couleur grise dont la concavité est tournée en dehors ; 3° entre les deux croissants, une sorte de trait d'union formé par la commissure grise. On observe en outre que ces deux croissants sont plus courts et comme renflés en avant, qu'ils sont longs et grêles en arrière, où ils arrivent jusqu'au niveau du sillon collatéral postérieur.

Les dimensions ainsi que la forme de la masse grise centrale se modifient, du reste, dans les diverses régions : ainsi, au niveau du renflement cervical, cette masse est plus considérable ; à la partie inférieure du cou et supérieure du dos, elle devient en quelque sorte linéaire ; plus bas, elle se renfle légèrement à sa partie postérieure, en sorte que son volume se montre plus uniforme. Il suit de ces modifications, que l'aspect sous lequel se présente la substance grise à la surface des coupes, présente des différences assez notables suivant la hauteur à laquelle elles sont pratiquées : sur les coupes qui intéressent les deux tiers supérieurs de la moelle, cet aspect peut être comparé avec Vicq d'Azyr à deux demi-lunes réunies par un trait horizontal, ou avec Huber à un os hyoïde ; sur sa partie inférieure il peut être comparé avec Monro à une croix, ou avec Keuffel à quatre rayons convergents.

2° *Substance blanche de la moelle épinière.*

La substance blanche se compose d'un nombre indéterminé de faisceaux prismatiques et triangulaires qui répondent par leur base à la périphérie de l'organe, et par leur sommet à son axe. — Ces faisceaux sont séparés par les prolongements émanés de la face interne de la pie-mère spinale.— Leurs dimensions ne sont pas égales : les plus considérables se rapprochent davantage du centre, les plus petits en restent plus éloignés : d'où il suit qu'au niveau de la jonction de la substance blanche et de la masse grise centrale on observe non une courbe régulière, mais une ligne brisée, alternativement saillante et rentrante, et simulant une sorte d'engrenage des deux substances.

La structure de ces faisceaux est fibreuse ; pour étudier leur disposition il faut pratiquer sur la moelle une coupe antéro-postérieure, et étaler ensuite l'une de ses moitiés ou la dérouler de manière à séparer les unes des autres les lames prismatiques qui la composent. Dans ce but on donnera la préférence à une moelle qui aura séjourné huit ou dix jours dans l'alcool, et l'on facilitera la séparation de ses faisceaux à l'aide d'un jet d'eau qui les mettra à nu en entraînant la substance grise. Après avoir isolé quelques uns de ces faisceaux, on cherchera à dissocier les fibres qui les composent, et l'on arrivera ainsi à constater que ces dernières sont longitudinales et parallèles dans toute leur étendue.

Les fibres de la moelle se continuent-elles avec celles qui forment les racines des nerfs spinaux ? A cette question on peut répondre affirmativement pour les fibres antérieures ou motrices. Le cordon antéro-latéral équivaut par son volume à l'ensemble des fibres motrices qui entrent dans la composition des racines antérieures ; et l'observation établit la continuité de ces

fibres avec celles de la moelle. Mais le cordon postérieur peut-il être considéré comme l'équivalent de toutes les racines postérieures? Non certainement ; car ce cordon devrait être beaucoup plus considérable que l'antérieur, puisque les racines sensitives sont à la fois et plus volumineuses et
plus multipliées que les racines motrices, et il est au contraire notablement
plus petit ; s'il y a continuité des racines sensitives avec les fibres du cordon
postérieur, il faut donc de toute nécessité que plusieurs fibres venues des
nerfs spinaux s'unissent par voie de fusion à une même fibre de la moelle.
(Voy. les Cons. gén., p. 33.)

*La moelle épinière est-elle creusée d'un ou de plusieurs canaux qui
la parcourent dans toute sa longueur ?*

M. Foville admet comme constant un canal central et médian creusé
dans l'épaisseur de la commissure grise ; ce canal s'étendrait de l'extrémité
inférieure de la moelle au bec du *calamus scriptorius*, au niveau duquel
il s'évaserait en formant le quatrième ventricule. Pour constater la présence de ce canal, M. Foville conseille deux moyens : 1° la dessiccation à
l'air libre d'une tranche extrêmement mince de la moelle ; 2° de soumettre
à l'action de l'alcool des moelles d'enfants nouveau-nés, et d'en examiner
ensuite une tranche. Ces deux procédés sont d'une exécution facile. Après
les avoir mis en usage à plusieurs reprises, je reste convaincu, contrairement à M. Foville, que le canal central médian n'existe pas, et qu'il est le
résultat des moyens même qu'on emploie pour le démontrer.

Parmi les anatomistes qui ont nié le canal médian, il en est plusieurs
qui ont admis deux canaux latéraux, un pour chacune des moitiés de la
moelle : Morgagni, Gall, M. Calmeil et quelques autres observateurs, rapportent des faits de ce genre. Mais ces faits doivent être considérés comme
autant d'anomalies : jusqu'au quatrième mois de la vie intra-utérine,
chaque moitié de la moelle est creusée d'un canal qui plus tard se trouve
envahi et complétement rempli par la substance grise ; qu'un arrêt de développement se manifeste ou qu'une cause pathologique vienne détruire
les résultats de l'évolution naturelle, et ce canal, sous l'influence de circonstances exceptionnelles, pourra persister. Ajoutons toutefois qu'il est extrêmement rare d'observer un semblable arrêt de développement.

DE LA TEXTURE DE L'AXE CÉRÉBRO-SPINAL
ou
DES CONNEXIONS DES DIVERSES PARTIES QUI CONSTITUENT CET AXE.

Afin d'arriver à une connaissance exacte de la conformation extérieure
et intérieure de l'axe cérébro-spinal, nous avons dû procéder par voie d'a-
nalyse, c'est-à-dire, décomposer en parties de plus en plus réduites un appareil dont toutes les dépendances se trouvent liées entre elles de la manière la plus intime. Pour atteindre le but que nous nous sommes proposé,
il nous reste maintenant à renouer ce que nous avons séparé, à substituer
en quelque sorte l'unité à la multiplicité, à recomposer en un mot le plus
important et le plus compliqué de nos organes, qui alors seulement se présentera à nous tel qu'il est en réalité, dans ses infinis détails et son admi-
rable ensemble. La marche que nous avons à suivre pour cette œuvre de
reconstitution est toute tracée : après être descendu des parties les plus

considérables aux plus minimes, nous remonterons de celles-ci aux plus volumineuses, et nous serons ainsi conduit à rechercher :

Quels sont les divers ordres de fibres qui entrent dans la composition de l'axe cérébro-spinal ;

Comment ces fibres s'associent à la substance grise pour former des appareils ;

Comment ces appareils se combinent pour produire le grand édifice organique qui préside aux sensations, à l'intelligence et à la volonté.

1° DES DIVERS ORDRES DE FIBRES QUI ENTRENT DANS LA COMPOSITION DE L'AXE CÉRÉBRO-SPINAL.

Quatre ordres de fibres concourent à la formation du centre nerveux ; leur différente direction permet de les distinguer en longitudinales, antéro-postérieures, transversales et annulaires.

A. *Fibres longitudinales du centre nerveux.*

Ces fibres marchent parallèlement à l'axe du corps ; elles constituent la plus grande partie de la masse nerveuse centrale. Nous les avons vues se grouper dans la moelle épinière en lames prismatiques et triangulaires, puis former de chaque côté par la réunion de toutes ces lames deux cordons principaux : l'un postérieur ou sensitif, l'autre antéro-latéral ou moteur, dont la partie interne a aussi reçu le nom de *cordon antérieur*, tandis que l'externe, quoique non distincte de la précédente, est quelquefois désignée pour faciliter sa description, sous celui de *cordon latéral*. Le trajet de ces divers cordons n'est pas le même.

Le cordon postérieur, parvenu au niveau du *calamus scriptorius*, se sépare de celui du côté opposé et se divise presque aussitôt en deux faisceaux : un faisceau interne, plus petit, qui comprend la pyramide postérieure ainsi qu'une partie du corps restiforme, et un faisceau externe beaucoup plus considérable, qui forme le pédoncule cérébelleux inférieur. — Le premier concourt à former la paroi inférieure du quatrième ventricule ; après un trajet de quelques millimètres il se réunit au faisceau intermédiaire du bulbe, dont il partage ensuite le trajet et le mode de terminaison. — Le second, après s'être porté d'abord en haut et en dehors, se dévie pour se diriger en haut et en dedans vers le corps rhomboïdal du cervelet, où il se réunit aux pédoncules cérébelleux moyen et supérieur avec lesquels il concourt à former le centre médullaire de cet organe.

En résumé, les cordons postérieurs ou sensitifs de la moelle épinière se terminent en partie dans le cerveau, en partie dans le cervelet.

Le cordon latéral, arrivé au niveau du collet du bulbe rachidien, se décompose en deux faisceaux inégaux ; le plus considérable se dirige en avant et en dedans, et vient former les deux tiers internes de la pyramide du côté opposé ; le plus petit continue son trajet primitif et devient l'origine du faisceau olivaire ou intermédiaire du bulbe.

Le cordon antérieur, arrivé à la même hauteur, se partage également en deux faisceaux : l'un interne, qui constitue le tiers externe de la pyramide correspondante ; l'autre externe, qui passe en dehors de l'olive et qui se réunit presque aussitôt à la petite portion du cordon latéral pour participer à la formation du faisceau intermédiaire.

Le cordon antéro-latéral ou moteur de la moelle, qui était resté indivis jusqu'au niveau du trou occipital, subit donc à son entrée dans le crâne une dissociation qui a pour résultat définitif sa division en deux faisceaux parfaitement distincts ; suivons maintenant ces deux faisceaux.

Le faisceau pyramidal, entrecroisé à son origine avec celui du côté opposé, parcourt le bulbe, traverse l'épaisseur de la protubérance, et vient constituer le plan inférieur du pédoncule cérébral correspondant, où il se réunit au faisceau intermédiaire dont il partage ensuite le trajet et la distribution.

Le faisceau intermédiaire, d'abord très grêle, reçoit vers la partie inférieure du corps olivaire la moitié externe du cordon antérieur de la moelle qui accroît notablement son volume. Ainsi composé, il arrive dans l'épaisseur de la protubérance, où il fournit deux divisions importantes : — Une première qui se réunit aux fibres du pédoncule cérébelleux moyen pour se rendre avec elles dans le centre médullaire du cervelet et établir les relations de cet organe avec le cordon moteur de la moelle épinière. — Une seconde qui, sous la forme d'un ruban, se porte en haut et en avant vers les tubercules quadrijumeaux, sous lesquels il se continue avec celui du côté opposé par ses fibres moyennes, tandis que par les antérieures il se termine dans le cerveau, et par les postérieures dans la valvule de Vieussens qu'il concourt à former : c'est le faisceau latéral oblique de l'isthme de l'encéphale, ou le ruban de Reil. Après avoir fourni ces deux divisions, le faisceau intermédiaire reçoit la portion cérébrale du cordon sensitif de la moelle, passe au-dessous de la partie terminale du ruban de Reil, et vient former le plan moyen du pédoncule cérébral. Ce plan moyen, ou sensitivo-moteur, est séparé à l'origine du pédoncule, du plan inférieur ou exclusivement moteur, par le *locus niger* de Vicq d'Azyr ; mais bientôt les deux plans se trouvent immédiatement superposés, et confondus en un seul qu'on voit se diriger en haut, en dehors et en avant, en s'arrondissant et s'épanouissant de plus en plus, de manière à former une sorte de cône qu'on entrevoit au fond de la scissure de Sylvius, et dont la base répond au lobule de l'*insula*.

Le cône formé par l'épanouissement du faisceau pyramidal et du faisceau intermédiaire, c'est-à-dire, par la plus grande partie du cordon antéro-latéral de la moelle et par une partie du cordon postérieur, avait déjà été nettement signalé par Reil ; mais aucun auteur ne s'est attaché avec autant de soin à en faire ressortir la disposition que M. Foville.

Dans le trajet qu'il parcourt de la protubérance au lobule de l'*insula*, le cône pédonculaire présente trois renflements successifs : la couche optique, le corps strié et l'hémisphère cérébral. — Au niveau de la couche optique, ses fibres s'écartent comme celles d'un pinceau pour recevoir dans leur intervalle une égale quantité de substance grise. — Au niveau du corps strié, ces mêmes fibres plongent bien aussi dans l'épaisseur des noyaux intra et extra-ventriculaires, mais en petit nombre ; la plupart se rassemblent en un large faisceau de forme demi-cylindrique qui chemine entre ces deux

noyaux, et s'en dégage au niveau du lobule de l'*insula* pour s'épanouir ensuite dans toutes les directions par la circonférence de sa base, en formant
une sorte de coquille qui constitue l'hémisphère correspondant.

Cet épanouissement a été comparé par Vieussens à celui des lames d'un
éventail et à l'irradiation solaire, par Reil à une couronne rayonnante,
par Gall et Spurzheim aux flammes d'un incendie. M. Foville le compare
avec plus de vérité à une calotte de champignon dont le pédicule, au
lieu d'être central, s'attacherait à un point de sa circonférence en
refoulant ce point en haut et en dedans, de manière à lui substituer
une échancrure : la surface plissée de l'hémisphère représente la calotte
du champignon ; le lobule de l'*insula*, la partie de la circonférence
qui donne attache au pédicule, et la scissure de Sylvius, l'échancrure qui
correspond à ce point d'attache ; le corps strié, la couche optique et le
pédoncule cérébral forment le pédicule lui-même ; le ventricule latéral
enfin constitue la cavité du champignon. Cette comparaison donne une
idée très juste du mode de terminaison des fibres longitudinales dans les
hémisphères cérébraux ; celle de Gall et Spurzheim exprime bien la disposition un peu flexueuse et comme tourmentée de ces mêmes fibres à leur
entrée dans les circonvolutions.

B. *Fibres antéro-postérieures du centre nerveux.*

Nous venons de voir les fibres longitudinales parties de la moelle épinière se terminer les unes dans le cervelet, les autres dans le cerveau ; si
ces deux organes se trouvaient constitués par ce seul ordre de fibres, ils
ne représenteraient, suivant l'expression de G. Bartholin, qu'une double
apophyse développée sur le trajet de la moelle : les fibres antéro-postérieures sont destinées à les unir l'un à l'autre ; elles se portent, en effet,
du centre médullaire du cervelet au centre médullaire du cerveau, sous
l'aspect de deux faisceaux aplatis qui forment les *pédoncules cérébelleux
supérieurs* ou *processus cerebelli ad cerebrum*. Ces faisceaux, d'abord
réunis par la valvule de Vieussens, surmontés plus loin par les rubans de
Reil et les tubercules quadrijumeaux, vont constituer le plan supérieur des
pédoncules cérébraux, avec lesquels ils se dirigent vers les couches optiques.
A leur passage au-dessous des tubercules quadrijumeaux, un certain
nombre de fibres s'en détacheraient, selon M. Foville, pour se porter en bas
et en dehors, et aller donner naissance d'abord au nerf optique, puis au nerf
olfactif, qui deviendraient ainsi l'un et l'autre une dépendance des pédoncules supérieurs du cervelet. Mais les fibres qu'on observe sur les côtés des
tubercules quadrijumeaux viennent de ces tubercules eux-mêmes, et non
des pédoncules cérébelleux. C'est donc à tort qu'on a voulu rattacher l'o-
rigine des deux premières paires de nerfs à ces pédoncules et, par leur
intermédiaire, aux cordons postérieurs de la moelle. — Parvenus dans les
couches optiques qu'ils forment principalement, ces faisceaux se confondent
en dehors de celles-ci avec les fibres du cône pédonculaire dont ils partagent la distribution.

Considérées dans leur ensemble, les fibres antéro-postérieures du centre
nerveux représentent une lame assez étroite jetée en manière de pont sur
l'espace anguleux qu'interceptent les fibres longitudinales en se séparant
au niveau du quatrième ventricule pour se rendre, celles-ci dans le cervelet,

celles-là dans le cerveau. Cette lame forme la plus grande partie de la paroi supérieure du quatrième ventricule. Ses connexions avec le cervelet sont encore un objet de contestation : naît-elle de la substance grise de cet organe? ou bien est-elle un prolongement des pédoncules cérébelleux inférieurs qui ne feraient que traverser le corps rhomboïdal pour se porter ensuite vers les couches optiques? La première opinion est celle de Willis, qui s'est attaché à démontrer que la lame sur laquelle reposent les tubercules quadrijumeaux constitue une région distincte de la moelle allongée, du cervelet et du cerveau. La seconde a été émise par M. Foville et adoptée par M. Longet; on peut invoquer les trois raisons suivantes en sa faveur : 1º les pédoncules cérébelleux inférieurs et supérieurs sont situés sur la direction d'une même ligne et paraissent se continuer entre eux au niveau du corps dentelé qui représente sur leur trajet un petit renflement analogue à celui que forment la couche optique et le corps strié sur le trajet des pédoncules cérébraux ; 2º les pédoncules supérieurs sont le siége d'une sensibilité manifeste; M. Longet, en les touchant chez quelques animaux, a vu ces derniers manifester tous les signes d'une vive douleur; 3º enfin ces mêmes pédoncules existent dans tous les vertébrés, et font partie de l'appareil primitif ou fondamental du centre nerveux qui est formé, comme nous le verrons plus loin, principalement par les fibres longitudinales. Sans doute ces raisons méritent d'être prises en considération, mais tant que la continuité des cordons postérieurs de la moelle avec la lame intermédiaire au cervelet et au cerveau n'aura pas été anatomiquement constatée, elles ne pourront établir en faveur de cette continuité que des probabilités plus ou moins grandes.

Deux paires de nerfs, la seconde et la quatrième, naissent de la lame étendue du cervelet au cerveau : de ces deux paires, l'une est affectée à la sensibilité spéciale, il est donc naturel qu'elle émane d'un faisceau sensitif ; l'autre est affectée au mouvement, et l'on s'étonne d'abord qu'elle puisse partir de la même région ; mais cette similitude d'origine est plus apparente que réelle. Remarquons, en effet, que cette quatrième paire naît des parties latérales de la valvule de Vieussens, sur le bord postérieur du ruban de Reil, dont elle est manifestement une dépendance; or nous savons que ce ruban émane du faisceau intermédiaire qui provient lui-même du cordon antéro-latéral ou moteur de la moelle.

C. *Fibres transversales du centre nerveux.*

Les fibres que nous avons suivies jusqu'à présent se trouvent symétriquement disposées à droite et à gauche du plan médian, et forment deux centres nerveux distincts qui ne sont unis entre eux qu'au niveau de l'entrecroisement des pyramides; les fibres transversales ont pour but de rattacher l'un à l'autre ces deux centres. Les unes réunissent les deux moitiés de la moelle épinière, d'autres les hémisphères cérébelleux, d'autres les hémisphères cérébraux.

Les fibres transversales de la moelle formeraient deux plans parallèles suivant quelques auteurs; nous avons vu que de ces deux plans, le postérieur n'existe pas : reste donc celui qu'on observe au fond du sillon médian antérieur. Les fibres dont il se compose se portent de droite à gauche. Se continuent-elles avec les cordons postérieurs ou avec les cordons antérieurs, avec les racines sensitives ou avec les racines motrices? Dans l'état actuel de la science toutes ces questions sont encore sans réponse. M. Calmeil a pensé que les fibres longitudinales de la moelle s'infléchissaient à angle droit et passaient alternativement du côté qu'elles occupent au côté opposé, où elles se redressent pour suivre ensuite leur direction première. S'il en était ainsi, les fibres transversales représenteraient un moyen d'entrecroisement partiel entre les cordons droits et gauches du prolongement rachidien ; mais cette disposition ne saurait être admise : car elle n'a pas été démontrée anatomiquement, et, d'une autre part, elle est en opposition avec les données de la physiologie, puisque l'action des cordons de la moelle est directe et non entrecroisée.

Au niveau de l'origine des pyramides, les fibres transversales cessent d'exister ; le bulbe rachidien en est complétement dépourvu.

Mais en montant vers des parties de plus en plus élevées de l'encéphale, on voit ces fibres acquérir des proportions de plus en plus grandes : elles forment d'abord la protubérance annulaire et les pédoncules cérébelleux moyens ; plus haut, les commissures cérébrales postérieure et antérieure ; plus haut encore, le corps calleux. Ces fibres à direction transversale sont-elles en rapport de continuité avec les longitudinales et les antéro-postérieures, ou bien sont-elles indépendantes de ces deux ordres de fibres? Tel est le difficile problème proposé à la sagacité des anatomistes depuis deux siècles. Willis, un des premiers, a tenté de le résoudre, et depuis les travaux de ce grand observateur, que d'efforts ont été dépensés pour arriver à ce but si désiré, et que de solutions contradictoires sont nées de ces efforts ! Voyons quels sont les principaux résultats de toutes ces recherches, et cherchons à en établir la valeur.

La grande commissure, que constituent les pédoncules cérébelleux moyens et la couche superficielle de la protubérance, tire son origine des lobes latéraux du cervelet ; l'anatomie comparée et l'anatomie de développement viennent à l'appui de cette opinion, que Reil le premier formula d'une manière très explicite et que Gall et Spurzheim adoptèrent un peu plus tard. Cette commissure, en effet, n'existe que chez les animaux dont le cervelet présente des lobes latéraux ; elle apparaît avec ces lobes et offre des dimensions qui leur sont toujours proportionnelles : chez l'homme et dans les vertébrés où elle arrive à son plus haut degré de développement, on la voit se manifester à l'époque seulement où les lobes latéraux commencent à se former, et suivre dans son accroissement l'évolution de ces mêmes lobes. Il est donc difficile de ne pas admettre que les fibres transversalement étendues de l'un à l'autre hémisphère cérébelleux partent réellement de ces hémisphères, c'est-à-dire de la substance grise qui recouvre les lobules, lames et lamelles dont ils se composent ; dans leur trajet convergent elles croisent d'une part les fibres ascendantes du pédoncule cérébelleux inférieur, de l'autre les fibres antéro-postérieures du pédoncule supérieur.

La commissure cérébrale postérieure se perd par ses extrémités dans les couches optiques, sans qu'il soit possible de déterminer si elle se continue avec les fibres longitudinales et antéro-postéricures qui s'entremêlent dans l'épaisseur de ces renflements, ou si elle jouit d'une existence indépendante.

La commissure cérébrale antérieure, beaucoup plus étendue que la précédente, traverse de chaque côté le noyau extra-ventriculaire du corps strié pour venir se perdre dans la partie sphénoïdale du lobe postérieur du cerveau, au voisinage de la base des cônes pédonculaires. se continue-t-elle avec les fibres constitutives de ces cônes qui se réfléchiraient en quelque sorte de dehors en dedans pour la former, ou bien part-elle de la substance corticale de l'hémisphère? Sur ce point nous ne possédons que des opinions purement hypothétiques : si la première opinion était fondée, ce cordon fibreux mériterait le nom de *commissure interpédonculaire ;* si la seconde devait prévaloir, il formerait une *commissure inter-hémisphérique.*

Le corps calleux est parmi les commissures celle qui a le plus vivement attiré l'attention des anatomistes. A l'aspect de cette longue série de recherches commencées vers le milieu du XVIIe siècle et continuées jusqu'à nos jours, dans le but d'élucider ce point de structure, il semble que tous les observateurs aient vu dans cette partie remarquable du cerveau la clef de voûte de l'édifice encéphalique ; chacun d'eux a cherché à sa manière à dénouer le nœud gordien de son origine, qui, après tant d'efforts, reste encore la grande difficulté à vaincre pour arriver à la connaissance du mode de connexion des diverses parties constituantes de l'encéphale.

En 1683, Willis s'attacha à démontrer que le corps calleux est composé de fibres, que celles-ci tirent leur origine des anfractuosités du cerveau, et convergent de dehors en dedans pour se réunir sur la ligne médiane en se continuant entre elles (1). Ce célèbre anatomiste expliquait par la brièveté de ces fibres : d'une part, les replis onduleux de la surface cérébrale, replis pour lui analogues à ceux qui se formeraient sur la périphérie d'un ballon dont les parois seraient attirées vers le centre par des fils convergents, et de l'autre la forme voûtée de l'éventail par lequel se termine le cône pédonculaire. Quant à la courbure antéro-postérieure du corps calleux, elle était due elle-même à la présence de la voûte à quatre piliers qui adhère à ses deux extrémités et les rapproche à la manière d'un ligament en s'enroulant de chaque côté autour de la racine de l'hémisphère (2).

Ainsi, d'après cet auteur, le cerveau est composé de deux ordres de fibres : 1° de fibres longitudinales ou divergentes qui vont former les circonvolutions ; 2° de fibres transversales ou convergentes qui donnent naissance au corps calleux ; le trigone cérébral n'est qu'une dépendance de ce corps, qu'il a pour usage de cintrer d'avant en arrière, de même que ce dernier cintre de dehors en dedans la surface des hémisphères.

Malpighi adopta la plupart des idées de Willis ; en parlant du corps cal-

---

(1) Medullaris substantia, corpus callosum dicta, interiorem cerebri superficiem concamerans, anfractuum omnium medullas in se excipit. (Th. Willis, *Cerebri anatome,* dans *Biblioth. anat. Manget,* t. II, p. 28.)

(2) Verum insuper fornix, ligamenti instar, ab una extremitate cerebri ad alteram producta, totam ejus compagem in debitam figuram situmque coercet et continet. (*Oper. cit.,* p. 29.)

leux il s'exprime ainsi : « Le corps fibreux qui forme la voûte des ventri-
» cules se termine de l'un et l'autre côté par des bords découpés en franges
» ou prolongements ondulés qui pénètrent dans la substance corticale et
» s'y répandent comme les racines d'une plante dans le sol qui la nourrit. »
Plus loin il ajoute : « De la moelle épinière contenue dans le crâne, ainsi
» que d'un tronc commun, on voit naître toutes les fibres qui se répandent
» dans le cerveau et le cervelet ; ces fibres émanent de quatre troncs et
» marchent en se ramifiant jusqu'à ce qu'elles soient arrivées à l'é-
» corce (1). »

Pour cet auteur le système médullaire de l'encéphale se réduit donc
aussi à deux ordres de fibres : en fibres longitudinales qui, après avoir
formé la tige du cerveau et du cervelet, se ramifient dans leur épaisseur
pour s'épanouir dans leur écorce, et en fibres transversales qui limitent
supérieurement la cavité des ventricules et se terminent de la même manière.

Vieussens, qui décrivit avec une si grande exactitude les fibres ascendantes de la moelle allongée, leur donne également pour dernière limite la
substance corticale du cerveau. Quant au corps calleux, il s'exprime en
ces termes : « Ce corps forme presque toute la voûte des ventricules ; il
» est composé de fibres médullaires qui naissent de la substance cendrée
» des deux hémisphères (2). »

Ainsi, selon Willis, Malpighi, Vieussens, dont les recherches parurent
dans la période qui s'écoula de 1680 à 1690, et selon aussi quelques autres
observateurs contemporains et d'un mérite non moins éminent, parmi lesquels je dois surtout citer Ch. Fracassati, une indépendance complète existerait entre les fibres qui rayonnent de la moelle allongée vers le cerveau,
et celles qui composent le corps calleux ; les unes et les autres s'épanouissent par leurs extrémités dans la substance corticale périphérique, en sorte
que Willis a pu dire : « Ubi corpus callosum desinere putatur, medulla
» oblongata incipit. »

L'indépendance des fibres du corps calleux, proclamée d'une voix una-
nime par cette forte génération d'anatomistes, a été admise sans contestation par les auteurs du XVIII⁵ siècle. Au commencement du XIX⁵, Reil,
dont les travaux ont obtenu un si grand et si légitime retentissement, se
rallia aussi à cette opinion, que Gall et Spurzheim, quelques années plus
tard, s'approprièrent en quelque sorte en la généralisant. Pour ces auteurs,
le système médullaire de l'encéphale se compose de deux grands appareils :

(1) Fibrosa corpora, quibus ventriculorum testudo contexitur, tandem desinunt
veluti laciniatis fimbriis, seu productionibus in gyrum ductis, quæ immerguntur
et implantantur, non secus ac copiosæ plantarum radices, in cortice, qui soli seu
terræ vicem gerere videtur..... A spinalis medullæ trunco intra calvariam con-
tento, veluti ab insigni fibrarum collectione egressum videntur habere omnes
fibræ per cerebrum et cerebellum dispersæ ; a quatuor enim medullæ reflexis
cruribus hinc inde ramificantur, donec ramosis terminationibus in corticem
desinant. (*Malpighii exercitatio, Epist. de cerebro ad Car. Fracassatum*, dans
Biblioth. anat. Manget, t. II, p. 58.)
(2) Ventriculorum totam fere cameram callosum corpus efformat : parietes
vero ex medullaribus fibrillis construuntur, quæ binorum cerebri hemispherio-
rum, cive ea substantia emergunt. (R. Vieussens, *De cerebro liber*, dans *Biblioth.
anat. Manget*, t. II, p. 142.)

1° d'un appareil à fibres divergentes étendues de la moelle épinière à la substance corticale, appareil que forment les pédoncules cérébelleux inférieurs pour le cervelet, les faisceaux pyramidaux et olivaires pour le cerveau ; 2° d'un appareil à fibres convergentes qui a pour point de départ la couche corticale périphérique, et qui est constitué par les pédoncules cérébelleux moyens et la protubérance pour le premier de ces organes, par le corps calleux et les autres commissures pour le second.

Mieux formulée, cette opinion acquit une importance plus grande ; mais elle ne devait pas briller longtemps de ce nouvel éclat. L'impulsion communiquée à l'étude du système nerveux par les travaux de Gall et Spurzheim fit naitre des doutes dans quelques esprits sur la réalité des fibres convergentes, et bientôt l'existence de ces fibres fut niée, puis ardemment combattue.

Tiedemann le premier, entrant dans cette voie, avança qu'il n'existe dans le cerveau qu'un seul ordre de fibres dont les pédoncules cérébraux sont la source commune ; que ces pédoncules, parvenus au centre de chacun des hémisphères, se partagent en deux parties, l'une interne, plus petite, qui forme le corps calleux, l'autre externe et plus considérable, qui diverge dans tous les sens pour aller se terminer dans les circonvolutions. Cette opinion est aussi celle de M. Foville, qui a consacré tant d'efforts à la défendre, qu'elle est devenue on peut dire sa propriété : ses convictions sont partagées de nos jours par M. Longet et par M. Froment ; elles le sont en partie aussi par M. Cruveilhier qui donne au corps calleux la même origine ; seulement cet auteur pense que les fibres venues des pédoncules cérébraux ne se continuent pas entre elles sur la ligne médiane, mais qu'elles se portent au delà pour aller se répandre ensuite dans l'hémisphère opposé, après s'être entrecroisées entre elles de chaque côté.

Nous nous trouvons donc aujourd'hui en présence de deux opinions : l'opinion ancienne qui considère le corps calleux comme une commissure des hémisphères, et l'opinion moderne qui le regarde comme une commissure des pédoncules cérébraux. La première, à laquelle M. Ludovic Hirschfeld s'est récemment rallié, admet deux ordres de fibres dans l'encéphale : des fibres divergentes et des fibres rentrantes ; la seconde n'admet qu'un ordre de fibres qui naissent des pédoncules et qui montent en se ramifiant dans toutes les directions.

A l'appui de l'opinion moderne et contre l'opinion ancienne, on a invoqué les faits suivants : 1° Lorsqu'on répète sur un cerveau d'adulte la préparation indiquée par M. Foville pour mettre à découvert la face supérieure du corps calleux, on voit toutes les fibres de ce corps s'incliner en bas et en dehors, et se diriger manifestement du côté des pédoncules ; 2° sur des fœtus de cinq mois on peut constater, ainsi que Tiedemann l'a observé, que les pédoncules cérébraux, d'abord épanouis dans les hémisphères, se continuent avec les fibres transversales qui forment le corps calleux ; 3° à cet âge il n'existe ni circonvolutions ni couche corticale, et cependant le corps calleux est déjà développé ; donc il ne naît pas des replis de la surface du cerveau ; puisqu'il les précède.

Ces raisons ne sont pas sans réplique. S'il est incontestable que les fibres du corps calleux se contournent d'abord pour se porter en bas et en dehors, il est certain aussi que l'anatomiste qui tente de les poursuivre vers le pédoncule en renversant les hémisphères à droite et à gauche se trouve bientôt arrêté, dans l'espèce de décollement qu'il opère, par d'autres fibres qui s'entrecroisent avec les précédentes pour se porter en haut et en dehors. Comment se comportent les fibres du corps calleux au delà de cet entrecroisement dont M. Foville a parfaitement constaté l'existence, qu'il a même fait représenter dans une très bonne planche et qui n'a échappé aussi ni à l'observation de M. Longet, ni à celle de M. de Blainville? Continuent-elles à se porter en bas pour aller se continuer avec la couche superficielle des fibres pédonculaires, comme le pense M. Foville? ou bien se tamisent-elles à travers ces fibres ascendantes pour se diriger en dehors et se disséminer ensuite dans toutes les parties de l'hémisphère cérébral? C'est là le point qui reste à élucider; tant que cette difficulté ne sera pas levée, la continuité du corps calleux avec les pédoncules cérébraux ne sera pas établie anatomiquement.

Les faits empruntés à l'anatomie du fœtus sont-ils plus concluants? Remarquons d'abord que de ces deux faits le second est dépourvu de toute valeur; le corps calleux peut très bien se développer avant les circonvolutions et la couche corticale, et venir se terminer plus tard dans cette dernière couche. Nos tissus, en effet, ne se développent pas à la manière des végétaux, ils se développent simultanément dans toute leur étendue : ainsi les nerfs naissent certainement du centre nerveux, et cependant ils en sont primitivement indépendants; ce n'est que plus tard qu'ils s'y réunissent, et même cette réunion peut ne pas avoir lieu, comme on l'observe chez les monstres dépourvus de moelle épinière et d'encéphale : une semblable indépendance existe d'abord entre le corps calleux et la couche corticale des hémisphères; un peu plus tard ces deux parties peuvent se réunir comme l'extrémité centrale des nerfs s'unit au centre nerveux.

Reste le second fait déduit de l'embryogénie. Si l'on voit chez les fœtus de cinq ou six mois les pédoncules cérébraux se continuer avec le corps calleux au niveau du centre médullaire des hémisphères, il faut bien admettre cette continuité; mais ce fait d'observation à lui seul ne saurait suffire pour faire prévaloir une semblable opinion, tant qu'il n'aura pas été constaté rigoureusement par d'autres anatomistes : car, si grande que soit la sagacité d'un observateur, elle peut facilement se trouver en défaut lorsqu'il s'agit d'un point de structure aussi délicat.

Les faits cités en faveur de l'opinion qui tend aujourd'hui à prévaloir ne sont donc pas concluants; ils n'ont pas assez de valeur pour renverser l'opinion ancienne, qui d'ailleurs emprunte aussi un point d'appui à l'embryologie, et un autre plus important à l'anatomie comparée. En effet, les hémisphères se développent d'avant en arrière, et c'est dans le même sens que se développe constamment le corps calleux, de telle sorte que l'évolution de ces trois parties est toujours simultanée et proportionnelle; d'une autre part, les dimensions du corps calleux dans la série des mammifères ne sont pas en rapport avec celles de la moelle épinière et des pédoncules cérébraux, mais bien avec le volume des hémisphères. Les poissons, les reptiles et les oiseaux, chez lesquels les lobes cérébraux sont très peu développés, ne possèdent pas cette commissure; celle-ci est rudimentaire chez les rongeurs et les édentés; elle offre des proportions de plus en plus grandes en passant de ces animaux aux carnassiers, aux ruminants, aux solipèdes et aux singes.

Qu'on observe un encéphale dans la série de ses développements, ou qu'on l'étudie comparativement dans la série des vertébrés, lorsqu'il a atteint les deux tiers de son évolution, on remarque toujours entre les trois parties qui dominent cet organe la plus intime corrélation ; or le degré de développement et le volume définitif de ces trois parties étant constamment corrélatif, il nous semble difficile de ne pas admettre que la médiane est une dépendance des latérales, que le corps calleux, en un mot, est une commissure inter-hémisphérique et non une commissure inter-pédonculaire. Un dernier fait appuiera cette conclusion : divisez le corps calleux de chaque côté et dans toute sa longueur, à sa jonction avec les corps striés ; puis enroulez ce corps sur lui-même d'avant en arrière, de manière à le convertir en un cylindre, et comparez ce cylindre au volume de l'un des pédoncules cérébraux, vous pourrez alors vous convaincre que le premier est très notablement supérieur au second. Les pédoncules ne sont donc pas le point de départ du corps calleux, puisque ceux-ci seraient insuffisants pour le produire, alors même qu'ils se réfléchiraient en totalité de dehors en dedans ; et cette insuffisance devient bien autrement évidente lorsqu'on considère que ce n'est pas la totalité des pédoncules cérébraux qui se réfléchit pour lui donner naissance, mais seulement une partie, et même la plus petite partie de leur épaisseur. L'opinion émise par Willis vers la fin du XVIIe siècle, défendue par Malpighi et par Vieussens, adoptée par tous les anatomistes du XVIIIe, développée au commencement du XIXe par Reil, par Gall et Spurzheim, etc., cette opinion, malgré toutes les objections élevées contre elle depuis la publication des travaux de Tiedemann et de M. Foville, est donc encore celle qui me paraît la mieux fondée.

Après avoir établi que les fibres transversales qui composent le corps calleux représentent un système indépendant de celles des pédoncules, et qu'elles forment par leur réunion une commissure inter-hémisphérique, il nous reste, pour terminer l'étude des connexions de toutes les fibres du même ordre, à dire un mot des commissures cérébrales postérieure et antérieure.

La commissure cérébrale postérieure s'étend de l'une à l'autre couche optique ; naît-elle de la substance grise qui occupe l'épaisseur de ces renflements, ou bien est-elle une dépendance des fibres pédonculaires qui se réfléchissent en dedans pour s'unir et se confondre sur la ligne médiane ? Le premier mode de connexion a été admis par Gall et Spurzheim qui considèrent ce cordon comme une commissure des couches optiques ; il est admis aujourd'hui par M. Cruveilhier et M. Froment : c'est aussi celui qui paraît en effet le plus vraisemblable. Le second a été préconisé par M. Longet. A l'exemple de cet auteur, j'ai cherché à suivre la commissure postérieure dans son trajet vers les pédoncules, mais elle se confond dès son entrée dans la couche optique d'une manière si intime avec les substances grise et blanche qui composent ce renflement, qu'il m'a été impossible d'arriver à un résultat satisfaisant.

La commissure antérieure, après avoir traversé les corps striés, plonge par chacune de ses extrémités dans l'épaisseur de la partie sphénoïdale des lobes postérieurs du cerveau, et arrive jusqu'au voisinage des circonvolutions qui recouvrent cette partie ; elle paraît naître, par conséquent, de la périphérie des hémisphères. Pour la plupart des auteurs, en effet, elle tire son origine de l'épaisseur des lobes postérieurs qu'elle unit ainsi l'un à l'autre.

M. Foville a fait remarquer que ce cordon fibreux correspond par ses extrémités à la base des cônes pédonculaires, et qu'il pouvait être pour ces cônes une véritable commissure.

En résumé, les fibres transversales du centre nerveux forment cinq groupes : 1° une bande longitudinale qui unit la moitié droite de la moelle à la moitié gauche ; 2° un faisceau semi-annulaire qui unit les deux hémisphères cérébelleux ; 3° une lame en forme de voûte qui unit les deux hémisphères cérébraux ; 4° un cordon assez grêle et très court qui unit les deux couches optiques ; 5° enfin un second cordon plus gros et surtout beaucoup plus long qui semble unir à la fois les deux corps striés, les deux cônes pédonculaires et les deux hémisphères.

En embrassant d'un coup d'œil général ces divers groupes, on peut dire qu'ils constituent un vaste moyen d'union pour les deux moitiés de l'axe cérébro-spinal ; que l'étendue en hauteur de ce moyen d'union est égale à la longueur des fibres longitudinales ; qu'il se développe de plus en plus à mesure que les parties qu'il réunit sont d'une structure plus compliquée et d'un volume plus considérable, de telle sorte qu'après s'être graduellement perfectionné il arrive chez l'homme à son plus haut degré de développement. Aussi la protubérance annulaire par son volume, et le corps calleux par sa grande étendue antéro-postérieure, tiennent-ils une place importante parmi les caractères distinctifs de l'encéphale humain.

D. *Fibres annulaires du centre nerveux.*

Le caractère distinctif de ces fibres est d'embrasser à la manière d'un lien un ou plusieurs faisceaux de fibres longitudinales ; on les observe sur les points où ces dernières, jusqu'alors unies et parallèles, tendent à s'écarter pour s'irradier dans divers sens. Les premières, qu'on rencontre en procédant de bas en haut, s'étalent au-devant du triple faisceau qui compose chacune des moitiés du bulbe rachidien : ce sont les fibres arciformes de Rolando, le trapèze de quelques auteurs modernes. A cette hauteur, les fibres longitudinales de la moelle éprouvent une dissociation : celles du côté droit ne sont plus unies à celles du côté gauche par une commissure transversale ; les cérébrales se reconstituent sous des troncs nouveaux, et en outre elles se séparent des cérébelleuses ; ici comme sur tous les points où ces fibres manifestent une tendance vers l'isolement et l'irradiation, les fibres annulaires destinées à les relier apparaissent à leur surface pour leur former une ceinture semblable à celle qui relie en un même faisceau tous les épis d'une gerbe.

Lorsque les faisceaux pyramidaux et intermédiaires du bulbe réunis au niveau des pédoncules cérébraux ont pénétré dans l'épaisseur des couches optiques et des corps striés, leur divergence et l'irradiation des fibres dont ils se composent se prononcent de plus en plus ; aussi voit-on les fibres annulaires se multiplier à mesure qu'on s'élève : quelques unes, très variables et toujours en petit nombre, occupent la face inférieure des pédoncules ; un anneau plus manifeste occupe le bord supérieur et interne des couches optiques, c'est le pédoncule supérieur de la glande pinéale ; un troisième anneau, le plus remarquable de tous, la voûte à quatre piliers, embrasse presque toute la circonférence du cône pédonculaire ; un quatrième, la bandelette demi-circulaire, enlace ce même cône d'une manière plus intime et sur un point plus rapproché de son épanouissement dans ses hémisphères.

La disposition de ces divers anneaux, relativement aux cônes pédonculaires, a été nettement signalée par M. le professeur Gerdy dans ses recherches sur l'encéphale, publiées en 1836. Les auteurs anciens, qui avaient fait de si actives recherches pour découvrir les connexions des fibres longitudinales avec les transversales, avaient à peine fixé leur attention sur ces fibres annulaires ; et parmi les modernes, ceux qui s'étaient attachés à déterminer leur point de départ et de terminaison les avaient représentées seulement comme des commissures antéro-postérieures destinées à unir des parties dissemblables, les commissures transversales unissant au contraire des parties similaires. Cette destination attribuée aux pédoncules de la glande pinéale, à la voûte et à la bandelette demi-circulaire, est sans doute fondée, mais on peut lui reprocher d'être un peu vague. Les auteurs avaient été frappés uniquement de la direction antéro-postérieure de ces bandes fibreuses ; ils n'avaient pas suffisamment remarqué leur enroulement autour de la racine pédonculaire de l'hémisphère. C'est sur cet enroulement et la situation réciproquement perpendiculaire des fibres enlacées et enlaçantes que M. Gerdy insista particulièrement ; mais il n'alla pas plus loin dans l'étude de leurs connexions ; or il restait à déterminer comment les fibres annulaires se comportent à leur extrémité : se continuent-elles avec les transversales, ou bien se terminent-elles dans l'épaisseur de la gerbe pédonculaire ?

La première opinion était celle de Willis, qui attribuait la forme voûtée du corps calleux au rapprochement de ses extrémités antérieure et postérieure par les deux bandelettes du trigone unies et confondues avec elles, bandelettes pour lui tout à fait analogues à la corde qui sous-tend un arc. Mais nous savons aujourd'hui, d'une part, que les deux moitiés du trigone, bien qu'entremêlées d'une manière assez intime en arrière au bourrelet du corps calleux, n'ont aucune continuité avec les fibres de ce bourrelet, et, de l'autre, qu'elles tirent leur principale origine en avant de l'épaisseur des couches optiques. Il n'y a donc entre le système des fibres transversales et celui des fibres annulaires qu'un rapport de contiguïté ; par conséquent, l'opinion de Willis ne peut être admise.

Voyons si la seconde est mieux fondée. Rappelons d'abord : 1° que les fibres annulaires naissent pour la plupart de l'épaisseur des couches optiques qui font partie des cônes pédonculaires ; 2° qu'elles restent constamment en contact avec la surface de ces cônes dans toute l'étendue de leur trajet ; 3° qu'à leur dernière limite elles répondent encore à cette surface au niveau de laquelle elles disparaissent. Une semblable disposition démontre évidemment des connexions très intimes entre ces deux ordres de fibres ; vraisemblablement il y a continuité entre les unes et les autres. Celle-ci toutefois n'est pas rigoureusement démontrée ; en l'admettant comme telle, on voit qu'un certain nombre de fibres qui jusqu'alors avaient marché en s'irradiant se dévieraient subitement de leur direction première pour s'enrouler perpendiculairement autour du pédoncule correspondant. Ainsi se formeraient tour à tour : les fibres arciformes que Rolando fait naître du bord inférieur de la protubérance, mais qui semblent se détacher le plus souvent des corps restiformes ; les deux moitiés de la voûte qui naissent des pédoncules pendant leur passage à travers les couches optiques ; les deux bandelettes demi-circulaires qui ont la même origine ; et enfin les deux tractus longitudinaux du corps calleux qui émanent manifestement de la partie inférieure des cônes pédonculaires, au niveau de la substance perforée de Vicq d'Azyr, tractus qui se réfléchissent en arrière pour aller se confondre avec les piliers postérieurs de la voûte, et revenir avec ces piliers vers leur point de départ.

2° DES CONNEXIONS DE LA SUBSTANCE GRISE AVEC LES DIVERS ORDRES
DE FIBRES DU CENTRE NERVEUX.

L'étude de ces connexions présente une grande importance ; car des faits nombreux tendent à établir que la substance grise est le siége spécial de l'activité nerveuse : c'est dans cette substance, en effet, que s'épuisent presque exclusivement les vaisseaux si multipliés de la pie-mère ; à peine quelques capillaires s'arrêtent-ils dans la substance blanche. Or l'observation nous montre que l'activité ou l'énergie fonctionnelle d'un organe est en raison de la quantité du sang qu'il reçoit : comparez la vascularité des muscles à celle des tendons, la vascularité des glandes à celle de leurs conduits excréteurs, la vascularité du foie, du testicule, du rein, par exemple, à celle du canal cholédoque, du canal déférent ou de l'uretère, etc., et partout vous verrez correspondre à la partie active de l'organe une grande richesse vasculaire, à sa partie passive une vascularité presque nulle. Aussi Willis, Malpighi, Ch. Fracassati, Vieussens et la plupart des anatomistes du XVIII° siècle n'ont-ils pas hésité à considérer la substance grise comme l'élément actif de la masse nerveuse centrale, et les fibres médullaires comme autant de canaux chargés de transporter dans toutes les parties du corps le principe de cette activité. Les observations anatomiques, physiologiques et pathologiques, recueillies depuis cette époque, n'ont fait que confirmer cette induction. Ne voyons-nous pas cette substance s'étaler en une épaisse et large couche sur les régions les plus élevées de l'axe nerveux, régions que la physiologie expérimentale nous conduit à considérer comme spécialement consacrées aux phénomènes de l'intelligence ? Tous les pathologistes n'ont-ils pas constaté depuis longtemps la fréquence des altérations de la substance corticale à la suite des méningites et des encéphalites, maladies essentiellement caractérisées par le trouble des fonctions sensoriales et intellectuelles ?

Des deux éléments constitutifs du centre nerveux, l'un, la substance grise, étant essentiellement actif, et l'autre, la substance médullaire, purement passif, il en résulte que parmi les divers ordres de fibres que nous avons étudiés, celles qui se trouveront le plus souvent en relation avec le premier de ces éléments jouiront, par le fait même de ce contact plus multiplié, d'une importance fonctionnelle plus grande. Sous ce rapport il existe entre elles de notables différences qu'il importe de signaler. Mais avant de les comparer sous ce point de vue, une question plus générale se présente : quel est le mode de connexion de l'élément actif et de l'élément passif de la substance nerveuse ? Je ne rappellerai pas ici toutes les opinions qui ont été émises à ce sujet ; elles se trouvent exposées dans nos considérations générales sur le système nerveux ; j'examinerai seulement si l'un de ces éléments peut être considéré comme générateur relativement à l'autre.

Malpighi le premier a fait remarquer que les nerfs, à leur origine, se trouvent presque partout en rapport avec un noyau de substance grise ; vivement frappé de ce fait, qu'on ne saurait contester, il en conclut que les cordons nerveux naissent de cette substance. Vicq d'Azyr, qui ne paraît pas avoir eu connaissance des travaux de son illustre prédécesseur sur ce point, a été conduit de son côté à la même observation : « Sans qu'on en » sache précisément la raison, dit-il, on voit toujours la substance cendrée » correspondre à l'origine des nerfs. » Reil signale aussi ce rapport sur lequel il insiste et en tire la même conclusion.

Jusqu'alors on s'était en quelque sorte maintenu à la surface du centre nerveux. Gall et Spurzheim allèrent plus loin ; ce que Malpighi, Vicq d'Azyr et Reil avaient dit des connexions du système nerveux périphérique, ils le dirent d'une manière générale de toutes les fibres nerveuses. Pour eux il n'est aucune de ces fibres qui ne tire son origine de la substance grise ; celle-ci, en un mot, est l'organe générateur, la matrice de la substance blanche.

Ainsi formulée, cette opinion ne saurait être adoptée ; car les progrès de l'embryologie ont démontré que la substance médullaire précède la substance corticale ; la première, par conséquent, ne peut être une production de la seconde, pas plus que la partie périphérique du système nerveux n'est une production de la partie centrale. Mais de même que ces deux parties primitivement indépendantes se réunissent ensuite pour se continuer l'une avec l'autre, de même la substance grise et la substance blanche, lorsqu'elles sont complétement développées, peuvent se continuer entre elles. Est-ce en effet par continuité qu'elles se trouvent unies, ainsi qu'elles le sont dans l'épaisseur des ganglions, selon M. Ch. Robin ? ou bien les fibres médullaires, suivant l'ingénieuse comparaison de Malpighi se disséminent-elles dans l'épaisseur de la substance grise comme les racines d'une plante dans le sol qui la supporte, en sorte que leurs connexions consisteraient dans un simple rapport de contiguïté ? Dans l'état présent de la science ces questions sont insolubles.

Nous savons seulement : 1° que lorsqu'un faisceau fibreux traverse un noyau de substance grise, les fibres sortantes sont plus nombreuses que les entrantes ; 2° que lorsque ce même faisceau traverse plusieurs masses de la même nature échelonnées de distance en distance, il augmente rapidement de volume, en même temps que ses fibres prennent une disposition rayonnée ; de là l'erreur de Gall et Spurzheim ; voyant sortir de chaque noyau de substance grise plus de fibres qu'ils n'en n'avaient vu entrer, ils ont cru à une sorte de génération de l'élément fibreux par l'élément pulpeux ; en donnant à un fait incontestable une interprétation purement spéculative, ils ont fait naître le doute sur sa réalité, en sorte que celui-ci a été mis aussi au nombre des hypothèses. Reprenant ce fait tel que l'observation nous le présente, et laissant de côté son interprétation, nous avons maintenant à rechercher quelles sont les fibres auxquelles la substance grise se mêle de préférence, et quelles sont les modifications que subissent ces fibres en la traversant.

Les fibres longitudinales sont celles qui ont les rapports les plus étendus

avec la substance grise ; en se collectant cette substance forme cinq masses
principales étagées de bas en haut sur leur trajet : — la première occupe
l'axe de la moelle épinière ; — la seconde l'épaisseur de la protubérance ;
— la troisième la couche optique ; — la quatrième le corps strié ; — la
cinquième les surfaces cérébrale et cérébelleuse.

Tous ces amas de substance grise sont pairs et symétriques ; leur forme
varie suivant la région qu'ils occupent : dans la moelle épinière ils représentent deux demi-cylindres dont la concavité regarde en dehors, et dont
les bords correspondent, le plus court aux racines antérieures des nerfs
spinaux, le plus long aux racines postérieures ; dans la protubérance et les
couches optiques ils ne revêtent aucune configuration déterminée ; dans
le corps strié ils prennent l'aspect de noyaux, et à la surface de l'encéphale
celui d'une couche alternativement saillante et rentrante.

Dans toutes les régions inférieures de l'axe cérébro-spinal la masse grise
d'un côté communique avec celle du côté opposé ; dans les régions supérieures elles s'isolent de plus en plus, de telle sorte qu'au niveau des hémisphères cérébraux elles n'ont plus entre elles aucune communication :
ainsi le demi-cylindre de la moitié droite de la moelle est uni au demi-
cylindre de la moitié gauche par une lamelle intermédiaire ; dans la protubérance cette union entre les parties droite et gauche est encore plus complète. Sur le cervelet il n'existe aucune ligne de démarcation entre les
deux moitiés de sa couche corticale ; mais cet isolement commence à se
manifester dans les pédoncules cérébraux dont les noyaux de substance
noire ne sont unis entre eux que par une traînée à peine sensible de substance grise appartenant à la protubérance ; il est beaucoup plus accusé
dans les couches optiques dont les masses grises ne communiquent que par
la commissure molle et le corps cendré ; enfin il est complet dans les corps
striés, et la couche corticale des hémisphères.

C'est un phénomène remarquable que cette séparation graduelle des
deux moitiés de l'élément actif du tissu nerveux, à mesure qu'on monte
des régions inférieures de l'axe cérébro-spinal vers celles qui tiennent
sous leur dépendance spéciale les grands phénomènes de l'innervation.
Il nous montre que les parties qui entrent dans la composition de cet axe,
bien qu'elles soient organisées dans toute son étendue sur le même type,
affectent à leurs deux extrémités une tendance contraire ; à l'une elles
tendent vers l'unité, à l'autre vers la dualité : celles qui obéissent à la première tendance sont remarquables par leur simplicité ; celles qui obéissent
à la seconde se distinguent par leur structure de plus en plus compliquée.

Les rapports de la substance grise avec les fibres longitudinales diffèrent
aussi suivant qu'on a égard à la partie inférieure ou à la partie supérieure
du centre nerveux : dans la moelle, la substance grise occupe le centre de
l'organe ; au niveau du bulbe rachidien, de la protubérance et des couches
optiques, elle est en partie centrale et en partie périphérique ; dans les
corps striés, elle se superpose aux faces supérieure et inférieure du cône
pédonculaire, et devient par conséquent complétement périphérique ; à la
surface du cerveau et du cervelet, elle affecte la même situation d'une
manière encore plus évidente.

Ainsi cette substance est d'abord enveloppée par les fibres longitudinales du centre nerveux auxquelles elle ne se mélange pas. Vers la base de
l'encéphale elle se mêle à ces fibres, et plus haut elle s'en dégage peu à

peu, de telle sorte qu'après en avoir été entourée à leur origine, elle les entoure et les recouvre complétement à leur terminaison. Considérée sous ce point de vue, elle peut être divisée en partie inférieure ou centrale, en partie moyenne ou infiltrée, et en partie supérieure ou périphérique. — **La** partie centrale ou enveloppée ne paraît pas être le point de départ de nouvelles fibres longitudinales, car le nombre de ces fibres n'est pas sensiblement plus considérable au niveau du bulbe rachidien qu'au tiers inférieur de la moelle. — Il n'en est pas ainsi de la partie moyenne ou infiltrée, c'est-à-dire à la fois enveloppée et enveloppante; on en voit surgir un grand nombre de fibres nouvelles qui viennent successivement se joindre aux fibres primitives; c'est à la présence de ces nouvelles fibres que les faisceaux pyramidaux et intermédiaires sont redevables des modifications qui s'opèrent dans leur volume et leur forme. Les premiers, d'abord assez grêles, augmentent de volume après avoir traversé la protubérance; les seconds, plus grêles encore à leur point de départ, s'accroissent de même en traversant la substance grise disséminée dans ce renflement; en passant de la protubérance dans les couches optiques, et de celles-ci dans les corps striés, ces faisceaux se renforcent de plus en plus, et constituent ainsi le cône pédonculaire dont les innombrables radiations vont s'épanouir dans la couche corticale.

Les fibres antéro-postérieures et les transversales ne se trouvent en connexion avec la substance grise que par leurs extrémités.

Quant aux fibres annulaires, c'est à peine si l'on trouve quelques vestiges de cette substance sur leur trajet. Les tractus longitudinaux du corps calleux en sont dépourvus; il en est de même des bandelettes demi-circulaires et des fibres arciformes. On en rencontre seulement un très petit noyau sur les piliers antérieurs de la voûte, au centre des tubercules mamillaires, et deux couches extrêmement minces sur les lames du *septum lucidum.*

3° DES APPAREILS QUI COMPOSENT L'AXE CÉRÉBRO-SPINAL ET DE LEUR ASSOCIATION.

Unis aux masses ou particules de substance grise déposées sur leur trajet, les divers systèmes de fibres que nous avons mentionnés forment autant d'appareils distincts : en se réunissant à leur tour, ces appareils constituent le centre nerveux; mais ils ne participent pas à sa constitution dans des proportions égales.

L'*appareil longitudinal* est sans contredit le plus important; c'est lui qui forme la plus grande partie de la masse nerveuse centrale. Les *appareils antéro-postérieur, transversal* et *annulaire,* lui sont comme surajoutés afin de relier entre elles les différentes parties qui le composent : le premier relie sa partie cérébelleuse à sa partie cérébrale; le second, sa partie droite à sa partie gauche; le troisième relie de chaque côté sa partie antérieure à sa partie postérieure.

Cet appareil est aussi le premier qui se manifeste dans le cours de la vie embryonnaire; il se développe de bas en haut, de telle sorte qu'on voit paraître successivement : la moelle épinière, puis le cerveau, puis le cervelet. Alors seulement se montre l'appareil antéro-postérieur. Le transversal et l'annulaire naissent plus tard. Il est donc vrai de dire que l'encéphale est une production, un épanouissement de la moelle, vérité proclamée d'abord par Praxagoras, mieux développée par G. Bartholin, puis successivement adoptée par Varole, Malpighi, Reil, Gall, etc.

Considérés dans la série animale et dans la série des développements, les quatre appareils se combinent deux à deux. Le longitudinal s'associe d'abord à l'antéro-postérieur ; on les trouve ainsi associés dans tous les vertébrés. Tous deux sont remarquables par la précocité de leur développement, bien que leur apparition ne soit pas exactement simultanée ; de là les noms d'*appareil de première formation*, d'*appareil primordial* ou *fondamental*, sous lesquels ils ont été collectivement désignés par M. Serres.

L'appareil transversal et l'appareil annulaire, nuls chez les poissons, extrêmement rudimentaires dans les reptiles et les oiseaux, et d'autant plus développés chez les mammifères que l'encéphale est plus volumineux, apparaissent d'une manière toujours plus tardive que les précédents, et à peu près vers la même époque, ainsi que l'ont démontré les recherches de Tiedemann ; ils constituent un appareil de perfectionnement appelé par opposition au précédent, *appareil de seconde formation* ou *secondaire*.

Les appareils fondamental et secondaire s'entremêlent d'une manière si intime à la périphérie du cervelet et du cerveau, dans l'épaisseur de la substance corticale, qu'il serait impossible à cette limite extrême de faire la part de l'un et de l'autre ; ils s'isolent au contraire de plus en plus à mesure qu'on se rapproche du centre de ces organes : les ventricules cérébraux et cérébelleux sont le résultat de cette dissociation.

Les fonctions de ces deux appareils ne sont pas les mêmes. L'appareil fondamental, centre d'irradiation de tous les nerfs, est parcouru par deux courants contraires, par un courant sensitif qui apporte à l'organe de l'intelligence les impressions parties de tous les points de l'économie, et par un courant moteur qui transmet aux muscles les ordres de la volonté. La destination de l'appareil secondaire ne saurait être, dans l'état actuel de la science, aussi nettement définie ; cependant il est permis de penser avec Willis que sa partie transversale a pour usage de ramener à l'unité les fonctions de l'encéphale, de telle sorte que cet organe, ainsi que le fait remarquer le même auteur, se trouve prémuni par sa duplicité contre l'influence des causes qui pourraient affaiblir ou paralyser son action, et par ses commissures contre la confusion qui naîtrait de la multiplicité des perceptions pour un même objet (1).

(1) Adeoque ut ipsius duplicatione contra absolutam actus privationem sive defectum providetur, ita ejusque duplicati commissura adversus inanem aut confusam ejusdem speciei multiplicationem procavetur. (*Op. cit.*, p. 54.)

DE LA PARTIE PÉRIPHÉRIQUE DU SYSTÈME NERVEUX
ou
DES NERFS.

Les nerfs se divisent en trois classes ou trois groupes principaux : les uns naissent de l'encéphale et se portent au dehors à travers les trous de la base du crâne : ce sont les *nerfs crâniens* ou *encéphaliques*.

D'autres tirent leur origine de la moelle épinière et se rendent à leur destination à travers les trous de conjugaison : ce sont les *nerfs spinaux* ou *rachidiens*.

D'autres émanent à la fois de toute l'étendue de l'axe cérébro-spinal, et viennent former sur les côtés du rachis deux longs cordons dont les divisions se répandent dans les viscères du cou, de la poitrine et de l'abdomen : ce sont les *nerfs ganglionnaires* ou *grands sympathiques*.

Chacun de ces groupes se distingue des deux autres par un ensemble de caractères qui lui sont propres :

Les nerfs crâniens se dirigent en avant ;

Les nerfs spinaux se dirigent en dehors ;

Les nerfs ganglionnaires se portent en dedans.

Les premiers, qui se distribuent à des organes de structure complexe et de nature très dissemblable, diffèrent beaucoup les uns des autres, soit par leur mode d'origine, soit par leur mode de terminaison.

Les seconds, qui se répandent dans des régions composées d'éléments peu nombreux et partout les mêmes, sont remarquables au contraire par l'uniformité de leur origine et l'analogie de leur distribution.

Les derniers, qui se rendent à des viscères de texture très variée, mais dont les fonctions sont étroitement solidaires, s'unissent et s'entremêlent pour former un vaste réseau enlaçant dans ses mailles tous les appareils de la vie organique.

Variété, tel est donc, en un mot, le trait distinctif des nerfs crâniens ; simplicité, tel est le caractère principal des nerfs spinaux ; extrême intrication, tel est l'attribut des nerfs ganglionnaires.

NERFS CRANIENS.

Les nerfs crâniens ou nerfs encéphaliques, pairs et symétriquement disposés à droite et à gauche, sont au nombre de douze.

Leur classification a beaucoup varié : Willis le premier l'a établie sur un principe inattaquable en lui donnant pour base la succession des orifices fibreux dans lesquels ils s'engagent pour sortir de la cavité du crâne. Or, en comptant ces orifices d'avant en arrière, on rencontre successivement :

1° Les pertuis de la lame criblée au travers desquels se tamisent en quelque sorte les nerfs olfactifs ;

2° Le trou optique qui livre passage au nerf de la vision ;

3° Un orifice circulaire situé immédiatement en dehors des apophyses clinoïdes postérieures et traversé par le nerf moteur oculaire commun ;

4° Un orifice de même forme, mais plus petit et plus externe, dans lequel s'engage le nerf pathétique ;

5° Un orifice de forme ovalaire et beaucoup plus grand, occupé par le nerf trijumeau ;

6° Un orifice de petit diamètre situé au-dessous des trois précédents et destiné au nerf moteur oculaire externe ;

7° Le conduit auditif interne destiné au nerf facial et au nerf auditif;

8° Le trou déchiré postérieur qui reçoit le glosso-pharyngien, le pneumogastrique et le spinal ;

9° Le trou condyloïdien antérieur qui transmet au dehors le nerf grand hypoglosse.

A ces neuf paires Willis en ajoutait une dixième formée par le nerf sous-occipital.

Cette nomenclature, numérique et topographique, était bien supérieure à toutes celles qui l'avaient précédée, et qui reposaient, les unes sur l'origine, les autres sur la distribution des nerfs crâniens. Aussi fut-elle admise sans contestation, d'abord par Vieussens, puis par tous les anatomistes qui le suivirent.

Mais vers la fin du XVIIIe siècle, Sœmmerring et Vicq d'Azyr, à peu près à la même époque, firent remarquer que la classification de Willis était passible de quelques reproches. Elle offre en effet deux inconvénients : le premier, de ranger parmi les nerfs crâniens le nerf sous-occipital, qui appartient évidemment à la série des nerfs spinaux ; le second, de confondre sous une même dénomination des nerfs très différents par leur terminaison et leurs usages. A l'exemple de Haller, ces deux auteurs commencèrent donc par éliminer le nerf sous-occipital ; ensuite ils dédoublèrent la septième paire de Willis, et décomposèrent sa huitième en trois paires distinctes. De ces modifications naquit la nomenclature suivante :

1re PAIRE. . . . . . . Nerfs olfactifs.
2e PAIRE. . . . . . . Nerfs optiques.
3e PAIRE. . . . . . . Nerfs moteurs oculaires communs.
4e PAIRE. . . . . . . Nerfs pathétiques.
5e PAIRE. . . . . . . Nerfs trijumeaux.
6e PAIRE. . . . . . . Nerfs moteurs oculaires externes.
7e PAIRE. . . . . . . Nerfs faciaux.
8e PAIRE. . . . . . . Nerfs auditifs ou acoustiques.
9e PAIRE. . . . . . . Nerfs glosso-pharyngiens.
10e PAIRE. . . . . . . Nerfs pneumogastriques.
11e PAIRE. . . . . . . Nerfs accessoires ou spinaux.
12e PAIRE. . . . . . . Nerfs grands hypoglosses.

Cette classification est aujourd'hui généralement admise ; elle semble en effet mériter la préférence. Remarquons cependant qu'en s'appuyant sur une base à la fois anatomique et physiologique, elle cesse de reposer sur un principe invariable : car si l'on prend pour point de départ la différence des fonctions, après avoir dédoublé la septième paire et triplé la huitième, pourquoi ne pas décomposer la cinquième, pour faire de sa racine motrice une paire distincte sous le nom de *nerf masticateur*, et de sa racine sensitive une autre paire, ainsi que l'a proposé Paletta ? Pourquoi aussi diviser en autant de paires les nerfs, glosso-pharyngien, pneumogastrique et spinal ? Ces nerfs forment-ils bien en effet trois paires différentes, comme le pensent Sœmmerring et Vicq d'Azyr, ou bien trois parties différentes d'une même paire, comme le voulait Willis ?

La classification ancienne avait des limites précises. La classification moderne, en voulant concilier les progrès de l'anatomie et de la physiologie, a perdu cet avantage ; son cadre peut être resserré ou élargi au gré de chaque observateur : c'est là un inconvénient qui lui est propre ; néanmoins, comme toutes les classifications ne sont en définitive qu'un moyen d'étude, et que celle-ci offre sous ce rapport une utilité incontestable, je crois devoir l'adopter.

Les nerfs crâniens diffèrent entre eux : par leur origine réelle, par leur origine apparente, par leur consistance, par leur configuration, par leur direction, et par leur terminaison.

1° *Origine réelle.* Sous ce rapport, Bichat le premier a divisé les nerfs encéphaliques en trois classes : en nerfs cérébraux, au nombre de deux, l'olfactif et l'optique ; en nerfs de la protubérance, au nombre de six : le moteur oculaire commun, le pathétique, le trijumeau, le moteur oculaire externe, le facial et l'auditif ; en nerfs du bulbe rachidien, au nombre de quatre : le glosso-pharyngien, le pneumogastrique, le spinal et l'hypoglosse. — Cette classification était évidemment défectueuse : le nerf optique émane en partie des tubercules quadrijumeaux et en partie des couches optiques ; il appartient par conséquent à la fois au cerveau et à l'isthme de l'encéphale. La plupart des nerfs que Bichat fait naître de la protubérance ont une origine très différente : ainsi le moteur oculaire commun naît des pédoncules cérébraux, le pathétique du faisceau latéral oblique de l'isthme ou ruban de Reil, le trijumeau du bulbe rachidien, etc. Bien que le principe sur lequel repose cette nomenclature fût très louable, elle devait donc être rejetée, parce qu'elle n'était pas suffisamment conforme aux données de l'observation.

Ce principe a été repris plus tard par M. Foville et quelques autres anatomistes qui ont cherché à démontrer que parmi les nerfs crâniens tous ceux qui sont affectés à la sensibilité spéciale ou générale naissent des cordons postérieurs de la moelle prolongés dans l'encéphale, et tous ceux affectés au mouvement des cordons antérieurs. Un grand nombre de faits bien observés viennent en effet à l'appui de cette proposition, à laquelle on peut seulement reprocher d'être un peu trop absolue. — On ne saurait contester que les nerfs, moteur oculaire commun, moteur oculaire externe, facial, spinal et grand hypoglosse, ne tirent en effet leur origine du cordon antéro-latéral de la moelle. — Il me paraît également incontestable que le pathétique émane du faisceau latéral oblique de l'isthme, c'est-à-dire du faisceau intermédiaire du bulbe qui provient du même cordon, et que les nerfs trijumeau, auditif, glosso-pharyngien, pneumogastrique, naissent des cordons postérieurs. — Mais est-il permis d'affirmer que les nerfs optique et olfactif partent de la même source ? Je ne le pense pas : car, d'une part, ce serait considérer comme démontré, que la lame étendue du cervelet au cerveau est une continuation des cordons postérieurs, ce qui ne l'est pas ; de l'autre, ce serait admettre que les fibres qui descendent de cette lame vers le nerf optique naissent des pédoncules cérébelleux supérieurs, tandis qu'elles proviennent, en très grande partie au moins, des tubercules quadrijumeaux.

Dans l'état présent de la science, si l'on voulait fonder une classification des nerfs crâniens sur leur origine réelle, il faudrait donc les diviser en trois classes : 1° en nerfs qui naissent de l'encéphale, au nombre de deux, l'olfactif et l'optique ; 2° en nerfs qui partent du cordon postérieur de la moelle, au nombre de quatre ; 3° en nerfs qui émanent du cordon antérolatéral, au nombre de six.

2° *Origine apparente.* Les nerfs de sensibilité spéciale naissent par des racines aplaties et rampantes, si intimement confondues avec la substance médullaire, qu'on ne saurait les en séparer, ni les poursuivre au delà de la surface de l'encéphale ; de plus, tous ces nerfs ont une racine grise.

Les nerfs de sensibilité générale, tels que le trijumeau, le glosso-pharyngien et le pneumogastrique, prennent naissance par des radicules implantées dans l'épaisseur du centre nerveux ; ils ont des rapports moins étendus avec la substance grise à laquelle ils correspondent seulement par la partie la plus profonde de leurs radicules.

Les nerfs de mouvement naissent, comme les précédents, par des racines qui proviennent de l'épaisseur du centre nerveux ; ils n'ont aucun rapport apparent avec la substance corticale.

3° *Consistance.* Elle est très faible dans les nerfs de sensibilité spéciale, plus prononcée dans les nerfs de sensibilité générale, et plus accusée encore dans la plupart des nerfs de mouvement.

4° *Configuration.* Elle dépend en partie de la consistance : ainsi les nerfs olfactifs, optiques et auditifs, qui offrent une mollesse remarquable, n'ont aucune forme qui leur soit propre. Ils se moulent sur les parties voisines. Le premier se moule sur le sillon prismatique et triangulaire qu'il occupe. Le second se moule sur le pédoncule cérébral et plus loin sur la gouttière optique : de là ses deux formes successives, sa forme d'abord rubanée, puis sa forme cylindrique. Le troisième se moule sur le nerf facial et revêt ainsi l'aspect d'une gouttière.

Les nerfs de sensibilité générale, qui ont une consistance plus ferme, possèdent une forme plus indépendante ; cependant elle est un peu moins régulière que celle des nerfs moteurs, qui sont cylindriques dès leur origine, tandis que les précédents sont plus ou moins aplatis dans leur portion intra-crânienne.

5° *Direction.* Les nerfs olfactifs sont obliques en avant et en dedans. Les optiques se portent d'abord en dedans pour s'unir sur la ligne médiane ; ils divergent ensuite. Les suivants se dirigent d'autant plus obliquement en avant et en dehors, que leur origine est plus reculée. Le grand hypoglosse devient transversal.

6° *Terminaison.* C'est sur les différences et les analogies que les nerfs crâniens présentent sous ce rapport que reposent toutes les classifications purement physiologiques qui ont été proposées dans ces derniers temps.

Ch. Bell, qui avait si puissamment contribué à éclairer les fonctions propres à chacun de ces nerfs, pensa l'un des premiers que celles-ci étaient assez bien connues pour servir de base à une bonne classification, et il adopta la suivante dans laquelle tous les nerfs crâniens sont divisés en quatre ordres : son premier ordre comprend les nerfs de sensation spéciale (l'olfactif, l'optique et l'auditif); le second, un nerf de sensibilité générale (la portion ganglionnaire de la cinquième paire); le troisième, les nerfs du mouvement volontaire (le moteur oculaire commun, le moteur oculaire externe, la portion motrice de la cinquième paire et l'hypoglosse); le quatrième, les nerfs du mouvement respiratoire (le pathétique, le facial, le glosso-pharyngien, le pneumogastrique et le spinal).

Müller, en partant du même principe, divise ces mêmes nerfs en trois classes : 1° en nerfs purement sensitifs ou des sens supérieurs ; 2° en nerfs mixtes à double racine : le trijumeau, le glosso-pharyngien, le pneumogastrique avec son accessoire ; 3° en nerfs moteurs à racine simple : l'oculo-moteur commun, l'oculo-moteur externe, le pathétique et le facial.

M. Longet les partage aussi en trois classes, mais les groupe un peu différemment : dans la première il range les trois nerfs des sens supérieurs ; dans la seconde, les nerfs de sensibilité générale, la portion ganglionnaire du trijumeau, le glosso-pharyngien et le pneumogastrique ; dans la troisième, les nerfs qui président à la fois aux mouvements volontaires et aux mouvements respiratoires, le moteur oculaire commun, le moteur oculaire externe, le pathétique, la portion motrice de la cinquième paire, le facial, le spinal et le grand hypoglosse.

Toutes ces classifications ont un inconvénient qui leur est commun : elles reposent sur un sol nouvellement défriché et qui n'a pas encore été sondé à une assez grande profondeur pour qu'on puisse affirmer qu'il est bien solide ; aussi varient-elles selon les opinions adoptées par leurs divers auteurs. Celles qui s'appuient de préférence sur des données anatomiques n'offrent pas le même inconvénient, ou du moins ne le présentent pas au même degré.

Telles sont les différences qui distinguent les nerfs crâniens : en les considérant attentivement, on voit que si elles s'appliquent de nerf à nerf, elles s'appliquent mieux encore de groupe à groupe. Remarquons toutefois que parmi ces divers groupes il n'en est réellement qu'un qui offre des caractères tout à fait propres, c'est celui des nerfs sensoriaux. Le groupe que forment les nerfs de sensibilité générale et celui des nerfs du mouvement sont moins accusés et moins distincts, parce que les troncs dont ils se composent se mêlent assez souvent pour produire des troncs mixtes qui établissent entre ceux exclusivement sensitifs et ceux exclusivement moteurs une transition insensible : de là, la nécessité de recourir à une ligne de démarcation toujours un peu arbitraire lorsqu'on tente de classer physiologiquement les nerfs crâniens ; de là, les variétés qu'on observe parmi les classifications élevées sur cette base ; de là, enfin, la supériorité de la nomenclature de Willis amendée par Sœmmerring et Vicq d'Azyr.

Chacun des nerfs compris dans cette nomenclature nous offre à considérer son origine apparente et réelle, son trajet, ses rapports, sa distribution et ses usages.

PREMIÈRE PAIRE, OU NERFS OLFACTIFS.

Préparation. L'origine des douze paires crâniennes peut être étudiée sur un même encéphale; afin de faciliter cette étude, G. Cuvier le premier réunit dans un même cadre la description de toutes ces origines, de manière à en former une sorte de tableau. Cette méthode offre pour avantage de grouper des faits analogues et d'assimiler la description des nerfs crâniens à celle des nerfs spinaux. Mais elle offre l'inconvénient de scinder en deux parties qui ne se correspondent plus des organes dont l'ensemble forme pour chacun d'eux un tout continu, et dont l'histoire descriptive doit offrir le même caractère d'unité. C'est pourquoi j'ai cru devoir décrire successivement et avec tous les détails qu'ils comportent la série des nerfs crâniens, ordre qui se concilie parfaitement avec l'étude comparative des origines de tous ces nerfs; car chaque observateur pourra facilement se diriger dans cette étude en consultant dans la description des divers cordons nerveux les détails relatifs à leur point de départ.

Pour mettre à découvert les douze paires de nerfs encéphaliques, on procédera d'après les règles suivantes :

1° Inciser d'avant en arrière les parties molles épicrâniennes depuis la racine du nez jusqu'à la protubérance occipitale externe; rabattre de chaque côté le cuir chevelu, ainsi que l'aponévrose épicrânienne et la partie supérieure des muscles temporaux.

2° Briser circulairement le crâne suivant une courbe horizontale qui passe par les éminences nasale et occipitale, et en arracher la voûte d'avant en arrière à l'aide d'un crochet fixé au manche du marteau.

3° Diviser la dure-mère sur les côtés du sinus longitudinal supérieur, rejeter à droite et à gauche les deux segments de cette membrane, détacher ensuite à son sommet la faux du cerveau et la reporter en arrière.

4° Soulever la partie antérieure des hémisphères et diviser tour à tour sur leur partie moyenne, les nerfs olfactifs, optiques, moteurs oculaires communs, pathétiques, et moteurs oculaires externes, ainsi que les artères carotides internes et la tige pituitaire.

5° Diviser à droite et à gauche la tente du cervelet, près de son insertion aux rochers et à l'occipital.

6° Couper les nerfs trijumeau, facial, acoustique, glosso-pharyngien, pneumo-gastrique, spinal et grand hypoglosse, de chaque côté.

7° Séparer le bulbe-rachidien de la moelle épinière en divisant d'abord les artères vertébrales.

8° Enfin renverser l'encéphale sur sa convexité en le déposant dans un vase de forme hémisphérique dont les dimensions seront un peu supérieures aux siennes, afin que sa base puisse s'étaler et laisser voir plus facilement toutes les origines nerveuses.

Historique et considérations préliminaires.

Dans la plupart des vertébrés, les nerfs olfactifs se présentent sous l'aspect de deux lobules grisâtres continus aux lobes cérébraux par un pédicule de couleur blanche, et fournissant par leur partie antérieure un pinceau de filaments qui vont se répandre dans la pituitaire. Ces lobules, d'un volume en général considérable et même supérieur à celui des lobes cérébraux dans quelques poissons et plusieurs reptiles, sont creux, ainsi que leur pédicule, et leur cavité communique avec celle du cerveau. Considérés dans la série animale, les nerfs de l'olfaction se composent donc de deux parties essentiellement différentes :

1° D'un renflement pédiculé qui constitue une dépendance ou plutôt un prolongement de l'encéphale;

2° De filaments, variables par leur nombre, leur volume et leur consistance, qui seuls méritent véritablement le nom de nerfs.

De ces deux parties, la première, désignée longtemps sous le nom de *processus mamillaires*, est la seule dont l'observation a d'abord révélé l'existence; et comme elle communiquait par une de ses extrémités

Fig. 204.

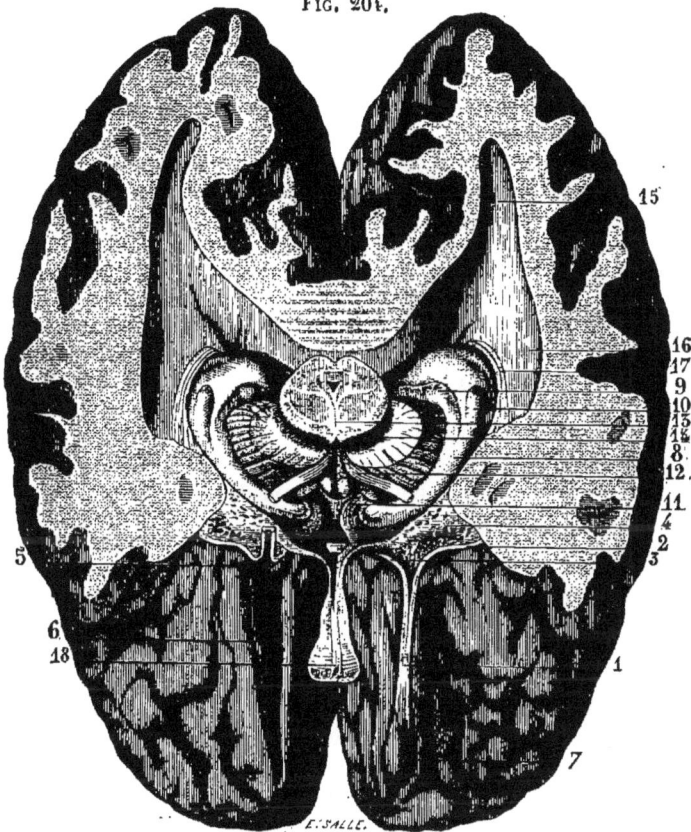

Origine des nerfs olfactifs, optiques et moteurs oculaires communs.

1. Nerf olfactif du côté droit. — 2. Racine blanche externe. — 3. Racine blanche interne. — 4. Substance perforée de Vicq d'Azyr. — 5. Racine grise du nerf olfactif gauche. — 6. Anfractuosité du même nerf dont les deux bords ont été écartés pour laisser voir la partie supérieure de la racine grise. — 7. Ganglion ou bulbe olfactif. — 8. Bandelette optique du côté droit. — 9. Corps genouillé interne. — 10. Corps genouillé externe. — 11. Racine grise des nerfs optiques. Pour montrer cette racine, le chiasma a été soulevé et renversé sur les tubercules mamillaires; la lame fibreuse qui les recouvre a été ensuite enlevée; entre ces deux racines existe un orifice ovalaire au travers duquel on aperçoit, en bas la commissure cérébrale antérieure, et plus profondément la cavité du troisième ventricule.—12. Origine du nerf moteur oculaire commun.—13. Protubérance annulaire divisée au niveau de l'origine des pédoncules cérébraux.— 14. *Locus niger crurum cerebri* de Vicq d'Azyr. —15. Paroi supérieure du prolongement occipital des ventricules latéraux. —16. Origine de la paroi supérieure du prolongement sphénoïdal des mêmes ventricules. — 17. Pinceau qui termine inférieurement la bandelette demi-circulaire.

avec la cavité cérébrale et correspondait par l'autre aux fosses nasales, elle fut regardée jusqu'au IXe siècle comme une sorte de canal excréteur chargé de conduire vers la pituitaire une partie du liquide sécrété à l'intérieur du cerveau. — A cette époque, le moine Théophile Protospatharios avança qu'elle avait pour usage de recueillir l'impression des odeurs, et fit des nerfs de l'odorat la première paire des nerfs crâniens. Très vraisemblablement cet auteur avait observé les ramifications que les nerfs olfactifs envoient dans les fosses nasales ; mais ce n'est qu'en 1536, lorsque Nicolas Massa eut démontré l'existence de ces ramifications, que son opinion fut définitivement admise, d'abord par Vésale, puis par Schneider, Willis, Vieussens, etc.

Vraie au point de vue physiologique, cette opinion n'était pas cependant complétement exacte au point de vue anatomique : car s'il est incontestable que l'appareil nerveux de l'olfaction se compose de deux parties, une partie intra-crânienne et une partie intra-nasale, il n'est pas moins évident que de ces deux parties la seconde seule appartient au système nerveux périphérique ; ce n'est donc qu'à celle-ci, c'est-à-dire aux divisions ramifiées dans la pituitaire que la dénomination de *nerfs olfactifs* peut être appliquée, au moins dans les animaux. Voyons s'il en est de même chez l'homme.

Dans l'espèce humaine, les nerfs de la première paire naissent de l'angle interne de la scissure de Sylvius, au-devant de la substance perforée de Vicq d'Azyr, se portent horizontalement en avant vers les fosses ethmoïdales où ils se renflent pour former un ganglion mou et grisâtre, puis se décomposent ensuite en filaments qui se tamisent à travers les trous de la lame criblée pour aller se distribuer à la pituitaire. Par conséquent, on peut aussi leur distinguer un tronc ou pédicule, un renflement ou ganglion, et des ramifications terminales, ou mieux une portion intra-crânienne et une portion intra-nasale.

La portion intra-crânienne est composée de substance blanche et de substance grise dans toute son étendue, elle se trouve complétement dépourvue de névrilème, et enfin dans les premiers mois de la vie intra-utérine, elle serait creusée d'un canal qui, suivant Tiedemann, communique avec les ventricules latéraux : ces caractères, qui n'appartiennent à aucun autre nerf de l'économie, suffisent pour démontrer qu'elle constitue aussi une dépendance de l'encéphale.

Chez l'homme comme chez les vertébrés, l'appareil nerveux de l'olfaction est donc formé à l'intérieur du crâne par un prolongement des hémisphères cérébraux, et à l'extérieur de cette cavité par des ramifications nerveuses ; chez l'homme et dans tous les vertébrés, c'est à ces ramifications seules que la dénomination de *nerfs olfactifs* est véritablement applicable.

Toutefois l'acception plus étendue qu'on attache à cette dénomination ayant depuis longtemps prévalu dans le langage, je ne vois aucun inconvénient à m'y conformer après avoir signalé l'erreur qu'elle renferme. Je décrirai donc successivement : l'origine des nerfs olfactifs, leur tronc ou pédicule, leur renflement ou *ganglion*, et enfin leurs divisions terminales ou les nerfs olfactifs proprement dits.

1° Origine des nerfs olfactifs.

Les nerfs olfactifs naissent de la partie inférieure et interne du lobe frontal, au-devant de la substance perforée de Vicq d'Azyr, par trois racines, deux blanches et une grise. (Fig. 204.)

Les racines blanches se distinguent en externe ou longue, et en interne ou courte.

La *racine blanche externe* est la plus apparente. Son étendue varie de 12 à 15 millimètres. Elle part de la lèvre postérieure de la scissure de Sylvius, se porte d'abord presque transversalement en dedans, puis obliquement en dedans et en avant, et décrit ainsi une courbe assez régulière dont la concavité regarde en dehors. — L'origine réelle de cette racine est encore un objet de contestation : Willis, Vieussens, Duverney, Winslow, Vicq d'Azyr, Chaussier, en plaçaient le point de départ dans les corps striés ; mais Sœmmerring a fait remarquer qu'il n'existe aucun rapport de développement entre ces corps et les nerfs olfactifs. Treviranus la fait naître de la corne d'Ammon, et Meckel de la commissure antérieure ; elle paraît avoir, en effet, des connexions avec ces deux organes dans quelques espèces animales, et particulièrement dans les carnassiers. En est-il de même dans les autres vertébrés? Rien ne le prouve. Ridley la considère comme une dépendance du corps calleux, opinion qui ne repose sur aucun fait et que l'observation contredit manifestement. Enfin M. Foville la rattache aux cordons postérieurs de la moelle, qui, après avoir traversé le cervelet et atteint les tubercules quadrijumeaux, jetteraient en dehors un faisceau destiné à fournir les nerfs de la vision et de l'olfaction ; or nous avons vu que ce faisceau émane des tubercules quadrijumeaux ; ajoutons qu'il est tout à fait impossible de le suivre jusqu'au nerf olfactif. Le véritable point d'émergence de la racine blanche externe est donc encore inconnu ; on peut affirmer qu'elle émane du lobe postérieur du cerveau, mais on ne saurait préciser davantage son origine réelle.

La *racine blanche interne* est un peu plus large et beaucoup plus courte que la précédente ; une couche mince de substance grise la voile dans une partie plus ou moins considérable de son étendue. Sa longueur varie de 5 à 7 millimètres. Sa direction est oblique en avant et en dehors. Elle naît de la partie la plus reculée de la circonvolution qui forme l'angle interne du lobe frontal, et ne se trouve d'abord séparée de la racine grise des nerfs optiques et de la commissure cérébrale antérieure que par l'épaisseur des pédoncules du corps calleux. Malacarne, Scarpa, Treviranus, etc., admettent même qu'elle part en réalité de cette commissure, qui serait ainsi aux nerfs de l'olfaction ce que le chiasma est aux nerfs de la vision. J'ai examiné récemment cette origine sur plusieurs cerveaux de mammifères qui font partie du musée d'anatomie de la Faculté, et je n'ai pu constater d'une manière satisfaisante aucune continuité entre la commissure antérieure et la racine interne qui m'a paru au contraire naître dans l'épaisseur de la couche grise correspondante.

Indépendamment de ces deux racines blanches, quelques auteurs en admettent une troisième intermédiaire aux précédentes ; cette troisième racine existe rarement, et lorsqu'elle existe, elle est presque toujours peu manifeste. Vicq d'Azyr, qui l'a fait représenter, la décrit comme une seconde racine externe ; c'est en effet dans le voisinage de cette dernière et à son côté interne qu'elle se montre ; elle présente du reste beaucoup de variétés.

La *racine grise* ne peut être aperçue que lorsque le tronc du nerf olfactif a été détaché du sillon qu'il occupe et renversé en arrière ; on remarque alors qu'elle s'élève de l'extrémité postérieure de ce sillon sous la forme d'une pyramide à base triangulaire dont le sommet converge vers le point de réunion des racines blanches pour s'appliquer à leur partie supérieure et se prolonger avec elles jusqu'au bulbe ethmoïdal.

Le point de convergence de ces trois racines correspond au bec du corps calleux et se trouve très rapproché par conséquent des ventricules latéraux ; ce rapport, qu'on constate très bien à l'aide d'une incision antéro-postérieure intéressant le nerf olfactif et tout le lobe frontal, nous permet de concevoir comment dans les premiers temps de la vie fœtale où les ventricules sont beaucoup plus considérables, ils peuvent s'étendre jusqu'à ces racines, et s'insinuer entre elles de manière à simuler la disposition propre à la plupart des vertébrés, ainsi que l'a observé Tiedemann.

2° Tronc ou pédicule des nerfs olfactifs.

Ce tronc ou pédicule occupe le sillon antéro-postérieur et rectiligne que forment par leur adossement les deux petites circonvolutions satellites du nerf de l'odorat. — Sa direction est un peu oblique en avant et en dedans, de telle sorte qu'au niveau de l'ethmoïde les deux troncs ne sont séparés que par l'épaisseur de l'apophyse *crista-galli*. — Le feuillet viscéral de l'arachnoïde ne l'entoure pas, mais passe au-dessous de lui et convertit ainsi le sillon qu'il parcourt en un espace prismatique et triangulaire sur lequel il se moule. — Des trois faces qu'il présente, l'une, tournée en haut et en dedans, est creusée d'une gouttière qui correspond à la circonvolution satellite interne ; l'autre, tournée en haut et en dehors, est disposée aussi en gouttière pour s'appliquer sur la circonvolution satellite externe ; la troisième, tournée en bas, est parcourue par un très petit sillon qui la partage en deux moitiés parallèles.

Le tronc du nerf olfactif est composé de substance médullaire et de substance grise : la substance médullaire forme sa partie inférieure et ses angles latéraux ; la substance grise constitue son arête supérieure. Pour observer cette double disposition, ainsi que la forme et les rapports de ce nerf, il convient de pratiquer sur le lobe frontal une coupe perpendiculaire à sa direction. On remarque alors : 1° que la pie-mère ne se prolonge pas sur lui pour lui constituer une gaine, mais qu'elle passe sur ses parties latérales et tapisse les deux lèvres de l'anfractuosité qu'il occupe ; 2° que l'arachnoïde forme au-dessous de lui une sorte de pont, et ne l'entoure qu'à son extrémité antérieure, au voisinage du bulbe ethmoïdal ; 3° que la substance médullaire constitue les deux tiers de son volume, et la substance grise le tiers et parfois le quart ou le cinquième seulement.

On a longtemps pensé que le nerf olfactif chez l'homme, comme chez les animaux, était creusé d'un canal central. Lorsque Nicolas Massa eut démontré l'existence des ramifications que ce nerf envoie à la pituitaire, Vésale l'un des premiers avança qu'il était constamment plein dans l'espèce humaine ; et la plupart des observateurs se rangèrent à son avis. Cependant, un siècle plus tard, deux anatomistes d'une grande célébrité, Diemerbroeck et Willis, croyaient encore à la réalité de ce canal. Willis même, sous ce rapport, alla beaucoup plus loin que tous ses prédécesseurs, car il admet une disposition canaliculée non seulement pour le tronc et le bulbe du nerf olfactif, mais pour chacun des ramuscules qui partent de ce bulbe ; et il s'attache à montrer que ces canalicules ont pour fonction de déposer sur la pituitaire un liquide qui prévient sa dessiccation et l'entretient ainsi dans des conditions plus favorables à l'exercice de l'odorat. Ce fut Vieussens, contemporain de Willis, qui réfuta définitivement cette erreur.

Tous les anatomistes s'accordent aujourd'hui pour reconnaître que les nerfs olfactifs sont constamment pleins chez l'adulte. En est-il de même chez le fœtus? Sœmmerring d'abord, puis Tiedemann, et plus tard Valentin, ont avancé que pendant la plus grande partie de la vie intra-utérine, ces nerfs sont creux et en libre communication avec les ventricules cérébraux ; mais leur opinion n'a pas été confirmée jusqu'à présent par les recherches des anatomistes qui ont tenté d'en vérifier l'exactitude : M. Cruveilhier n'a pu découvrir ce canal à aucune époque de la vie fœtale ; M. Longet n'a pas été plus heureux. J'ai examiné des fœtus de tous les âges, et le nerf olfactif m'a toujours paru plein comme chez l'adulte. La science n'est donc pas encore fixée à cet égard.

3° Ganglion ou bulbe olfactif.

Ce ganglion occupe la dépression qu'on observe de chaque côté de l'apophyse *crista-galli* sur la lame criblée de l'ethmoïde. Sa forme est olivaire, sa couleur cendrée, sa consistance extrêmement molle. Comme tous les renflements du même genre, il est composé de fibres nerveuses portant sur un point de leur continuité un corpuscule ganglionnaire ; seulement ces corpuscules et les fibres sur le trajet desquelles ils sont placés ne sont pas reliés par une enveloppe cellulo-fibreuse ; de là cette mollesse si prononcée et tout à fait exceptionnelle que présente le bulbe olfactif.

L'extrémité antérieure du ganglion olfactif, sa face supérieure, ainsi que ses parties latérales, sont entourées par l'arachnoïde ; sa face inférieure donne naissance aux ramifications qui vont se répandre dans la pituitaire.

4° Branches terminales des nerfs olfactifs.

Au nombre de 15 à 18 de chaque côté, ces branches se portent du bulbe olfactif vers la pituitaire à travers les trous de la lame criblée. Elles diffèrent de la portion intra-crânienne de ces nerfs :

1° Par leur structure exclusivement fibreuse et semblable à celle de toutes les autres parties du système nerveux périphérique ;

2° Par leur enveloppe névrilématique, enveloppe qu'elles empruntent à la dure-mère ;

3° Par leur résistance très prononcée due à la solidité de ce névrilème ;

4° Par leur forme arrondie.

Toutes ces différences réunies nous montrent combien est réelle et profonde la ligne de démarcation qu'on observe entre le tronc des nerfs de la première paire et leur partie terminale, et combien aussi est fondée l'opinion aujourd'hui généralement admise qui considère cette partie terminale comme méritant seule le nom de *nerfs olfactifs*.

Les ramifications des nerfs de l'odorat, découvertes en 1536 par Massa, se trouvent mentionnées dans les ouvrages de Schneider, de Diemerbroeck, de Willis, de Vieussens, qui parurent de 1655 à 1684 ; mais ce n'est qu'en 1789 qu'elles ont été décrites avec exactitude par Scarpa. Pour les observer, il est nécessaire de soumettre pendant quelques jours à l'action du sulfate d'alumine l'ethmoïde et la partie correspondante des fosses nasales ; on

Fig. 205.

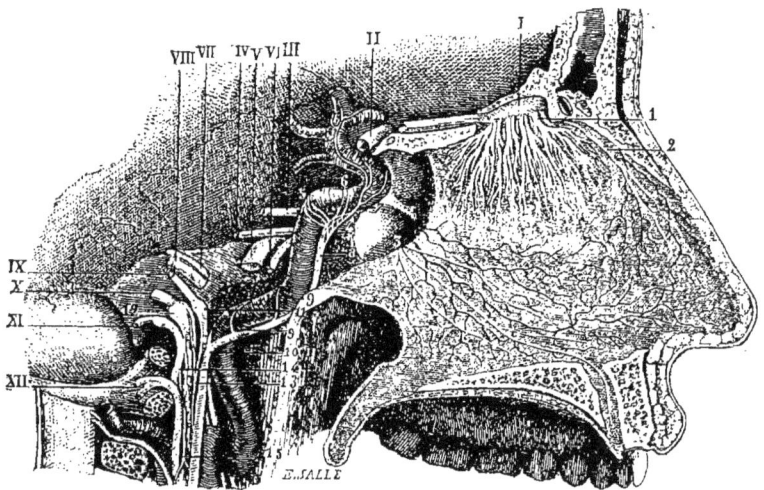

Nerfs qui se distribuent à la paroi interne des fosses nasales, et rameau carotidien du grand sympathique.

1. Branches terminales internes du nerf olfactif. — 2. Division interne du filet ethmoïdal du rameau nasal de la branche ophthalmique. — 3. Nerfs naso-palatins. — 4. Plexus caverneux du rameau carotidien du grand sympathique offrant sur ce point un aspect gangliforme. — 5. Filaments nerveux partant de ce plexus pour se rendre au ganglion de Gasser, à la branche ophthalmique, au moteur oculaire commun et au pathétique. — 6. Filaments qui se portent du même plexus au moteur oculaire externe. — 7. Ramuscules fournis par le rameau carotidien aux divisions de l'artère carotide. — 8. Filet interne du rameau carotidien.— 9,9. Filaments établissant une communication entre le filet interne et le filet externe du rameau carotidien. — 10. Filet externe de ce rameau, disparaissant presque aussitôt derrière l'artère carotide. — 11. Renflement du nerf glosso-pharyngien ou ganglion d'Andersch. — 12. Tronc du pneumogastrique. — 13. Filet anastomotique unissant le glosso-pharyngien et le pneumogastrique au rameau carotidien. — 14. Filets anastomotiques unissant le spinal au pneumogastrique. — 15. Filet anastomotique unissant le grand hypoglosse au rameau carotidien. — I. Pédicule et ganglion du nerf olfactif. — II. Nerf optique. — III. Moteur oculaire commun. — IV. Pathétique. — V. Trijumeau. — VI. Moteur oculaire externe. — VII. Facial. — VIII. Auditif. — IX. Glosso-pharyngien. — X. Pneumogastrique. — XI. Spinal. — XII. Grand hypoglosse.

détache ensuite par fragments les lames osseuses sur lesquelles la pituitaire est étalée, et l'on procède à la recherche des filaments nerveux en les prenant à leur point de départ.

Ces filaments présentent un volume très inégal ; quelques uns sont assez considérables, d'autres extrêmement grêles ; ils varient sous ce rapport comme les trous, ou plutôt comme les canaux que leur fournit la lame criblée de l'ethmoïde. Entourés d'abord par l'arachnoïde, puis par la dure-mère qui bientôt s'applique sur eux et leur adhère d'une manière intime, ils pénètrent dans les fosses nasales où ils se partagent en deux plans dont toutes les divisions cheminent dans l'épaisseur de la couche fibreuse ou périostique de la pituitaire. — De ces deux plans, l'un est interne, l'autre externe. — Le plan interne se compose de huit ou dix faisceaux qui forment par leur divergence une sorte d'éventail; chacun de ces faisceaux s'épanouit à la manière d'un pinceau ; jusqu'à présent il n'a pas été possible de les suivre au delà de la partie moyenne de la cloison. — Les divisions qui forment le plan externe, au nombre de six ou huit seulement, se trouvent d'abord logées dans des canaux ou gouttières creusées sur la face interne des masses latérales de l'ethmoïde, et descendent ensuite sur les cornets supérieur et moyen en devenant de plus en plus superficielles ; elles se distinguent des précédentes par des anastomoses assez nombreuses qui leur donnent une disposition plexiforme bien représentée par Sœmmerring. Ces divisions ne paraissent pas dépasser le bord libre du cornet moyen ; on ne les observe ni dans les méats, ni dans les sinus, ni dans les cellules ethmoïdales.

Quel est le mode de terminaison de toutes ces divisions internes et externes? Suivant Treviranus, chaque filament nerveux se terminerait par une extrémité libre ou en papille ; suivant Scarpa, ces filaments seraient assez multipliés pour former par leur juxtaposition une sorte de membrane ; Sœmmering avoue n'avoir pu constater d'une manière bien satisfaisante comment ces nerfs se comportent à leur extrémité terminale ; la plupart des anatomistes partagent ses doutes à ce sujet. Quelle que soit cette terminaison, on voit en résumé :

1° Que les nerfs de l'olfaction se distribuent exclusivement à la moitié supérieure des fosses nasales ;

2° Qu'ils constituent par leur épanouissement une sorte de cône tronqué dont la base se dirige vers l'ouverture des narines ;

3° Que ce cône se trouve aplati de dehors en dedans et allongé au contraire d'avant en arrière, disposition qui facilite les mouvements oscillatoires de la colonne d'air chargée du transport des molécules odorantes ;

4° Que ces nerfs se trouvent ainsi dans les conditions les plus favorables pour recevoir l'impression des odeurs, puisque d'une part la colonne d'air aspirée par la dilatation du thorax monte directement vers la région qu'ils occupent, et de l'autre n'arrive jusqu'à eux qu'après avoir traversé une sorte de vestibule dans lequel elle s'imprègne d'humidité.

5° *Usages des nerfs olfactifs.*

La muqueuse qui revêt les fosses nasales présente deux espèces de sensibilité : une sensibilité spéciale ou olfactive, et une sensibilité générale ou tactile. Willis le premier a été frappé de la coexistence de ces deux modes de sensibilité sur une même membrane, et avec sa sagacité ordinaire il a montré que l'une réside dans les nerfs de la première paire, que l'autre est confiée aux nerfs de la cinquième. Cette importante distinction, tour à tour admise et méconnue, n'a été établie sur des bases solides et définitives que depuis une vingtaine d'années.

Des faits de plusieurs ordres démontrent que la sensibilité spéciale de la pituitaire est exclusivement confiée aux nerfs de la première paire :

1° *Des faits tirés de l'anatomie comparée.* Les animaux chez lesquels ces nerfs sont le plus développés sont aussi ceux chez lesquels l'odorat est le plus perfectionné. Au nombre des animaux qui sont surtout remarquables sous ce double rapport, on peut citer : — Parmi les poissons, le requin et les autres squales, qu'un cadavre jeté à la mer attire souvent en foule et à de grandes distances. — Parmi les reptiles, certains batraciens qui, d'après les observations de Scarpa, sont promptement attirés par les émanations d'une femelle qui fraie ou seulement de la main imprégnée de frai. — Parmi les oiseaux, les rapaces, les palmipèdes et les échassiers. — Et enfin parmi les mammifères, les ruminants, qui se laissent guider dans le choix de leurs aliments par l'odorat, ainsi que l'avait déjà remarqué Willis, et les carnassiers, qui possèdent cette faculté à un si haut degré qu'ils voient encore leur proie là où elle n'est plus depuis longtemps, suivant l'expression d'un naturaliste célèbre.

2° *Des faits tirés de l'anatomie anormale.* Schneider, Haller, Valentin, Rosenmuller, Cerutti, M. Pressat, etc., ont constaté l'absence congéniale des nerfs olfactifs sur des individus qui étaient privés de l'odorat depuis leur enfance.

3° *Des faits tirés de l'anatomie pathologique.* Morgagni, Baillou, Loder, Appert, M. Leblond, M. Vidal, etc., ont trouvé les nerfs olfactifs détruits, comprimés, plus ou moins altérés, chez des adultes et des vieillards qui, après avoir joui longtemps de l'odorat, ont perdu peu à peu et complétement cette faculté.

4° *Des faits tirés de l'expérimentation.* Lorsqu'on détruit chez un palmipède ou sur un mammifère les nerfs olfactifs, l'animal perd la faculté d'odorer. — Si à l'aide d'un tube on dirige le courant odorifère vers les parties de la pituitaire auxquelles se distribuent les nerfs de l'olfaction, l'impression des odeurs est aussitôt vivement sentie ; si le courant est dirigé vers tout autre point, cette impression devient nulle.

Les nerfs de la première paire sont donc réellement les nerfs de l'odorat, mais l'intégrité de leur fonction est liée à celle de la membrane dans laquelle ils se ramifient ; il importe que les sécrétions dont celle-ci est le siége ne soient ni supprimées, ni augmentées, ni altérées ; or les sécrétions et la nutrition, ainsi que la sensibilité générale de la pituitaire, sont placées sous l'influence de la cinquième paire qui joue par conséquent un rôle très important dans l'exercice de l'odorat, bien qu'elle ne participe en aucune manière au transport des impressions odorantes.

DEUXIÈME PAIRE, OU NERFS OPTIQUES.

Les nerfs optiques se distinguent entre tous les nerfs crâniens, par leur origine, par leur enroulement autour de la racine des hémisphères, par leur réunion sur la ligne médiane, par leur terminaison, par leur structure et par la spécialité de leurs usages.

1° Origine des nerfs optiques.

Ainsi que les nerfs de la première paire, ceux de la seconde naissent par trois racines, deux blanches et une grise.

Les racines blanches des nerfs optiques, rampantes comme celles des nerfs olfactifs, mais beaucoup plus larges et moins nettement limitées, se distinguent aussi par leur position en interne et en externe. (Fig. 204.)

La *racine blanche interne* part des tubercules quadrijumeaux posté-rieurs sous la forme d'un cordon court et assez volumineux qui se dirige d'abord obliquement en bas et en avant vers le corps genouillé interne ; parvenue au niveau de cette saillie, elle s'étale à sa surface, puis s'élargit par l'addition de fibres nouvelles, et, se portant en bas et en avant, ne tarde pas à se réunir par voie de fusion à la racine externe.

La *racine blanche externe*, beaucoup plus considérable que la précé-dente, émane des tubercules quadrijumeaux antérieurs par un tractus grêle et peu apparent qui contourne l'extrémité postérieure de la couche optique correspondante, ainsi que le corps genouillé interne, pour se porter vers le corps genouillé externe ; arrivée au-dessus de ce petit corps, elle acquiert des proportions beaucoup plus grandes, revêt un aspect rubané, et, conti-nuant à suivre un trajet demi-circulaire, se réunit bientôt à la racine précé-dente.

De cette réunion résulte un faisceau aplati, la *bandelette optique*, qui se porte obliquement en bas, en avant et en dedans, parallèlement à la grande fente cérébrale dont elle concourt à former la lèvre interne, et après avoir décrit une courbe demi-spiroïde qui embrasse dans sa concavité le pédoncule cérébral correspondant, vient s'unir sur la ligne médiane avec celle du côté opposé, pour constituer le *chiasma* ou la *commissure des nerfs optiques*.

La *racine grise* est située au-devant et au-dessus de cette commissure. Elle a été entrevue en 1780 par Vicq d'Azyr, qui l'a signalée à l'Académie des sciences sous le nom de *lame grise de la jonction des nerfs optiques*, et qui en a représenté quelques linéaments dans ses planches ; mais c'est à M. Foville qu'appartient le mérite d'en avoir donné le premier une des-cription et un dessin exacts. Elle se trouve reproduite avec une grande fidélité dans la planche 204, qui a été dessinée sous mes yeux par M. Bion et ensuite gravée par M. Salle.

Cette racine est une dépendance de la masse grise qui revêt la face interne des couches optiques.

17.

Lorsqu'on soulève le chiasma, les deux racines grises réunies se présentent sous l'aspect d'une lame quadrilatère qui répond par son bord supérieur au bec du corps calleux ainsi qu'au quadrilatère perforé, et par son bord inférieur aux nerfs optiques. Cette lame, appelée *sus-optique* par quelques auteurs, *plancher antérieur* du troisième ventricule par M. Cruveilhier, se dirige obliquement de haut en bas et d'arrière en avant ; elle offre sur la ligne médiane une demi-transparence à travers laquelle on aperçoit la cavité du troisième ventricule. Deux couches superposées la composent :

1° Une couche antérieure, fibro-vasculaire, qui dépend de la pie-mère.

2° Une couche postérieure formée de substance grise.

La couche antérieure, ou fibro-vasculaire, est transparente, de couleur opaline et assez consistante ; elle s'étend de chaque côté sur l'espace perforé et sur les racines des nerfs olfactifs ; en bas elle adhère au bord antérieur du chiasma et aux nerfs optiques qui lui empruntent leur névrilème. Sur tous les autres points de son étendue elle n'est nullement adhérente, en sorte qu'on peut facilement la détacher et l'enlever. (Fig. 177.)

La seconde couche de la lame sus-optique, ou la couche grise, résulte de l'adossement de deux petites pyramides de forme triangulaire dont la base, dirigée en haut et en arrière, correspond aux pédoncules du corps calleux et à la substance perforée de Vicq d'Azyr, et dont le sommet, tourné en bas et en avant, se prolonge sur les angles antérieurs du chiasma ; ce sont ces pyramides qui forment les racines grises. — Celles-ci, au nombre de deux, une droite et une gauche, paraissent unies et confondues sur la ligne médiane lorsqu'elles sont voilées par la couche fibro-vasculaire qui les recouvre ; mais il est facile de constater leur indépendance lorsque cette couche a été enlevée ; elles s'écartent alors l'une de l'autre ; à travers cet écartement, qui offre la forme d'un orifice plus ou moins circulaire, on aperçoit d'une part le troisième ventricule, de l'autre la partie moyenne de la commissure cérébrale antérieure. (Fig. 204.)

Quelques fibres médullaires semblent partir de l'épaisseur de ces racines grises pour se joindre à celles qui composent les nerfs optiques.

En résumé, ces nerfs naissent en partie des tubercules quadrijumeaux, en partie des couches optiques. — Leurs connexions avec les tubercules quadrijumeaux sont démontrées : 1° par les fibres que nous avons vues partir de ces derniers ; 2° par l'anatomie comparée, qui nous enseigne que dans un grand nombre de vertébrés, et particulièrement dans les poissons et les oiseaux, les nerfs de la vision naissent exclusivement de ces tubercules, chez eux au nombre de deux seulement et connus sous le nom de *lobes optiques*; 3° par l'anatomie pathologique. Gall, Wrolick, M. Magendie et M. Lélut rapportent des faits dans lesquels ils ont vu l'atrophie des nerfs optiques remonter jusqu'aux tubercules quadrijumeaux. C'est donc à tort que Galien, Eustachi, Varole, Haller, faisaient provenir ces nerfs exclusivement des couches optiques.

Les relations des nerfs visuels avec les couches optiques sont établies, par les fibres très nombreuses qui naissent de ces couches au niveau des corps genouillés, par l'atrophie de ces petits corps consécutive à celle des nerfs optiques, faits dont M. Magendie et M. Cruveilhier ont cité des exemples, et enfin par la continuité de leurs racines grises avec la masse pulpeuse qui revêt la face interne de ces couches.

Indépendamment des trois racines précédemment mentionnées, Santorini, Sœmmerring et Gall disent avoir vu partir des pédoncules cérébraux quelques filets d'origine qui se joindraient à la bandelette optique par son bord externe ; ces mêmes auteurs parlent également de fibres qui se porteraient du *tuber cinereum* au chiasma. J'ai voulu observer ces fibres nerveuses, et je les ai cherchées avec beaucoup de soin, soit sur le contour des pédoncules, soit au-devant du corps cendré ; leur existence me paraît douteuse ; j'ose du moins affirmer qu'elles ne sont pas constantes.

2° De la commissure des nerfs optiques.

Le *chiasma*, ou *commissure des nerfs optiques*, est situé au-devant du corps cendré. — Recouvert par la lame sus-optique, il recouvre inférieurement la tige et le corps pituitaires. — Une gaine fibreuse ou névrilématique l'entoure et lui donne une consistance bien supérieure à celle des bandelettes optiques. Comment se comportent au-dessous de cette gaine les fibres qui forment ces bandelettes ? Trois opinions ont été émises sur ce sujet.

Un grand nombre d'auteurs anciens et avec eux quelques modernes, tels que Cheselden, Pourfour Dupetit, Sœmmerring, etc., pensaient que les nerfs optiques s'entrecroisent d'une manière complète, de telle sorte que celui du côté droit passe du côté gauche, et *vice versâ*.

Selon Galien, Vésale, Santorini, A. Monro, Zinn, Vicq d'Azyr, etc., ces nerfs ne feraient que s'adosser ou mélanger leurs fibres au niveau du chiasma, pour se reconstituer au delà de cette commissure, chacun avec leurs éléments primitifs.

Pour la plupart des anatomistes modernes, les bandelettes optiques s'entrecroisent, mais en partie seulement, leurs fibres les plus internes passant du côté opposé, les externes restant accolées au même tronc dans toute son étendue, depuis les tubercules quadrijumeaux jusqu'au globe oculaire correspondant. En faveur de cet entrecroisement partiel on invoque trois ordres de faits :

1° *Des faits empruntés à la dissection*. Si après avoir fait macérer pendant quelques jours dans l'alcool les nerfs optiques, on enlève avec précaution leur gaine névrilématique, on les voit très manifestement se décomposer : en fibres externes qui suivent un trajet direct, et en fibres internes qui passent du côté opposé en s'entrecroisant entre elles sur la partie moyenne du chiasma, de telle sorte qu'au delà de cette commissure chaque tronc nerveux se trouve formé, en dehors par des fibres émanées du même côté, en dedans par des fibres venues du côté opposé. — Indépendamment des fibres directes et entrecroisées, on observe sur le bord postérieur du chiasma des fibres en arcades dont les extrémités répondent de chaque côté aux tubercules quadrijumeaux ; ces fibres, qui n'existent pas constamment, ont été signalées par Treviranus, par J. Müller, par Arnold qui les nomme *fibræ arcuatæ cerebrales*, en opposition à d'autres fibres situées au-devant du chiasma et tournées en sens contraire, qu'il appelle *fibræ arcuatæ orbitales* ; elles sont admises aussi par M. Longet, par M. Ludovic Hirschfeld et par M. Froment.

2° *Des faits empruntés à l'anatomie comparée*. Dans les poissons osseux les nerfs optiques s'entrecroisent sans mélanger leurs fibres. Dans les poissons cartilagineux, dans les reptiles, les oiseaux et les mammifères, ces fibres s'entrecroisent aussi, mais en se mêlant et en formant par ce mélange un chiasma analogue à celui qu'on observe chez l'homme. M. Longet a soumis ce chiasma à l'analyse anatomique dans plusieurs espèces animales, particulièrement chez le cheval et le bœuf, et il a constaté un entrecroisement partiel des fibres qui le composent ; il en est très probablement de même dans le plus grand nombre des vertébrés.

3° *Des faits empruntés à l'anatomie pathologique.* Les annales de la science renferment un très grand nombre d'exemples d'atrophie des nerfs optiques à la suite de la perte de la vue d'un seul côté. Les cas les plus nombreux sont ceux dans lesquels l'atrophie se trouve limitée à la partie du nerf qui est antérieure au chiasma ; mais très souvent aussi on a vu cette atrophie se propager d'avant en arrière jusqu'aux corps genouillés, et suivre alors, tantôt la bandelette optique du même côté, tantôt celle du côté opposé, et tantôt enfin ces deux bandelettes à la fois. L'anatomie nous fournit l'explication de toutes ces différences : l'atrophie à son début, et même longtemps après qu'elle a débuté, n'atteint pas d'une manière toujours égale les deux ordres de fibres qui forment les nerfs optiques ; porte-t-elle plus spécialement sur les fibres externes, elle semblera se propager du même côté en arrière du chiasma ; porte-t-elle sur les fibres internes, elle paraîtra au contraire se propager du côté opposé ; intéresse-t-elle également les deux espèces de fibres, elle se manifestera des deux côtés à la fois. C'est donc à tort que Vésale, Riolan, Santorini, Meckel, etc., en voyant l'atrophie se propager du même côté en arrière du chiasma, avaient conclu de ces faits au non-entrecroisement des nerfs optiques ; c'est à tort aussi que Michaëlis, Sœmmerring, Caldani, etc., en voyant cette même atrophie se propager du côté opposé, ont conclu à une décussation complète. Réunis et opposés les uns aux autres, ces faits d'atrophie se propageant en arrière du chiasma, tantôt du même côté, et tantôt du côté opposé, ne sont pas moins concluants en faveur de la décussation partielle que ceux dans lesquels elle s'est propagée des deux côtés à la fois.

5° Trajet et rapports des nerfs optiques.

Après s'être partiellement entrecroisés au niveau de leur commissure, ces nerfs, jusque-là un peu aplatis, prennent une forme régulièrement cylindrique et se séparent à angle obtus en se portant l'un à droite, l'autre à gauche, vers les trous optiques qu'ils traversent pour pénétrer dans l'orbite. Arrivés dans cette cavité, ils s'inclinent un peu en dedans de manière à former avec leur direction primitive un coude peu prononcé dont la convexité regarde en dehors, puis se dirigent d'arrière en avant vers les globes oculaires dans lesquels ils pénètrent par leur partie postérieure, inférieure et interne. Dans le trajet qu'ils parcourent de leur origine à leur terminaison les nerfs optiques suivent donc trois directions différentes : une direction curviligne et convergente jusqu'au chiasma, une direction rectiligne et divergente depuis le chiasma jusqu'au sommet de la cavité orbitaire, et enfin une direction rectiligne et presque parallèle dans les orbites. Chacune de ces parties présente des rapports différents.

La *portion postérieure au chiasma* répond, par sa face interne ou concave, à la couche optique et au pédoncule cérébral de son côté, et par sa face externe ou convexe d'abord au plexus choroïde des ventricules latéraux, puis à la circonvolution de l'hippocampe ; elle est recouverte en arrière par la membrane ventriculaire, et en avant par un prolongement extrêmement mince de la pie-mère.

La *portion étendue du chiasma au sommet de l'orbite* correspond à la gouttière optique, au trou optique dans lequel elle s'engage avec l'artère ophthalmique placée à son côté inférieur et interne, et à son entrée dans l'orbite à l'insertion des quatre muscles droits.— Elle reçoit de la pie-mère une gaîne résistante qui provient en partie de la membrane fibreuse étalée sur les racines grises, en partie de celle qui recouvre le corps cendré. — Le feuillet viscéral de l'arachnoïde lui fournit une seconde enveloppe qui l'accompagne dans le trou optique jusqu'à l'insertion des muscles droits, où elle se réfléchit pour se continuer avec le feuillet pariétal. — Au niveau de cette réflexion, le canal fibreux que la dure-mère envoie dans tous les trous de la base du crâne, et qui vers l'extrémité inférieure de ces trous se confond avec le périoste, s'applique ici sur le nerf optique, et se prolonge ensuite jusqu'au globe de l'œil où il se confond avec la sclérotique.

La *portion orbitaire* se trouve entourée par une masse cellulo-adipeuse qui la sépare des quatre muscles droits et qui constitue pour le globe de l'œil une sorte de coussinet sur lequel il repose. En haut elle est croisée obliquement par le rameau nasal du nerf ophthalmique de Willis ; en dehors elle répond au ganglion ophthalmique et aux nerfs ciliaires, qui plus loin l'entourent presque complétement.

4° Terminaison des nerfs optiques.

Parvenu au globe de l'œil, chacun de ces nerfs traverse la sclérotique, puis la choroïde, et s'épanouit en une membrane hémisphérique dont la concavité est tournée en avant : cette membrane constitue la *rétine ;* elle sera décrite avec l'appareil de la vision dont elle représente l'élément le plus important. Ici je dirai seulement :

1° Qu'à son entrée dans le globe oculaire, le nerf optique présente une sorte d'étranglement assez prononcé ;

2° Qu'au niveau de son passage à travers la sclérotique, on observe une membrane mince et cependant résistante qui rappelle l'aspect d'un petit crible ;

3° Que ses divers filaments se tamisent en quelque sorte à travers les pertuis de ce crible, à peu près comme nous avons vu les filaments partis du bulbe olfactif se tamiser à travers les trous de la lame criblée de l'ethmoïde ;

4° Qu'arrivés dans la cavité de l'œil tous ces filaments réunis forment une légère saillie mamelonnée ;

5° Que du pourtour ou de la base de ce mamelon rayonnent d'avant en arrière les fibres en nombre considérable, mais indéterminé, qui forment la rétine ;

6° Que ces fibres sont d'autant superposées qu'on se rapproche davantage de leur point de départ, en sorte que les parties voisines de ce point sont celles qui sont les plus aptes à être impressionnées par la lumière ; c'est en effet sur ces parties que nous amenons instinctivement l'image des objets sur lesquels nous cherchons à acquérir des notions précises.

5° Structure des nerfs optiques.

A leur origine, ces nerfs sont formés de fibres médullaires qui ne diffèrent pas de celles du cerveau dont elles sont, comme les racines blanches des nerfs olfactifs, un prolongement. Nous avons vu qu'au voisinage du chiasma la pie-mère leur fournit une gaine très résistante qui se prolonge ensuite sur eux, jusqu'à leur entrée dans le globe de l'œil, et qu'à la sortie des trous optiques ils reçoivent de la dure-mère une seconde enveloppe qui entoure la précédente. Par une exception unique dans l'économie, les nerfs optiques dans une partie assez considérable de leur trajet sont donc entourés d'un double névrilème ; chacun de ces névrilèmes a une structure et des usages qui lui sont propres.

La *gaine névrilématique dépendante de la dure-mère* est formée de fibres longitudinales ; elle joue le rôle d'un ligament qui s'attache en arrière au pourtour du trou optique, en avant à la sclérotique, et qui soustrait par sa résistance la portion orbitaire des nerfs de la vision aux funestes effets des tiraillements dont elle peut être le siége. Que les muscles obliques qui portent l'œil en avant se contractent avec violence, que le tissu cellulo-adipeux accumulé au fond de l'orbite vienne à se tuméfier, qu'une tumeur quelconque se forme en arrière du globe oculaire, dans toutes ces circonstances les nerfs optiques seront sollicités à se porter en avant : s'ils n'avaient d'autre enveloppe que celle qu'ils reçoivent de la pie-mère au dedans du crâne, ils se trouveraient tiraillés, et sous cette influence leurs fonctions s'altéreraient rapidement ; mais qu'un ligament cylindrique et puissant résiste pour eux, et ils conserveront la plénitude de leur action aussi longtemps que ce ligament restera lui-même intact.

La *gaine dépendante de la pie-mère*, unie à la précédente par un tissu cellulaire lâche, est remarquable par les cloisons qui partent de sa face interne et qui partagent sa cavité en canaux longitudinaux et parallèles, d'égal diamètre ; de là cet aspect de moelle de jonc que présentent les nerfs optiques lorsqu'on les soumet à une coupe perpendiculaire à leur direction, aspect qu'on chercherait vainement dans aucun autre tronc nerveux de l'économie. Pour rendre cette disposition très manifeste, il suffit de plonger pendant quelques jours ces nerfs dans une solution alcaline ; la substance nerveuse étant complétement ramollie, et entraînée par le lavage, on lie le nerf à une de ses extrémités, on l'insuffle et on le lie ensuite au bout opposé : dans cet état il se dessèche promptement ; après la dessiccation quelques coupes montreront tous les canaux juxtaposés et parallèles qui dépendent de sa gaine névrilématique interne.

Le nerf optique loge dans son épaisseur l'artère et la veine centrales de la rétine, ainsi qu'un petit filet nerveux signalé par Tiedemann et provenant du ganglion ophthalmique. L'espace réservé à ces vaisseaux était déjà

connu de Galien, d'Eustachi, d'Arantius, de Riolan, etc., mais les vaisseaux qui s'y trouvent renfermés ayant échappé à leur observation, ils le
crurent analogue au canal que présentent les nerfs olfactifs dans un si grand
nombre d'animaux. Cette erreur fut réfutée par Perrault d'abord, et plus
tard par Zinn, qui firent remarquer : 1° que le canal considéré par les
anciens comme affecté au transport des impressions visuelles vers le cerveau avait pour unique usage de recevoir les vaisseaux qui vont se distribuer à la rétine ; 2° que ce canal n'existe pas dans toute la partie du tronc
nerveux qui précède l'origine de l'artère centrale.

6° Usages des nerfs optiques.

Les objets extérieurs viennent se peindre sur la rétine et leur image est
transmise à l'encéphale par le nerf optique. Ce nerf préside donc à la vision, et nul autre nerf ne peut le suppléer dans cette fonction spéciale.

Une semblable destination suppose une sensibilité exquise. Longtemps,
en effet, on a pensé que la moindre irritation mécanique ou galvanique, soit
de la rétine, soit du nerf optique, devait avoir pour conséquence immédiate
un ébranlement douloureux de tout l'organisme. Il n'en est rien cependant ; on peut sur un animal vivant pincer, cautériser, couper, détruire de
toutes les manières le nerf optique sans éveiller aucun sentiment de douleur.
Il en est de même chez l'homme. M. Magendie, opérant une femme de la
cataracte, ne craignit pas de diriger son aiguille vers le fond de l'œil, et de
piquer cinq ou six fois la rétine en divers points ; la malade ne manifesta
aucune douleur. Sur un homme qui se présenta à lui un peu plus tard pour
subir la même opération, le même expérimentateur, usant de la même té-
mérité, piqua également la rétine à différentes reprises, et cette fois encore
aucune sensation douloureuse ne vint révéler au patient les coupables ten-
tatives dont il était l'objet. Je me hâte d'ajouter que ces deux malades ont
guéri. — Avec un grand nombre de chirurgiens j'ai pu m'assurer, en pratiquant l'ablation du globe de l'œil, de la complète insensibilité des nerfs
optiques.

Ces nerfs ne sont donc sensibles qu'à un seul excitant, la lumière. Lorsqu'on les divise, les pique, les comprime ou les irrite d'une manière quelconque, on n'éveille d'autres sensations que des sensations lumineuses. Il
en est de même dans l'état de maladie ; certains malades affectés d'inflammation de la rétine se plaignent de voir des étincelles, des corps lumineux,
et parfois des flots de lumière, alors même qu'ils sont entourés de l'obscu-
rité la plus complète.

Les mouvements de l'iris sont en partie subordonnés à l'intégrité de la
rétine et du nerf optique. A la suite des affections qui amènent la désorganisation de cette membrane ou du tronc nerveux dont elle dépend, la pupille se dilate et reste dilatée. Si l'œil sain se trouve soustrait à l'influence
des rayons lumineux, vainement alors présente-t-on à l'œil malade un objet
vivement éclairé : l'impression de la lumière n'étant plus transmise au cerveau, et cet organe, dont l'intervention n'est plus sollicitée, cessant de
réagir sur l'iris, celui-ci cesse de se contracter, bien qu'il ait conservé
toute sa contractilité. Pour constater que l'iris est en effet contractile, il
suffit de restituer à la lumière l'œil qui en a été privé, on voit aussitôt les
deux pupilles se contracter simultanément.

TROISIÈME PAIRE, OU NERFS MOTEURS OCULAIRES COMMUNS.

Préparation. La troisième paire fait partie des nerfs de l'orbite, parmi lesquels on compte, indépendamment de celle-ci, la seconde, la quatrième, la sixième paire, et une branche importante de la cinquième ; tous ces nerfs doivent être compris dans une même préparation qu'on exécutera d'après les règles suivantes :

1° Inciser sur la ligne médiane de la racine du nez à la protubérance occipitale externe toutes les parties molles épicrâniennes, les séparer de la voûte du crâne, les rabattre de chaque côté, briser circulairement la boîte crânienne, diviser la dure-mère et enlever l'encéphale avec les précautions que nous avons fait connaître.

2° Briser la voûte de l'orbite du centre à la circonférence, à l'aide d'un ciseau et du marteau, en conservant le périoste, et séparer ensuite les arcades sourcilière et orbitaire par deux traits de scie.

3° Diviser, puis écarter ce périoste avec attention afin de découvrir sans les intéresser les rameaux lacrymal et frontal de la branche ophthalmique, et le nerf pathétique qui se trouvent immédiatement au-dessous.

4° Préparer ensuite la branche supérieure du moteur oculaire commun qui vient se rendre au droit supérieur de l'œil et à l'élévateur de la paupière.

5° Procéder à la recherche du ganglion ophthalmique qu'on trouvera au côté externe du tiers postérieur de la portion orbitaire du nerf optique.

6° Isoler le rameau nasal de la branche ophthalmique de Willis, en conservant le filet qu'il envoie au ganglion ophthalmique et les nerfs ciliaires directs qu'il fournit.

7° Disséquer les trois divisions de la branche inférieure du moteur oculaire commun en ménageant le rameau gros et court que la division du petit oblique envoie au ganglion orbitaire.

8° Découvrir la partie terminale du nerf moteur oculaire externe, ainsi que le rameau orbitaire du maxillaire supérieur.

9° Enfin suivre dans l'épaisseur de la paroi externe du sinus caverneux les nerfs de la troisième, de la quatrième, de la sixième paire, ainsi que la branche ophthalmique de la cinquième, en conservant les rapports et les anastomoses de tous ces troncs nerveux.

Pour cette préparation, il importe au plus haut point de choisir un adulte ou un vieillard extrêmement maigre, afin de n'être pas exposé à diviser quelques rameaux nerveux en enlevant la masse cellulo-adipeuse qui sert de coussinet au globe de l'œil.

Origine. Les nerfs moteurs oculaires communs naissent de la face interne des pédoncules cérébraux, au niveau de la ligne de jonction des plans inférieur et moyen de ces pédoncules, à égale distance de la protubérance et des tubercules mamillaires. Leur origine a lieu par une série de huit à dix filaments qu'on peut suivre à une petite profondeur et qui vont se perdre, les postérieurs dans le plan moyen du pédoncule correspondant, les antérieurs dans le plan inférieur de ce pédoncule, les moyens dans la substance noire intermédiaire aux deux plans. Ces filaments sont remarquables : 1° par leur volume à peu près égal ; 2° par leur direction d'abord convergente et ensuite parallèle ; 3° par leur émergence au niveau d'une même ligne ; 4° par le peu de résistance de la gaîne que leur fournit la pie-mère, en sorte qu'on les arrache très fréquemment en cherchant à les découvrir, si l'on ne procède dans cette dissection avec beaucoup de ménagement. (Fig. 204.)

Le plan inférieur des pédoncules cérébraux étant formé par les pyramides antérieures, et le moyen par les faisceaux intermédiaires prolongés du bulbe, on voit que le nerf moteur oculaire commun émane du cordon antéro-latéral ou moteur de la moelle. C'est donc à tort que Ridley le rangeait au nombre des nerfs qui partent de la protubérance annulaire ; c'est à tort aussi que Zinn le faisait provenir, en partie du moins, de la commissure cérébrale antérieure avec laquelle il ne présente aucune connexion.

Au niveau de leur origine, les nerfs de la troisième paire sont séparés l'un de l'autre par la lame interpédonculaire ; par conséquent, ils ne sont ni continus par leurs fibres les plus internes, ainsi que le pensait Varole qui expliquait par cette continuité la simultanéité d'action des deux yeux, ni même contigus, comme le croyait Vicq d'Azyr qui, dans plusieurs planches de son grand ouvrage, les représente adossés sur la ligne médiane.

Trajet et rapports. A leur point de départ, les nerfs moteurs oculaires communs présentent une forme aplatie ; mais bientôt leurs racines se rapprochent pour former un cordon régulièrement arrondi qui se dirige obliquement en haut, en dehors et en avant. Parvenus sur les côtés des apophyses clinoïdes postérieures, ils s'engagent dans l'épaisseur de la paroi externe du sinus caverneux, se portent en bas et en avant vers la partie la

Fig. 206.

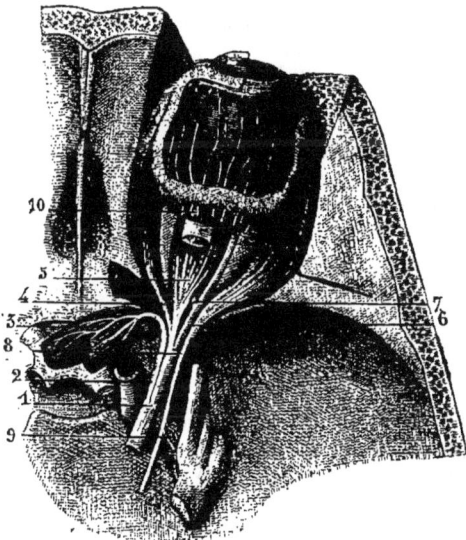

Nerfs moteur oculaire commun et moteur oculaire externe.

1. Tronc du moteur oculaire commun. — 2. Branche supérieure de ce nerf. — 3. Filets que cette branche fournit aux muscles droit supérieur et élévateur de la paupière. — 4. Rameau fourni par la branche inférieure du moteur oculaire commun au muscle droit interne. — 5. Rameau étendu de cette branche au muscle droit inférieur. — 6. Rameau étendu de la même branche au muscle petit oblique. — 7. Filet gros et court destiné au ganglion ophthalmique. — 8. Nerf moteur oculaire externe allant s'épanouir dans le muscle droit externe. 9. Filets anastomotiques unissant le moteur oculaire externe au rameau carotidien du grand sympathique. — 10. Nerfs ciliaires traversant la sclérotique, cheminant ensuite entre cette membrane et la choroïde pour se rendre au cercle ciliaire et de là à l'iris.

plus large de la fente sphénoïdale, traversent le tendon du muscle droit externe, et pénètrent dans l'orbite où ils se distribuent aux muscles soumis à
leur influence.

Dans le trajet qu'ils parcourent des pédoncules cérébraux aux apophyses
clinoïdes postérieures, les nerfs moteurs oculaires communs occupent
l'espace sous-arachnoïdien antérieur. Les artères cérébrale postérieure et
cérébelleuse supérieure correspondent à leur origine; plus loin ils deviennent sous-jacents à la bandelette des nerfs optiques. Au voisinage des apophyses clinoïdes, l'arachnoïde viscérale les entoure et les accompagne à
une profondeur de 3 ou 4 millimètres dans le canal que leur fournit la
dure-mère.

Au niveau du sinus caverneux, ces nerfs sont en rapport : en dedans,
avec l'artère carotide interne; en dehors, avec le pathétique et la branche
ophthalmique de Willis qui se portent obliquement en haut et en avant, et
qui le croisent par conséquent à angle aigu; en bas, avec le moteur oculaire externe qui en est d'abord séparé par un espace angulaire.

Anastomoses. Vers le tiers antérieur de la paroi externe du même
sinus, le nerf moteur oculaire commun reçoit :

1° Un ou plusieurs filets extrêmement grêles venus des rameaux carotidiens du grand sympathique;

2° Un filet plus apparent qui lui est fourni par la branche ophthalmique
de Willis.

Distribution. En entrant dans l'orbite, ces nerfs se divisent en deux
branches, une supérieure beaucoup plus petite, et une inférieure qui continue le tronc principal.

La *branche supérieure*, d'abord située en dehors du nerf optique, se
place bientôt au-dessus de ce nerf, croise le rameau nasal de la branche
ophthalmique de Willis, et, continuant à se porter en haut et en avant, pénètre dans le muscle droit supérieur; un ou deux rameaux détachés de
sa partie moyenne longent le bord externe du muscle précédent, et quelquefois le traversent pour aller se terminer dans l'élévateur de la paupière
supérieure.

La *branche inférieure* se porte directement en avant, et, après un
trajet de quelques millimètres, se partage en trois rameaux :

Un *rameau interne* qui s'épanouit en pinceau dans le muscle adducteur
de la pupille;

Un *rameau inférieur* très court dont les filaments étalés en éventail
pénètrent dans le muscle abaisseur de la pupille;

Un *rameau externe*, beaucoup plus long, qui se porte directement
d'avant en arrière vers le petit oblique auquel il est destiné, et dans lequel
il pénètre sous une incidence presque perpendiculaire à sa direction. — A
une petite distance de son point de départ, ce rameau fournit un filet court
et assez volumineux qui se rend à l'angle postérieur et inférieur du ganglion ophthalmique dont il constitue la *racine motrice*.

Chacun de ces rameaux est remarquable par le grand nombre de filets
qu'il fournit à son extrémité terminale, et surtout par les anastomoses extrêmement multipliées et très manifestes qui unissent ces filets et enlacent
les fibres musculaires.

En résumé, les nerfs moteurs oculaires communs, après s'être anastomosés avec le grand sympathique et la branche ophthalmique de la cinquième paire, se distribuent à cinq muscles : l'élévateur de la paupière supérieure, le droit supérieur, le droit interne, le droit inférieur, le petit oblique, et fournissent en outre les nerfs ciliaires moteurs, c'est-à-dire ceux qui tiennent sous leur dépendance les mouvements de la pupille.

Usages. Lorsque le nerf moteur oculaire commun est divisé chez un animal, ou lorsqu'il est comprimé, altéré, détruit ; en un mot, complétement paralysé chez l'homme, on observe du côté correspondant :

1º Une chute de la paupière supérieure ;

2º Un strabisme externe ;

3º L'abolition des mouvements alternatifs de rotation du globe oculaire autour de son axe antéro-postérieur ;

4º La dilatation et l'immobilité de la pupille.

Le *prolapsus* de la paupière supérieure est dû à la paralysie de son muscle releveur.

Le *strabisme externe* s'explique par le défaut d'action du muscle droit interne, et la persistance de celle du muscle droit externe qui, animé par le nerf de la sixième paire, entraîne la pupille de son côté.

L'*abolition des mouvements de rotation alternative du globe oculaire autour de son axe antéro-postérieur* dépend de l'inertie du muscle petit oblique, c'est-à-dire de l'influence sans contre-poids du grand oblique qui imprime au globe de l'œil un mouvement de rotation en haut et en dedans, et le fixe d'une manière permanente dans cette position. Pour constater une semblable lésion chez un malade affecté de paralysie de la troisième paire, il faut lui faire porter la tête alternativement vers l'une et l'autre épaule en même temps qu'il fixe du regard un objet placé à une certaine distance, et observer, pendant ces oscillations, les mouvements des yeux ; on pourra alors constater : 1º que l'œil sain tourne sur son axe en sens inverse des mouvements de la tête ; 2º que l'œil affecté se meut aussi en sens inverse de la tête lorsqu'elle s'incline de son côté, et qu'il suit au contraire son mouvement lorsque celle-ci s'incline du côté opposé ; 3º qu'au moment où le malade incline sa tête du côté opposé à la paralysie, il perçoit deux images, l'une droite qui correspond à l'œil sain, l'autre oblique qui correspond à l'œil affecté. Cette nouvelle variété de diplopie, signalée par M. Cusco, est pathognomonique de la paralysie du petit oblique et de sa branche motrice.

La *dilatation* et l'*immobilité de la pupille* résultent de la paralysie de la racine motrice du ganglion ophthalmique et des nerfs ciliaires qui tiennent sous leur dépendance les mouvements de l'iris.—A la suite de la compression, de l'altération ou de la section du nerf optique, on voit aussi l'ouverture pupillaire se dilater et rester immobile ; mais sa dilatation et son immobilité tiennent alors à un défaut de stimulus et non à l'impuissance ou à la paralysie de l'iris ; aussi lorsqu'on approche une bougie de l'œil sain, le cerveau étant stimulé et stimulant à son tour les deux iris, on remarque que les pupilles se contractent simultanément. Il n'en est pas ainsi dans les paralysies de la troisième paire ; quelque vive que soit la lumière dirigée sur les deux yeux à la fois, l'immobilité de la pupille persiste du côté paralysé.

QUATRIÈME PAIRE, OU NERFS PATHÉTIQUES.

Les nerfs pathétiques se distinguent entre tous les nerfs crâniens par leur ténuité ; ils sont remarquables en outre par le trajet si étendu qu'ils parcourent à l'intérieur du crâne et par leur destination exclusive à un même muscle.

Origine. Ces nerfs prennent naissance sur les côtés de la valvule de Vieussens, à 1 ou 2 millimètres en arrière des tubercules quadrijumeaux. Deux petits tractus de couleur blanche et transversalement dirigés de dedans en dehors les constituent à leur point de départ ; assez souvent les tractus d'un côté semblent se continuer sur la ligne médiane avec ceux du côté opposé : cette sorte de commissure est une dépendance des rubans de Reil dont le bord postérieur déborde de 4 millimètres environ les éminences *testes*, pour concourir à la formation de la valvule de Vieussens ; c'est sur ce bord postérieur que se trouvent implantés les nerfs de la quatrième paire, qui naissent par conséquent du faisceau intermédiaire du bulbe, c'est-à-dire du cordon antéro-latéral ou moteur de la moelle épinière, ainsi que l'a fait remarquer M. Longet.

Trajet et rapports. Les nerfs pathétiques se portent d'abord en dehors, en avant et en bas, autour de la protubérance qu'ils contournent ; parvenus au-dessous des pédoncules cérébraux, ils se dirigent directement en avant vers le repli de la dure-mère qui s'étend du sommet du rocher à la lame quadrilatère du sphénoïde, traversent ce repli vers sa partie moyenne, parcourent la paroi externe du sinus caverneux dans toute sa longueur en suivant un trajet légèrement ascendant, pénètrent dans l'orbite par la partie interne de la fente sphénoïdale, et s'inclinent en dedans pour se rendre au muscle grand oblique.

Dans ce long trajet les nerfs de la quatrième paire se trouvent situés, depuis leur origine jusqu'au sommet du rocher, entre le feuillet viscéral d'arachnoïde et la pie-mère ; depuis le sommet du rocher jusqu'à la fente sphénoïdale, dans l'épaisseur de la paroi externe du sinus caverneux ; depuis leur entrée dans l'orbite jusqu'à leur terminaison, immédiatement au-dessous du périoste orbitaire.

Autour de la protubérance ils sont accompagnés par l'artère cérébelleuse supérieure. Au-dessous des pédoncules cérébraux et de la bandelette des nerfs optiques, ils se placent entre le tronc de la troisième paire qui répond à leur côté interne, et celui de la cinquième qui répond à leur côté externe et dont ils sont plus rapprochés.

Dans l'épaisseur de la paroi externe du sinus caverneux ils marchent parallèlement à la branche ophthalmique de Willis, au-dessus de laquelle ils sont situés, et croisent à angle aigu le moteur oculaire commun qui occupe leur côté interne.

A l'intérieur de l'orbite ils cheminent entre le périoste et l'élévateur de la paupière supérieure.

Anastomoses. Au niveau du sinus caverneux, le nerf pathétique reçoit de la branche ophthalmique plusieurs filets de communication qui s'appliquent aux fibres dont il se compose ; mais ces filets, pour la plupart, s'en séparent à une petite distance. — Le premier rameau qui s'en détache est destiné à la tente du cervelet. — Le second se joint au nerf lacrymal, qui naît ainsi dans quelques circonstances par une double racine. — Ces rameaux ne sauraient être considérés comme une dépendance du nerf pathétique ; ils ont pour point de départ véritable la cinquième paire, et non la quatrième à laquelle ils se trouvent seulement accolés dans une petite partie de leur trajet ; ils sont essentiellement sensitifs.

Terminaison. Parvenu dans l'orbite, le nerf pathétique croise d'abord la branche supérieure du moteur oculaire commun, ainsi que les muscles droit supérieur et élévateur de la paupière ; il se sépare alors de la branche ophthalmique ou plutôt du rameau frontal de cette branche, puis s'épanouit en un pinceau de filaments qui plongent dans le muscle grand oblique par son bord supérieur. (Fig. 208.)

Usages. MM. J. Guérin, Szokalski, Hueck et Hélie, ont fait remarquer que lorsqu'on incline alternativement la tête à droite et à gauche pendant qu'on fixe du regard un objet quelconque, les globes oculaires décrivent autour de leur axe antéro-postérieur un mouvement de rotation inverse qui a pour effet de conserver entre l'objet d'où partent les rayons lumineux et les deux rétines un rapport constant. Dans ce mouvement rotatoire le grand oblique, d'un côté, a pour congénère le petit oblique du côté

Fig. 207.

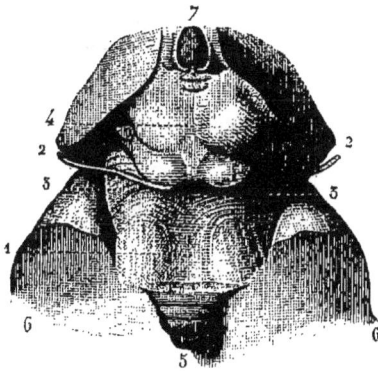

Origine des nerfs pathétiques.

1. Valvule de Vieussens, formée en partie par les fibres rétrogrades des faisceaux latéraux obliques de l'isthme de l'encéphale, ou rubans de Reil. — 2,2. Nerfs pathétiques naissant sur cette valvule des faisceaux latéraux obliques de l'isthme à un millimètre en arrière des tubercules quadrijumeaux. — 3,3. Faisceaux latéraux obliques de l'isthme. — 4. Tubercules quadrijumeaux. — 5. Extrémité antérieure du vermis supérieur soulevée et renversée en arrière pour laisser voir la valvule de Vieussens. — 6. Pédoncules moyens du cervelet divisés à leur entrée dans le centre médullaire de cet organe. — 7. Glande pinéale renversée en avant pour découvrir les tubercules quadrijumeaux.

opposé : ainsi, lorsque la tête se penche sur l'épaule droite, l'œil droit tourne autour de son axe de dehors en dedans et de haut en bas, sous l'influence de l'oblique supérieur, tandis que l'œil gauche tourne sur lui-même de dedans en dehors et de haut en bas, sous l'influence de l'oblique inférieur ; lorsque la tête s'incline sur l'épaule gauche un mouvement inverse se passe dans les deux yeux. Cette rotation simultanée des globes oculaires autour de leur diamètre antéro-postérieur pendant que nous inclinons la tête de l'un ou de l'autre côté est nécessaire pour l'unité de perception des images visuelles ; si l'un des yeux reste immobile pendant que l'autre tourne autour de son axe, nous apercevons deux images, une supérieure qui correspond à l'œil sain, et une inférieure qui correspond à l'œil malade : ces deux images sont visibles lorsque la tête est verticale et surtout lorsqu'elle s'incline du côté affecté ; elles se confondent en une seule lorsque la tête se porte du côté sain.

L'occasion de constater ces divers phénomènes se présente très rarement, parce que la paralysie isolée du nerf de la quatrième paire ne peut se produire que sous l'influence de causes tout à fait exceptionnelles. C'est ordinairement à la suite de tumeurs intra-orbitaires qu'on voit les muscles de l'œil se paralyser ; mais ces tumeurs agissant à la fois et d'une manière inégale sur les différents nerfs qui pénètrent dans l'orbite, on observe des paralysies multiples dont les résultats se mêlent et se compliquent, en sorte qu'il devient très difficile de constater les phénomènes propres à chacune d'elles.

Pour cette étude physiologique et symptomatologique, les observations de paralysie isolée et complète sont indispensables ; la science, qui possède aujourd'hui un grand nombre de faits semblables relatifs à la troisième paire, n'en possède que deux relatifs à la quatrième : ils ont été recueillis par M. Szokalski. D'après ces faits, la paralysie du nerf pathétique serait en effet caractérisée :

1° Par l'impossibilité du mouvement de rotation de l'œil affecté, lorsque le malade incline la tête de son côté.

2° Par une diplopie dans laquelle les deux images s'écartent quand on incline la tête du côté paralysé, pour se rapprocher et se confondre en une seule lorsqu'on ramène la tête du côté opposé.

CINQUIÈME PAIRE, OU NERFS TRIJUMEAUX.

La *cinquième paire*, *nerf trijumeau de Winslow*, *nerf trifacial de Chaussier*, naît par deux racines, l'une sensitive, l'autre motrice, se renfle avant de sortir du crâne pour former un ganglion extrêmement remarquable, le *ganglion de Gasser*, puis s'échappe de cette cavité par trois branches principales qui fournissent un grand nombre de divisions secondaires et à chacune desquelles se trouve aussi annexé un petit ganglion près de leur origine. Ce simple énoncé laisse entrevoir une distribution compliquée et des fonctions importantes ; entre tous les nerfs crâniens, il n'en est aucun en effet qui offre un volume aussi considérable, des ramifications aussi multipliées, aussi grêles, aussi difficiles à poursuivre, des usages aussi variés, des altérations aussi fréquentes. Il importe par conséquent d'en avoir une connaissance exacte.

Origine apparente. Les racines du trijumeau émanent de la partie supérieure et externe de la protubérance annulaire, sur la limite qui sépare ce renflement des pédoncules cérébelleux moyens. Leur point d'émergence, quoique très rapproché, est cependant bien distinct. — La racine sensitive, beaucoup plus considérable, émerge du sillon intermédiaire aux fibres supérieures et moyennes de la protubérance, sillon qui semble s'entr'ouvrir pour lui livrer passage. — La racine motrice, un peu plus élevée et plus rapprochée de la ligne médiane, part du faisceau des fibres supérieures, de telle sorte qu'elle se trouve séparée de la précédente par un petit groupe de ces fibres. (Fig. 189.)

La *racine sensitive* ou *grosse racine*, appelée aussi *racine ganglionnaire*, présente à son point d'émergence une sorte d'étranglement ; lorsqu'on l'arrache, ses fibres se déchirent à des hauteurs inégales, et à sa place on observe alors un petit tubercule assez analogue aux tubercules mamillaires, mais d'une consistance extrêmement molle. — Le nombre des filets qui la composent ne s'élève pas à une centaine, comme le pensait Meckel ; il varie de trente à quarante, ainsi que l'avait très bien constaté Vicq d'Azyr.

La *racine motrice* ou *petite racine*, *racine non ganglionnaire*, n'offre ni étranglement à sa sortie de la protubérance, ni une sorte de bulbe à son origine lorsqu'on l'arrache ; ses filets, au nombre de six à huit seulement, s'anastomosent entre eux, mais moins fréquemment que ceux de la racine précédente.

Origine réelle. Elle est très différente pour la grosse et la petite racine :

La grosse racine peut être suivie à travers la protubérance et le bulbe rachidien jusqu'à la partie moyenne du corps olivaire ; on voit alors qu'elle constitue un faisceau arrondi dont l'extrémité inférieure, de plus en plus grêle, se perd dans le corps restiforme. Dans son trajet ascendant ce faisceau communiquerait, selon M. Ludovic Hirschfeld, par quelques fibres dirigées en avant avec le nerf acoustique, et par d'autres dirigées en arrière avec le faisceau latéral du bulbe.

La petite racine ne peut être suivie au delà de la surface de la protubérance. M. Longet pense qu'elle provient du faisceau latéral oblique de l'isthme qui forme une dépendance du faisceau intermédiaire du bulbe. En admettant cette opinion qui paraît très vraisemblable, on voit que la racine ganglionnaire se continue avec le cordon postérieur ou sensitif de la moelle, et la racine non ganglionnaire avec le cordon antéro-latéral ou moteur. Par cette double origine, non moins que par la présence d'un ganglion sur sa racine principale, la cinquième paire présente une remarquable analogie avec les nerfs spinaux.

Trajet intra-crânien. Sorti de la protubérance, le nerf trijumeau se dirige obliquement en haut, en dehors et en avant, vers le sommet du rocher sur lequel il rencontre une dépression convertie en orifice ovalaire par la dure-mère ; en pénétrant dans cet orifice il s'aplatit, change de direction pour se porter en bas et en avant, et se jette presque aussitôt dans le ganglion de Gasser.

Dans ce court trajet les deux racines se trouvent accolées l'une à l'autre, mais non parallèles : la petite, d'abord supérieure à la grosse, la contourne et lui devient inférieure avant d'arriver à l'anneau fibreux de la dure-mère. Un prolongement du feuillet viscéral de l'arachnoïde les accompagne l'une et l'autre jusqu'au voisinage du ganglion de Gasser.

Ganglion de Gasser. Rameaux qu'il fournit à la dure-mère. Sa division en trois branches. Le ganglion de Gasser ou semi-lunaire présente la forme d'un croissant dont la concavité tournée en haut et en dedans reçoit la grosse racine du trijumeau. — Il occupe une fossette creusée sur la partie interne de la face antérieure du rocher. — Sa direction est un peu oblique, de telle sorte que l'une de ses faces regarde en avant et en dehors, l'autre en arrière et en dedans ; sa face antéro-externe répond à la dure-mère qui lui adhère d'une manière assez intime ; sa face postéro-interne est revêtue aussi par un mince feuillet de cette membrane qui tapisse la fossette sur laquelle il se trouve appliqué et le sépare de l'artère carotide interne, ainsi que du grand nerf pétreux. — En renversant en avant le ganglion semi-lunaire, on aperçoit sur sa face interne la petite racine qui a conservé son indépendance primitive et qui se dirige en bas, en avant et en dehors, vers le nerf maxillaire inférieur sur lequel elle s'applique pour sortir de la cavité du crâne. A cette même face on voit constamment aboutir un ou deux filets venus du rameau carotidien du grand sympathique.

La structure de ce ganglion est celle de tous les renflements du même genre : il résulte d'un mélange de fibres nerveuses et de substance grise. Mais il n'est pas divisé en loges par des cloisons fibreuses pénétrant dans son épaisseur ; aussi voit-on de la manière la plus évidente les filets originels de la grosse racine subir une dissociation à leur entrée dans le ganglion et se reconstituer sous de nouvelles combinaisons après l'avoir traversé. De ces décompositions et recompositions résulte un réseau inextricable qu'une macération de quelques jours ou un simple lavage permet facilement d'observer.

Les *rameaux que le ganglion semi-lunaire fournit à la dure-mère* naissent de sa partie antérieure et externe ; ils rampent dans l'épaisseur de cette membrane, parallèlement aux divisions de l'artère méningée moyenne, et répondent successivement aux fosses latérales moyenne, temporale et pariétale. Sur une dure-mère qui avait macéré dans l'acide azotique étendu d'eau, M. Cruveilhier a pu suivre un de ces rameaux jusqu'au voisinage du sinus longitudinal supérieur. Ce serait donc à tort que Meckel, Haller, Lobstein et Wrisberg ont nié l'existence de ces filets nerveux en affirmant que ce qu'on avait décrit comme tel n'était autre chose que des artérioles vides ; je dois dire cependant que j'ai examiné plusieurs fois des dures-mères que j'avais fait macérer soit dans l'acide azotique, soit dans le sulfate d'alumine, et que je n'ai jamais aperçu sur les portions de cette membrane qui correspondent aux fosses sphénoïdale et temporale que des ramifications vasculaires, bien que ces lambeaux de dures-mères fussent remarquablement transparents.

Selon Winslow, quelques ramuscules se porteraient aussi de la grosse racine à la dure-mère ; Duverney, Blandin et M. Longet mentionnent également ces filets méningiens,

Du bord inférieur ou convexe du ganglion de Gasser partent trois bran-ches considérables :

1° Une branche supérieure qui se porte vers l'orbite, c'est la *branche* ou le *nerf ophthalmique de Willis* ;

2° Une branche moyenne qui sort du crâne par le trou grand rond, c'est la *branche* ou le *nerf maxillaire supérieur* ;

3° Une branche inférieure qui, associée à la petite racine du trijumeau, s'engage dans le trou ovale, c'est la *branche* ou le *nerf maxillaire inférieur*.

Fig. 208.

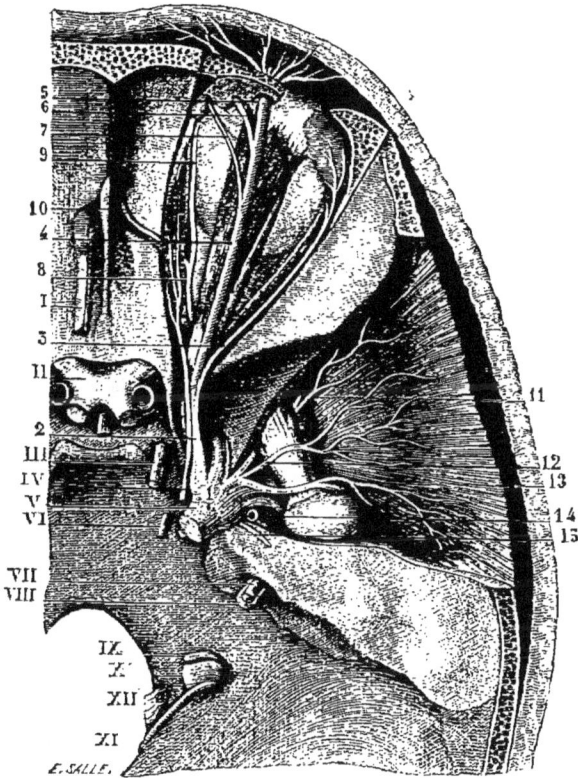

Ganglion de Gasser, branche ophthalmique de Willis, nerf pathétique, et nerfs temporaux profonds.

1. Ganglion de Gasser. — 2. Branche ophthalmique. — 3. Rameau lacrymal. — 4. Rameau frontal. — 5. Frontal externe. — 6. Frontal interne. — 7. Nerf sus-trochléaire. — 8. Rameau nasal. — 9. Nasal externe. — 10. Nasal interne. — 11. Nerf temporal profond antérieur, naissant du rameau buccal de la branche maxillaire inférieure.— 12. Nerf temporal profond moyen. — 13. Nerf temporal profond postérieur naissant du rameau massétérin. — 14. Origine du rameau temporal superficiel.— 15. Grand nerf pétreux.— I. Olfactif.— II. Optique. — III. Moteur oculaire commun. — IV. Pathétique allant se distribuer au muscle grand oblique. — V. Trijumeau. — VI. Moteur oculaire externe. — VII. Facial. — VIII. Acoustique. — IX. Glosso-pharyngien. — X. Pneumo-gastrique. — XI. Spinal. — XII. Grand hypoglosse.

1° BRANCHE OPHTHALMIQUE.

Préparation. La branche ophthalmique fait partie des nerfs de l'orbite dont la préparation a été indiquée d'une manière générale, page 204 ; mais comme cette préparation est surtout applicable aux nerfs musculaires, il ne sera pas inutile, pour la compléter, de faire connaître les règles qui s'appliquent plus spécialement à la préparation des rameaux orbitaires de la cinquième paire. Ces règles sont les suivantes :

1° Les parties molles épicrâniennes ayant été divisées d'avant en arrière sur la ligne médiane et rabattues de chaque côté, le crâne ayant été brisé circulairement, la dure-mère incisée, et l'encéphale extrait de sa cavité, attaquez la voûte de l'orbite à l'aide d'un ciseau et d'un maillet, en la morcelant du centre à la circonférence avec assez de ménagement pour laisser intact le périoste sous-jacent, ce qui est facile.

2° Isolez l'arcade orbitaire en respectant les rameaux nerveux qui la contournent, et divisez cette arcade à l'aide de deux traits de scie appliqués l'un en dedans de l'apophyse orbitaire externe, l'autre en dehors de la poulie du grand oblique.

3° Cherchez le rameau lacrymal dans l'angle de réunion de la paroi supérieure avec la paroi externe de l'orbite ; isolez d'abord la partie moyenne de ce rameau, puis remontez de proche en proche jusqu'à son origine, en le séparant de la dure-mère à laquelle il est très adhérent au niveau de la fente sphénoïdale, et suivez ensuite le nerf jusqu'à sa terminaison.

4° Découvrez de la même manière le rameau frontal dont la préparation est beaucoup plus facile, et lorsque vous serez arrivé à la base de l'orbite, rabattez en avant les téguments du front, en les soumettant à une certaine traction, puis poursuivez à travers le muscle frontal toutes les divisions du nerf.

5° Pour trouver le rameau nasal, isolez avec beaucoup de soin le tronc de la branche ophthalmique en conservant le filet qu'elle envoie à la tente du cervelet et ses anastomoses avec les nerfs moteurs de l'œil. Parvenu au nerf nasal, disséquez-le de son origine vers sa terminaison, en redoublant de ménagement afin de laisser intact le filet long et grêle qu'il envoie au ganglion ophthalmique, et les rameaux ciliaires qu'il fournit à son passage au-dessus du nerf optique. — Pour l'étude du nasal interne on pratiquera une coupe antéro-postérieure qui portera sur la fosse nasale du côté opposé, la cloison sera ensuite dépouillée de la muqueuse qui la revêt ; puis sa portion ostéo-cartilagineuse sera extraite, de manière à découvrir la face périostique de la pituitaire qui tapisse la paroi interne de la fosse nasale correspondante à la préparation. En prenant le tronc du nerf à sa sortie du trou ethmoïdal, on pourra alors le suivre sur l'une et l'autre paroi de cette cavité, et jusqu'à sa terminaison sur le lobule du nez.

La *branche ophthalmique* de Willis, *branche supérieure* de Vieussens, *première branche* de Sœmmerring et de Meckel, *nerf orbito-frontal* de Chaussier, naît de la partie antérieure et interne du ganglion de Gasser ; elle s'engage, dès son origine, dans l'épaisseur de la paroi externe du sinus caverneux dont elle parcourt les deux tiers antérieurs, et pénètre dans l'orbite par la partie supérieure et interne de la fente sphénoïdale en se divisant en trois rameaux :

Un *rameau externe* ou *nerf lacrymal* ;
Un *rameau moyen* ou *nerf frontal* ;
Un *rameau interne* ou *nerf nasal.*
A cette branche se trouve annexé le *ganglion ophthalmique.*

Direction et rapports. Dans le court trajet qu'elle parcourt du ganglion de Gasser à la fente sphénoïdale, la branche ophthalmique ne se porte pas directement en avant, mais un peu obliquement en haut, en avant et en dedans, de telle sorte qu'elle croise à angle aigu le nerf moteur oculaire commun, et sous un angle plus aigu encore le nerf moteur oculaire externe à son entrée dans l'orbite. Le nerf pathétique lui est parallèle dans toute son étendue. Les deux premiers occupent son côté interne; le dernier longe son côté supérieur et lui adhère d'une manière intime.

Anastomoses. Au niveau de la partie moyenne du sinus caverneux, le nerf ophthalmique reçoit deux filets anastomotiques du grand sympathique, et en fournit un ou plusieurs à chacun des nerfs moteurs de l'œil.

Les filets fournis par le grand sympathique ne naissent pas du plexus caverneux, mais d'un autre plexus plus élevé, situé entre le nerf de la sixième paire et la carotide interne, plexus qui donne un filet à chacune des divisions de l'artère, un ou plusieurs à chacun des nerfs moteurs de l'œil, un à chacun des ganglions ophthalmique et sphéno-palatin; c'est aussi de ce petit plexus que partent les deux filets destinés à la branche supérieure du trijumeau.

Les filets que cette branche abandonne aux nerfs de la troisième, de la quatrième et de la sixième paire, ne sont pas moins réels que les précédents.

Celui qui est destiné au moteur commun part du bord supérieur et interne de la branche ophthalmique, au niveau de l'origine du rameau nasal; il pénètre dans le tronc de la troisième paire en se bifurquant. Celui qui se porte au moteur externe naît au même niveau, mais sur le point opposé; long et grêle, il croise le rameau nasal en se portant en bas et en avant.

L'anastomose de la branche ophthalmique avec le nerf pathétique a été très bien décrite par M. Cusco; elle est ordinairement double :

1° Du bord supérieur de la branche ophthalmique, immédiatement au-devant du ganglion de Gasser, se détache un petit filet qui bientôt se recourbe en arrière et s'engage dans une boutonnière que lui présente le pathétique pour aller ensuite se distribuer dans la tente du cervelet et à la base de la faux du cerveau. C'est ce filet qui a reçu le nom de *rameau récurrent*. Il ne traverse pas toujours la quatrième paire, quelquefois il lui livre passage; mais qu'il soit perforé ou perforant, ses connexions avec ce tronc nerveux sont toujours intimes; une dissection fine peut seule établir sa complète indépendance.

2° Un peu plus loin et de son bord supérieur, la branche ophthalmique envoie au pathétique un second filet très grêle qui lui adhère par un tissu cellulaire assez dense et le contourne en croisant son côté interne, puis sur son côté supérieur pour aller se réunir au nerf lacrymal, dont il constitue alors une des origines; de là l'erreur de Swan qui faisait naître le rameau lacrymal en partie de la cinquième paire, en partie de la quatrième : les deux racines de ce nerf partent constamment de la même source.

A. **Nerf lacrymal.** Le nerf lacrymal, lacrymo-palpébral de Chaussier, est le plus grêle des trois rameaux de la branche ophthalmique; il se détache du bord externe de cette branche au niveau de l'extrémité antérieure du sinus caverneux, pénètre dans l'orbite par la partie la plus élevée et la plus étroite de la fente sphénoïdale, marche en ligne droite vers la glande lacrymale qu'il traverse en lui abandonnant plusieurs rameaux, et arrive à la paupière supérieure dans laquelle il se termine. — Dans ce trajet il répond d'abord à la dure-mère qui lui adhère d'une manière intime et qui lui forme une gaine de la longueur de 12 millimètres environ ; plus loin il est situé entre le périoste orbitaire qui le recouvre immédiatement et le bord supérieur du muscle droit externe dont il suit la direction ; dans la glande lacrymale il se trouve en général beaucoup plus rapproché de sa face inférieure ou concave que de sa face supérieure.

Le lacrymal s'anastomose avec deux nerfs : le pathétique et le rameau orbitaire du maxillaire supérieur ; il se partage ensuite en deux ordres de filets : des filets lacrymaux et des filets palpébraux.

Le *filet anastomotique qui unit le pathétique au lacrymal* vient s'unir à ce dernier sur un point très rapproché de son origine. Nous avons vu plus haut que ce filet constitue l'une des racines du lacrymal, qu'il provient en réalité de la branche ophthalmique du trijumeau, et enfin qu'il n'est pas constant.

Le *filet anastomotique qui se porte du rameau lacrymal au rameau orbitaire du nerf maxillaire supérieur* naît du premier de ces rameaux immédiatement en arrière de la glande lacrymale, ou dans son épaisseur ; il est en général assez ténu, et forme par sa réunion avec le filet ascendant venu du rameau orbitaire une arcade dont la concavité est tournée en arrière (1).

Les *filets lacrymaux* en nombre indéterminé se perdent dans l'épaisseur de la glande du même nom. Ils naissent quelquefois par un tronc commun : le nerf est alors divisé en deux branches, l'une lacrymale, l'autre palpébrale. D'autres fois, le tronc se partage en plusieurs ramuscules qui se portent pour la plupart vers la paupière supérieure, en fournissant chacun de leur côté un ou plusieurs filets à la glande lacrymale ; mais que les deux ordres de filets soient isolés à leur point de départ, ou qu'ils soient confondus, leur terminaison demeure invariable.

Les *filets palpébraux* pénètrent dans la paupière supérieure à l'union de son tiers externe avec ses deux tiers internes, et se partagent : en filets postérieurs qui se distribuent à la conjonctive palpébrale, en filets antérieurs qui se répandent dans la peau de la paupière supérieure, et en filets temporaux qui contournent l'apophyse orbitaire externe pour se ramifier dans les téguments de la partie antérieure de la tempe.

B. **Nerf frontal.** Continuation de la branche ophthalmique par son volume et sa direction, le nerf frontal pénètre dans l'orbite par la partie moyenne de la fente sphénoïdale, se porte directement en avant, et se divise vers le tiers antérieur de cette cavité en deux rameaux : le frontal externe et le frontal interne.

A son entrée dans l'orbite, il répond en haut à la voûte orbitaire, en bas à l'attache du muscle élévateur de la paupière, en dedans au pathétique

---

(1) Ce filet anastomotique est décrit par plusieurs auteurs sous le nom de *rameau temporo-malaire*: après avoir communiqué avec le rameau orbitaire du maxillaire supérieur il se diviserait en filet temporal et en filet malaire. M. Ludovic Hirschfeld a fait observer avec raison que ces filets temporal et malaire provenaient exclusivement du rameau orbitaire du maxillaire supérieur. Quelquefois cependant j'ai vu le lacrymal fournir un filet temporal; mais l'existence de ce filet, en général extrêmement grêle, est exceptionnelle.

qui lui est d'abord uni par un tissu cellulaire assez dense, en dehors au lacrymal dont il est séparé par un intervalle de quelques millimètres. Dans son trajet ultérieur il chemine entre le périoste et le muscle élévateur de la paupière supérieure.

Avant de se diviser, le frontal donne assez souvent un filet anastomotique qui se porte obliquement en dedans et en avant vers le nasal externe, auquel il s'unit en formant une grande arcade dont la concavité regarde en bas ; ce filet, remarquable par sa longueur et sa ténuité, passe tantôt au-dessus, tantôt au-dessous du muscle grand oblique.

Le *frontal externe*, en général plus considérable que l'interne, se porte directement en avant, s'engage dans le trou sus-orbitaire avec l'artère du même nom, et se divise après l'avoir traversé en filets descendants ou palpébraux extrêmement grêles, et filets ascendants ou frontaux qui continuent le tronc principal. (Fig. 216.)

Les *filets descendants*, au nombre de deux ou trois, se partagent en ramifications postérieures qui se répandent dans la muqueuse palpébrale, en ramifications antérieures qui se terminent dans la peau de la paupière, et en ramifications inférieures qui se distribuent aux glandes de Meibomius et aux bulbes des cils.

Les *filets ascendants*, ordinairement au nombre de deux, sont d'abord recouverts par le muscle frontal ; mais après avoir parcouru un certain trajet ils le traversent et cheminent dans le tissu cellulaire dense qui l'unit à la peau. Quelques unes de leurs divisions deviennent sous-cutanées dès leur origine. Les téguments du front et ceux de la partie antérieure et médiane du cuir chevelu reçoivent leurs dernières ramifications ; un très petit nombre de celles-ci se distribuent au péricrâne et aux os correspondants.

Parmi les divisions du frontal externe, on remarque un ramuscule qui parcourt un conduit osseux étendu de l'échancrure sus-orbitaire à la bosse de l'os coronal, fournit chemin faisant plusieurs divisions au diploé, d'autres à la muqueuse des sinus frontaux, vient se placer au-dessous du péricrâne dans une gouttière particulière, donne encore quelques fines ramifications au tissu osseux, et se perd vers la partie supérieure du frontal, soit dans ce muscle, soit dans les téguments du front.

Le *frontal interne* sort de l'orbite entre le trou sus-orbitaire et la poulie du muscle grand oblique, se réfléchit à angle droit comme le précédent et se dirige obliquement en haut et en dedans entre le périoste et le muscle frontal. Ses divisions se partagent (Fig. 216) :

1° En ramifications descendantes destinées les unes à la couche muqueuse, les autres à la couche cutanée de la paupière supérieure.

2° En ramifications internes divisées en antérieures, qui se distribuent aux téguments de la racine du nez ainsi qu'à ceux de la région intersourcilière, et en postérieures qui se rendent à la muqueuse des sinus frontaux par des orifices situés sur les côtés de la bosse nasale et assez grands pour admettre une soie de sanglier, ainsi que l'avait déjà remarqué Blummenbach.

3° En ramifications ascendantes et internes qui s'épuisent dans la partie médiane de la peau du front.

Il n'est pas rare de voir le frontal se partager en trois branches, une externe, une moyenne et une interne : cette dernière, toujours très petite relativement aux deux autres, a été décrite par Arnold sous le nom de *rameau sus-trochléaire*. Elle sort en effet de l'orbite à travers le ligament suspenseur de la poulie, du grand oblique, et se divise aussitôt en filets internes ou nasaux et ascendants ou frontaux.

C. **Nerf nasal.** Ce rameau, d'un diamètre inférieur à celui du frontal et un peu supérieur à celui du lacrymal, naît du bord interne de la branche ophthalmique, à l'union du tiers antérieur avec les deux tiers postérieurs de la paroi externe du sinus caverneux. Il se dirige d'abord directement en avant, pénètre dans l'orbite par la partie la plus large de la fente sphénoïdale, à travers l'anneau fibreux qui sépare les deux tendons d'origine du muscle droit externe, change alors de direction pour se porter obliquement en dedans et en avant vers la paroi interne de l'orbite, et se divise au niveau du trou orbitaire interne antérieur en deux ramuscules : le *nasal externe* et le *nasal interne*. (Fig. 209 et 208.)

Deux parallèles réunies par une sécante représentent assez bien la direction de ce petit nerf, auquel on peut distinguer trois portions : une portion postérieure, une portion moyenne ou oblique, et une portion antérieure.

La portion postérieure est d'abord entourée de tous côtés par des troncs nerveux qui lui forment une sorte de gaine : ainsi elle répond en haut au nerf frontal, en dedans au nerf moteur oculaire commun, en bas et en dehors au nerf moteur oculaire externe ; à son entrée dans l'orbite elle se trouve séparée du premier de ces nerfs par l'extrémité postérieure des muscles élévateurs de la pupille et de la paupière supérieure, et placée entre les deux derniers qui traversent avec elle l'anneau fibreux du muscle droit externe.

La portion oblique chemine entre le nerf optique et le muscle élévateur de la pupille, qu'elle croise l'un et l'autre à angle aigu, ainsi que la branche supérieure du nerf moteur oculaire commun.

La portion antérieure occupe l'interstice celluleux qui sépare le grand oblique du droit interne.

Il résulte de ces rapports que le nerf nasal diffère des nerfs frontal et lacrymal non seulement par son volume et sa direction, mais aussi par sa situation : il est sous-musculaire et non sous-périostique.

Dans le trajet qu'il parcourt de son origine à sa bifurcation, ce nerf fournit :

1° Un filet long et grêle qui se rend au ganglion ophthalmique dont il constitue l'une des racines, la *racine sensitive*. (Fig. 209.)

2° Deux ou trois filets ciliaires qui, accolés au bord supérieur et interne du nerf optique, se portent vers la sclérotique et pénètrent dans le globe de l'œil ; ces filets, ainsi que le précédent, seront décrits avec le ganglion ophthalmique.

3° Des filets, en nombre indéterminé et extrêmement grêles, qui suivent la direction des artères musculaires pour aller se perdre comme elles dans les muscles de l'œil. Quelques uns de ces filets se portent directement dans les muscles ; la racine longue et grêle du ganglion ophthalmique en fournit ordinairement un très apparent qui vient se confondre, après avoir parcouru un trajet de 6 à 8 millimètres, avec la branche supérieure du moteur oculaire commun dont elle partage ensuite la distribution. Des filets sensitifs arrivent par conséquent dans les muscles de l'œil de deux sources différentes : des rameaux anastomotiques que la branche ophthalmique fournit aux nerfs moteurs, et du nerf nasal, soit directement, soit par des ramifications accolées aux artères musculaires.

Le *nasal externe, rameau sous-trochléaire* de Meckel et d'Arnold, marche dans la direction primitive du nerf nasal, parallèlement au bord supérieur du muscle droit interne, reçoit chemin faisant l'anastomose que lui envoie le nerf frontal, sort de l'orbite en passant au-dessous de la poulie du grand oblique, et se partage :

En filets descendants qui s'anastomosent dans la paupière inférieure avec un ou plusieurs filets ascendants des rameaux sous-orbitaires du nerf maxillaire supérieur.

En filets externes qui se distribuent au sac lacrymal, à la caroncule lacrymale et aux conduits lacrymaux.

En filets internes et cutanés qui se portent vers la racine du nez.

Et en filets ascendants destinés aux téguments de la région intersourcilière.

Le *nasal interne, rameau ethmoïdal de Chaussier*, était déjà connu de Willis ; il a été décrit avec une très grande exactitude par Sœmmerring. On le voit s'engager dès son origine dans le trou orbitaire interne et antérieur, se porter obliquement en bas et en avant vers la partie antérieure de la fosse ethmoïdale, pénétrer dans un orifice elliptique creusé sur les côtés de l'apophyse *crista-galli*, et descendre dans la fosse nasale correspondante où il se divise aussitôt en deux rameaux, un rameau interne et un rameau externe. (Fig. 208.)

Dans son trajet du trou orbitaire interne à son orifice ethmoïdal, le nasal interne est logé dans un dédoublement de la dure-mère qui le sépare du bulbe olfactif ; selon Blandin et M. Froment, il fournirait à cette membrane une ou plusieurs ramifications que je n'ai pu apercevoir et sur lesquelles M. Longet élève aussi des doutes.

Le *rameau interne du nasal interne* se distribue à la muqueuse qui revêt la cloison des fosses nasales ; il descend sur le bord antérieur de cette cloison en se divisant en deux ou trois ramuscules qui se dirigent en arrière et qu'on peut suivre jusqu'à sa partie moyenne. (Fig. 205.)

Le *rameau externe* se partage en deux filets : un filet postérieur ou muqueux et un filet antérieur ou cutané. — Du filet postérieur se détachent une série de ramifications destinées à la muqueuse qui tapisse les cornets et les méats ; ces ramifications qui se dirigent d'avant en arrière m'ont paru s'anastomoser sur le bord libre des cornets moyen et inférieur avec celles des nerfs sphéno-palatins ou nasaux postérieurs ; aucune ne s'anastomose avec les divisions du nerf olfactif. — Le filet antérieur ou cutané, appelé aussi *naso-lobaire*, se place dans une gouttière et quelquefois dans un canal que lui présente la face postérieure de l'os propre du nez, traverse le tissu fibreux qui unit le bord inférieur de cet os au cartilage latéral de l'aile du nez, ainsi que le muscle transverse ou élévateur propre de cette aile, et se divise alors en un petit pinceau de filaments qui se répandent dans les téguments du lobule du nez. (Fig. 211 et 216.)

Ganglion ophthalmique.

Le ganglion ophthalmique est un petit corps lenticulaire qui naît par trois racines, et dont les divisions, connues sous le nom de *nerfs ciliaires*, vont se terminer pour la plupart dans l'iris.

Ce ganglion est situé sur le côté externe du nerf optique au point de réunion de son tiers postérieur avec ses deux tiers antérieurs, c'est-à-dire à 6 ou 8 millimètres environ au-devant du sommet de l'orbite. Le tissu cellulo-adipeux qu'on trouve dans cette région l'entoure de tous côtés.

Sa couleur, d'un gris rougeâtre au centre, pâlit vers sa circonférence ordinairement blanche.

Ses dimensions varient du volume d'un grain de millet à celui d'une lentille.

Sa forme est indéterminée : tantôt arrondi, il représente alors un centre d'irradiation ; d'autres fois un peu allongé d'avant en arrière, il prend dans ce cas l'aspect d'un petit rectangle, figure qui permet de lui considérer quatre angles, deux postérieurs et deux antérieurs :

A l'angle postérieur et supérieur se rend un filet long et grêle que lui envoie le nerf nasal (racine sensitive).

A l'angle postérieur et inférieur aboutit un filet gros et court fourni par le rameau qui se porte du nerf moteur oculaire commun au muscle petit oblique (racine motrice).

Entre ces deux racines il en existe une troisième (racine grise) qui part du plexus caverneux du grand sympathique, se place entre les nerfs de la

Fig. 20).

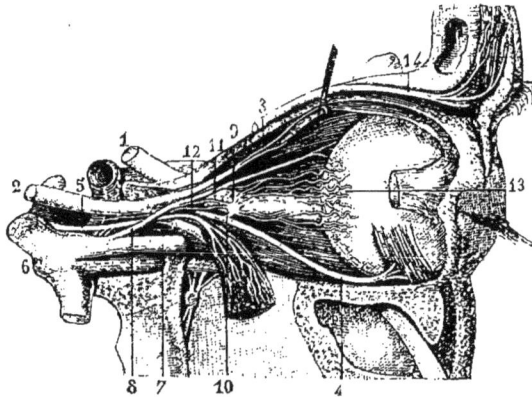

Ganglion ophthalmique.

1. Nerf optique. — 2. Nerf moteur oculaire commun. — 3. Branche supérieure de ce nerf allant se distribuer aux muscles droit supérieur et élévateur de la paupière. — 4. Rameau du muscle petit oblique. — 5. Nerf moteur oculaire externe. — 6. Ganglion de Gasser. — 7. Branche ophthalmique divisée à son entrée dans l'orbite et ramenée en bas et en dehors pour laisser voir l'origine de son rameau nasal et la racine grise du ganglion ophthalmique. — 8. Rameau nasal. — 9. Ganglion ophthalmique. — 10. Filet gros et court ou racine motrice de ce ganglion. — 11. Son filet long et grêle ou racine sensitive. — 12. Sa racine grise, molle ou végétative. — 13. Nerfs ciliaires. — 14. Nerf frontal.

troisième et de la sixième paire, au-dessous de la branche ophthalmique de Willis, pénètre dans l'orbite avec le nerf nasal et se jette tantôt dans la racine longue, tantôt directement dans le ganglion lui-même.

Les angles antérieurs donnent naissance aux nerfs ciliaires qui forment deux faisceaux composés chacun de six à huit filets.—Le faisceau qui naît de l'angle supérieur chemine entre le nerf optique et le muscle élévateur de la pupille ; l'un de ses filets s'anastomose avec les rameaux ciliaires fournis par le nerf nasal. — Le faisceau qui vient de l'angle inférieur se place entre le nerf optique et le muscle abaisseur de la pupille.

Les nerfs ciliaires marchent d'arrière en avant en décrivant des flexuosités, comme les artères correspondantes auxquelles ils se trouvent mêlés, traversent obliquement la sclérotique à une petite distance de l'entrée du nerf optique, cheminent entre cette membrane et la choroïde, accolés à la face interne de la première, qui est sillonnée pour les recevoir, et arrivent au cercle ciliaire ; là ils se divisent chacun en deux ou trois rameaux qui s'anastomosent avec les rameaux des nerfs ciliaires voisins, et constituent ainsi un plexus circulaire que Sœmmerring, Gall et Arnold ont rangé à tort au nombre des ganglions. Du cercle ciliaire, le plus grand nombre de ces nerfs passent à l'iris dans lequel ils s'anastomosent de nouveau. — Quelques unes des divisions qui sortent du cercle ciliaire traversent la sclérotique au voisinage de sa continuité avec la cornée et se répandent dans la conjonctive oculaire.

Indépendamment des nerfs ciliaires, le ganglion ophthalmique fournirait, suivant Tiedemann, un filet qui pénètre dans le centre du nerf optique avec l'artère centrale de la rétine, et qui irait se perdre dans l'épaisseur de cette membrane. M. Longet a vu également deux filets extrêmement ténus qui, après s'être détachés de ce ganglion, s'appliquaient à l'artère centrale de la rétine et plongeaient avec elle dans le nerf optique, mais il n'a pu les poursuivre plus loin.

Les nerfs ciliaires qui émanent du nerf nasal se comportent dans leur distribution comme ceux qui partent du ganglion ophthalmique.

Vue générale de la branche ophthalmique.

Au niveau du sinus caverneux la branche ophthalmique s'anastomose avec quatre paires de nerfs : avec le grand sympathique, le moteur oculaire commun, le moteur oculaire externe et le pathétique. Parmi les filets qu'elle envoie à ce dernier, il en est un qui ne fait que le traverser et qui va se terminer dans la tente du cervelet.

Parvenue dans l'orbite, elle se divise en trois branches secondaires : le nerf lacrymal, le nerf frontal et le nerf nasal.

Chacun de ces nerfs se partage en deux rameaux : le lacrymal, en rameau lacrymal et rameau palpébral ; le frontal, en frontal interne et frontal externe ; le nasal, en nasal externe et nasal interne.

De ces six rameaux on voit naître des filets très multipliés qui se distinguent par leur terminaison en six ordres :

1° Des filets cutanés qui se distribuent à la peau du front, du sourcil, de la paupière supérieure, de la racine et du lobule du nez.

2° Des filets muqueux destinés à la conjonctive palpébrale, à la conjonctive oculaire, à la muqueuse des voies lacrymales, à celle des sinus frontaux et à la partie antérieure de la pituitaire.

3° Des filets glandulaires, ramifiés dans la glande lacrymale, la caroncule lacrymale et les follicules de Meibomius.

4° Des filets musculaires extrêmement grêles et peu nombreux qui se perdent dans les muscles intra-orbitaires et très probablement aussi dans les muscles orbiculaire des paupières, surcilier et frontal

5° Des filets périostiques non moins ténus que les précédents et dont plusieurs pénètrent dans le tissu osseux.

6° Des filets anastomotiques qui unissent : le lacrymal au rameau orbitaire du maxillaire supérieur, le nasal externe aux rameaux sous-orbitaires du même nerf, et les nombreuses ramifications parties des trois rameaux de la branche ophthalmique, soit entre elles, soit avec les ramifications correspondantes du nerf facial.

2° NERF MAXILLAIRE SUPÉRIEUR.

Préparation. La plupart des rameaux du nerf maxillaire supérieur traversent à leur origine des orifices ou des canaux osseux ; c'est à travers ces canaux qu'il faut les poursuivre. Si l'on procède à leur préparation sur une pièce fraîche, on sculpte les os avec la gouge et le maillet, en usant des plus grands ménagements afin de ne pas diviser les filets nerveux qu'on cherche à découvrir. Si la pièce a été soumise pendant quelques jours à l'action de l'acide chlorhydrique ou de l'acide azotique modérément concentré, les os sont dépouillés en partie ou en totalité de leurs sels calcaires, et l'on peut alors les diviser par l'instrument tranchant.

Les préparations faites sur les pièces qui ont macéré dans un acide sont en général moins belles que celles pour lesquelles on emploie des sujets frais ; mais, par compensation, elles sont incomparablement plus faciles, non seulement parce que les os ont perdu leur consistance, mais aussi parce qu'ils ont acquis une transparence opaline sur laquelle la couleur blanche des cordons nerveux se détache beaucoup mieux que dans l'état naturel.

Lorsqu'on se propose d'étudier toute la cinquième paire sur un même côté de la tête, il faudra faire précéder l'étude du nerf maxillaire supérieur de celle du nerf maxillaire inférieur, la préparation du premier nécessitant la destruction complète des branches du second, et celle du second étant au contraire un moyen préparatoire indispensable pour arriver aux branches du premier.

La tête qui doit servir à la préparation du nerf maxillaire supérieur étant supposée intacte, on procédera de la manière suivante :

1° Inciser les parties molles sur la ligne médiane, de la racine du nez à la protubérance occipitale externe, les rabattre de chaque côté, briser le crâne circulairement, diviser la dure-mère et enlever le cerveau ;

2° Enlever la voûte de l'orbite par deux traits de scie ;

3° Agrandir le trou maxillaire supérieur avec un ciseau et un maillet, de manière à découvrir le tronc du nerf correspondant jusqu'au sommet de la fosse zygomatique ;

4° Chercher le rameau orbitaire du maxillaire supérieur, puis le rameau lacrymal de la branche ophthalmique, suivre ces deux rameaux et conserver leur anastomose ainsi que leurs divisions terminales, en enlevant par débris l'apophyse d'Ingrassias et toute la moitié postérieure de la paroi externe de l'orbite ;

5° Diviser le cuir chevelu, les téguments de la tempe et ceux de la face par une incision verticale passant sur la partie moyenne de l'apophyse zygomatique ;

6° Soulever la lèvre antérieure de cette incision et chercher un peu au-dessus du sommet de l'apophyse zygomatique le filet temporal du rameau orbitaire, et plus bas, sur la partie moyenne de la face cutanée de l'os malaire, le filet malaire du même rameau ;

7° Disséquer ensuite la lèvre postérieure, rejeter les téguments en arrière, abattre l'apophyse zygomatique par deux traits de scie appliqués à ses extrémités et l'enlever avec la totalité du masséter.

8° Poursuivre sur la face postérieure de l'os malaire le filet temporal du rameau orbitaire, ainsi que le rameau temporal profond antérieur du nerf maxillaire inférieur, et enlever la presque totalité du muscle crotaphite, la moitié correspondante de la mâchoire inférieure après l'avoir désarticulée, et les deux muscles ptérygoïdiens.

9° Emporter par deux traits de scie réunis à angle droit au-devant du ganglion de Gasser toute la grande aile du sphénoïde, et la portion écailleuse du temporal.

10° Achever de mettre à nu le tronc du mamillaire supérieur ainsi que son rameau orbitaire, suivre les filets qui descendent vers le ganglion sphéno-palatin, et isoler les rameaux dentaires postérieurs et supérieurs.

11° Attaquer la base de l'apophyse ptérygoïde, de manière à la faire disparaître peu à peu et à ouvrir par son côté supérieur le conduit vidien; poursuivre ensuite le nerf correspondant, depuis le ganglion sphéno-palatin jusqu'à l'hiatus de Fallope d'une part, et au plexus caverneux du grand sympathique de l'autre.

12° Ouvrir le conduit palatin postérieur et mettre à nu les trois nerfs qu'il renferme.

13° Enlever la paroi supérieure du conduit sous-orbitaire, et disséquer les branches terminales du maxillaire supérieur.

14° Poursuivre dans leurs canaux respectifs les nerfs dentaires postérieurs et antérieur. Ces nerfs sont visibles par transparence lorsque l'os maxillaire supérieur a séjourné quelques jours dans un acide étendu; leurs troncs deviennent aussi très apparent lorsque le périoste, en avant, et la muqueuse du sinus, en arrière, ont été complétement détachés. Si la préparation doit être sacrifiée, il y aura donc avantage à terminer par l'étude des nerfs dentaires dont on observera d'abord les troncs, et qu'on pourra plonger ensuite dans un acide pour observer plus tard et de la même manière leurs divisions.

15° Enfin aller à la recherche des branches nasales du ganglion sphéno-palatin : dans ce but, divisez la face d'avant en arrière par une coupe qui laisse subsister la cloison des narines du côté de la préparation, enlevez ensuite la membrane appliquée sur cette cloison, puis brisez la cloison elle-même en l'emportant par débris, de manière à laisser intacte la muqueuse qui la recouvre du côté opposé. Vous verrez alors sur cette muqueuse les nerfs naso-palatins, dont le plus considérable se dirige en diagonale vers le conduit palatin antérieur; conservez de la muqueuse seulement la partie qui supporte ce nerf principal ; emportez le reste; incisez ensuite la pituitaire qui revêt la face externe de la fosse nasale, en procédant de haut en bas, et suivez d'arrière en avant, à partir du ganglion, les nerfs nasaux postérieurs.

Le nerf maxillaire supérieur, branche moyenne du trijumeau par sa situation et son volume, part du bord inférieur du ganglion de Gasser, entre la branche ophthalmique qui lui est d'abord parallèle, et le nerf maxillaire inférieur qui s'en sépare à angle droit.

Trajet. Parvenu au trou grand rond, le maxillaire supérieur s'y engage, pénètre dans la fosse sphéno-maxillaire et s'incline légèrement en dehors pour atteindre la gouttière sous-orbitaire ; là il se dévie de nouveau pour se diriger au contraire en avant et en dedans vers la partie supérieure de la fosse canine dans laquelle il se divise en un grand nombre de rameaux divergents. — Sa direction est donc antéro-postérieure, car une ligne tirée du trou grand rond au trou sous-orbitaire se porte directement en avant, mais elle n'est pas rectiligne; il décrit dans la fosse ptérygo-maxillaire un premier coude dont l'ouverture regarde en haut et en dehors, et à son entrée dans le canal sous-orbitaire un second coude dont la concavité est tournée en dedans et en arrière.

Cette direction en ligne brisée permet de lui considérer quatre parties : une partie intra-crânienne qui se porte en avant, une partie sphéno-maxillaire qui se porte en dehors, une partie sous-orbitaire qui se porte en dedans, et une partie terminale qui se porte en bas.

Rapports. La portion intra-crânienne du nerf maxillaire supérieur se trouve logée, comme le ganglion de Gasser, dans un dédoublement de la dure-mère ; elle est grisâtre, plexiforme et un peu aplatie.

Sa portion sphéno-maxillaire est entourée par du tissu cellulo-adipeux, et séparée des parties molles intra-orbitaires par une lame fibreuse qui passe de la paroi externe à la paroi inférieure de l'orbite en se continuant sur l'une et l'autre avec le périoste.

Sa portion sous-orbitaire répond en arrière à cette même lame qui convertit en canal la gouttière dans laquelle elle est d'abord placée.

Sa portion terminale s'épanouit au-devant du muscle canin, en arrière du muscle élévateur propre de la lèvre supérieure qu'il faut enlever complétement, ainsi qu'une partie de l'élévateur commun, pour le découvrir.

Distribution. Les branches qui partent du nerf maxillaire supérieur sont de deux ordres : ganglionnaires et non ganglionnaires.

De même que le ganglion ophthalmique se trouve rattaché à la branche supérieure du trijumeau par un filet du nerf nasal, de même le *ganglion sphéno-palatin* ou de *Meckel* se trouve annexé à la branche moyenne par un ou deux filets qu'elle lui envoie.

Indépendamment de ces filets, la branche moyenne de la cinquième paire fournit d'arrière en avant :

Le *rameau orbitaire ;*

Les *rameaux dentaires postérieurs ;*

Le *rameau dentaire antérieur ;*

Et enfin des *rameaux terminaux* ou *sous-orbitaires.*

Occupons-nous d'abord de ces divers rameaux ; à l'exemple de M. Longet , nous étudierons ensuite le ganglion sphéno-palatin avec ses branches afférentes et efférentes.

A. **Rameau orbitaire.** Ce rameau se détache du maxillaire supérieur pendant son passage dans le trou grand rond, ou immédiatement au-devant de cet orifice. Il se porte en avant et en dehors, parallèlement au bord inférieur de la paroi externe de l'orbite et se divise vers la partie antérieure de la fente sphéno-maxillaire en deux filets : un filet supérieur ou lacrymo-palpébral, et un filet inférieur ou temporo-malaire.

Dans son trajet le rameau orbitaire est d'abord entouré par le tissu cellulo-graisseux qui occupe le sommet de la fosse zygomatique. Au niveau de la fente sphéno-maxillaire il est logé dans l'épaisseur de la lame fibreuse qui se porte de l'une à l'autre lèvre de cette fente, et qui le sépare par conséquent des parties molles contenues dans l'orbite. Ce n'est que vers le tiers antérieur de la paroi externe de cette cavité qu'il abandonne son canal fibreux pour devenir intra-orbitaire.

Le *filet lacrymo-palpébral* se dirige vers la glande lacrymale et se partage en deux filets plus petits : un filet lacrymal et un filet palpébral.—Le premier s'anastomose avec un filet descendant du rameau lacrymal de la branche ophthalmique, tantôt en arrière de la glande, tantôt dans son épaisseur, et se perd ensuite dans cet organe. — Le second longe le bord inférieur de la glande lacrymale et se rend à l'angle externe de la paupière supérieure dans laquelle il se termine.

Le *filet temporo-malaire*, par son volume et sa direction, continue le rameau orbitaire. Comme le précédent, il se divise en deux filets secondaires, un filet interne ou malaire et un filet externe ou temporal. — Le *filet malaire*, quelquefois double, s'engage dans le conduit que lui présente l'os de ce nom, et se dirigeant un peu obliquement en bas et en avant arrive à la face, où il se distribue aux téguments qui recouvrent l'os de la pommette en s'anastomosant avec le nerf facial. — Le *filet temporal*, qui peut être double aussi, traverse la portion orbitaire de l'os de la pommette, en se portant obliquement en haut et en dehors, s'anastomose avec le rameau temporal profond antérieur du nerf maxillaire inférieur, traverse ensuite l'aponévrose temporale et se divise en un pinceau de filaments qui se perdent dans la peau de la tempe; deux ou trois de ces fila-

FIG. 210.

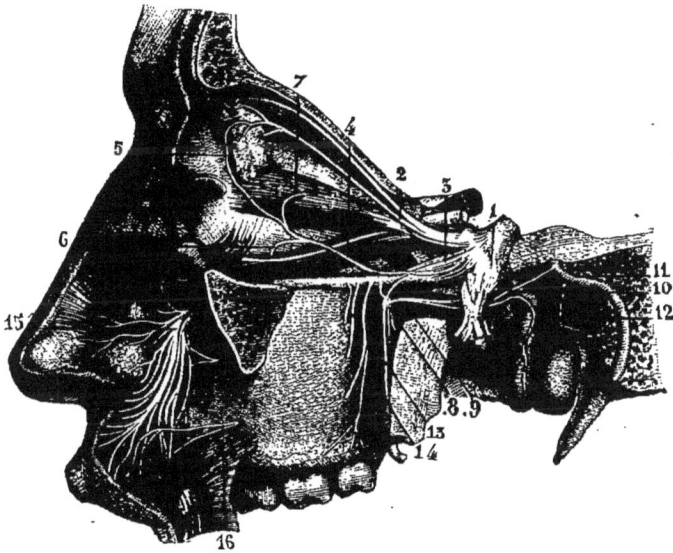

Nerf maxillaire supérieur.

1. Ganglion de Gasser. — 2. Rameau lacrymal de la branche ophthalmique. — 3. Origine du nerf maxillaire supérieur. — 4. Rameau orbitaire de ce nerf. — 5. Filet lacrymo-palpébral de ce rameau. — 6. Origine de son filet malaire. — 7. Origine de son filet temporal. — 8. Ganglion sphéno-palatin. — 9. Nerf vidien. — 10. Grand nerf pétreux superficiel. — 11. Nerf facial. — 12. Filet carotidien du nerf vidien se continuant avec le rameau carotidien du ganglion cervical supérieur. — 13. Nerfs dentaires postérieurs. — 14. Filet gencival provenant de l'un de ces nerfs. — 15. Branches terminales ou rameaux sous-orbitaires du maxillaire supérieur. — 16. Rameau sous-orbitaire du facial s'anastomosant avec les rameaux qui précèdent.

ments s'unissent aux filets frontaux du nerf facial, et vont se terminer avec ces filets dans le muscle frontal.

B. **Rameaux dentaires postérieurs.** En général au nombre de deux, assez souvent au nombre de trois, ces rameaux naissent du coude que forme le maxillaire supérieur au moment où ce nerf s'engage dans la gouttière sous-orbitaire. Ils se portent en bas et en avant en décrivant sur la tubérosité maxillaire de légères flexuosités, donnent quelques ramifications à la muqueuse buccale, d'autres à la muqueuse gencivale, et pénètrent dans les conduits dentaires postérieurs et supérieurs. (Fig. 217.)

En parcourant leur conduit respectif, ils s'envoient réciproquement plusieurs filets qui les unissent l'un à l'autre. A l'extrémité de ces conduits ils s'anastomosent avec des ramifications venues du rameau dentaire antérieur. De ces communications très multipliées résulte un petit plexus à mailles irrégulières, et remarquable par les nombreux filets qu'il fournit; ceux-ci sont de quatre ordres :

1° Des filets dentaires qui pénètrent dans les racines des grosses et des petites molaires, arrivent dans la cavité creusée au centre de leur couronne et constituent leur portion pulpeuse en s'entremêlant aux artérioles correspondantes ;

2° Des filets alvéo-dentaires qui traversent les parois des alvéoles et se distribuent à leur périoste ;

3° Des filets muqueux extrêmement grêles qui se terminent dans la muqueuse du sinus maxillaire ;

4° Enfin des filets osseux qui se perdent dans le tissu spongieux du maxillaire supérieur, et particulièrement dans son bord alvéolaire.

Entre les rameaux dentaires postérieurs et le rameau dentaire antérieur on observe assez fréquemment un *rameau dentaire moyen*, dont le volume et la situation sont également variables : tantôt ce rameau supplémentaire ou moyen est plus rapproché des dentaires postérieurs; tantôt il occupe le voisinage du dentaire antérieur.

C. **Rameau dentaire antérieur.** Constamment unique et assez volumineux, le rameau dentaire antérieur part du maxillaire supérieur à 5 ou 6 millimètres au-dessus du trou sous-orbitaire, s'engage dans un canal particulier et se porte en bas, en dedans et en avant, en décrivant une courbe parallèle à l'ouverture antérieure des fosses nasales. Dans la première moitié de son trajet il est profondément situé dans l'épaisseur de l'os maxillaire ; dans la seconde il devient très superficiel et se rapproche à la fois de la table externe de l'os et de la table supérieure du plancher des fosses nasales. (Fig. 217.)

Les filets fournis par le rameau dentaire antérieur partent, pour la plupart, de la convexité de sa courbure. — Le premier qui s'en détache s'incline en dehors et s'anastomose par ses divisions avec les rameaux dentaires postérieurs. — Les autres se portent en bas et vont se terminer : les principaux dans la pulpe des incisives, de la canine et quelquefois de la première petite molaire ; les plus grêles dans le tissu spongieux de l'os et le périoste alvéolaire. — Un ou deux ramuscules, nés de la concavité de sa courbure, se portent verticalement en haut vers la muqueuse du canal nasal.

D. Rameaux sous-orbitaires. Parvenus à l'extrémité antérieure du canal sous-orbitaire, les rameaux jusque-là juxtaposés du maxillaire supérieur s'écartent à angle aigu et rayonnent dans toutes les directions en s'entrecroisant avec les filets correspondants du facial; de cet entrecroisement résulte une sorte de plexus à mailles quadrilatères, le *plexus sous-orbitaire*, qu'on aperçoit dès qu'on a enlevé le muscle élévateur propre de la lèvre supérieure ainsi qu'une partie de l'élévateur commun. Ces rameaux se divisent :

En *rameaux ascendants* grêles et peu nombreux qui traversent l'élévateur propre de la lèvre supérieure pour aller se distribuer à la peau et à la conjonctive de la paupière inférieure. — Parmi ces rameaux il en est un qui se porte en dedans et qui va s'anastomoser avec le nasal externe.

En *rameaux descendants* beaucoup plus considérables et plus multipliés que les précédents, destinés à la peau de la lèvre supérieure, à sa couche glandulaire, à sa couche muqueuse et aux gencives correspondantes.

Et en *rameaux internes* dont les ramifications se répandent dans la peau et la muqueuse de l'aile du nez.

Ganglion sphéno-palatin.

Le ganglion sphéno-palatin, ou ganglion de Meckel, est un petit renflement nerveux qui tire son origine de trois nerfs différents et dont les rameaux se rendent, d'une part au voile du palais et à la muqueuse palatine, de l'autre aux muqueuses nasale et pharyngienne. (Fig. 210 et 211.)

Ce ganglion est situé dans la fosse ptérygo-maxillaire, au-dessous de la branche moyenne du trijumeau, au-dessus du canal palatin postérieur, au-devant du trou vidien ou ptérygoïdien, en dehors du trou sphéno-épineux sur lequel il s'applique par l'une de ses faces. — Sa couleur est d'un gris cendré on rougeâtre, sa forme en général triangulaire, son volume variable des dimensions d'une lentille à celles d'un petit pois.

Découvert en 1749 par J.-F. Meckel dont il a conservé le nom, le ganglion sphéno-palatin a été décrit depuis cette époque avec une grande exactitude par la plupart des anatomistes. Mais il restait à déterminer son mode de constitution, c'est-à-dire à rechercher parmi ses rameaux quels étaient ceux qu'on devait considérer comme ses racines, quels étaient ceux qu'on devait considérer comme ses branches. C'est une mission dont M. Longet s'est acquitté avec beaucoup de bonheur. Dans son *Traité sur l'anatomie et la physiologie du système nerveux*, publié en 1842, cet auteur a très bien établi : 1° que le ganglion de Meckel, de même que le ganglion ophthalmique, de même que le ganglion otique, naît par trois racines : une racine sensitive, une racine motrice et une racine molle ou grise fournie par le grand sympathique; 2° que de ce ganglion partent des filets de deux ordres, des filets sensitifs et des filets moteurs.

La racine sensitive du ganglion sphéno-palatin vient du nerf maxillaire supérieur; sa racine motrice est constituée par le grand nerf pétreux qui part du facial; sa racine grise émane du plexus caverneux du grand sympathique. Les deux dernières, très distinctes à leur origine, s'appliquent l'une à l'autre en approchant du ganglion, mais sans se confondre : le tronc qu'elles forment par cet accolement a reçu le nom de *nerf vidien* ou *ptérygoïdien.*

Les rameaux qui partent du ganglion se distinguent par leur direction : en inférieurs ou *nerfs palatins*, en postérieur ou *nerf pharyngien*, et en internes ou *nerfs sphéno-palatins.*

Ainsi trois branches afférentes et trois ordres de branches efférentes : tels sont les nerfs que le ganglion de Meckel nous présente à étudier.

1° *Branche afférente sensitive, ou rameaux qui unissent le nerf maxillaire supérieur ou ganglion sphéno-palatin.* Le maxillaire supérieur fournit ordinairement deux rameaux au ganglion sphéno-palatin, quelquefois trois, rarement un rameau unique. — Ces rameaux se détachent du tronc principal pendant que celui-ci traverse la fosse ptérygo-maxillaire ; leur origine par conséquent est antérieure à celle du rameau orbitaire, et postérieure à celle des rameaux dentaires. — Leur direction est verticale ou légèrement oblique en bas, en arrière et en dedans, leur longueur variable de 1 à 4 ou 5 millimètres, et leur volume en raison inverse de leur nombre. — Parvenus à la partie supérieure du ganglion, on voit quelques uns des filets qui les composent pénétrer dans son épaisseur ; mais la plupart ne font que s'accoler à sa surface pour se porter au delà et aller se continuer avec les rameaux palatins et sphéno-palatins dont ils constituent manifestement la plus grande partie. (Fig. 210.)

2° *Branches afférentes motrice et sympathique, ou nerf vidien.* Suivis avec la plupart des auteurs de la partie postérieure du ganglion vers le nerf facial et le rameau carotidien du grand sympathique auxquels ils vont se réunir, les deux filets du nerf vidien, d'abord accolés et entourés d'une gaine commune, s'engagent dans le conduit ptérygoïdien, traversent la substance cartilagineuse qui occupe le trou déchiré antérieur, et se séparent vers le sommet du rocher pour pénétrer, le filet moteur dans le crâne, et le filet sympathique dans le canal carotidien. (Fig. 210 et 211.)

Le *filet moteur*, ou *filet crânien*, appelé aussi *grand nerf pétreux superficiel*, se dirige en arrière et en dehors sous le ganglion de Gasser dont il est séparé par un feuillet de la dure-mère, sur la face antérieure du rocher où il est reçu dans une petite gouttière, traverse l'hiatus de Fallope, pénètre dans l'aqueduc du même nom, et se jette dans le ganglion géniculé, qui a été considéré comme sa terminaison, et qui doit être considéré au contraire comme son origine.

Le *filet sympathique* ou *carotidien*, plus volumineux que le précédent, et remarquable en outre par sa mollesse et sa couleur grisâtre, s'unit à son entrée dans le canal carotidien avec le rameau correspondant du ganglion cervical supérieur.

3° *Branches efférentes inférieures, ou nerfs palatins.* Au nombre de trois, les nerfs palatins se distinguent par leur position en antérieur, moyen et postérieur. (Fig. 211.)

Le *nerf palatin antérieur*, ou *grand nerf palatin*, s'engage dans le conduit palatin postérieur et arrive à la voûte palatine, où il se réfléchit d'arrière en avant en se bifurquant. — A l'intérieur du conduit palatin, il fournit : 1° Un filet nasal dont les ramifications se distribuent à la muqueuse du méat moyen, du cornet inférieur et du méat inférieur ; ce filet constitue le *nerf nasal postérieur* et *inférieur*. 2° Un filet extrêmement grêle destiné à la muqueuse du sinus maxillaire. 3° Un filet staphylin plus important, qui sort assez souvent par un conduit accessoire, et qui se ramifie dans la muqueuse et les glandules du voile du palais. — Des deux branches de bifurcation du nerf, l'interne se partage en un grand nombre de ramuscules qui se perdent dans la muqueuse et les glandules de la voûte du palais ; l'externe, un peu moins considérable, se distribue à la muqueuse gencivale.

Le *nerf palatin moyen*, beaucoup plus petit que l'antérieur, descend tantôt dans un conduit particulier, tantôt accolé au grand nerf palatin.

Fig. 211 (1).

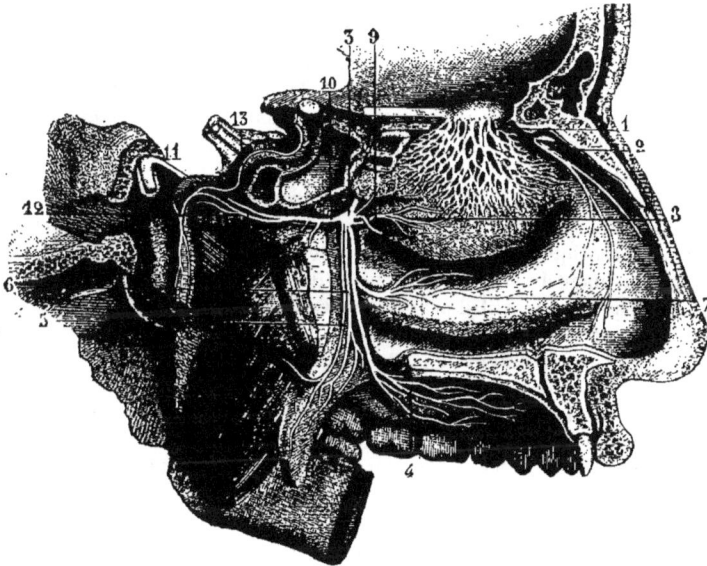

Ganglion sphéno-palatin vu par sa face interne.

1. Branches terminales externes du nerf olfactif s'anastomosant entre elles pour former un plexus. — 2. Division externe du filet ethmoïdal du nerf nasal. — 3. Ganglion sphéno-palatin. — 4. Terminaison du grand nerf palatin. — 5. Nerf palatin postérieur. — 6. Nerf palatin moyen. — 7. Rameau fourni au cornet inférieur par le grand nerf palatin. — 8. Rameau fourni au cornet moyen par le ganglion sphéno-palatin. — 9. Origine du rameau fourni par ce ganglion à la cloison des fosses nasales. — 10. Nerf vidien. — 11. Rameau crânien du nerf vidien ou grand nerf pétreux superficiel. — 12. Rameau carotidien du nerf vidien se continuant avec le rameau correspondant du ganglion cervical supérieur. — 13. Rameau carotidien du ganglion cervical supérieur.

(1) Je m'empresse de réparer ici un oubli involontaire. La plupart des figures destinées à représenter le cervelet, l'isthme de l'encéphale et la moelle épinière, ont été tirées du bel atlas de MM. Ludovic Hirschfeld et Léveillé ; il en sera de même de celles qui reproduiront les principales dépendances du système nerveux périphérique, dont les plus remarquables seront du reste particulièrement mentionnées.

se dirige d'avant en arrière lorsqu'il est arrivé à la voûte palatine et se termine dans la muqueuse et la couche glandulaire du voile du palais.

Le *nerf palatin postérieur*, en général un peu plus volumineux que le précédent, descend aussi dans un conduit qui lui est propre, et se divise au niveau du bord postérieur de la voûte palatine en deux ordres de filets : 1° en filets musculaires destinés aux muscles péristaphylin interne et palato-staphylin, ainsi que M. Longet le premier l'a très bien démontré ; 2° en filets sensitifs destinés à la muqueuse de la face supérieure du voile du palais, à celle de sa face inférieure et à ses glandules. — Le palatin posté-rieur est le prolongement du grand nerf pétreux superficiel, de même que les deux autres palatins, ainsi que les nerfs sphéno-palatins, sont le prolon-gement des rameaux venus du maxillaire supérieur et du rameau carotidien du grand sympathique ; à l'aide d'une dissection attentive on parvient sans beaucoup de difficultés à constater cette double continuité.

4° Branches efférentes antérieures, ou nerfs sphéno-palatins, nerfs nasaux postérieurs et supérieurs. Nés de la partie interne du ganglion de Meckel, ces nerfs s'engagent presque aussitôt dans le trou sphéno-palatin, pénétrent dans les fosses nasales et se divisent en sphéno-palatins externes et sphéno-palatin interne.

Les *nerfs sphéno-palatins externes*, en général très grêles, ne peuvent être bien étudiés que sur des pièces qui ont macéré pendant quelques jours dans l'acide azotique. Le tronc commun de ces nerfs descend verticalement jusqu'au voisinage du cornet inférieur et donne dans ce court trajet plu-sieurs filets qui se dirigent d'arrière en avant ; parmi ces filets on en dis-tingue ordinairement deux un peu moins ténus que les autres, et dont les ramifications se répandent dans la muqueuse des cornets supérieur et moyen. — Il est rare que celui qui se ramifie dans la muqueuse du cornet inférieur naisse du même tronc ; nous avons vu plus haut qu'il émane or-dinairement du nerf palatin antérieur. — Les ramifications de ces nerfs s'anastomosent entre elles ; mais elles ne paraissent pas s'anastomoser avec celles des nerfs olfactifs. (Fig. 211.)

Le *nerf sphéno-palatin interne, naso-palatin* de Scarpa, plus apparent que les précédents, se dirige de dehors en dedans, passe au-devant du sinus sphénoïdal pour atteindre la cloison des fosses nasales, se porte ensuite obli-quement en bas et en avant vers le conduit palatin antérieur dans lequel il s'engage, s'adosse dans la partie inférieure de ce conduit au sphéno-palatin interne opposé, et se termine par des ramifications délices dans la muqueuse palatine immédiatement en arrière de l'arcade alvéolaire. — Dans le long trajet qu'il parcourt, ce nerf donne deux ou trois filets qu'on voit se déta-cher tantôt sur un point plus ou moins rapproché de son origine, tantôt à différentes hauteurs. Ces filets, signalés par Wrisberg, ont été représentés par Arnold et observés aussi par M. Longet ; je ne les ai aperçus qu'une seule fois, sur une pièce qui avait séjourné longtemps dans un acide étendu. Chez la plupart des sujets le sphéno-palatin interne se présente comme un nerf dépourvu de toute ramification, ainsi que l'avait cru Scarpa ; mais cette absence apparente s'explique par l'extrême ténuité des ramuscules qu'il fournit. — Arrivés à la partie inférieure du conduit pa-latin antérieur, les deux nerfs sphéno-palatins internes se termineraient, selon H. Cloquet, dans un ganglion qui se présente, dit cet auteur, sous

l'aspect « d'une petite masse, fongueuse, un peu dure, comme fibro-carti-
» lagineuse et plongée dans un tissu cellulaire graisseux. » Ce petit corps
existe réellement, du moins chez la plupart des individus ; mais il doit
être considéré comme une dépendance de la membrane dure, résistante
et comme cartilagineuse, en effet, qui occupe cette région et qui chez certains sujets proémine au dedans du conduit palatin, sous la forme d'une
petite saillie ovoïde. (Fig. 205.)

5° *Branche efférente postérieure, ou nerf pharyngien, nerf de Bock.*
Ce nerf, en général d'un petit volume, naît de la partie postérieure et interne du ganglion. Il s'engage dans le conduit ptérygo-palatin et se divise
après l'avoir traversé : en filets antérieurs qui se perdent dans la muqueuse
de la partie postérieure et supérieure des fosses nasales, et filets postérieurs
qui se distribuent à la partie supérieure de la muqueuse pharyngienne, et
à celle qui revêt la trompe d'Eustache.

Vue générale du nerf maxillaire supérieur.

Plexiforme à son origine comme le ganglion de Gasser dont il émane, et
horizontalement dirigé, le maxillaire supérieur subit de petites déviations
à la sortie et à l'entrée des canaux qu'il traverse, de telle sorte que sa direction représente une ligne légèrement brisée. Son tronc est le point de
départ de quatre branches collatérales et d'un grand nombre de branches
terminales.

La première de ses branches collatérales se détache de son bord supérieur au niveau du trou grand rond, et se porte horizontalement en avant ;
c'est le rameau orbitaire, destiné principalement à la peau de la paupière
supérieure et à celle de la pommette, accessoirement à la glande lacrymale.

La seconde part de son bord inférieur pendant qu'il traverse la fosse
ptérygo-maxillaire ; elle se porte en bas vers le ganglion sphéno-palatin
dont elle forme la racine sensitive, et auquel la plupart de ses filets ne font
que s'accoler pour aller en grande partie se distribuer aux muqueuses palatine, nasale et pharyngienne.

La troisième, ordinairement double et quelquefois triple, s'en sépare
à son entrée dans le canal sous-orbitaire et se dirige aussitôt en dehors ; elle
constitue les nerfs dentaires supérieurs et postérieurs qui se ramifient
principalement dans la pulpe des grosses et des petites molaires, et accessoirement dans la muqueuse gencivale, la muqueuse du sinus maxillaire et
le tissu osseux.

La quatrième l'abandonne un peu avant sa sortie du canal sous-orbitaire,
et se porte en bas et en dedans ; c'est le nerf dentaire antérieur, destiné
surtout à la pulpe des incisives, de la canine et quelquefois de la première
petite molaire.

Les branches terminales, non moins remarquables par leur volume que
par leur nombre, se dirigent en bas et en avant : ce sont les rameaux sous-
orbitaires destinés à la peau et à la muqueuse de l'aile du nez, à la peau
et à la muqueuse de la lèvre supérieure, ainsi qu'à sa couche glanduleuse.

Chacune de ces branches présente des anastomoses importantes : le ra-

meau orbitaire s'anastomose avec le rameau lacrymal de la branche ophthalmique par son filet lacrymal, avec le rameau temporal profond antérieur
de la branche maxillaire inférieure par son filet temporal, et avec le facial
par son filet malaire. — Les rameaux qui se portent au ganglion sphéno-
palatin s'anastomosent avec le grand nerf pétreux superficiel et le rameau
venu du grand sympathique pour constituer ce renflement. — Les nerfs
dentaires postérieurs et antérieur s'anastomosent entre eux assez fréquemment pour former un véritable plexus. — Enfin, les rameaux sous-orbitaires s'anastomosent avec le facial, avec le maxillaire inférieur par le
nerf buccal, et avec la branche ophthalmique par le nasal externe.

En résumé, des cinq branches du maxillaire supérieur, la première se
porte à la peau et à la glande lacrymale, en établissant une communication
entre les trois divisions du trijumeau d'une part, entre le facial et la
division moyenne de l'autre ; la seconde, après s'être unie au facial et au
grand sympathique, se consume dans des muqueuses et des glandules ; la
dernière se perd à la fois dans le tégument externe, le tégument interne
et des glandules en liant aussi entre elles et avec le facial les trois branches
de la cinquième paire. Les deux autres, destinées aux arcades alvéolaire et
dentaire supérieures, organes spéciaux de la mastication, se trouvent en
quelque sorte isolés du système nerveux de la face, avec lequel elles ne
paraissent entretenir aucune relation dans leur trajet.

3° NERF MAXILLAIRE INFÉRIEUR.

Préparation. Le nerf maxillaire inférieur est un de ceux dans la préparation
duquel il importe au plus haut degré de procéder avec méthode, si l'on veut ne
diviser aucune de ses branches. Les règles suivantes conduiront à ce résultat :
1° Chercher entre le conduit auditif interne et la base de l'apophyse zygomatique le nerf auriculo-temporal, le suivre sur la tempe, ainsi que les divisions
correspondantes du nerf facial, et mettre à nu l'importante anastomose qui unit
ces deux nerfs au niveau du col du condyle en enlevant la glande parotide.
2° Inciser les téguments épicrâniens depuis la racine du nez jusqu'à la protubérance occipitale ; rabattre de chaque côté d'abord le cuir chevelu, ainsi que l'extrémité supérieure des muscles crotaphites en divisant ceux-ci le plus près possible de leur attache aux os ; briser ensuite le crâne circulairement, et enlever
le cerveau.
3° Découvrir le masséter, le diviser à son attache supérieure, le détacher de
haut en bas, en procédant avec les plus grands ménagements pour conserver intact le nerf massétérin qui pénètre dans le muscle par sa face profonde au niveau
de la partie moyenne de l'échancrure sigmoïde, le détacher aussi à sa partie antéro-inférieure, et le laisser adhérer seulement par sa partie postérieure à l'angle
de la mâchoire.
4° Mettre à nu le nerf dentaire inférieur en enlevant la table externe du maxillaire inférieur à l'aide du ciseau et du maillet.
5° Abattre l'apophyse zygomatique par deux traits de scie appliqués à ses extrémités.
6° Diviser à sa base l'apophyse coronoïde en faisant usage d'une pince de
Liston, ou à son défaut du ciseau et du maillet.
7° Agrandir à l'aide du ciseau le trou ovale, et enlever toute la partie restante
de la fosse latérale moyenne de la base du crâne, en appliquant sur cette partie
deux traits de scie, l'un au niveau du sommet de l'apophyse d'Ingrassias, l'autre
au-devant du rocher et se dirigeant tous deux vers l'orifice agrandi.
8° Préparer les nerfs temporaux profonds, puis le nerf buccal, en retranchant
par parcelles le muscle ptérygoïdien externe, et terminer la préparation commencée des nerfs massétérins et auriculo-temporal.

9° Diviser sur la ligne médiane la base du crâne ainsi que la face, et séparer complétement l'une de l'autre les deux moitiés de la coupe.

10° Enlever la trompe d'Eustache, détacher de son insertion inférieure le ptérygoïdien interne, isoler le tronc du nerf maxillaire inférieur, puis chercher le ganglion otique appliqué sur la face interne de celui-ci immédiatement au-dessous du trou ovale, et enfin le nerf lingual, ainsi que le rameau mylo-hyoïdien du dentaire inférieur.

Le nerf maxillaire inférieur est un nerf mixte composé de la troisième division du ganglion de Gasser, branche sensitive, et de la petite racine du trijumeau, branche motrice.

Mode d'union des deux branches d'origine du maxillaire inférieur. A l'intérieur du crâne, ces deux branches sont parfaitement distinctes : — La branche ganglionnaire est volumineuse, grisâtre et plexiforme. — La branche non ganglionnaire est d'un petit volume, d'une couleur blanche, formée de fibres parallèles, et située en arrière de la précédente; dans son trajet un peu oblique en bas et en avant, cette branche reçoit du ganglion de Gasser un filet anastomotique qui se perd au milieu de ses fibres, mais qui n'est pas constant. (Fig. 213.)

Ainsi accolées l'une à l'autre, ces deux branches s'engagent dans le trou ovale et s'unissent à leur sortie du crâne pour former un tronc commun qu'on voit se diviser presque aussitôt en sept rameaux. Le mode d'union qu'elles présentent est encore un objet de dissidence : Paletta, Lauth, et plus récemment M. Longet, ne voient dans cette union qu'un simple accolement et admettent en conséquence que le nerf maxillaire inférieur se compose de deux branches parfaitement distinctes dans toute l'étendue de leur distribution, une branche inférieure et interne ou sensitive, et une branche supérieure et externe ou motrice qui a reçu tour à tour les noms de *nerf buccinato-buccal*, de *nerf masticateur*, de *nerf maxillaire inférieur moteur.* Mais un grand nombre d'anatomistes ont jugé cette adhésion plus intime et l'ont considérée comme le résultat d'un échange réciproque de filets nerveux. De part et d'autre on a invoqué la dissection ; c'était le seul moyen en effet de résoudre la difficulté ; seulement je ferai remarquer que ce n'était pas en opérant sur des pièces fraiches ou sur celles qui ont macéré dans l'acide azotique qu'on pouvait arriver à un résultat bien concluant. Il est préférable, après avoir découvert le tronc du maxillaire inférieur et ses principales divisions, de plonger la préparation pendant quelques jours dans une solution de sulfate d'alumine, de soude ou de potasse, assez concentrée pour attaquer énergiquement le névrilème ; on pourra alors séparer assez facilement les uns des autres les faisceaux constitutifs du tronc nerveux, et il deviendra manifeste :

1° Que les deux racines qui lui donnent naissance s'envoient réciproquement un grand nombre de filets ;

2° Que parmi ses divisions, s'il en est qui se détachent plus particulièrement de la racine motrice, et d'autres de la racine sensitive, les premières renferment aussi quelques fibres destinées à des organes sensibles et les secondes quelques fibres destinées à des muscles.

Le maxillaire inférieur n'est donc pas formé de deux branches à distribution indépendante, c'est *un nerf mixte dont les principales divisions renferment sous des proportions inégales un certain nombre de fibres motrices et de fibres sensitives.*

20.

Distribution. Les sept rameaux fournis par la branche maxillaire infé-rieure peuvent être distingués :

1° En rameaux externes, au nombre de trois : le *nerf temporal pro-fond moyen*, le *nerf massétérin* et le *nerf buccal* ;

2° En rameau interne, le *nerf du muscle ptérygoïdien interne* ;

3° En rameau postérieur, le *nerf temporal superficiel* ou *auriculo-temporal* ;

4° En rameaux inférieurs plus considérables que les précédents et au nombre de deux ; le *nerf lingual* et le *nerf dentaire inférieur*.

A cette troisième branche du trijumeau, de même qu'à la première et à la seconde, se trouve annexé un petit ganglion, le *ganglion otique.*

A. Nerf temporal profond moyen. Né de la partie antérieure et externe du maxillaire inférieur, à une très petite distance au-dessous du trou ovale, le nerf temporal profond moyen se porte d'abord presque hori-zontalement en avant, puis obliquement en haut et en dehors, et enfin verticalement en haut. Sa portion horizontale est située entre le muscle ptérygoïdien externe et la paroi supérieure de la fosse zygomatique ; sa por-tion oblique chemine entre cette même paroi et le tendon du muscle tem-poral ; sa portion verticale se trouve entourée de toutes parts par les fibres de ce muscle. (Fig. 208 et 212.)

Au-dessus du muscle ptérygoïdien externe, le nerf temporal profond moyen se partage ordinairement en deux rameaux qui reçoivent un ou plusieurs filets anastomotiques des nerfs buccal et massétérin ; il pénètre ensuite dans le muscle crotaphite où il se subdivise en un grand nombre de ramuscules exclusivement destinés à ce muscle. Je n'ai vu aucune de ses ramifications terminales traverser l'aponévrose temporale pour s'anas-tomoser avec les filets du nerf temporal superficiel.

B. **Nerf massétérin.** Il se détache du tronc principal au même niveau que le précédent qu'il surpasse en général par son volume. Placé aussi à son origine entre la paroi supérieure de la fosse zygomatique et le muscle ptérygoïdien externe, il change bientôt de direction pour se porter obliquement en bas et en dehors, traverse l'échancrure sigmoïde en croi-sant à angle aigu le bord postérieur du tendon du temporal, et pénètre dans le masséter par la partie moyenne de sa face profonde. Dans ce trajet le nerf massétérin fournit :

1° Un ou deux filets anastomotiques qui l'unissent au nerf temporal pro-fond moyen.

2° Le *nerf temporal profond postérieur* qui pénètre aussitôt dans la partie correspondante du muscle crotaphite où il se partage en plusieurs filets dont un ou deux s'anastomosent avec le temporal profond moyen, tandis que les autres se dirigent très obliquement en haut et en arrière en se distribuant de proche en proche aux faisceaux musculaires voisins. La plupart des auteurs mentionnent parmi ses divisions terminales un filet qui traverserait l'aponévrose temporale pour s'unir à un rameau du nerf temporal superficiel : cette anastomose ne me paraît pas exister ; je l'ai souvent cherchée sans en rencontrer jamais le moindre vestige.

3° Un ramuscule destiné à l'articulation de la mâchoire inférieure. Ce ramuscule démontre que le nerf massétérin, essentiellement formé de fibres motrices, renferme aussi des fibres sensitives. Parmi ces dernières il en est quelques unes qui très vraisemblablement pénètrent dans l'épaisseur des muscles temporal et masséter, accolées aux fibres motrices.

4° Enfin un grand nombre de filets terminaux dont plusieurs peuvent être suivis jusqu'à l'extrémité inférieure du masséter.

Fig. 212.

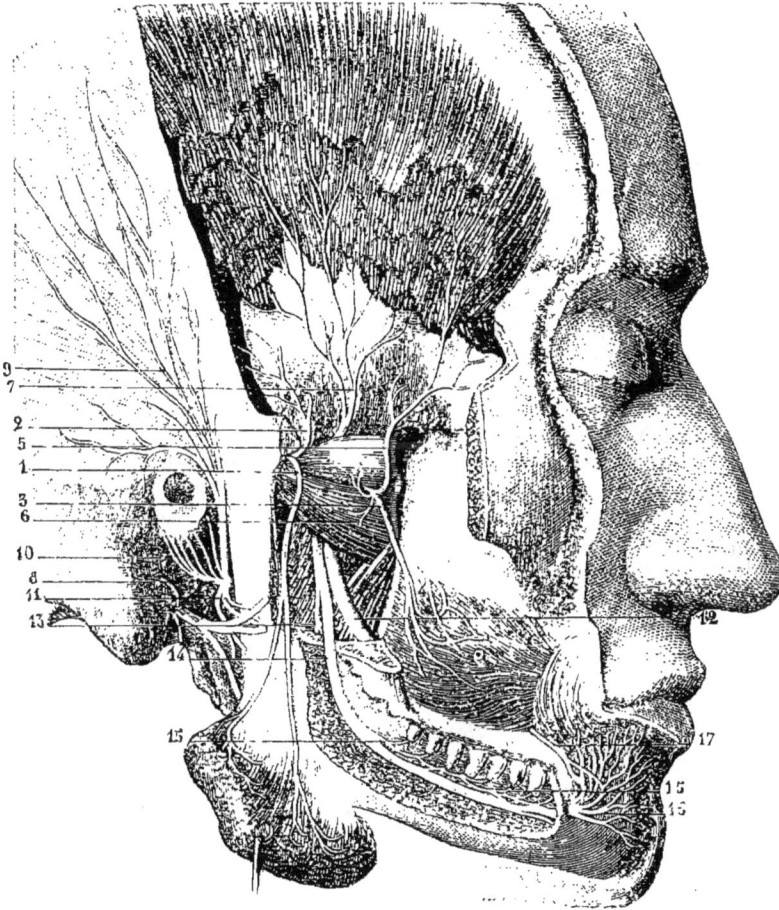

Branches du nerf maxillaire inférieur.

1. Nerf massétérin. — 2. Nerf temporal profond postérieur. — 3. Nerf buccal. — 4. Anastomose de ce nerf avec le facial. — 5. Nerf temporal profond antérieur. — 6. Filets que le nerf buccal abandonne au muscle ptérygoïdien externe. — 7. Nerf temporal profond moyen. — 8. Nerf temporal superficiel. — 9. Rameaux temporaux de ce nerf. — 10. Ses rameaux auriculaires. — 11. Son anastomose avec le facial. — 12. Nerf lingual. — 13. Rameau mylo-hyoïdien. — 14. Nerf dentaire inférieur. — 15,15. Filets que ce nerf fournit aux grosses et petites molaires. — 16. Nerf mentonnier. — 17. Rameau du facial.

C. **Nerf buccal.** Le nerf buccal, plus volumineux que les précédents et situé sur un plan plus antérieur, naît du maxillaire inférieur tantôt par une et tantôt par deux racines qui traversent le ptérygoïdien externe, et se réunissent bientôt en un seul tronc. Dégagé du muscle, celui-ci se dirige en avant et en bas, entre la tubérosité de l'os maxillaire supérieur et le bord antérieur de l'apophyse coronoïde, et arrive au-devant du masséter sur le muscle buccinateur où il s'épanouit en plusieurs rameaux.

Dans ce trajet le nerf buccal donne successivement : 1° deux ou trois filets au muscle ptérygoïdien externe ; 2° le nerf temporal profond antérieur ; 3° des branches terminales. (Fig. 212.)

Les *filets destinés au ptérygoïdien externe* sont toujours extrêmement grêles.

Le *nerf temporal profond antérieur* se détache du nerf buccal à sa sortie du muscle ptérygoïdien externe et pénètre aussitôt dans la partie la plus épaisse du muscle temporal auquel il fournit de nombreux filets. Parvenu au-dessus de la crête qui sépare la fosse zygomatique de la fosse temporale, il rencontre le filet temporal du rameau orbitaire du maxillaire supérieur auquel il s'unit ordinairement.—Le petit tronc formé par l'adossement de ces deux filets, continuant leur trajet primitif, vient traverser l'aponévrose temporale un peu au-dessous et en arrière de l'apophyse orbitaire externe ; là il se partage en un pinceau de filaments qui vont pour la plupart se terminer à la peau de la tempe ; deux ou trois de ces filaments s'anastomosent avec les filets que le nerf facial envoie au muscle frontal ; aucun d'eux ne s'anastomose avec les filets du nerf temporal superficiel. Il n'est pas rare de voir ce petit tronc se diviser avant de perforer l'aponévrose temporale : l'une de ses divisions traverse alors cette aponévrose dans le point accoutumé ; l'autre chemine entre les deux feuillets dont celle-ci se compose et vient traverser le feuillet superficiel un peu au-dessus de l'arcade zygomatique.

Les *branches terminales* du nerf buccal se distinguent par leur destination :

En *branches cutanées* qui se distribuent à la peau de la joue ;

En *branches muqueuses* qui traversent le buccinateur pour se répandre dans la muqueuse buccale et les glandules qui lui correspondent ;

Et en *branches anastomotiques* fort remarquables qui unissent le nerf buccal au nerf facial.

Aucune de ses divisions ne s'arrête dans le muscle buccinateur : des faits physiologiques aussi nombreux que précis ont rigoureusement établi que ce muscle est soumis à l'influence exclusive du nerf facial.

En résumé, le nerf buccal se distribue d'une part, au ptérygoïdien externe et au crotaphite, de l'autre à la peau de la tempe, à celle de la joue, à la muqueuse buccale et à des glandules ; de même que le nerf massétérin, il doit être considéré par conséquent comme un nerf mixte.

D. **Nerf du muscle ptérygoïdien interne.** Ce rameau est à la fois le plus petit et le plus court de tous ceux qui naissent du maxillaire inférieur. Il part de son côté antérieur et interne au niveau du ganglion otique qu'il semble traverser, se porte obliquement en bas et en dehors, entre le péristaphylin externe et le ptérygoïdien interne dans lequel il pénètre un peu au-dessous de sa partie moyenne. (Fig. 213.)

Au niveau de son origine il fournirait, selon Meckel et M. Longet, un très petit filet au muscle péristaphylin externe ; ce filet semble plutôt tirer son origine du ganglion otique.

Selon Lauth, il donnerait en outre au ptérygoïdien externe un ou deux ramuscules que je n'ai pu découvrir.

E. **Nerf temporal superficiel** ou **auriculo-temporal.** Ce nerf est remarquable par son volume, par la disposition plexiforme qu'il présente à son origine, par l'étendue de son trajet et le nombre très considérable de ses ramifications. — Il naît par deux racines qui se réunissent derrière le col du condyle de la mâchoire en formant une sorte de boutonnière dans laquelle passe l'artère méningée moyenne, contourne ensuite le col du condyle, puis, changeant alors de direction, se porte verticalement en haut entre le pavillon de l'oreille et la base de l'apophyse zygomatique, et arrive sur la tempe où il s'épanouit en un grand nombre de filets.

Avant d'atteindre le bord parotidien de la mâchoire, le nerf temporal superficiel fournit :

1° Plusieurs ramuscules qui vont se jeter dans le plexus que l'artère maxillaire interne reçoit du grand sympathique ;

2° Un filet extrêmement fin qui vient se réunir au nerf dentaire inférieur à son entrée dans le canal dentaire ;

3° Un ou deux filets qui se dirigent horizontalement en arrière pour se distribuer à l'articulation temporo-maxillaire.

Pendant qu'il contourne le col du condyle de la mâchoire, ce nerf donne des rameaux beaucoup plus importants qu'on peut distinguer :

En *rameaux auriculaires* qui vont se distribuer les uns à la peau du conduit auditif externe et aux glandes cérumineuses, les autres au lobule et à la partie antérieure du pavillon de l'oreille ;

En *rameaux parotidiens* qui se perdent dans l'épaisseur de la glande parotide en s'anastomosant avec d'autres filets venus de la branche auriculaire du plexus cervical ;

Et en *rameaux anastomotiques* extrêmement remarquables, ordinairement au nombre de deux, qui se portent directement en avant pour s'unir au niveau du bord postérieur du masséter avec la branche terminale supérieure du nerf facial.

Dans sa portion ascendante ou verticale, le nerf temporal superficiel, après avoir donné quelques ramuscules à la peau de l'hélix et de la face interne du pavillon de l'oreille, se divise en un grand nombre de rameaux divergents qui n'affectent aucun rapport déterminé avec les divisions de l'artère correspondante et qui se terminent soit dans la peau de la tempe, soit dans les parties latérales du cuir chevelu. Aucun de ces filets ne s'anastomose avec les nerfs temporaux profonds. (Fig. 212 et 216.)

F. **Nerf dentaire inférieur.** D'un volume très supérieur à celui de tous les rameaux qui précèdent, le nerf dentaire inférieur, situé sur le prolongement du tronc principal dont il peut être considéré comme la continuation, se porte d'abord presque verticalement en bas entre les deux ptérygoïdiens, puis obliquement en bas, en avant et en dehors entre la branche de la mâchoire et le ptérygoïdien interne dont le sépare une lame fibreuse, pénètre dans le canal dentaire qu'il parcourt dans toute son étendue, sort par le trou mentonnier, et se partage au-dessous du muscle carré en un grand nombre de branches terminales.

A une très petite distance de son origine, le dentaire inférieur donne au lingual un filet court et assez considérable. Quelquefois ces nerfs s'envoient réciproquement un filet anastomotique ; on remarque alors que les deux filets se croisent à angle aigu à la manière des branches d'un X.

A son entrée dans le canal dentaire, il fournit une division importante, le *rameau mylo-hyoïdien*. Ce rameau, logé dans un canal moitié osseux, moitié fibreux, que lui présente la face interne de la mâchoire inférieure, arrive au-dessous du muscle de même nom où il se divise en huit ou dix filets dont les uns pénètrent dans ce muscle, tandis que les autres vont se terminer dans le ventre antérieur du digastrique. — Parmi les filets qui pénètrent dans le mylo-hyoïdien, il en est un qui ne fait que le traverser et qui va se joindre au nerf lingual ; ce filet, qui n'avait été mentionné par aucun anatomiste et qui est important cependant, puisqu'il établit une relation entre la langue et la branche motrice de la cinquième paire, ce filet est le premier de tous ceux qui se détachent du tronc principal ; il traverse ordinairement le bord postérieur du muscle ; son volume est assez considérable dans le plus grand nombre des cas pour permettre de le considérer comme une branche de bifurcation.

Dans le canal dentaire, ce nerf fournit : 1° un filet à chacune des racines des grosses et des petites molaires ; 2° des filets osseux qui paraissent surtout destinés au bord alvéolaire de la mâchoire ; 3° des filets gencivaux qui traversent ce bord pour venir se ramifier dans la muqueuse qui le tapisse ; 4° un rameau incisif qui, continuant le trajet primitif du nerf, se divise en trois rameaux secondaires destinés à la canine et aux deux incisives voisines. (Fig. 212.)

A la sortie du canal que lui présente la mâchoire, le dentaire inférieur prend le nom de *nerf mentonnier* : ses divisions, très multipliées et considérables, s'entrecroisent à angle droit avec les divisions correspondantes du nerf facial et forment ainsi une sorte de plexus qui a été désigné par quelques anatomistes sous la dénomination de *plexus mentonnier*. De ces divisions naissent trois ordres de ramifications :

Des *ramifications antérieures* ou *cutanées* qui se portent à la peau du menton, de la lèvre inférieure et de la partie inférieure de la joue ;

Des *ramifications moyennes* ou *glandulaires*, très nombreuses, destinées aux glandules salivaires de la lèvre inférieure ;

Et des *ramifications postérieures* qui vont se distribuer à la muqueuse buccale.

G. **Nerf lingual** ou petit hypoglosse. Le nerf lingual, en général un peu plus volumineux que le dentaire inférieur, au-devant et en dedans duquel il est placé, décrit comme lui une courbe demi-circulaire dont la concavité regarde en haut et en avant. Il est d'abord placé entre le muscle ptérygoïdien externe et le pharynx, plus bas entre les deux ptérygoïdiens, puis entre le ptérygoïdien interne et la branche de la mâchoire ; changeant alors de direction pour devenir horizontal de vertical ou légèrement oblique qu'il était, il se place au-dessous de la muqueuse qui tapisse le plancher de la bouche au-dessus de la glande sous-maxillaire, et du muscle mylo-hyoïdien, en dehors du muscle hyoglosse et du canal de Warthon qu'il croise à angle aigu pour gagner l'interstice des muscles lingual et génio-glosse, et se dirige vers la pointe de la langue, en se divisant en un grand nombre de ramuscules qui pénètrent de bas en haut dans l'épaisseur de cet organe.

Immédiatement au-dessous de son origine le nerf lingual reçoit le filet que lui envoie le dentaire inférieur.

Au niveau du bord postérieur du muscle ptérygoïdien interne il reçoit la corde du tympan, branche importante du facial qui s'unit à lui sous un angle aigu ouvert en haut, et qui a été considérée comme lui étant simplement accolée, au moins en grande partie. Après avoir soumis le lingual à l'influence d'une solution de sulfate d'alumine concentrée, j'ai pu reconnaître que la corde du tympan, une fois accolée à ce nerf, en reçoit et lui fournit un grand nombre de filets qui les unissent de la manière la plus intime ; à une petite distance de leur réunion les filets réciproquement échangés sont déjà si multipliés, qu'il devient impossible de faire la part de ceux qui appartiennent à l'un et à l'autre. (Fig. 213.)

Devenu sous-muqueux, le lingual fournit par son bord supérieur ou concave des ramifications assez nombreuses, mais très grêles, qui vont se distribuer à la muqueuse buccale et aux gencives. Le filet qui se porte du rameau mylo-hyoïdien au lingual vient s'unir à ce même bord, au niveau de la partie moyenne du muscle hyoglosse.

De son bord inférieur ou convexe on voit se détacher successivement :

1° Des *rameaux destinés à la glande sous-maxillaire*. Ces rameaux, nés au niveau du bord postérieur du muscle mylo-hyoïdien, ne pénètrent pas immédiatement dans cette glande ; ils se rendent à un petit renflement connu depuis J.-F. Meckel sous le nom de *ganglion sous-maxillaire*. Leur nombre est de trois ou quatre. — Les antérieurs, selon Arnold, M. Longet et la plupart des anatomistes modernes, naîtraient du lingual et formeraient la racine sensitive du ganglion. — Le postérieur serait un rameau détaché de la corde du tympan et deviendrait ainsi une racine motrice. — A ce même ganglion aboutit en outre en arrière un filet émané du plexus que le grand sympathique fournit à l'artère faciale.

Telles sont les branches afférentes du ganglion sous-maxillaire. Ses branches efférentes se distinguent :

En *supérieures* ou *ascendantes* qui vont se réunir au lingual en formant avec les racines motrices et sensitives une espèce d'anse à laquelle le ganglion est comme suspendu.

En *moyennes*, au nombre de deux ou trois, qui se consument dans les parois du conduit de Warthon.

Et en *inférieures* qui se ramifient dans la glande sous-maxillaire.

Ce ganglion présente quelquefois, ainsi que le remarque Meckel, une couleur rougeâtre, une forme ovoïde et des dimensions qui le font facilement reconnaître. Mais il importe d'ajouter que le plus souvent il n'en est pas ainsi ; il est quelquefois si minime, qu'il n'offre aucune forme déterminée. A sa place il n'est pas rare de trouver un simple petit plexus sans aucune apparence ganglionnaire.

2° Des *filets par lesquels le lingual s'anastomose avec le grand hypoglosse*. Ils sont multiples, et décrivent sur la face externe de l'hyoglosse des arcades à concavité postérieure.

3° Des *rameaux destinés à la glande sublinguale*. Ceux-ci se rendraient aussi, selon Blandin, à un petit renflement qu'il a décrit sous le
nom de *ganglion sublingual* et que j'ai vainement cherché. Pour le
rendre plus apparent, j'ai plongé les préparations qui avaient servi à mes
recherches dans une solution de potasse concentrée; mais il m'a toujours
été impossible de le distinguer clairement : si ce renflement existe, son
existence n'est certainement pas constante. A sa place je n'ai trouvé qu'un
petit plexus dont les divisions se répandent dans la glande sublinguale.

Les *branches terminales* du nerf lingual se distribuent à la glande de
Nühn, à la muqueuse qui revêt la face inférieure de la langue, à celle qui
revêt sa pointe et ses bords, et enfin aux deux tiers antérieurs de celles
qui recouvrent sa face dorsale. — Ces dernières, au nombre de douze ou
quinze, traversent toute l'épaisseur de la langue sans lui abandonner aucune
division; arrivées sous la muqueuse dorsale elles forment, ainsi que l'a
constaté M. le professeur Denonvilliers, de petits renflements dont chacun
laisse échapper cinq ou six filaments courts et déliés qui vont en rayonnant se perdre dans le muscle lingual supérieur; elles pénètrent ensuite
dans l'épaisseur de la muqueuse et se terminent dans les papilles.

Ganglion otique.

Le ganglion otique, découvert par Arnold en 1826, est un petit corps
rougeâtre, en général ovoïde, situé sur le côté interne du nerf maxillaire
inférieur, immédiatement au-dessous du trou ovale. Sa face externe répond
au point de réunion de la branche motrice avec la branche sensitive de ce
nerf, et sa face interne au muscle péristaphylin externe qui le sépare de la
portion cartilagineuse de la trompe d'Eustache.

Ce ganglion peut être assez facilement observé sur des pièces fraîches;
mais il devient beaucoup plus apparent lorsqu'il a séjourné quelques heures
dans une solution de soude ou de potasse. On remarque alors qu'il est uni
au maxillaire inférieur par un petit groupe de fibres qui semble provenir
surtout de la branche motrice de ce nerf et qui a été comparé par Arnold
à la racine courte du ganglion ophthalmique.

Indépendamment de ces fibres, le ganglion otique reçoit encore :

1° Une branche motrice que lui envoie le facial;

2° Une branche sensitive qui lui vient du glosso-pharyngien par l'intermédiaire du rameau de Jacobson ;

3° Une branche végétative qui émane du grand sympathique.

La *branche motrice* a été signalée par M. Longet, qui l'a décrite avec
beaucoup d'exactitude sous le nom de *petit pétreux superficiel*. Ainsi que
le grand nerf pétreux, ce filet se détache du premier coude du facial, sort
de l'aqueduc de Fallope par un orifice particulier, se place dans une petite
gouttière que lui présente la face supérieure du rocher, se dirige en bas et
en dedans parallèlement au grand nerf pétreux au-dessous duquel il est
situé, puis s'engage dans un pertuis qu'on voit entre les trous ovale et
sphéno-épineux, et se jette dans la partie supérieure du ganglion.

La *branche sensitive*, comparée par Arnold à la longue racine du ganglion ophthalmique, a été aussi décrite par cet auteur sous la dénomina-

tion de *petit pétreux superficiel* : pour la distinguer de la précédente, au-dessous de laquelle elle se trouve placée, et d'un autre filet qui se porte du rameau de Jacobson au grand nerf pétreux, je l'appellerai *petit pétreux profond externe*. Cette branche sort de la caisse du tympan par un pertuis qui lui est propre, et rencontre alors le petit pétreux superficiel auquel elle s'accole pour aller se jeter avec lui dans le ganglion otique.

Le *filet émané du grand sympathique*, ou la *branche végétative*, se détache d'un petit plexus qui entoure l'artère sphéno-épineuse et qui provient, comme celui qu'on trouve sur chacune des branches de la carotide externe, d'un plexus beaucoup plus considérable, le *plexus inter-carotidien*, formé lui-même par des rameaux venus en partie du glosso-pharyngien, en partie du ganglion cervical supérieur.

Fig. 213.

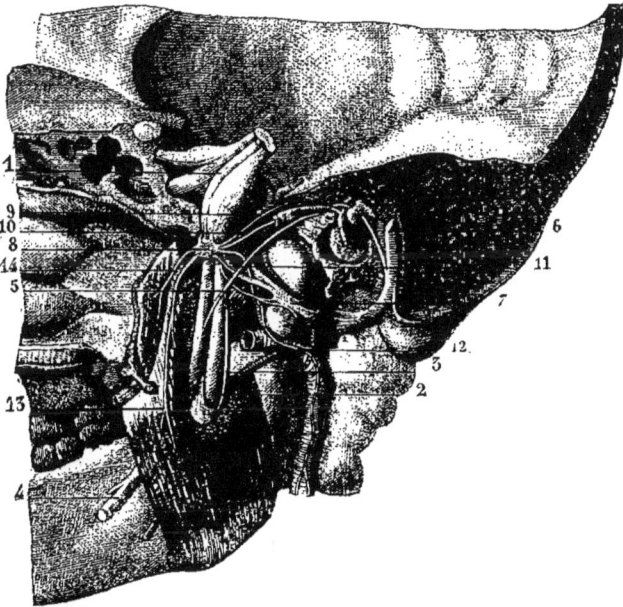

Ganglion otique.

1. Petite racine ou portion motrice de la cinquième paire, passant sur la face interne du ganglion de Gasser sans lui adhérer, et s'unissant à la branche maxillaire inférieure à sa sortie du trou ovale. — 2. Nerf dentaire inférieur s'engageant dans le canal qui lui est propre. — 3. Rameau mylo-hyoïdien. — 4. Nerf lingual. — 5. Corde du tympan. — 6. Nerf facial dont le tronc a été divisé un peu au-dessus de l'origine de la corde du tympan. — 7. Origine du nerf temporal superficiel ou auriculo-temporal, contenant dans la boutonnière que forment ses deux racines l'artère méningée moyenne. — 8. Ganglion otique. — 9. Nerf petit pétreux superficiel sortant de l'aqueduc de Fallope par un orifice particulier pour venir se jeter dans le ganglion otique. — 10. Nerf du muscle interne du marteau. — 11. Anastomose du ganglion otique avec le nerf temporal superficiel. — 12. Racine végétative qui se porte du plexus de l'artère méningée moyenne au ganglion otique. — 13. Nerf du muscle ptérygoïdien interne. — 14. Nerf du péristaphylin externe.

Du ganglion otique partent deux ordres de rameaux : des rameaux moteurs et des rameaux sensitifs.

Les rameaux moteurs se divisent : en rameau antérieur qui se porte un peu obliquement en bas et en avant vers la partie supérieure du muscle péristaphylin externe dans lequel il se termine; et en rameau postérieur qui se dirige obliquement en haut et en arrière vers le muscle interne du marteau, auquel il est destiné.

Les rameaux sensitifs, au nombre de deux ou trois, s'appliquent d'abord au nerf temporal superficiel, dont ils ne tardent pas à se séparer, selon Arnold, pour pénétrer dans la caisse du tympan et se distribuer à la muqueuse tympanique.

Vue générale du nerf maxillaire inférieur.

Le maxillaire inférieur naît par deux racines, l'une sensitive, l'autre motrice, dont les filets se mélangent à leur sortie du crâne.

Du tronc constitué par cette union partent sept branches, et de celles-ci sept ordres de ramifications :

1° Des ramifications musculaires qui se distribuent au temporal, au masséter, aux deux ptérygoïdiens, au mylo-hyoïdien, au ventre antérieur du digastrique et au muscle lingual supérieur. Toutes ces ramifications dépendent de la petite racine du trijumeau ; réunies, elles forment le nerf *masticateur* de Bellingeri, le *maxillaire inférieur moteur* de M. Longet. Ce nerf, si différent par son origine, par sa structure et sa distribution, de la troisième branche du ganglion de Gasser, tient donc sous sa dépendance spéciale les muscles élévateurs, abaisseurs et diducteurs de la mâchoire.

2° Des ramifications cutanées qui donnent la sensibilité aux parties latérales du cuir chevelu, à la peau de la tempe, de la joue, du menton, de la lèvre inférieure, du conduit auditif externe et du pavillon de l'oreille.

3° Des ramifications glanduleuses qui tiennent sous leur dépendance la sensibilité, la nutrition et la sécrétion des glandes salivaires.

4° Des ramifications dentaires qui donnent, chemin faisant, quelques filets au tissu alvéolaire.

5° Des ramifications muqueuses destinées aux gencives, à la paroi interne des joues, à la face postérieure de la lèvre inférieure, et à la face inférieure de la langue.

6° Des ramifications papillaires qui se distribuent aux deux tiers antérieurs de la face dorsale de la langue et qui président à la fois à la sensibilité générale et à la sensibilité gustative de cet organe.

7° Enfin des ramifications anastomotiques qui unissent le maxillaire inférieur au grand hypoglosse, mais qui l'unissent surtout d'une manière intime au facial, avec lequel il communique : au niveau de la tempe par le rameau temporal profond antérieur, au niveau de la joue par le rameau buccal, au niveau du menton par les rameaux mentonniers, au niveau du ptérygoïdien interne par le rameau lingual et la corde du tympan, au niveau du col du condyle de la mâchoire par le rameau temporal superficiel, et enfin à son origine par le ganglion otique. Ces anastomoses ont pour effet de communiquer au facial, nerf essentiellement moteur, une sensibilité d'autant plus prononcée qu'elles sont plus multipliées, c'est-à-dire que l'on se rapproche davantage de sa terminaison.

Parallèle des trois branches fournies par le ganglion de Gasser.

Après avoir pris successivement connaissance de chacune de ces branches, il n'est pas sans intérêt de les comparer entre elles. Remarquons d'abord qu'elles diffèrent :

Par leur volume, qui s'accroît de la branche supérieure à la branche inférieure.

Par leur direction : la branche ophthalmique se porte obliquement en haut et en avant, la branche maxillaire supérieure horizontalement en avant, la branche maxillaire inférieure directement en bas.

Par leur mode de division : les rameaux de la première s'écartent en rayonnant, ceux de la seconde se détachent d'une manière successive comme des rameaux alternes de leur tige commune, ceux de la troisième divergent d'un même point dans toutes les directions en formant une sorte de bouquet nerveux.

Mais à ces différences d'une importance très secondaire on peut opposer des analogies nombreuses :

Ces trois nerfs présentent à leur point de départ une couleur grisâtre et une disposition plexiforme.

A tous se trouve annexé près de leur origine un petit ganglion naissant par trois racines, et fournissant deux ordres de filets, des filets sensitifs et des filets moteurs.

Tous affectent dans leur trajet des rapports multipliés avec les os, d'où il suit que lorsque ceux-ci se trouvent brisés, déviés, altérés d'une manière quelconque, les rameaux nerveux qui leur correspondent sont exposés à subir les conséquences de ces altérations ; de là une cause fréquente des névralgies de la face.

Tous enfin présentent des filets cutanés, des filets muqueux, des filets glandulaires, des filets périostiques et osseux, et enfin des filets musculaires.

Les filets cutanés de la cinquième sont extrêmement multipliés. Par la pensée conduisez de l'oreille droite à l'oreille gauche un plan vertical qui divise la tête en deux moitiés : les téguments de la moitié antérieure vous représenteront la vaste surface que ces filets recouvrent de leurs dernières ramifications. — Sur toutes les parties du système cutané qui répondent à l'appareil sensorial ils arrivent non seulement en plus grand nombre, mais de troncs différents : ainsi la paupière supérieure reçoit ses nerfs de la branche ophthalmique et la paupière inférieure de la branche maxillaire supérieure ; la lèvre supérieure emprunte les siens aux rameaux sous-orbitaires, et l'inférieure aux rameaux mentonniers ; à la moitié antérieure de l'ouverture des narines se rend le filet naso-lobaire de la première branche, et à la moitié postérieure plusieurs ramifications terminales de la seconde ; les nerfs destinés au conduit auditif et au pavillon de l'oreille émanent également de deux troncs différents ; seulement ici l'un de ces troncs est étranger au trijumeau. Une sage prévoyance semble donc avoir présidé à leur répartition : sous ce rapport, on ne saurait trop admirer, ainsi que l'a fait remarquer M. Longet, combien la nature a été attentive à multiplier les sources de la sensibilité générale au voisinage des organes les plus importants ; redoublant en quelque sorte de sollicitude pour la con-

servation de ces organes, elle a voulu que cette sensibilité exquise, comme
un gardien plus vigilant, veillât à leur entrée afin de mieux assurer leur
intégrité. Cette plus grande abondance des filets nerveux dans les téguments qui recouvrent et protégent les organes des sens nous explique parfaitement pourquoi la sensibilité de la face est beaucoup plus prononcée
sur la ligne médiane, pourquoi cette sensibilité diminue vers sa partie
moyenne, pourquoi on la voit ensuite augmenter en se rapprochant de ses
parties latérales ou auriculaires.

Les filets que la cinquième paire envoie aux membranes muqueuses sont
beaucoup moins nombreux et moins considérables que ceux qu'elle donne
à la peau. Le plan vertical qui transversalement conduit de l'une à l'autre
oreille limite en arrière le domaine cutané de la cinquième paire, limite
aussi la partie du système muqueux auquel elle se distribue ; on voit par
conséquent qu'elle tient sous sa dépendance la muqueuse des sinus frontaux,
celle des fosses nasales avec tous ses prolongements, celle des voies lacrymales, celle qui tapisse les parois de la bouche, celle qui revêt les deux tiers
antérieurs de la langue, celle du voile du palais, celle de la trompe d'Eustache, et enfin une partie de celle du pharynx.

Par ses filets glandulaires le trijumeau tient sous sa dépendance la presque
totalité des glandes de la tête : les lacrymales, les salivaires, les glandes de
Nühn, toutes les glandules disposées par couches au-dessous des muqueuses
labiale, buccale et palatine, et enfin d'innombrables follicules parmi lesquels il faut ranger ceux de Meibomius, et les caroncules lacrymales.

Les filets périostiques et osseux peuvent être facilement observés sur la
face antérieure du frontal, lorsque les troncs qui les fournissent ont macéré
quelques jours dans une solution un peu concentrée de sulfate d'alumine ;
il suffit alors de détacher le péricrâne avec les parties molles correspondantes en procédant de haut en bas et avec une suffisante attention. Les
filets osseux sont visibles sans préparation sur un maxillaire supérieur
qu'on a immergé dans le liquide précédent et qu'on dépouille ensuite complétement de son périoste externe et interne. Parmi ces filets on en remarque surtout un ou deux qui, nés de l'arcade formée par l'anastomose
des nerfs dentaires postérieurs et antérieur, se dirigent non de haut en bas
vers les arcades dentaire et alvéolaire, mais de bas en haut pour dispa-
paraître insensiblement au voisinage du rebord de l'orbite et dans l'épaisseur de l'apophyse montante, où ils semblent abandonner quelques ramifications à la muqueuse du canal nasal.

Les filets musculaires du trijumeau sont encore problématiques pour un
assez grand nombre d'anatomistes ; j'ai longtemps conservé des doutes sur
leur existence, aujourd'hui elle m'est démontrée. On voit très manifestement le nerf nasal donner des ramifications à plusieurs muscles, et particulièrement au droit supérieur. On voit très bien aussi des filets se détacher de la cinquième paire et se joindre à des nerfs moteurs dont ils
partagent ensuite la distribution ; tantôt ces filets sont transmis de tronc à
tronc, comme ceux que le nerf ophthalmique abandonne à tous les nerfs
moteurs de l'œil pendant son trajet à travers la paroi externe du sinus ca-

verneux, ou comme ceux encore que la branche sensitive du maxillaire inférieur donne à la branche motrice ; tantôt ils sont transmis de rameau à rameau ou de ramuscule à ramuscule : c'est ainsi qu'un grand nombre de ramifications sensitives viennent s'accoler aux divisions secondaires et tertiaires du facial. Parmi ces ramifications, quelques unes, il est vrai, se séparent plus loin pour aller se répandre dans des parties sensibles, mais quelques unes aussi accompagnent les filets moteurs jusque dans l'épaisseur des muscles ; une semblable terminaison est évidente pour celles qui se portent aux nerfs de la troisième, de la quatrième et de la sixième paires, puisque ces nerfs vont se distribuer exclusivement à des muscles.

Fonctions de la cinquième paire.

Les deux portions de la cinquième paire remplissent des fonctions différentes.

La portion ganglionnaire tient sous sa dépendance : 1° la sensibilité de toutes les parties auxquelles elle se distribue ; 2° la nutrition et les sécrétions de ces mêmes parties.

La portion non ganglionnaire préside aux mouvements d'élévation, d'abaissement et de diduction de la mâchoire inférieure.

1° *Usages de la cinquième paire relatifs à la sensibilité*. La réalité de ces usages est démontrée par la physiologie expérimentale, par des faits d'anatomie pathologique et par des faits cliniques.

Lorsqu'on divise chez un mammifère ou sur un oiseau le tronc du nerf trijumeau avant son passage sur le sommet du rocher, ainsi que l'ont fait avec succès Fodéra et Herbert Mayo en 1822, M. Magendie en 1824, et plus tard Eschricht, Schœpfs, Backer, M. Longet, etc., on remarque après cette section que toutes les parties auxquelles se distribue la cinquième paire sont complétement insensibles. On peut alors pincer la peau et les muqueuses, toucher la surface du globe de l'œil, inciser ou enlever les paupières, piquer, déchirer ou cautériser la langue du côté paralysé, etc., sans que l'animal manifeste le moindre signe de douleur.

Ce que nous faisons chez un mammifère, la nature le fait quelquefois chez nous en occasionnant le développement d'une tumeur qui vient comprimer et détruire le tronc du trifacial ou l'une de ses branches principales. Les conséquences de cette compression sont les mêmes : si c'est le tronc du trijumeau qui se trouve englouti dans la tumeur, l'insensibilité s'étend jusqu'aux dernières limites de sa distribution : si c'est une de ses branches ou un de ses rameaux, la paralysie est partielle.

Toute irritation mécanique exercée sur un point quelconque de la cinquième paire détermine aussitôt un vif sentiment de douleur : parmi les opérations il en est peu d'aussi douloureuses que celles qui intéressent les divisions du trijumeau ; parmi les névralgies il n'en est pas de plus cruelles que celles de la face, et l'on sait que ces névralgies ont pour siége spécial et peut-être pour siége constant les rameaux du trifacial.

La douleur succédant à l'irritation du trijumeau et une paralysie de la sensibilité à sa destruction lente et pathologique ou violente et instantanée, il est impossible de ne pas reconnaître que la branche ganglionnaire de la cinquième paire est un nerf de sentiment.

Nous avons vu que la cinquième paire fournit des filets aux muscles de l'œil et à tous les muscles de face. Ces filets sont-ils également de nature sensitive? Oui, incontestablement; ils distribuent la sensibilité à ces muscles comme ils la distribuent à la peau, aux muqueuses, aux glandes, aux dents, en un mot à toutes les parties qui constituent le domaine du trifacial. M. Longet, dans un mémoire fort important et plein d'intérêt, a très bien démontré que la fibre charnue privée de la faculté de sentir perd bientôt la faculté de se contracter; Ch. Bell, d'une autre part, avait déjà établi que nous sommes redevables aux fibres sensitives de la faculté de sentir le degré de contraction de nos muscles et de proportionner ainsi l'intensité de nos efforts aux obstacles à vaincre : la sensibilité n'était donc pas moins nécessaire aux agents musculaires qu'aux autres organes.

Nous verrons plus tard que le nerf de la septième paire préside exclusivement à la contraction des muscles de la face, que lorsqu'il est divisé tous ces muscles sont frappés de paralysie, que lorsqu'on l'irrite galvaniquement, ceux-ci deviennent à l'instant même le siège de contractions convulsives; rien de semblable ne se produit chez les animaux lorsqu'on soumet à l'irritation galvanique la portion ganglionnaire de la cinquième paire. Concluons donc que cette portion ganglionnaire est affectée à la sensibilité dans toutes les parties auxquelles elle se distribue, même dans l'épaisseur des muscles.

Indépendamment de la sensibilité générale qui lui a été confiée, la branche ganglionnaire tient encore sous son influence la sensibilité gustative des deux tiers antérieurs de la langue; elle se trouve associée sous ce rapport au glosso-pharyngien, qui communique au tiers postérieur du même organe la sensibilité générale et spéciale.

2° *Usages de la cinquième paire relatifs à la nutrition et aux sécrétions.* La section ou l'altération profonde de la cinquième paire est fréquemment suivie de troubles marqués dans la nutrition et les sécrétions des organes auxquels elle se distribue. Ces troubles, qui offrent beaucoup de variétés, consistent ordinairement :

Pour l'appareil de la vision, dans la diminution du fluide lacrymal, la contraction de la pupille, une immobilité quelquefois complète de l'œil et des paupières, l'inflammation de la conjonctive, la perte de la vue, l'ulcération de la cornée, et enfin la fonte purulente du globe oculaire.

Pour l'appareil de l'olfaction, dans l'injection de la muqueuse nasale qui s'épaissit, devient spongieuse, saigne au moindre attouchement et perd peu à peu ses propriétés olfactives.

Pour l'appareil de l'audition, dans des altérations de sécrétion suivies de l'affaiblissement de l'ouïe.

Pour l'appareil de la gustation, dans l'abolition de toute sensibilité au niveau des deux tiers antérieurs de la langue, du côté affecté.

Pour l'appareil cutané, dans une altération de sa couleur, dans l'atrophie ou l'hypertrophie du tissu cellulaire sous-cutané, dans la chute ou le développement plus actif des poils.

Pour l'appareil glandulaire, dans une diminution ou une augmentation des fluides sécrétés dont les propriétés sont plus ou moins modifiées.

Ce tableau nous montre : 1° Que lorsque les fonctions de la cinquième paire se trouvent accidentellement ou pathologiquement supprimées, celles des organes soumis à son influence ne tardent pas à s'éteindre; 2° que cette extinction des fonctions sensoriales s'opère graduellement et non d'une manière immédiate ou instantanée, ainsi que l'avait pensé M. Magendie. L'animal chez lequel les deux trijumeaux, ont été divisés continue à voir, à odorer et à entendre, puis après un laps de temps variable, des troubles graves surviennent dans la nutrition et les sécrétions des organes de la vue, de l'odorat, de l'ouïe, etc., et alors plus d'impressions lumineuses, plus d'impressions odorantes, plus d'impressions auditives. Les nerfs des sens supérieurs cessent donc d'être impressionnés, non parce que la cinquième paire a été divisée, mais parce que les organes auxquels ils se rendent ont subi des altérations plus ou moins profondes.

Cette influence indirecte de la cinquième paire sur les fonctions sensoriales paraît avoir son siége spécial dans le ganglion de Gasser, c'est-à-dire dans les fibres que le grand sympathique envoie à ce ganglion, et particulièrement à la branche ophthalmique. Lorsqu'on divise les trijumeaux avant leur passage sur le sommet du rocher, les fonctions des sens sont ordinairement à peine troublées; c'est surtout lorsque la section porte sur le ganglion ou sur les branches qui en partent qu'on voit se produire dans la nutrition et les sécrétions les troubles que nous avons mentionnés.

3° *Usages de la portion non ganglionnaire des trijumeaux*. Nous avons vu que la portion non ganglionnaire des trijumeaux tient sous sa dépendance les mouvements d'élévation, d'abaissement et de diduction de la mâchoire inférieure. Cette destination est établie :

Par l'anatomie, puisque plusieurs des rameaux qui se portent aux muscles de la mâchoire inférieure émanent manifestement de la petite racine de la cinquième paire.

Par la section de cette racine qui a pour effet immédiat la paralysie de tous les muscles auxquels elle fournit des filets: cette paralysie est annoncée par la chute de la mâchoire qu'on voit en même temps se dévier légèrement du côté opposé, et par l'impossibilité où se trouve l'animal de la relever, si les trijumeaux ont été divisés dans le crâne des deux côtés.

Par des faits d'anatomie pathologique : lorsque le nerf maxillaire inférieur ou le tronc de la cinquième paire est comprimé par une tumeur, les muscles élévateurs, abaisseurs et diducteurs de la mâchoire sont également paralysés.

Et enfin par l'irritation galvanique qui détermine des contractions spasmodiques dans tous ces muscles, contractions sous l'influence desquelles la mâchoire inférieure s'applique violemment contre la supérieure, pendant leur durée, pour retomber ensuite dès qu'elles se suspendent.

Ce n'est pas seulement sur les muscles moteurs de la mâchoire que la portion non ganglionnaire du trijumeau exerce son influence. Elle concourt aussi à l'action du muscle lingual supérieur. M. Cl. Bernard a démontré que la corde du tympan, par les mouvements qu'elle communique à ce muscle et consécutivement aux papilles de la langue, modifie le sens du goût. Le filet qui se porte du mylo-hyoïdien au lingual participe très vraisemblablement à cette modification : d'où il suit que le maxillaire inférieur serait appelé à concourir à la gustation d'une manière essentielle par un rameau de sa branche sensitive, et d'une manière accessoire ou mécanique par un filet de sa branche motrice.

SIXIÈME PAIRE, OU NERF MOTEUR OCULAIRE EXTERNE.

Le moteur oculaire externe est le plus grêle de tous les nerfs crâniens après le pathétique ; comme celui-ci il se distribue à un seul muscle.

Origine. Le nerf de la sixième paire naît du sillon qui sépare le bulbe rachidien de la protubérance par deux racines, l'une inférieure et externe, l'autre supérieure et interne. (Fig. 189.)

La *racine inférieure*, toujours plus considérable que la supérieure, part manifestement de la pyramide antérieure correspondante.

La *racine supérieure*, dont l'existence n'est pas constante, semble se perdre au milieu des fibres les plus inférieures de la protubérance annulaire, en sorte que Santorini et Zinn ont pu dire que le moteur oculaire externe avait une double origine, le bulbe rachidien d'une part et la protubérance de l'autre. Mais si l'on poursuit cette racine sur un isthme de l'encéphale qui a séjourné quelque temps dans l'alcool, on reconnaît qu'elle se comporte, relativement aux fibres de la protubérance, comme les deux racines de la cinquième paire, c'est-à-dire qu'elle chemine au milieu de ces fibres sous une incidence perpendiculaire à leur direction, pour venir se continuer, après un court trajet, avec le faisceau prolongé des pyramides antérieures. C'est donc avec raison que Lieutaud, Sœmmer-ring, et plus tard M. Longet, ont considéré ces pyramides comme l'unique point de départ des nerfs de la sixième paire.

Trajet et rapports. Composé de cinq ou six filets, ce nerf se porte obliquement en haut, en dehors et en avant, vers le repli fibreux étendu du sommet du rocher à la lame quadrilatère du sphénoïde, traverse ce repli à sa partie la plus inférieure, pénètre dans le sinus caverneux qu'il parcourt horizontalement d'arrière en avant, puis entre dans l'orbite par la partie la plus large de la fente sphénoïdale, entre les deux insertions du muscle droit externe, et marche ensuite parallèlement à ce muscle auquel il est destiné. (Fig. 206.)

Il n'est pas rare de voir l'un des filets qui le constituent traverser la dure-mère par un pertuis particulier, pour aller ensuite se réunir au tronc principal.

Dans sa portion ascendante ou intra-crânienne, ce nerf est situé entre la protubérance annulaire et la gouttière basilaire ; le feuillet viscéral de l'arachnoïde, d'abord simplement appliqué sur lui, l'entoure au moment où il pénètre dans le canal que lui fournit la dure-mère.

Dans sa portion horizontale ou intra-caverneuse, il occupe l'angle de réunion de la paroi inférieure avec la paroi externe du sinus ; un feuillet séreux extrêmement mince le recouvre et le sépare du courant veineux. Par son côté interne il répond à l'artère carotide, par son côté supérieur au moteur oculaire commun dont le sépare en arrière un espace angulaire, et par son côté externe au pathétique et à la branche ophthalmique de Willis qui bientôt le croisent à angle aigu pour lui devenir supérieurs.

Dans sa portion intra-orbitaire, il se trouve d'abord accolé à la branche inférieure du moteur oculaire commun et au nerf nasal qui traversent comme lui l'anneau du muscle droit externe ; plus loin il chemine entre la face interne du muscle précédent et le tissu cellulo-graisseux qui entoure le nerf optique.

Anastomoses. Le moteur oculaire externe communique à l'intérieur du sinus caverneux avec le rameau carotidien du grand sympathique et avec la branche ophthalmique de Willis.

L'anastomose du nerf de la sixième paire avec le grand sympathique a été longtemps considérée comme l'origine du système nerveux ganglionnaire. Elle est ordinairement double, quelquefois triple. Ces deux ou trois filets anastomotiques s'étendent du bord inférieur du moteur oculaire externe vers l'orifice supérieur du canal carotidien, où ils se continuent avec les rameaux qui entourent la carotide interne ; plus tard nous aurons à rechercher si ces filets se portent de la sixième paire vers les rameaux carotidiens ou des rameaux carotidiens vers la sixième paire, ou bien s'ils émanent à la fois de ces deux sources. (Fig. 206.)

Le filet anastomotique qui unit le moteur oculaire externe à la branche ophthalmique a été précédemment décrit ; nous avons vu qu'il émane de cette branche, au moment où elle croise le nerf de la sixième paire.

Indépendamment de ces filets anastomotiques, Pourfour Dupetit, M. Grant et M. Longet, ont eu l'occasion d'observer un filament qui se porte de la portion orbitaire du moteur oculaire externe à l'angle postérieur et inférieur du ganglion ophthalmique ; mais l'existence de ce filament, qui constitue pour le ganglion orbitaire une seconde racine motrice, est très exceptionnelle ; il n'en existe que trois ou quatre exemples bien constatés.

Terminaison. Arrivé à l'union du tiers postérieur avec les deux tiers antérieurs de l'orbite, ce nerf se divise en cinq ou six rameaux qui pénètrent en rayonnant dans l'épaisseur du muscle droit externe où on les voit se subdiviser en un grand nombre de filaments anastomosés entre eux.

Usages. Le nerf moteur oculaire externe anime le muscle abducteur de la pupille. Lorsqu'on le soumet à l'irritation galvanique, le globe de l'œil tourne convulsivement autour de son axe vertical et l'ouverture pupillaire se porte brusquement en dehors. S'il est divisé, la pupille au contraire se dirige en dedans ; il en est de même lorsqu'une tumeur vient le comprimer sur un point de son trajet. La paralysie du nerf de la sixième paire a donc pour conséquence et pour symptôme pathognomonique un strabisme interne. Les exemples de paralysie limitée à ce nerf sont extrêmement rares ; cependant, au rapport de Burdach, Yelloly a constaté un strabisme simple interne chez un malade dont la sixième paire était comprimée par une tumeur ; M. Jobert a publié un fait semblable.

Dans quelques cas de paralysie de la troisième paire on a vu persister les mouvements de l'iris ; les recherches de M. Grant ont montré que cette persistance extrêmement rare était due à la présence du filet exceptionnel fourni au ganglion ophthalmique par le moteur oculaire externe.

Primitivement insensible, le moteur oculaire externe emprunte à l'anastomose qu'il reçoit de la branche ophthalmique une sensibilité assez vive que M. Longet a pu constater à l'aide d'irritations mécaniques et galvaniques.

Pourquoi le muscle droit externe reçoit-il un nerf spécial ? Parmi les explications qui ont été proposées pour répondre à cette question, une seule est réellement satisfaisante : elle appartient à M. Bérard ; afin de lui conserver toute sa valeur, je laisserai parler le célèbre professeur de physiologie : « Lorsqu'on regarde en haut, l'élévateur de l'œil se contracte, » pendant que l'abaisseur se relâche, et si l'on regarde en bas l'inverse a » lieu ; dans les deux cas un seul nerf agit, la troisième paire. Alors, à la » vérité, un seul nerf préside à deux mouvements antagonistes, mais ces » mouvements se passent dans le même œil. Supposez au contraire que » l'on regarde avec les deux yeux un objet situé à droite ; dans ce mou- » vement, l'abducteur du côté droit se contracte ainsi que l'adducteur de » l'œil gauche, tandis que l'adducteur droit et l'abducteur gauche sont dans » le relâchement. Il y a, par conséquent alors, un double mouvement d'an- » tagonisme ; non seulement les deux muscles opposés du même œil sont » dans un état inverse, mais les muscles d'un œil sont en antagonisme » avec les mêmes muscles de l'autre œil. Or évidemment la même paire de » nerf n'aurait pu produire un mouvement si compliqué. Il fallait qu'un » des muscles adducteur ou abducteur reçût un nerf spécial, et voici peut- » être pourquoi ce devait être plutôt l'externe que l'interne. Le champ » de la vision, qui est assez limité en haut et en bas, est surtout très borné » en dedans, et au contraire très étendu en dehors ; c'est par le côté externe » que l'œil embrasse le plus d'objets, par là qu'il est le plus dégagé de » l'orbite, par là qu'arrive toujours la première vue d'un danger qui me- » nace : il en résulte que l'abduction de l'œil devait être plus libre, plus » indépendante que tout autre mouvement. »

SEPTIÈME PAIRE, OU NERF FACIAL.

Préparation. Le facial, considéré au point de vue de sa préparation, peut être divisé en deux parties : une partie profonde qui chemine dans l'épaisseur du rocher, et une partie superficielle qui s'épanouit sous les téguments de la face.

La partie profonde ou le tronc du facial ne peut être bien étudié que sur des pièces qui ont macéré dans une solution acide. Dans ce but, après avoir enlevé l'encéphale et dépouillé la base du crâne de la dure-mère, on plonge cette base dans un mélange de deux parties d'eau et d'une partie d'acide azotique, et on l'y laisse jusqu'à ce que les os soient devenus divisibles par l'instrument tranchant ; elle est alors retirée et lavée à grande eau, ou soumise pendant quelques jours à un courant d'eau simple.

Pour l'étude de la partie superficielle du nerf, les pièces fraîches sont au contraire préférables ; on procédera dans cette étude d'après les règles suivantes :

1° Inciser les téguments parallèlement au bord inférieur de la mâchoire, depuis le menton jusqu'au voisinage de la protubérance occipitale externe ; sur cette incision horizontale faire tomber une incision verticale passant au-devant du conduit auditif externe ; ces deux incisions doivent être très superficielles.

2° Disséquer les deux lambeaux cutanés inférieurs de leur sommet vers leur base, afin de découvrir toute la partie supérieure du muscle peaucier.

3° Rechercher au-dessous de ce muscle la branche auriculaire du plexus cervical, la suivre dans son trajet ascendant vers l'apophyse mastoïde, redoubler d'attention au niveau de cette apophyse pour découvrir celui de ses filets qui s'anastomose avec le rameau auriculaire du facial et préparer ce rameau.

4° Celui-ci étant découvert et ses divisions mises à nu, remonter vers son point de départ, c'est-à-dire vers le tronc du facial en divisant et en enlevant par lambeaux la glande parotide.

5° Compléter l'extirpation de la parotide et isoler le tronc du nerf en procédant des parties profondes vers les superficielles.

6° Isoler aussi le tronc du temporal superficiel ainsi que ses branches, et le rameau anastomotique qu'il fournit au facial après avoir contourné le col du condyle de la mâchoire.

7° Poursuivre ensuite toutes les divisions du facial jusqu'à leur terminaison dans les muscles.

8° Enfin diviser quelques uns de ces muscles sur leurs parties moyennes pour observer les anastomoses du nerf de la septième paire avec les rameaux malaire, sous-orbitaires et mentonniers de la cinquième paire.

Le *nerf facial, portion dure de la septième paire* de Willis, *petit sympathique* de Winslow, *nervus communicans faciei* de Wrisberg, naît du bulbe rachidien par deux racines, l'une principale, l'autre accessoire, s'engage presque aussitôt dans le conduit auditif interne, puis dans l'aqueduc de Fallope, et s'épanouit, au sortir de ce long canal, en branches, rameaux et ramuscules qui rayonnent dans toutes les directions pour se perdre dans les muscles peauciers du crâne, de la face et du cou.

Parmi les nerfs moteurs de l'économie, il n'en est aucun qui suive un trajet aussi compliqué, aucun qui s'anastomose aussi fréquemment avec les nerfs sensitifs, aucun qui tienne sous sa dépendance un aussi grand nombre de muscles, aucun surtout qui remplisse des fonctions aussi délicates et aussi variées.

Origine. Elle diffère pour la racine principale et pour la racine accessoire. (Fig. 189.)

La *racine principale*, ou le *nerf facial proprement dit*, prend naissance dans la fossette de l'éminence olivaire, sur le prolongement du faisceau latéral du bulbe, immédiatement au-dessous du bord inférieur de la protubérance, en dedans du nerf auditif, en dehors du nerf de la sixième paire dont le sépare un intervalle de 4 à 5 millimètres. Si l'on poursuit cette racine sur un bulbe qui a séjourné quelque temps dans l'alcool concentré, on la voit se diriger en bas, en dedans et en arrière, sur les côtés du corps olivaire et disparaître bientôt au milieu des fibres du faisceau latéral en se continuant avec elles. — Il n'est pas rare de voir naître du faisceau latéral, lorsqu'il est déjà engagé sous la protubérance, un petit groupe de fibres qui traverse le bord inférieur du pédoncule cérébelleux moyen, pour se réunir aussitôt à la racine précédente.

La *racine accessoire*, plus connue sous le nom de *nerf intermédiaire de Wrisberg*, naît par deux filets, d'un petit faisceau qui sépare à leur point d'émergence le nerf facial du nerf auditif. Ce faisceau, que Meckel avait mentionné, mais que M. Cusco a mieux décrit, se continue par son extrémité supérieure avec les fibres moyennes de la protubérance; par son extrémité inférieure il se continuerait, suivant M. Cusco, avec les renflements mamelonnés des cordons médians postérieurs de la moelle. Sur deux bulbes, j'ai cru voir en effet cette continuité; sur d'autres je n'ai rien vu de semblable. Mais si cette extrémité ne se continue pas avec les renflements mamelonnés, elle se continue certainement avec les pédoncules cérébelleux inférieurs sur lesquels elle se perd. Dans l'un et l'autre cas, elle doit être considérée comme une dépendance des cordons postérieurs. Par conséquent, les deux racines du nerf facial émanent de parties très différentes de la moelle épinière : la racine principale procède du cordon moteur et la racine accessoire du cordon sensitif.

Trajet et rapports. De la fossette sus-olivaire le nerf facial se porte obliquement en haut, en avant et en dehors, vers le conduit auditif interne dans lequel il s'engage ; parvenu à l'extrémité profonde de ce conduit, il s'infléchit légèrement en avant pour pénétrer dans l'aqueduc de Fallope, marche d'abord perpendiculairement à l'axe du rocher, s'infléchit une seconde fois après un trajet de 4 millimètres, pour devenir parallèle à cet axe, puis une troisième fois après un trajet de 10 millimètres, pour se diriger verticalement en bas, et enfin une quatrième, à sa sortie du trou stylomastoïdien, pour atteindre le bord parotidien de la mâchoire, où il se divise en deux branches principales.

De ces inflexions successives résultent autant de coudes dont la concavité est tournée, en avant pour le premier, en arrière pour le second, en bas pour le troisième, en haut pour le quatrième. — Parmi ces coudes du facial le premier et les deux derniers n'offrent rien de remarquable ; mais il n'en est pas ainsi du second qui est surmonté, du côté de sa convexité, d'un petit renflement pyramidal et grisâtre connu sous le nom de *ganglion géniculé.*

Dans le trajet qu'il parcourt du bulbe rachidien à l'extrémité du conduit auditif interne, le facial se trouve en rapport avec le nerf acoustique, qui occupe sa partie postérieure et inférieure, et qui est creusée d'une gouttière pour le recevoir. — Sa portion accessoire, ou petite racine, marche entre les deux troncs précédents : de là le nom de *nerf intermédiaire (portio media inter communicantem facici et auditivum nervum)* sous lequel elle a été décrite en 1778 par Wrisberg.

A l'intérieur du canal de Fallope, le nerf de la septième paire n'a de rapport immédiat qu'avec l'artère stylo-mastoïdienne et le tissu osseux. Au point de vue chirurgical, ce double rapport est important, car le rocher est le siége fréquent de fractures. Lorsque la solution de continuité porte sur sa partie moyenne, elle intéresse presque inévitablement la portion du facial qui est comprise entre son second et son troisième coude, ainsi que l'artère qui l'accompagne : de là une paralysie de tous les muscles de la face qui viendra éclairer le chirurgien sur le siége, la nature et la gravité de la lésion qu'il est appelé à combattre ; de là aussi un écoulement sanguin dont l'artère stylo-mastoïdienne sera la source principale.

Depuis le trou stylo-mastoïdien jusqu'à sa bifurcation, le tronc du nerf est logé dans l'épaisseur de la glande parotide qu'on ne saurait extirper sans le diviser.

Réunion des deux racines du facial. Nous avons vu comment se comporte la grosse racine du facial. Voyons quel est le trajet et quel est le mode de terminaison de la petite racine. Les deux filets qui constituent celle-ci, d'abord distincts et accolés, l'un au facial, l'autre au nerf auditif, se réunissent à leur entrée dans le conduit auditif interne ou vers la partie moyenne de ce conduit, pour former un tronc unique dont la ténuité contraste avec le volume du tronc principal. En se réunissant ainsi, ces deux filets semblent établir une communication entre les nerfs de la septième et de la huitième paire ; mais ici l'anastomose est seulement apparente : entre ces deux troncs et le filet qui correspond à chacun d'eux, il y a union par simple adhésion celluleuse, et non union par échange de fibres. — Parvenu au fond du conduit auditif, le nerf de Wrisberg s'engage avec le facial dans l'aqueduc de Fallope, lui donne ordinairement à l'entrée de ce canal un ou deux petits filaments extrêmement grêles, et après un trajet ultérieur de 3 ou 4 millimètres, vient se jeter dans l'angle postérieur du ganglion géniculé où il disparaît. — Telle est la disposition qu'on observe ordinairement; mais elle n'est pas toujours aussi simple : quelquefois, au

FIG. 214 (1).

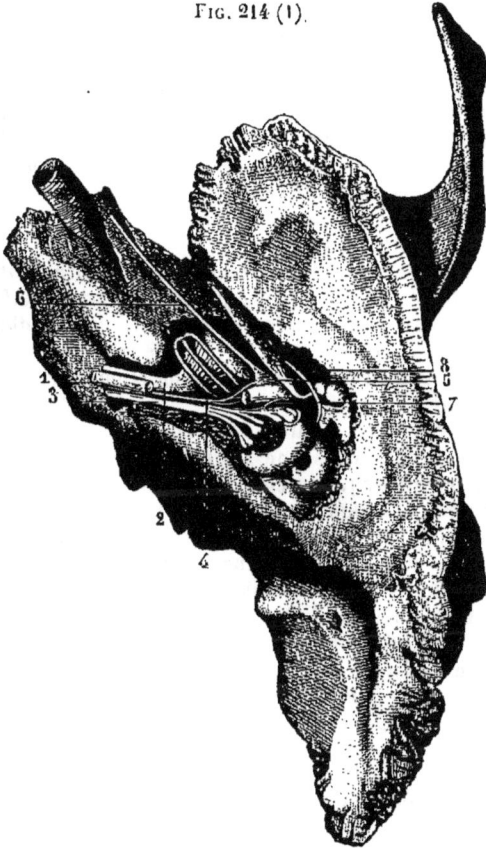

Terminaison du nerf de Wrisberg.

1. Nerf facial excisé sur une partie de sa longueur pour laisser voir le nerf de Wrisberg. — 2. Branche limacienne du nerf auditif pénétrant dans l'axe du limaçon. — 3. Branche vestibulaire du même nerf. — 4. Nerf intermédiaire de Wrisberg situé entre les deux branches du nerf auditif, au-dessous du facial, auquel il abandonne deux ramuscules au moment où il pénètre dans l'aqueduc de Fallope pour aller se terminer à l'angle postérieur du ganglion géniculé.— 5. Ganglion géniculé. — 6. Grand nerf pétreux superficiel partant du sommet de ce ganglion. — 7. Ramuscule étendu de la branche vestibulaire du nerf auditif au tronc du facial, et considéré par quelques anatomistes comme un filament nerveux. — 8. Corde du tympan traversant l'oreille moyenne en passant au-dessus du tendon du muscle interne du marteau.

(1) Cette figure et la suivante sont tirées de l'atlas de MM. Hirschfeld et Léveillé

lieu de deux filets originels, le nerf Wrisberg en présente trois ou quatre qui en s'anastomosant forment une sorte de petit plexus dont les mailles allongées s'étendent du facial à l'auditif. Une observation attentive démontre que, dans les cas de ce genre, comme dans ceux où sa disposition est plus simple, il conserve les mêmes rapports avec les nerfs qui précèdent, et se termine de la même manière.

Ganglion géniculé. Ce ganglion, décrit par Arnold sous le nom d'*intumescence gangliforme*, est situé sur le sommet du coude que décrit le facial au niveau de l'hiatus de Fallope, c'est-à-dire au moment où ce nerf, de perpendiculaire qu'il était à l'axe du rocher, devient parallèle à cet axe.

Son volume présente quelques variétés : il est assez considérable ordinairement pour doubler les dimensions du facial au niveau du point qu'il occupe; dans quelques cas assez rares il est à peine visible.

Sa couleur, d'un gris rosé, paraît d'autant plus foncée qu'il offre un développement plus considérable.

Sa forme est celle d'une petite pyramide triangulaire dont le sommet, tourné vers l'hiatus de Fallope, donne naissance au grand nerf pétreux superficiel et dont la base repose sur le tronc du facial qui lui adhère par deux ou trois petits filets. — A l'angle postérieur de cette pyramide on voit se rendre le nerf de Wrisberg. — De son angle antérieur part le petit pétreux superficiel.

Pour observer ces divers détails, il faut faire macérer pendant quelques jours une base de crâne dans une solution acide, découvrir ensuite le tronc du facial en incisant le rocher, puis soumettre ce tronc pendant vingt-quatre heures à l'action du sulfate d'alumine.

Le ganglion géniculé se compose de fibres qui se croisent dans toutes les directions et de corpuscules ganglionnaires qui ont été constatés en Allemagne par Bischoff, Gordeehons et Valentin, en France par MM. Ch. Robin, Cusco, Follin, Ludovic Hirschfeld, etc.; l'existence de ces corpuscules est aujourd'hui un fait acquis à la science. Chez certains sujets il n'est même pas nécessaire de recourir à l'emploi du microscope pour acquérir une certitude à cet égard. Si le nom de ganglion doit être appliqué, ainsi qu'on le pense généralement, à tout renflement formé par un mélange de fibres nerveuses et de corpuscules ganglionnaires, ce nom est certainement applicable au renflement géniculé. C'est donc à tort qu'Arnold et quelques anatomistes de notre époque hésitent encore à ranger ce dernier renflement au nombre des ganglions.

La nature ganglionnaire du renflement géniculé une fois démontrée et admise, il était difficile de n'être pas frappé de l'analogie que l'existence de ce ganglion établit entre le facial et les nerfs spinaux :

Comme ces derniers, le nerf de la septième paire naît par deux ordres de racines qui partent aussi, l'une du cordon postérieur, l'autre du cordon antérieur de la moelle.

Comme eux, il se renfle avant de fournir aucun rameau, et ce renflement se développe sur sa racine postérieure;

Comme eux, par conséquent, il constitue un nerf mixte dont la grosse racine représente la portion motrice, et la petite la portion sensitive. Telle fut la conclusion que Bischoff tira le premier de ce parallèle; elle me paraît être l'expression fidèle des faits les mieux observés jusqu'à ce jour.

Je ferai remarquer cependant que considérer avec MM. Valentin, Ch. Robin, etc., le nerf de Wrisberg comme un nerf de sentiment, c'est admettre un fait en voie de démonstration plutôt qu'un fait complétement démontré ; car l'anatomie seule ne saurait nous donner une certitude à cet égard. Les lumières de la physiologie expérimentale sont ici indispensables ; or jusqu'à présent ces lumières nous font complétement défaut.

Distribution. Le nerf de la septième paire fournit dix branches collatérales et deux branches terminales, l'une supérieure ou temporo-faciale, l'autre inférieure ou cervico-faciale.

A. Branches collatérales du nerf facial.

Les branches collatérales du nerf de la septième paire peuvent être distinguées :

1° En celles qui naissent dans l'aqueduc de Fallope ; elles sont au nombre de cinq :

Le grand nerf pétreux superficiel qui se rend au ganglion de Meckel.

Le petit pétreux superficiel qui se rend au ganglion otique.

Le filet du muscle de l'étrier.

La corde du tympan qui unit le facial au lingual.

Un rameau anastomotique qui unit le même nerf au pneumo-gastrique.

2° En celles qui naissent au niveau du trou stylo-mastoïdien ; elles sont au nombre de cinq également :

Un filet anastomotique qui unit le facial au glosso-pharyngien.

Le nerf auriculaire postérieur ou *auriculo-occipital.*

Le rameau digastrique.

Le rameau stylo-hyoïdien.

Le rameau des muscles stylo-glosse et glosso-staphylin.

1° **Grand nerf pétreux superficiel, ou rameau crânien du nerf vidien.** Parti du sommet du ganglion géniculé, ce rameau traverse l'hiatus de Fallope, se place dans la petite gouttière que lui présente la partie interne de la face antérieure du rocher, reçoit chemin faisant un filet du nerf de Jacobson, branche du glosso-pharyngien, passe au-dessous du ganglion de Gasser, puis dans l'épaisseur de la substance fibro-cartilagineuse qui occupe le trou déchiré antérieur, se réunit ensuite au filet carotidien pour constituer le nerf vidien ou ptérygoïdien, et se jette dans le ganglion de Meckel dont il représente la racine motrice. Il résulte de ce trajet que le grand nerf pétreux est d'abord formé uniquement de fibres motrices, plus loin de fibres motrices et de quelques fibres sensitives, et plus loin encore, de fibres motrices, de fibres sensitives et de fibres organiques. (Fig. 215.)

2° **Petit pétreux superficiel.** Ce filet nerveux, objet de nombreuses dissidences, n'a été bien décrit que par M. Longet. Extrêmement grêle, il se détache du facial au niveau de l'angle antérieur du ganglion géniculé et quelquefois du tronc même du facial, à un millimètre environ au delà du ganglion, sort de l'aqueduc de Fallope par un orifice particulier, se place

dans une gouttière située sur la partie interne de la face antérieure du
rocher, au-dessous de celle du grand nerf pétreux, marche parallèlement
à ce dernier, s'engage dans un pertuis situé entre les trous ovale et petit
rond, et se jette à sa sortie du crâne dans le ganglion otique dont il représente l'une des racines motrices. (Fig. 213 et 215.)

De même que nous avons vu un filet du rameau de Jacobson s'accoler au
grand nerf pétreux superficiel dans la gouttière que lui présente le temporal, pour se porter ensuite avec lui au ganglion sphéno-palatin, de
même un filet de ce rameau vient se joindre au petit pétreux superficiel
sur un point très rapproché de son origine pour se rendre avec lui
au ganglion otique. — Il existe, par conséquent, vers la partie antérieure
du sommet du rocher, quatre nerfs pétreux :

Deux nerfs pétreux superficiels ou moteurs : l'un, plus volumineux et
plus long, qui s'étend du facial au ganglion de Meckel, c'est le *grand nerf
pétreux superficiel ;* l'autre, grêle et plus court, qui s'étend du facial au
ganglion otique, c'est le *petit pétreux superficiel*, ou *petit pétreux* de
M. Longet.

Et deux nerfs pétreux profonds ou sensitifs : l'un qui vient se réunir au
grand pétreux superficiel, c'est le *pétreux profond interne ;* l'autre qui
s'accole au petit pétreux, c'est le *pétreux profond externe* qu'on trouve
décrit dans la plupart des auteurs sous le nom de *petit pétreux superficiel d'Arnold.* (Fig. 215, 217 et 220.)

L'origine du petit pétreux superficiel n'a pas été interprétée de la même
manière par tous les auteurs.—Meckel, qui a entrevu ce nerf, le fait partir
du facial, et son opinion est aujourd'hui généralement admise.—M. Longet
le considère comme un prolongement du nerf de Wrisberg qui, après avoir
traversé le ganglion géniculé, donnerait au facial un ou deux filets destinés
au muscle de l'étrier, et se continuerait ensuite jusqu'au ganglion otique
qu'il traverserait également pour se rendre en définitive au muscle interne
du marteau : de là le nom de *moteur tympanique* donné par cet auteur à
la petite racine de la septième paire, racine qu'il considère comme une dépendance du cordon antéro-latéral de la moelle. Mais nous avons vu précédemment, d'une part, que le nerf intermédiaire de Wrisberg émane des cordons postérieurs ; de l'autre, qu'arrivé à l'angle postérieur du ganglion géniculé, ses fibres se mêlent d'une manière si intime à celles de ce ganglion qu'il
est tout à fait impossible de constater comment elles se comportent au delà
de ce renflement.—Enfin, Arnold qui avait aussi aperçu ce filet, le faisait
provenir du ganglion otique, et pensait qu'arrivé au facial il ne faisait que
le traverser pour se rendre à la branche vestibulaire du nerf auditif ; cette
opinion renferme une double erreur : une erreur d'origine, puisque le petit
pétreux superficiel part incontestablement du facial, et une erreur de terminaison, puisqu'il est destiné en définitive au muscle interne du marteau
et non à la branche vestibulaire de la huitième paire. Toutefois, s'il existait
réellement un filet s'étendant du ganglion géniculé au nerf auditif, l'erreur
porterait ici moins sur l'observation des faits que sur leur interprétation ;
ce filet existe-t-il ? Il est admis par plusieurs anatomistes au nombre desquels je dois surtout citer MM. Huguier, Valentin, Froment et Ludovic
Hirschfeld. On voit, il est vrai, un filament se porter obliquement de la
partie postérieure du second coude du facial à la branche vestibulaire de
l'auditif ; mais ce filament est-il de nature nerveuse ou de nature vasculaire ?

Sa ténuité est telle qu'après l'avoir attentivement examiné, on reste dans le doute ; j'avouerai cependant que mes recherches me portent à le considérer plutôt comme une dépendance du rameau artériel qui accompagne le grand nerf pétreux ; ce rameau, en effet, donne de nombreuses ramifications au ganglion géniculé, et plusieurs au facial ; l'une de ces dernières m'a paru traverser le tronc de la septième paire, et se diriger ensuite en arrière pour se rendre à l'extrémité terminale de la branche vestibulaire du nerf auditif. J'ajoute que ce ramuscule, étendu du facial à la branche vestibulaire, n'offre ni l'opacité ni la résistance propre aux filaments nerveux ; il présente au contraire la demi-transparence et la fragilité d'une artériole.

5° **Nerf du muscle de l'étrier.** Ce filet est le plus grêle de tous ceux qui naissent du facial ; il se détache de la portion verticale de ce nerf un peu au-dessous de la pyramide, se porte d'abord en haut et en avant, s'en-

Fig. 215.

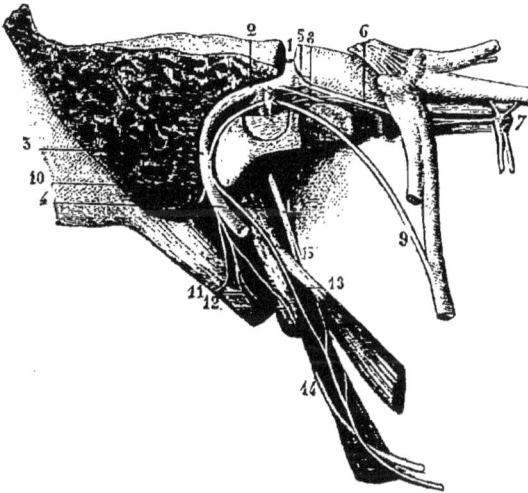

Nerf facial traversant l'aqueduc de Fallope.

1. Sa portion horizontale et perpendiculaire à l'axe du rocher. — 2. Sa portion horizontale et parallèle à cet axe. — 3. Sa portion verticale. — 4. Nerf facial sortant de l'aqueduc de Fallope. — 5. Ganglion géniculé. — 6. Grand nerf pétreux superficiel étendu de ce ganglion au ganglion sphéno-palatin et recevant dans son trajet le petit pétreux interne. — 7. Ganglion sphéno-palatin. — 8. Petit pétreux superficiel naissant de l'angle antérieur du ganglion géniculé et s'anastomosant presque aussitôt avec le petit pétreux profond externe. — 9. Corde du tympan. — 10. Origine du rameau auriculaire postérieur. — 11. Rameau du muscle digastrique. — 12. Rameau du muscle stylo-hyoïdien. — 13. Rameau des muscles stylo-glosse et glosso-staphylin recevant dans son trajet deux filets que lui envoie le glosso-pharyngien. — 14,14 Glosso-pharyngien. — 15. Filet naissant du glosso-pharyngien et traversant le muscle stylo-pharyngien pour aller se réunir au rameau du stylo-glosse.

22.

gage dans un conduit particulier, et, après un trajet de quelques millimètres, se jette dans le muscle de l'étrier.

4° **Corde du tympan.** Plus volumineux et plus étendu que ceux qui
précèdent, ce rameau est surtout remarquable par son trajet d'abord rétrograde, par son passage au milieu de la chaîne des osselets de l'ouïe, par
la courbe parabolique qu'il décrit, et par sa terminaison exclusive dans un
nerf éminemment sensitif. Il se sépare du facial à 4 ou 5 millimètres au-
dessus du trou stylo-mastoïdien, s'engage aussitôt dans un conduit osseux
particulier, se dirige en haut et en avant, et pénètre dans l'oreille moyenne
par un orifice situé sur la paroi postérieure de cette cavité immédiatement
en dedans de l'encadrement de la membrane du tympan ; devenu libre, il
se porte de la paroi postérieure à la paroi antérieure de la cavité tympanique en décrivant une courbe à concavité inférieure dont le sommet se
trouve placé entre le manche du marteau et la grande branche de l'en-
clume ; traverse ensuite, ainsi que l'a très bien démontré M. Huguier, un
nouveau conduit de 6 à 8 millimètres d'étendue, parallèle et supérieur à
la scissure de Glaser, sort de ce conduit au voisinage de l'épine du sphénoïde, et vient se réunir à angle aigu au nerf lingual entre les deux ptérygoïdiens. (Fig. 213 et 215.)

Pendant son passage à travers la cavité de l'oreille moyenne, la corde du
tympan s'anastomoserait, suivant Meckel, avec les divisions du nerf de Jacobson ; selon Langenbeck, Bock et Valentin, elle fournirait des ramuscules aux muscles du marteau et à celui de l'étrier ; mais jusqu'à présent
l'existence de ces divers filets n'a pu être confirmée. — Dans le trajet qu'elle
décrit de la base du crâne au nerf lingual elle reçoit quelquefois un ou
deux filaments que lui envoie le ganglion otique ; j'ai vu deux fois ces filaments qui sont aussi mentionnés par MM. Cusco et Ludovic Hirschfeld.

L'origine et la terminaison de la corde du tympan sont encore un objet
de contestation pour quelques anatomistes. — Suivant MM. Hippolyte
Cloquet et Hirzel, ce rameau serait un prolongement du grand nerf pétreux superficiel qui, parti du ganglion de Meckel, ne ferait que s'accoler au facial, depuis le ganglion géniculé jusqu'au voisinage du trou
stylo-mastoïdien où il serait restitué à son indépendance primitive sous
le nom de *corde du tympan*. — Pour M. Cusco, il émanerait de l'angle
antérieur du ganglion géniculé et continuerait le nerf de Wrisberg qui se
trouverait aussi simplement accolé au tronc du facial. — Ni l'une ni
l'autre de ces opinions ne repose sur une observation exacte. En soumettant le tronc et les rameaux collatéraux du facial à l'influence d'une solution de sulfate d'alumine un peu concentrée, ainsi que nous l'avons dit
précédemment, il est facile de s'assurer :

1° Que le grand nerf pétreux superficiel et le nerf de Wrisberg se mêlent fibre à fibre pour former un petit réseau inextricable ;

2° Que ce réseau est uni d'une manière intime au nerf facial ;

3° Enfin que ce nerf est formé, comme tous les troncs nerveux, de
faisceaux qui s'anastomosent entre eux, de telle sorte que lorsqu'un rameau
collatéral s'en détache, il est tout à fait impossible de déterminer, parmi les
divers faisceaux dont il se compose à son origine, quel est celui qui lui
donne naissance.

Relativement à la terminaison de la corde du tympan, plusieurs auteurs, et particulièrement M. Longet, admettent que ce nerf ne fait que s'appliquer au lingual, qu'arrivé au niveau du ganglion sous-maxillaire il s'en sépare, au moins en grande partie, pour former la racine motrice de ce ganglion. Les dissections auxquelles je me suis livré pour arriver à une certitude sur ce point ne me permettent pas de me ranger à cette opinion ; j'ai constamment observé entre la corde du tympan et le lingual une fusion intime, complète, fibrille à fibrille, dans toute l'étendue de l'adossement de ces nerfs ; on ne peut par conséquent attribuer au premier de ces rameaux d'autre terminaison que celle qui est propre au second ; tous deux, en un mot, se rendent à la langue, le lingual dans la muqueuse, la corde du tympan dans le muscle lingual supérieur. Cet isolement à leur extrémité terminale ressort des recherches de M. le professeur Denonvilliers et de celles de M. Maisonneuve, qui ont vu constamment les divisions du lingual, au moment où elles arrivent sous la muqueuse dorsale, abandonner à la couche musculaire sous-jacente cinq ou six filets.

5° **Rameau anastomotique étendu du facial au pneumo-gastrique.** Ce rameau part du facial au même niveau que la corde du tympan, mais sur le point diamétralement opposé. Il s'accole presque aussitôt à un rameau émané du pneumo-gastrique, et, marchant en sens inverse de sa direction, s'engage dans un petit conduit qui le transmet dans la fosse de la veine jugulaire, chemine entre la paroi antérieure de cette fosse qui est creusée tantôt d'un sillon, tantôt d'un canal pour le recevoir, et la veine jugulaire interne qu'il faut enlever avec ménagement pour le découvrir, puis, continuant à se porter transversalement en dedans, vient se jeter dans le ganglion d'origine du pneumo-gastrique. Il suit de cette description que l'anastomose destinée à unir le nerf de la septième paire à celui de la dixième est un rameau mixte qui se compose :

a. D'un filet moteur étendu du facial au pneumo-gastrique ;
b. D'un filet sensitif étendu de ce dernier au facial.

Ce rameau, qui proviendrait exclusivement du pneumo-gastrique, selon Arnold, et exclusivement du facial, selon M. Cruveilhier, a été décrit par le premier de ces auteurs sous le nom de *rameau auriculaire*, et par le second sous celui de *rameau de la fosse jugulaire*. Nous verrons plus tard que sa portion sensitive n'est pas destinée au facial, que parvenue dans l'aqueduc de Fallope, elle croise perpendiculairement le tronc de ce nerf en s'anastomosant avec lui, et se porte ensuite en haut et en dehors, vers la membrane du tympan et la paroi supérieure du conduit auditif externe. Pour éviter toute création de mots nouveaux et laisser aux faits leur exactitude, j'appellerai *rameau auriculaire du pneumo-gastrique* cette portion sensitive, et *rameau de la fosse jugulaire* la réunion de cette même portion à la portion motrice. (Fig. 220.)

6° **Rameau anastomotique étendu du facial au glosso-pharyngien.** Après avoir franchi le trou stylo-mastoïdien, ce rameau se porte transversalement de dehors en dedans, et vient se jeter dans le tronc du glosso-pharyngien immédiatement au-dessous du ganglion pétreux, en formant une arcade qui embrasse le côté antérieur de la veine jugulaire interne. Son volume est ordinairement peu considérable. Très souvent on n'en trouve aucun vestige.

7° **Rameau auriculaire postérieur.** Il naît du facial, à 1 ou 2 millimètres au-dessus du trou stylo-mastoïdien, et se dirige d'abord verticalement en bas; parvenu au niveau du bord antérieur de l'apophyse mas-

Fig. 216 (1).

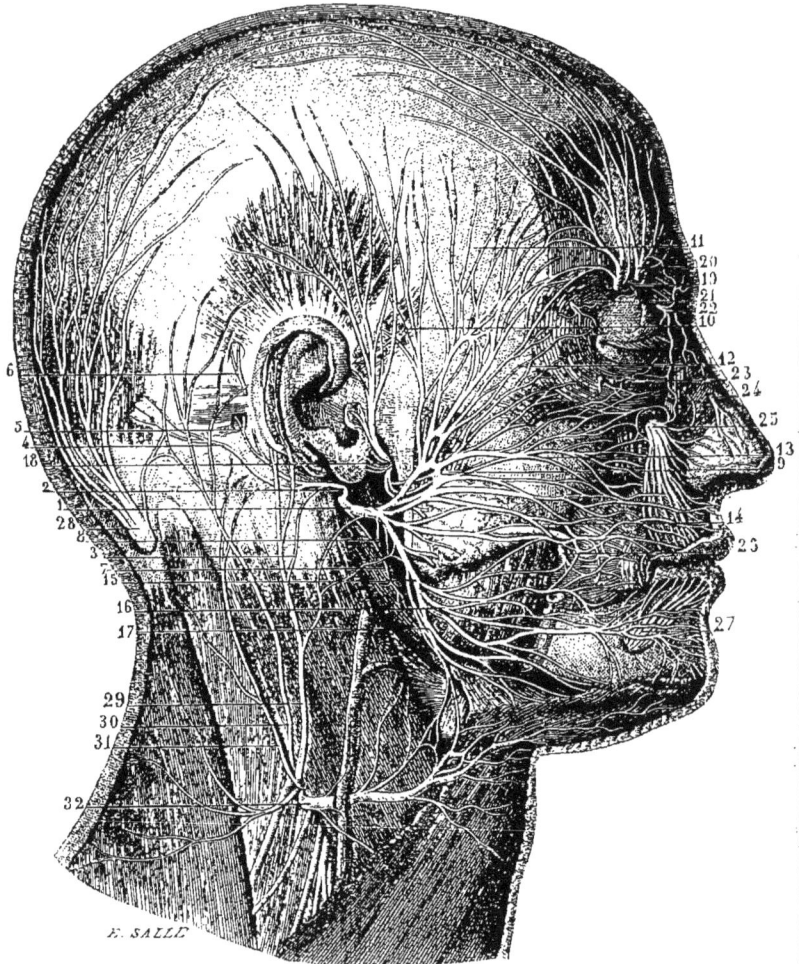

Nerf facial.

1. Tronc du facial sortant de l'aqueduc de Fallope. — 2. Rameau auriculaire postérieur. — 3. Filet par lequel la branche auriculaire du plexus cervical s'a-
nastomose avec ce rameau. — 4. Division que ce même rameau fournit au muscle occipital. — 5. Division qu'il fournit au muscle auriculaire postérieur. —
6. Division qu'il fournit au muscle auriculaire supérieur. — 7. Rameau digas-

(1) Figure tirée de l'atlas de MM. Ludovic Hirschfeld et Léveillé.

toïde, il se réfléchit à angle droit pour contourner cette apophyse, et se porter ensuite en haut et en arrière sur la région mastoïdienne du temporal où il se partage en deux filets, l'un supérieur et vertical ou auriculaire, l'autre inférieur et horizontal ou occipital.

Dans le trajet demi-circulaire qu'il décrit autour de l'apophyse mastoïde ce rameau est entouré d'un tissu cellulo-fibreux assez dense. Sur la face externe de cette apophyse il reçoit de la branche auriculaire du plexus cervical un filet anastomotique constant et assez volumineux en général pour être facilement découvert et servir ensuite de guide dans la recherche de l'auriculaire postérieur.

Le *filet supérieur* ou *ascendant* traverse les deux ou trois faisceaux qui composent le muscle auriculaire postérieur en leur abandonnant à chacun un ramuscule; il contourne ensuite le pavillon de l'oreille et vient se terminer dans le muscle auriculaire supérieur.

Le *filet inférieur* ou *horizontal* suit la direction de la ligne courbe supérieure et se divise en plusieurs filaments qui se perdent exclusivement dans le muscle occipital.

8° **Rameau digastrique.** Ce rameau se détache du facial à la même hauteur que le précédent, et vient ensuite se jeter dans la partie moyenne du ventre postérieur du muscle digastrique. On le voit ordinairement s'anastomoser à la surface ou dans l'épaisseur de ce muscle avec un rameau semblable venu du glosso-pharyngien : cette anastomose, disposée en arcade, a été comparée avec raison par M. Cruveilhier à celle que forment la branche descendante interne du plexus cervical et la branche correspondante du grand hypoglosse. De la convexité de cette arcade partent plusieurs filets qui vont se terminer dans le digastrique, le stylo-hyoïdien, et quelquefois aussi dans le stylo-pharyngien.

9° **Rameau stylo-hyoïdien.** Il naît au niveau du trou stylo-mastoïdien, se dirige obliquement en bas, en dedans et en avant, parallèlement au bord supérieur du muscle stylo-hyoïdien auquel il est exclusivement destiné. Très souvent ce rameau provient d'un tronc qui lui est commun avec celui du muscle digastrique ; son volume est toujours très grêle.

---

trique. — 8. Rameau stylo-hyoïdien. — 9. Branche terminale supérieure. — 10. Rameaux temporaux. — 11. Rameaux frontaux. — 12. Rameaux palpébraux ou orbitaires. — 13. Rameaux nasaux ou sous-orbitaires. — 14. Rameaux buccaux. — 15. Branche terminale inférieure. — 16. Rameaux mentonniers. — 17. Rameaux cervicaux. — 18. Nerf temporal superficiel s'anastomosant par deux rameaux avec la branche terminale supérieure du facial, donnant des filets à la glande parotide, d'autres à l'oreille et s'élevant ensuite vers la tempe. — 19. Frontal externe. — 20. Frontal interne. — 21. Terminaison du nerf lacrymal. — 22. Terminaison du nasal externe. — 23. Terminaison du filet nasaire du rameau orbitaire du maxillaire supérieur. — 24. Filet naso-lobaire ou terminaison du rameau ethmoïdal du nerf nasal. — 25. Rameaux sous-orbitaires du maxillaire supérieur.— 26. Rameau buccal du maxillaire inférieur s'anastomosant avec les rameaux buccaux du facial. — 27. Rameaux mentonniers du nerf dentaire inférieur. — 28. Branche postérieure du second nerf cervical —29. Branche auriculaire du plexus cervical. — 30. Branche mastoïdienne du même plexus. — 31. Petite mastoïdienne. — 32. Branche cervicale transverse.

10° **Rameau des muscles stylo-glosse et glosso-staphylin.** Remarquable par sa longueur et sa ténuité, ce rameau naît du facial, tantôt au niveau du trou stylo-mastoïdien, tantôt un peu au-dessus de cet orifice. Dans ce dernier cas, on le voit souvent sortir par un conduit osseux particulier, qui vient s'ouvrir à la partie interne de la base de l'apophyse styloïde. Son origine est alors difficile à découvrir : aussi a-t-il échappé à l'observation de la plupart des anatomistes qui ne lui ont même pas accordé une simple mention, bien que M. le professeur Bérard, en 1835, eut déjà signalé son existence. Pour le découvrir, il faut préalablement pratiquer la coupe du pharynx, ainsi que le fait remarquer M. Hirschfeld, qui a décrit ce petit nerf sous le nom de *rameau lingual*. — Situé à son point de départ en arrière ou en dedans de l'apophyse styloïde, il se place plus bas en dehors du muscle stylo-pharyngien, puis sur les côtés du pharynx, passe entre l'amygdale et le pilier antérieur du voile du palais, et arrive sous la muqueuse de la base de la langue où il se ramifie.

Dans ce long trajet le rameau des muscles stylo-glosse et glosso-staphylin reçoit constamment du nerf glosso-pharyngien un et quelquefois deux rameaux dont le volume égale le sien, et qui, après avoir traversé le muscle stylo-pharyngien au niveau de sa partie moyenne, viennent s'unir à lui à angle aigu, à peu près comme la corde du tympan s'unit au nerf lingual. Le petit tronc formé par la réunion de ces deux ou trois rameaux arrive à langue sans fournir aucun filet ; là il s'anastomose par un grand nombre de divisions avec les branches terminales du glosso-pharyngien, et se partage en deux ordres de ramifications destinées, les unes à la muqueuse linguale, les autres au stylo-glosse et au glosso-staphylin. (Fig. 215.)

B. Branche terminale supérieure, ou temporo-faciale.

Un peu plus considérable que l'inférieure, cette branche, logée dans l'épaisseur de la glande parotide, se dirige de bas en haut et d'arrière en avant vers le col du condyle de la mâchoire, où elle reçoit du nerf temporal superficiel un ou deux rameaux anastomotiques remarquables par leur volume, par leur existence constante et par la courbe demi-circulaire qu'ils décrivent autour du col du condyle.

Sensiblement accrue par l'adjonction de ces rameaux, la branche temporo-faciale se partage en plusieurs branches secondaires qu'on voit presque aussitôt se subdiviser pour s'anastomoser entre elles, et former ainsi une série d'arcades à convexité antérieure ; de ces arcades couchées sur le bord postérieur du masséter, et formant par leur réunion un véritable plexus, le *plexus sous-parotidien*, naissent un très grand nombre de rameaux qui se portent en divergeant vers la tempe, le front, les paupières, la base du nez et l'angle des lèvres, d'où la division de ces rameaux, en temporaux, frontaux, palpébraux, nasaux et buccaux. (Fig. 216.)

1° *Rameaux temporaux.* Verticaux et parallèles, ils coupent à angle droit l'arcade zygomatique, s'anastomosent par quelques divisions avec la branche temporale superficielle du maxillaire inférieur, donnent plusieurs filets aux téguments de la tempe, ainsi qu'au cuir chevelu, et se terminent dans les muscles auriculaire antérieur et auriculaire supérieur auxquels ils sont spécialement destinés.

2° *Rameaux frontaux*. Plus nombreux et plus volumineux que les précédents, ils se portent obliquement en haut et en avant vers le bord externe du muscle frontal au-dessous duquel ils s'engagent, rampent ensuite sous la face profonde de ce muscle, ou se placent entre ses divers faisceaux et se ramifient dans son épaisseur.

Parmi ces rameaux, les plus inférieurs s'anastomosent en dehors de l'apophyse orbitaire externe avec le nerf temporal profond antérieur, et au-dessus de cette même apophyse avec un ou plusieurs filets du nerf frontal externe ; ils vont ensuite se terminer soit dans la partie inférieure du muscle frontal, soit dans le muscle sourcilier, soit dans la portion correspondante de l'orbiculaire des paupières.

3° *Rameaux palpébraux ou orbitaires*. Leur direction est légèrement ascendante. Parvenus au voisinage de l'orbiculaire des paupières, ils se divisent : 1° en palpébraux supérieurs qui s'engagent sous le segment supérieur de ce muscle et pénètrent dans son épaisseur d'arrière en avant, ou de sa face profonde vers sa face cutanée en se subdivisant en un grand nombre de filets qui s'anastomosent entre eux ; 2° en palpébraux inférieurs qui s'engagent sous le segment inférieur du même muscle auquel ils se distribuent de la même manière.

Le sphincter de l'orifice palpébral est remarquable entre tous les muscles de la face par les ramifications extrêmement multipliées qu'il reçoit du facial ; sous ce rapport il ne peut être comparé qu'aux muscles oculaires plus riches encore en fibres nerveuses.

4° *Rameaux nasaux ou sous-orbitaires*. Au nombre de deux et très volumineux, ces rameaux se dirigent horizontalement en avant, comme le canal de Sténon au-dessus duquel ils sont situés, et parvenus sur le bord antérieur du masséter, se divisent chacun en trois ou quatre filets. Ceux-ci s'engagent pour la plupart sous les muscles grand et petit zygomatiques, puis sous les muscles élévateur propre de la lèvre supérieure et élévateur commun où ils s'appliquent aux rameaux sous-orbitaires du maxillaire supérieur, en les croisant à angle droit et en s'anastomosant avec eux sur plusieurs points. Du mélange de ces deux ordres de rameaux et de leurs anastomoses résulte une sorte de plexus que nous avons déjà mentionné, le *plexus sous-orbitaire*.

Dans ce long trajet, les rameaux sous-orbitaires donnent d'abord des filets qui se distribuent à la parotide ; plus loin ils fournissent plusieurs ramifications qui vont manifestement se distribuer à la peau de la face et un ou deux filaments qui accompagnent les divisions de l'artère faciale. Leurs ramifications terminales, qui s'anastomosent fréquemment entre elles, vont se répandre dans les deux zygomatiques, l'élévateur propre de la lèvre supérieure, l'élévateur commun de la lèvre et de l'aile du nez, le transversal, le myrtiforme, le canin, le pyramidal et la partie correspondante de l'orbiculaire.

5° *Rameaux buccaux*. Situés plus bas que les précédents, au niveau ou un peu au-dessous du canal de Sténon, ils suivent aussi une direction horizontale, croisent perpendiculairement le bord antérieur du masséter, et se partagent : 1° en filets musculaires qui se distribuent au buccinateur, au segment supérieur de l'orbiculaire labial, et au muscle triangulaire des lèvres; 2° en filets anastomotiques qui s'unissent à plusieurs des divisions de la branche buccale du maxillaire inférieur. — Ces rameaux fournissent en outre plusieurs divisions cutanées et deux ou trois filets qui suivent le trajet de l'artère et de la veine faciales.

C. Branche terminale inférieure, ou cervico-faciale.

Logée comme la précédente dans l'épaisseur de la glande parotide, cette branche se porte obliquement en bas, en avant et en dedans, reçoit ordinairement dans son trajet un rameau anastomotique de la branche auriculaire du plexus cervical, et se partage au niveau de l'angle de la mâchoire en trois ou quatre rameaux qui se subdivisent un peu plus loin pour former des rameaux secondaires qu'on peut distinguer d'après leur position : en buccaux, mentonniers et cervicaux. (Fig. 216.)

1° *Rameaux buccaux.* Ils se dirigent horizontalement en avant entre le masséter et la glande parotide à laquelle ils abandonnent plusieurs ramuscules, s'unissent soit entre eux, soit avec les rameaux buccaux de la branche temporo-faciale, et se divisent au-devant du masséter, en filets qui s'anastomosent avec le nerf buccal du maxillaire inférieur, et en filets musculaires destinés au buccinateur et à l'orbiculaire des lèvres.

2° *Rameaux mentonniers.* On en compte ordinairement deux principaux qui suivent le bord inférieur de la mâchoire, s'engagent sous le muscle triangulaire des lèvres, s'appliquent aux rameaux mentonniers du dentaire inférieur qu'ils croisent à angle droit en s'anastomosant avec eux par plusieurs filets, et se terminent dans les muscles de la lèvre inférieure, c'est-à-dire dans le triangulaire, le carré et l'orbiculaire labial, ainsi que dans celui de la houppe du menton. De l'entremêlement des filets mentonniers du facial avec les filets mentonniers de la cinquième paire résulte un petit plexus, le *plexus mentonnier*, qui offre la plus grande analogie avec le plexus sous-orbitaire :

L'un et l'autre se composent de deux ordres de filets, de filets horizontaux ou moteurs dépendants de la septième paire, et de filets verticaux ou sensitifs appartenant à la cinquième;

Dans l'un et l'autre les filets horizontaux sont situés sur un plan plus antérieur, et les verticaux sur un plan plus profond :

Dans l'un et l'autre enfin, les filets à direction horizontale sont grêles et peu nombreux, les filets à direction verticale remarquables au contraire par leur volume et leur nombre.

3° *Rameaux cervicaux.* Situés dans la région sus-hyoïdienne, ils marchent d'arrière en avant en décrivant des arcades à concavité supérieure; tous ces filets rampent au-dessous du peaucier auquel ils sont spécialement destinés et qui les sépare à leur extrémité terminale des ramifications correspondantes de la branche transverse du plexus cervical, lesquelles vont se terminer à la peau. On voit quelquefois une ou deux divisions de ces rameaux se diriger presque verticalement en bas jusqu'à la partie moyenne du peaucier où elles disparaissent dans son épaisseur.

Fonctions du facial.

Nous avons vu que les nerfs de la cinquième paire ne possèdent aucune action sur les muscles de la face, qu'ils président à la sensibilité, à la nutrition et aux sécrétions des parties auxquelles ils se distribuent, et qu'ils exercent par la nature même de cette triple destination une remarquable influence sur les fonctions des sens. Établissons maintenant :

Que les nerfs de la septième paire sont affectés à la contraction des muscles dans lesquels ils pénètrent et qu'ils ne sont affectés sur aucun point à la sensibilité ;

Qu'ils exercent aussi une très grande influence sur les fonctions des sens, mais une influence toute mécanique ;

Que les sensations développées dans le centre nerveux par les impressions que lui transmettent les nerfs sensoriaux et leurs accessoires les trijumeaux sont pour ainsi dire recueillies à leur source par ceux de la septième paire, et reproduites par eux sur les traits de la physionomie en caractères plus expressifs, plus nuancés, plus spontanés que les intonations de la voix.

Après avoir constaté que ces nerfs sont affectés au mouvement, à la protection des sens et à l'expression de la face, nous aurons à rechercher quelle est la part de leur racine principale, et quelle est celle de leur racine accessoire dans l'accomplissement de ces divers phénomènes.

1° **Le facial est un nerf moteur.** A l'appui de cette proposition on peut invoquer trois ordres de faits :

A. *Des faits empruntés à la physiologie expérimentale.* En 1821, Ch. Bell coupa le tronc du facial sur un âne, tous les muscles du côté correspondant de la face furent paralysés. John Shaw, pour arriver à un résultat plus évident, répéta cette opération sur un singe ; le résultat fut le même. Plus tard la section de ce nerf a été pratiquée chez divers animaux par Mayo, Hund, Eschricht, Magendie, Gœdechens, etc. La paralysie des muscles sous-cutanés de la face en a été la conséquence immédiate et constante. — Backer a constaté qu'après l'empoisonnement par la noix vomique la section du nerf facial ramène aussitôt le calme dans tous les muscles de la face, tandis que ceux des autres parties du corps restent en proie aux plus vives convulsions. — M. Longet a excité mécaniquement et galvaniquement ce nerf, sur plusieurs mammifères, et il a toujours obtenu des contractions très apparentes dans les muscles des paupières, des narines, des lèvres, etc.

B. *Des faits empruntés à l'observation clinique.* Lorsque le tronc du facial se trouve rompu à la suite d'une solution de continuité du rocher, tous les muscles auxquels il se distribue sont frappés de paralysie. Ce nerf est-il divisé, soit pendant le cours d'une opération, soit à la suite d'une blessure, on observe un résultat semblable ; si la section porte sur son tronc, ce qui a lieu par exemple pendant l'extirpation de la glande parotide, la paralysie s'étend à tous les muscles de la face ; si elle intéresse l'une de ses branches ou l'un de ses rameaux, la paralysie est alors partielle et plus ou moins circonscrite.

C. *Des faits empruntés à l'anatomie pathologique.* Le nerf facial peut être comprimé par une tumeur, il peut être détruit à la suite d'une carie du rocher, il peut participer à la dégénérescence encéphaloïde d'un organe voisin, ainsi que M. le professeur Bérard en a rapporté un exemple ; dans toutes ces circonstances on observe également une paralysie musculaire complète et incurable du côté correspondant de la face.

Dans les trois ordres de faits qui précèdent, la paralysie des muscles auxquels se distribue le facial se présente donc comme le résultat invariable de la section de ce nerf. Elle en est aussi le résultat unique : à la suite de cette section, la sensibilité, la nutrition et les sécrétions des diverses parties constituantes du crâne et de la face sont constamment restées intactes. De même que nous avons reconnu que ces trois dernières fonctions sont confiées à la cinquième paire, de même nous pouvons conclure que le facial est un nerf moteur.

2° **Le facial exerce sur les organes des sens une influence mécanique qui a pour but soit de les protéger, soit de les favoriser dans l'exercice de leurs fonctions.** A chaque sens est annexé un petit appareil musculaire : d'autres excitants que ceux qui sont en rapport avec ce sens se présentent-ils, l'appareil musculaire préposé à sa protection intervient aussitôt pour leur en défendre l'entrée ; les excitants spéciaux de ce sens agissent-ils sur lui avec trop d'intensité, cet appareil intervient pour modérer leur action ; celle-ci est-elle au contraire trop faible, il intervient encore, mais alors dans un but opposé. Passons en revue ces divers appareils afin d'étudier le mécanisme de leur influence.

A. *Appareil musculaire annexé au sens de l'ouïe.* Il se compose de deux appareils secondaires que leur position permet de distinguer en profond ou appareil moteur de la chaîne des osselets, et superficiel ou appareil moteur du pavillon de l'oreille.

L'*appareil moteur de la chaîne des osselets* est constitué par le muscle interne du marteau auquel se rend le petit pétreux superficiel et le muscle de l'étrier qu'anime aussi un filet particulier du facial. De ces deux muscles, les usages du dernier n'ont pas encore été bien définis. Quant au premier il a incontestablement pour fonction de tendre la membrane du tympan ; or Savart a démontré que lorsque cette membrane est couverte de grains de sable dans l'état de relâchement, elle exécute sous l'influence d'un corps sonore des mouvements tels que les grains de sable peuvent être lancés à 3 ou 4 centimètres de hauteur, et que lorsqu'elle est tendue, au contraire, les mouvements communiqués à ces corpuscules deviennent à peine appréciables. Le muscle interne du marteau a donc pour effet en se contractant de diminuer l'amplitude des vibrations de la membrane tympanique, et de modérer par conséquent l'intensité des ondes sonores ; d'où il suit que lorsque ce muscle sera paralysé, c'est-à-dire lorsque les fonctions du facial seront affaiblies, suspendues ou supprimées, le sens de l'audition sera péniblement affecté par les sons un peu forts. Dans son récent mémoire sur ce sujet (*Bulletin de l'Académie de médecine*, 1851), M. Landouzi établit, en effet, par des observations concluantes, que l'exaltation de l'ouïe est un des symptômes de l'hémiplégie faciale.

L'*appareil moteur du pavillon de l'oreille* est rudimentaire chez l'homme ; mais il est très développé dans quelques animaux ; en dirigeant le pavillon du côté d'où naissent les sons, il permet à celui-ci de les recueillir d'une manière plus complète, et favorise ainsi l'action de l'excitant dont les impressions deviennent alors plus perceptibles.

B. *Appareil musculaire annexé au sens de la vue.* Cet appareil se compose de deux muscles : du releveur de la paupière supérieure qui ouvre l'accès de la rétine aux rayons lumineux, et de l'orbiculaire des paupières qui interdit au contraire à ces mêmes rayons l'entrée du globe oculaire. — De ces deux muscles, le premier est contenu dans l'orbite et placé sous l'influence du nerf de la troisième paire ; nous n'avons pas à nous en occuper ici. — Le second protège l'appareil de la vision :

1° En imprimant à ses fonctions un caractère d'intermittence ;

2° En modérant l'action du fluide lumineux, c'est-à-dire en abaissant le sourcil lorsqu'une lumière trop éclatante vient affecter la rétine ;

3° En participant au clignement qui étale le fluide lacrymal au-devant du globe de l'œil et qui le soustrait ainsi à l'influence irritante de l'air extérieur ;

4° En abaissant instantanément les deux voiles palpébraux sur ce globe lorsqu'un corps étranger le menace de son contact.

C. *Appareil musculaire annexé au sens de l'odorat.* Chaque fosse nasale présente deux orifices, et chacun de ces orifices est muni d'un petit appareil qui lui est propre.

L'orifice antérieur des fosses nasales est pourvu : 1° d'un muscle qui le dilate et qui permet ainsi au courant odoriférant de se porter vers la voûte des fosses nasales ; 2° d'un muscle qui le resserre et qui, en diminuant les proportions de ce courant, le dévie en partie de sa direction ascendante. — Lorsque le muscle dilatateur est paralysé, les émanations n'arrivent plus jusqu'aux nerfs olfactifs. En fermant la narine restée saine et en abaissant les paupières chez plusieurs malades affectés d'hémiplégie faciale complète, M. Longet a constaté qu'il y avait pour eux impossibilité de distinguer le tabac, le musc, le camphre, etc., malgré des inspirations réitérées et profondes. Ch. Bell et John Shaw ont également constaté cette impossibilité soit chez l'homme, soit dans plusieurs mammifères.

L'appareil contractile attaché à l'orifice postérieur des fosses nasales est le voile du palais, dont les muscles élévateurs, le péristaphylin interne et le palato-staphylin sont animés par le grand nerf pétreux superficiel. Ces muscles se contractent au moment de la déglutition et concourent par leur action à interdire l'entrée des fosses nasales au bol alimentaire ; ils se contractent également lorsqu'un courant odoriférant vient affecter désagréablement cette membrane : « Si alors nous nous observons atten- » tivement, dit M. Longet, nous reconnaissons qu'une forte expiration » s'effectue d'abord dans le but d'expulser l'air odorant, et que l'inspira- » tion, au lieu de se faire par les narines, a lieu instinctivement par la » bouche : au même instant, les muscles péristaphylins internes et palato- » staphylins élèvent le voile du palais qui, placé horizontalement, tend à » fermer en arrière les fosses nasales, empêche la circulation de l'air dans » leur intérieur, et par conséquent prévient de nouvelles impressions sur » les nerfs de l'olfaction. »

Dans les hémiplégies faciales, M. Diday et quelques autres observateurs ont constaté que la luette se dévie du côté opposé à celui qui est paralysé. M. Debrou, il est vrai, a fait remarquer que lorsque chez un animal on soumet le nerf facial à des irritations galvaniques à l'intérieur du crâne, il ne survient le plus souvent aucun mouvement dans le voile du palais. Cette objection aurait une grande valeur si le rameau que le facial envoie aux muscles élévateurs du voile du palais était un nerf moteur ordinaire. Mais il n'en est pas ainsi ; ce rameau traverse le ganglion géniculé, et plus loin le ganglion de Meckel ; or on sait, et M. Longet, à ce sujet, a pris soin de le rappeler, que les ganglions interceptent assez souvent l'action galvanique. Bien qu'exacts, les résultats négatifs obtenus par M. Debrou ne sauraient donc infirmer l'opinion qui place l'élévation du voile du palais sous l'influence des nerfs de la septième paire.

D. *Appareil musculaire annexé au sens du goût.* Les muscles qui sont sous la dépendance du facial et qui exercent une influence sur le sens du goût, peuvent être distingués en extérieurs ou sous-cutanés, et intérieurs ou sous-muqueux.

Parmi les premiers il faut ranger tous les muscles qui retiennent les matières sapides dans la bouche pendant leur trituration et qui concourent, lorsqu'elles ont été suffisamment triturées, à les rassembler sur la face dorsale de la langue. Après la division du facial chez un animal, ou sa paralysie chez l'homme, on voit les matières alimentaires s'accumuler dans le sillon qui sépare les joues et la lèvre inférieure de l'arcade alvéolaire correspondante, et s'échapper en partie par l'orifice buccal au moment de la mastication ; la salive surtout s'écoule au dehors avec une grande facilité chez les malades affectés de paralysie faciale, lorsqu'ils inclinent la tête en avant ou lorsqu'ils se couchent du côté paralysé.

Parmi les seconds nous trouvons : 1° les muscles élévateurs du voile du palais, qui, en le redressant pendant la déglutition et en fermant ainsi l'entrée des fosses nasales au bol alimentaire, maintiennent celui-ci sur la base, c'est-à-dire sur la partie la plus gustative de la langue, jusqu'au moment où il franchit l'isthme du pharynx ; 2° le muscle lingual supérieur qui reçoit les ramifications terminales de la corde du tympan, et le stylo-glosse qui reçoit aussi un filet du facial. Ces deux muscles, qui constituent, si l'on peut s'exprimer ainsi, les peauciers de la langue, et qui tiennent sous leur dépendance immédiate le mouvement de toutes les papilles gustatives, exercent sur le sens du goût une influence dont les recherches de M. Cl. Bernard ont très bien établi et la réalité, et la nature toute mécanique. La paralysie de ces deux muscles, dans l'hémiplégie faciale, a pour conséquence un affaiblissement de la gustation du côté correspondant.

3° **Le nerf facial préside à l'expression de la physionomie.** J'emprunterai cette partie de l'histoire du facial à un travail remarquable publié il y a déjà plus de quinze ans, et auquel cependant les recherches si nombreuses faites depuis cette époque n'ont presque rien trouvé à ajouter. Dans ce travail, M. le professeur Bérard s'exprime ainsi : « Que les » traits de l'homme soient épanouis par la joie ou concentrés par la douleur, » qu'ils expriment l'indignation, la surprise ou la colère, c'est toujours » la contraction musculaire qui vient dessiner sur sa face, et quelquefois

» en dépit de lui-même, la passion qui l'agite à l'intérieur. Le nerf de la
» septième paire préside à ces contractions, et si on le supposait paralysé
» des deux côtés, les traits de l'homme, aussi immobiles que ceux d'un
» masque, ne laisseraient rien apercevoir de ce qui se passe au dedans de
» lui.

» Ch. Bell, dans le but d'étudier l'influence du nerf de la septième
» paire sur la prosopose, coupa ce nerf sur un âne ; l'animal, ainsi qu'on
» l'a dit depuis, n'était pas bien choisi pour servir d'étude à l'expression
» de la physionomie : aussi l'expérience fut-elle répétée sur d'autres ani-
» maux. Le parent de M. Bell (M. Shaw) coupa le nerf facial sur le singe
» le plus expressif de la ménagerie d'Exeter-Change ; la physionomie de cet
» animal devint si singulière, que personne ne pouvait le regarder sans rire.
» On lui trouva de la ressemblance avec un acteur anglais, depuis long-
» temps en possession d'égayer le public par le désaccord qui existait
» entre les deux côtés de sa figure ; et l'on reconnut alors que cet homme
» avait mis à profit, pour exciter le rire, une hémiplégie faciale incomplète
» dont il avait été atteint.

» Dans l'hémiplégie faciale, le côté paralysé devenu étranger à l'expres-
» sion contraste d'une manière ridicule avec le côté opposé. L'aspect
» général de la physionomie varie alors suivant que les muscles sont à
» l'état de repos ou qu'il y a des contractions pour la parole et le rire.

» Dans l'état de repos, les traits sont tirés vers le côté sain, la commissure
» labiale du côté paralysé est plus basse, plus rapprochée de la ligne mé-
» diane ; la bouche est oblique et sa partie moyenne ne correspond plus à
» l'axe du corps ; les deux moitiés de la face, en un mot, ne sont plus sy-
» métriques. La moitié paralysée est située un peu en avant de la moitié
» saine. Celle-ci est comme rabougrie, ridée, cachée derrière l'autre ; elle
» paraît avoir moins d'étendue verticale que la moitié paralysée. Dans
» cette dernière les traits sont comme étalés ; l'œil est plus largement ou-
» vert ; il semble plus volumineux que celui du côté opposé. Il suit
» de là qu'on éprouve au premier abord quelques difficultés à reconnaître
» les personnes qui viennent d'être atteintes d'hémiplégie faciale ; car
» l'attention de l'observateur se porte plus naturellement sur cette moitié
» de la face qui est plus en avant et dont les dimensions sont plus considé-
» rables. Or cette moitié défigurée par la paralysie offre à celui qui la con-
» sidère des traits qui lui sont complétement inconnus, et s'il veut ren-
» contrer une expression qui lui soit familière, il doit la chercher dans
» cette petite moitié de la face qui semble se dérober derrière l'autre.

» Lorsque le malade affecté d'hémiplégie vient à parler, le contraste
» qu'on observe entre les deux côtés de la physionomie se prononce davan-
» tage, et la difformité s'exagère encore s'il vient à rire.

» L'anatomie comparée montre que dans l'échelle animale la septième
» paire et l'expression faciale offrent un développement proportionnel. Il
» résulte des dissections de M. Shaw que la septième paire comparée à la
» cinquième présente chez l'homme le développement le plus considérable.
» Après l'homme le singe est le mieux partagé. Chez quelques animaux ce
» nerf se concentre autour des nasaux et des lèvres, dont les mouvements
» sont pour eux de puissants moyens d'expression ; dans le coq de combat
» il anime les muscles du bec inférieur et ceux qui redressent les plumes du
» cou. »

4° **Quelle est la part de la racine principale, et quelle est celle de la racine accessoire dans l'accomplissement des diverses fonctions du facial ?** La racine principale, tirant son origine du cordon antéro-latéral ou moteur de la moelle, tient évidemment sous son influence tous les muscles qui reçoivent une ou plusieurs divisions de la septième paire.

La petite racine, ou le nerf intermédiaire de Wrisberg, naissant du cordon postérieur, doit être rangée parmi les nerfs sensitifs. En se confondant au niveau du ganglion géniculé avec la racine précédente, elle communique au tronc du facial une sensibilité qui lui est propre. Plus loin d'autres rameaux sensitifs partis de la cinquième paire viennent se mêler de la même manière aux branches de ce nerf et renforcent en quelque sorte sa sensibilité originelle. Constatons d'abord que le nerf de la septième paire est sensible et qu'il puise sa sensibilité aux deux sources précédentes ; nous rechercherons ensuite quelles sont les attributions inhérentes à ces deux ordres de fibres sensitives.

A. *Le nerf facial est sensible.* « J'ai mis à découvert, dit M. Longet,
» les branches principales du nerf facial chez le cheval, le bœuf, le mouton,
» la chèvre, le chien, le chat, le lapin, et j'ai constamment trouvé ces di-
» verses branches très sensibles au pincement et à la section ; bien sou-
» vent chez le chien il m'est arrivé d'agir sur le facial immédiatement à sa
» sortie du trou stylo-mastoïdien : une vive douleur s'est manifestée toutes
» les fois que j'ai irrité ce tronc nerveux.» Herbert Mayo, Schœpfs, Backer,
Gœdechens, Eschricht, M. Magendie, etc., ont également soumis le facial à
des irritations mécaniques, et dans tous les cas une douleur manifeste en
a été le résultat. La sensibilité de ce nerf est donc un fait que ne conteste
aujourd'hui aucun expérimentateur ; presque tous aussi s'accordent pour
admettre qu'elle est incomparablement moins exquise que celle de la cinquième paire.

B. *Le nerf facial emprunte la plus grande partie de sa sensibilité
aux rameaux qu'il reçoit de la cinquième paire.* Pour reconnaître la
vérité de cette proposition, le moyen le plus direct et le plus sûr consistait
à neutraliser complétement l'influence du trijumeau en le coupant à son
origine et à irriter ensuite le tronc et les branches du facial : cette expérience a été faite par Backer, Magendie, Lund, Eschricht, M. Longet, et
ces observateurs ont trouvé le nerf de la septième paire insensible aux
irritants mécaniques.

Toutefois Eschricht, ayant répété plus tard la même expérience sur des
chiens, put constater encore quelques vestiges de sensibilité sur ce nerf ;
Müller avance également qu'après la section du trijumeau le facial conserve encore un reste de sensibilité.

En présence de ces résultats on ne saurait douter que la sensibilité du
facial ne dérive essentiellement de la cinquième paire, mais il reste dou-
teux que ce nerf en soit la source exclusive.

C. *Le nerf facial emprunte une partie de sa sensibilité au nerf de
Wrisberg, ou en d'autres termes il est sensible par lui-même.* Les expériences précédentes nous laissant dans le doute à ce sujet, nous devons in-

voquer des faits d'un autre ordre : tous les expérimentateurs reconnaissent que le facial est sensible à sa sortie de l'aqueduc de Fallope. D'où vient cette sensibilité? Est-ce du rameau qui unit le facial au pneumo-gastrique, ainsi que le pense Müller? Mais nous avons vu que ce rameau est d'une nature mixte, que la plupart de ses fibres marchent du premier de ces nerfs au second, et que celles qui s'étendent du second au premier ne sont pas destinées au facial, mais à la membrane du tympan et au conduit auditif externe. Est-ce du grand pétreux superficiel? Mais nous avons vu aussi que celui-ci marche du facial vers le ganglion de Meckel. M. Longet admet, il est vrai, qu'il renferme quelques fibres dirigées du ganglion de Meckel vers le facial. Pour croire à l'existence de ces fibres, il faudrait qu'elles fussent démontrées anatomiquement, et elles ne le sont pas; ou bien que le facial n'en reçût d'aucune autre source : or, au contraire, il reçoit un petit faisceau qui part du cordon postérieur de la moelle comme tous les nerfs sensitifs, et qui vient comme ces mêmes nerfs, après un court trajet, se terminer dans un ganglion. Le raisonnement est donc ici d'accord avec l'anatomie pour nous faire admettre avec Bischoff, Bartold, Gœdechens, Valentin, M. Ch. Robin, etc., que le nerf facial est sensible par lui-même, et qu'il est redevable de cette sensibilité au nerf intermédiaire de Wrisberg. Répétons toutefois que cette conclusion ne prendra l'autorité d'un fait démontré que lorsqu'on aura ouvert le crâne d'un mammifère, mis à nu l'origine du nerf de la septième paire, et porté l'irritation mécanique directement sur sa petite racine.

D. *Quelles sont les attributions des fibres sensitives du facial?* Parmi ces fibres, celles qui viennent de la cinquième paire ont évidemment pour usages de communiquer la sensibilité aux muscles dans lesquels elles pénètrent; et nous savons combien cette sensibilité est utile aux fonctions qu'ils remplissent. Il n'est pas aussi facile de définir la destination des fibres qui forment le nerf de Wrisberg ; car le facial étant un nerf moteur et les muscles auxquels il se distribue recevant des fibres sensitives du trijumeau, on ne voit pas d'abord quelles peuvent être les attributions de ce petit nerf, en faveur duquel on peut cependant invoquer trois usages différents :

1° Il n'est pas démontré que tous les muscles placés sous la dépendance du facial reçoivent des filets de la cinquième paire ; s'il en est quelques uns qui se trouvent en effet déshérités de ce côté, le nerf de Wrisberg peut leur en fournir et leur en fournit très vraisemblablement.

2° Admettons que chacun de ces muscles soit pénétré par un filet du trijumeau ; dans ce cas la petite racine du facial devient en quelque sorte un double emploi; mais ce double emploi n'atteste-t-il pas une sage prévision de la nature, car alors si l'un de ces deux groupes de fibres sensitives vient à cesser de fonctionner, l'autre pourra le suppléer et les fonctions du facial n'en seront point troublées ; c'est ce que nous voyons dans les paralysies de la cinquième paire.

3° Ajoutons enfin que l'expression de la face ne dépend pas seulement du jeu des muscles, elle dépend aussi des modifications soudaines qui s'opèrent dans sa coloration ; or ces modifications que nos divers sentiments et nos passions impriment à la circulation capillaire de la face n'auraient-elles pas pour point de départ la sensibilité propre du nerf facial? On sera porté à admettre qu'il en est ainsi si l'on considère, d'une part, que le nerf de la septième paire fournit des rameaux qui accompagnent l'artère faciale et ses divisions, de l'autre que l'aptitude de la face à nuancer soudainement sa coloration survit à la destruction de la cinquième paire, et disparaît au contraire chez les malades affectés d'hémiplégie faciale.

Parallèle des nerfs de la cinquième et de la septième paire.

Comme le nerf de la cinquième paire, celui de la septième naît par deux racines, l'une motrice, l'autre sensitive.

La racine sensitive du trijumeau se jette dans le ganglion de Gasser, et la racine sensitive du facial dans le ganglion géniculé.

De la cinquième paire on voit se détacher des rameaux qui vont s'adjoindre aux troncs de la troisième, de la quatrième et de la sixième, nerfs d'abord exclusivement moteurs qu'elle transforme par l'adjonction de ces rameaux en nerfs mixtes. De la septième paire se détachent également des rameaux qui vont se perdre dans les troncs de la neuvième et de la dixième, nerfs essentiellement sensitifs à leur origine qu'elle transforme aussi en nerfs mixtes.

Le trijumeau, par ses innombrables ramifications, tient sous sa dépendance la sensibilité, la nutrition et les sécrétions de toutes les parties comprises au-devant d'un plan vertical transversalement conduit de l'une à l'autre oreille ; le facial, par ses divisions presque aussi multipliées, tient sous son influence tous les muscles peauciers répandus à la surface de cette grande région, et distribue en outre l'influx nerveux aux muscles tenseurs du voile du palais par le grand nerf pétreux superficiel ; aux muscles moteurs de la chaîne des osselets, par le petit pétreux superficiel et le filet du muscle de l'étrier ; aux muscles moteurs du pavillon de l'oreille et du cuir chevelu par son rameau auriculaire postérieur ; au muscle stylo-hyoïdien et au ventre postérieur du digastrique par des rameaux particuliers ; aux muscles stylo-glosse et lingual supérieur par un autre rameau et la corde du tympan ; au muscle peaucier du cou par les rameaux cervicaux de sa branche terminale inférieure.

Indépendamment des filets qu'il fournit à tous les autres organes, le trijumeau en fournit aussi à la plupart des muscles peauciers du crâne et de la face ; sous ce rapport, les nerfs de la septième et de la cinquième paire sont en quelque sorte complémentaires l'un de l'autre. Le premier verse dans les muscles un principe incitateur qui a pour conséquence la contraction de leurs fibres. Le second transmet à l'encéphale l'impression qu'il éprouve pendant cette contraction, impression toujours exactement proportionnelle à l'abondance de l'influx nerveux : aux filets du facial nous sommes redevables de l'action de tous les muscles peauciers du crâne, de la face et du cou ; aux filets du trijumeau nous sommes redevables de la conscience de cette action et de la faculté de la graduer à volonté. — Si l'alliance de ces deux ordres de filets était utile quelque part, n'était-ce pas en effet dans les muscles qui avaient à exprimer, à refléter en quelque sorte dans leurs mille nuances, toutes les émotions de l'âme, les plus secrètes et les plus expansives, les plus douces et les plus violentes ! Mais ce n'est pas seulement dans les muscles qui président à l'expression de nos passions qu'on voit les nerfs de la cinquième et de la septième paire s'allier entre eux. La tendance qui les porte l'un vers l'autre se manifeste dès leur origine ; seulement les rameaux qu'ils échangent se multiplient d'autant plus qu'on se rapproche davantage de leur terminaison : ainsi le facial communique avec le maxillaire supérieur par le grand nerf pétreux et le ganglion sphéno-palatin, avec le maxillaire inférieur par le petit pétreux et le ganglion otique, avec le lingual par la corde du tympan, avec le temporal superficiel par sa branche terminale supérieure et ses rameaux temporaux, avec le temporal profond antérieur et le frontal externe par ses filets frontaux, avec le filet malaire par ses rameaux palpébraux inférieurs, avec les rameaux sous-orbitaires par ses rameaux correspondants, avec le nerf buccal par ses rameaux buccaux, avec le nerf mentonnier par ses rameaux mentonniers, etc. C'est à ces rameaux d'emprunt que le nerf facial est principalement redevable de la sensibilité qu'il présente ; c'est de ces mêmes rameaux que partent les filets cutanés qu'il fournit.

HUITIÈME PAIRE, OU NERFS AUDITIFS.

Origine. Les nerfs auditifs ou acoustiques, portion molle de la septième paire de Willis, naissent de la partie la plus élevée du bulbe rachidien par deux racines qu'on peut distinguer, d'après leur position, en postérieure et en latérale.

La *racine postérieure* prend naissance dans l'épaisseur de la substance grise qui revêt la face correspondante du bulbe rachidien ; elle se présente sous l'aspect de stries étendues du sillon médian de cette face vers les parties latérales et supérieures du bulbe, où elles se réunissent en un seul faisceau qui ne tarde pas lui-même à se réunir à la racine antérieure. Ces stries, connues depuis Piccolhomini sous le nom de *barbes du calamus scriptorius*, présentent de grandes variétés dans leur aspect, leur nombre, leurs dimensions et leur direction. Quelquefois elles sont très apparentes ; le plus souvent elles sont ternes, comme voilées, et parfois même à peine visibles ; toutes ces différences proviennent de la situation plus ou moins superficielle qu'elles occupent, c'est-à-dire de la couche plus ou moins épaisse de substance grise qui les recouvre. Leur nombre est en général de quatre à cinq. Toutes ne convergent pas de dedans en dehors pour aller se réunir en un seul faisceau ; on en voit ordinairement une ou deux qui offrent une situation et une direction indépendantes et qui ne participent pas à la composition du nerf auditif. — Selon Vicq d'Azyr, celles d'un côté se continueraient sur la ligne médiane avec celles du côté opposé ; mais cette continuité, à l'aide de laquelle on a voulu expliquer l'unité de perception des impressions auditives, est seulement apparente ; elle a été niée avec raison par la plupart des anatomistes. (Fig. 189 et 192.)

La *racine latérale* naît du pédoncule cérébelleux inférieur par un faisceau légèrement aplati ; sur un bulbe rachidien durci par une immersion prolongée dans l'alcool, elle peut être poursuivie à une petite distance dans l'épaisseur de ce pédoncule, et l'on voit alors qu'elle émane principalement de sa partie postérieure. A son point d'émergence cette racine répond, inférieurement au glosso-pharyngien, supérieurement au facial qui occupe aussi son côté interne, et qui est plus rapproché par conséquent de la ligne médiane, en arrière à la racine postérieure qui, après avoir contourné le bord correspondant du pédoncule cérébelleux inférieur, vient se réunir à elle pour constituer le tronc du nerf auditif.

Trajet et rapports. Des parties supérieure et latérales du bulbe rachidien le nerf de la huitième paire se dirige obliquement en haut, en
avant et en dehors, vers le conduit auditif interne dans lequel il s'engage,
et qu'il parcourt sans se dévier de sa direction primitive.

Dans toute l'étendue de ce trajet le nerf acoustique se trouve en rapport
avec le nerf facial qui occupe son côté supérieur et antérieur, et sur lequel
il se moule; sa forme, par conséquent, est celle d'une gouttière dont la
concavité tournée en haut et en avant devient d'autant plus profonde qu'on
se rapproche davantage de sa terminaison. A l'aspect de ce mode de configuration on serait tenté de croire qu'après s'être momentanément réunies, les deux racines qui forment d'abord la portion molle de la huitième
paire se séparent de nouveau, reprennent chacune la forme aplatie qui
leur est propre, s'adossent par leur bord et constituent par cet adossement
le demi-cylindre dans lequel se trouve logée la portion dure. (Fig. 214.)

Ainsi, emboîtés l'un dans l'autre, les nerfs de la septième et de la huitième paire contournent le pédoncule cérébelleux moyen en le croisant à
angle droit, longent le bord antérieur du lobule du pneumo-gastrique,
et reçoivent ensuite du feuillet viscéral de l'arachnoïde une gaîne commune qui les accompagne jusqu'au fond du conduit auditif interne.

Division. En entrant dans ce conduit, la gouttière qui constitue le nerf
acoustique se partage en deux branches qui répondent, l'une à son bord
antérieur, l'autre à son bord postérieur; d'abord contiguës et presque parallèles, ces deux branches affectent, lorsqu'elles sont parvenues à l'extrémité du conduit auditif, une direction et une terminaison très différentes.
—La branche antérieure se porte directement en avant dans l'épaisseur de
l'axe du limaçon.—La branche postérieure se porte en dehors et un peu en
arrière vers le vestibule et les canaux demi-circulaires. Pour bien comprendre comment se comportent ces deux branches ainsi que les deux racines du facial à l'intérieur du conduit auditif, il importe de rappeler ici
que l'extrémité profonde de ce conduit présente :

1° A sa partie supérieure et antérieure un orifice qui répond à l'aqueduc
de Fallope; cet orifice livre passage au nerf facial.

2° Au-dessous de celui-ci une lamelle osseuse criblée d'orifices inégaux
et partagée par une crête en deux parties, une partie antérieure et une
partie externe; la partie antérieure de cette lame criblée donne passage
aux divisions de la branche limacienne, et la partie externe à celles de la
branche vestibulaire. — Il résulte de cette disposition que les nerfs acoustiques se comportent à leur entrée dans le sens de l'ouïe, comme les nerfs
olfactifs et optiques à leur entrée dans les fosses nasales et dans le globe
oculaire : tous les trois d'une mollesse extrêmement prononcée, ils empruntent un point d'appui aux organes qui les entourent, et lorsque arrivés
à leur terminaison ils se divisent, ces points d'appui semblent se multiplier pour chacun d'eux en raison composée de leur mollesse et de leur
ténuité.

Les ramifications terminales des branches limacienne et vestibulaire seront décrites avec l'oreille interne.

Usages. Le nerf de la huitième paire transmet au centre nerveux
les impressions vibratoires qui lui arrivent de tous les points de l'horizon;

il constitue par conséquent l'élément essentiel du sens de l'ouïe. Mais ses deux branches ne concourent pas également aux sensations auditives. Des faits tirés de l'anatomie comparée et de l'anatomie pathologique semblent établir que la branche vestibulaire jouit sous ce rapport d'une plus grande importance que celle qui se distribue au limaçon. Cette dernière apparaît plus tardivement dans la série animale, elle n'arrive à son plus grand développement que dans les vertébrés supérieurs, et enfin elle a été trouvée plus ou moins altérée et presque détruite chez des individus qui avaient conservé toute l'intégrité du sens de l'ouïe.

Comme les nerfs de l'olfaction et de la vision, celui de l'audition est insensible à toute irritation mécanique.

NEUVIÈME PAIRE, OU NERFS GLOSSO-PHARYNGIENS.

Préparation. Le glosso-pharyngien peut être préparé suivant deux procédés très différents : 1° par ses parties latérales, ainsi que le pneumo-gastrique, le spinal, le grand hypoglosse et la partie supérieure du grand sympathique ; 2° par sa partie postérieure.

Le premier procédé est plus économique ; il permet de découvrir simultanément tous les nerfs qui précèdent et d'étudier leurs rapports ainsi que leurs diverses anastomoses ; mais il laisse dans l'ombre ou sacrifie plusieurs rameaux du glosso-pharyngien qu'il importe de connaître et qui ne peuvent être bien étudiés que d'arrière en avant, c'est-à-dire en pratiquant préalablement la coupe du pharynx.

Le second procédé est donc celui qui mérite la préférence ; pour son exécution on se conformera aux règles suivantes :

1° Si la tête est encore intacte, diviser les parties molles épicrâniennes sur la ligne médiane, les déjeter à droite et à gauche, briser circulairement le crâne, et enlever l'encéphale.

2° Inciser toutes les parties molles antérieures du cou vers son tiers inférieur, et transversalement jusqu'à la colonne vertébrale.

3° Pratiquer de chaque côté du cou, au niveau des apophyses transverses, deux incisions verticales comprenant toute l'épaisseur des parties molles correspondantes, et détacher le pharynx des muscles prévertébraux, en usant de beaucoup de ménagement au voisinage des apophyses styloïdes, afin de laisser intacts le facial et toutes les branches collatérales qu'il fournit à sa sortie du trou stylomastoïdien.

4° Diviser la base du crâne à l'aide de deux traits de scie appliqués sur le sommet des apophyses mastoïdes et dirigés transversalement de dehors en dedans de manière à laisser intact le tronc du facial, ainsi que les branches qu'il fournit à sa sortie de l'aqueduc de Fallope, et à venir tomber de chaque côté sur les parties latérales du trou occipital.

5° Préparer les branches que fournit le facial à sa sortie du trou stylo-mastoïdien, c'est-à-dire celles qui vont se rendre au glosso-pharyngien, au ventre postérieur du digastrique, au stylo-hyoïdien et au stylo-glosse.

6° Séparer ensuite, à l'aide de la gouge et du maillet, toute la partie postérieure du trou déchiré postérieur ainsi que le condyle de l'occipital, et décoller complétement la veine jugulaire interne.

7° Chercher sur la paroi antérieure du trou déchiré le rameau de la fosse jugulaire, puis le rameau de Jacobson, conserver l'anastomose de ces deux rameaux et achever d'isoler le ganglion d'Andersch.

8° Terminer la préparation du rameau de Jacobson en ciselant le canal qui le transmet dans la caisse du tympan, et en enlevant les parois supérieure et externe de cette caisse de manière à découvrir largement sa paroi interne sur laquelle rampent les divisions de ce rameau. Cette partie du glosso-pharyngien ne peut être bien étudiée que sur un rocher qui a macéré cinq ou six jours dans une solution concentrée d'acide chlorhydrique.

9° Enfin, poursuivre le tronc de la neuvième paire depuis le ganglion d'Andersch jusqu'à sa terminaison, en préparant successivement tous les rameaux qui s'en détachent. Afin de faciliter la dissection de ces divers rameaux, le pharynx sera préalablement distendu à l'aide de crin ou de tout autre corps étranger assez résistant pour soutenir ses parois en conservant leur souplesse.

Le *nerf de la neuvième paire*, *glosso-pharyngien* de Haller, *pharyngo-glossien* de Chaussier, *première portion de la huitième paire* de Willis, s'étend des parties latérales du bulbe rachidien au pharynx et à la langue, auxquels il est essentiellement destiné.

Origine. Le glosso-pharyngien naît des pédoncules cérébelleux inférieurs, entre le nerf de la huitième paire et celui de la dixième, à 2 millimètres en arrière du corps olivaire, sur la direction d'une ligne qui prolongerait supérieurement le sillon collatéral postérieur de la moelle. De même que tous les cordons nerveux qui naissent de ce sillon, il ne peut être poursuivi au delà de son origine apparente. (Fig. 189.)

Cette origine a lieu par cinq ou six filets qu'on voit assez souvent se grouper en deux faisceaux distincts : l'un inférieur, plus considérable, contigu et parallèle aux radicules les plus élevées du pneumo-gastrique ; l'autre supérieur, situé immédiatement au-dessous des racines du nerf auditif. En se réunissant, ces deux faisceaux donnent naissance à un cordon d'abord un peu aplati qui constitue le tronc de la neuvième paire.

Trajet et rapports. Du bulbe rachidien au trou déchiré postérieur par lequel il sort du crâne, le glosso-pharyngien se dirige horizontalement en avant et en dehors ; arrivé à l'extrémité antérieure de ce trou, il s'y engage en se coudant à angle droit, se renfle presque aussitôt pour former un petit ganglion, le *ganglion pétreux* ou *ganglion d'Andersch*, et se porte ensuite obliquement en bas, en avant et en dedans, de la base du crâne à la base de la langue, en décrivant une courbure à concavité antérieure. (Fig. 218.)

Dans le court trajet qu'il parcourt du bulbe rachidien au trou déchiré postérieur, le nerf de la neuvième paire est d'abord sous-arachnoïdien ; mais au voisinage du trou déchiré le feuillet viscéral de l'arachnoïde lui fournit une gaine qui lui est commune avec les nerfs pneumo-gastrique et spinal.

A l'intérieur du trou déchiré, il est situé en avant du pneumo-gastrique et du spinal, dans un conduit particulier que complète en arrière une lamelle moitié osseuse et moitié fibreuse.

A sa sortie du trou déchiré, il se trouve placé entre la veine jugulaire et l'artère carotide internes, en dedans des muscles qui s'attachent à l'apophyse styloïde. — Plus bas, il contourne la carotide interne pour lui devenir antérieur, passe entre le stylo-pharyngien et le stylo-glosse, longe les parties latérales du constricteur supérieur du pharynx, ainsi que l'amygdale, et, devenu alors légèrement ascendant, marche d'arrière en avant sous la muqueuse de la base de la langue dans laquelle il se termine.

Ganglion pétreux. Ce renflement, décrit par Andersch en 1791, occupe une petite cavité qui se trouve située en avant et en dedans du trou déchiré, en arrière de l'orifice d'entrée du canal carotidien, au niveau de l'aqueduc du limaçon, et qui a reçu du même anatomiste la dénomination de *receptaculum ganglioli petrosi*. (Fig. 205 et 220.)

La forme du ganglion pétreux est ovoïde, et sa couleur légèrement grisâtre. Son grand axe, verticalement dirigé, présente une longueur qui varie de 2 à 3 millimètres.

Ehrenritter, en 1790, a décrit un autre ganglion qui existerait à la partie supérieure du trou déchiré, sur l'un des faisceaux d'origine du glosso-pharyngien ; ce ganglion, dont le diamètre moyen serait d'un millimètre environ, est admis de nos jours par Krause, par Muller et par M. Valentin ; mais son existence a été révoquée en doute par M. Longet, par M. Cruveilhier et M. Ludovic Hirschfeld ; cette dernière opinion est celle qui me paraît fondée sur l'observation la plus exacte.

Anastomoses. Au niveau du trou déchiré, le glosso-pharyngien présente quatre branches anastomotiques : le *rameau de Jacobson*, un *filet qui l'unit au pneumo-gastrique*, un *autre filet qui l'unit au grand sympathique*, et un *rameau que lui envoie le facial.*

1° *Rameau de Jacobson.* Mentionné pour la première fois par Andersch en 1792, mais mieux décrit en 1818 par Jacobson dont il a conservé le nom, et mieux encore en 1827 par Arnold, ce rameau est remarquable par le nombre et la ténuité de ses filaments, par le trajet de ceux-ci à travers la partie la plus dure du rocher, et surtout par les communications qu'il établit entre le glosso-pharyngien d'une part, le facial, le trijumeau et le grand sympathique de l'autre. (Fig. 217 et 220.)

Le rameau de Jacobson naît de la partie antérieure et externe du ganglion pétreux et s'engage dès son origine dans un petit canal qui, obliquement dirigé en haut et en dehors, vient s'ouvrir après un trajet de 6 à 8 millimètres dans la caisse du tympan immédiatement au-dessous du promontoire ; là il est reçu dans une gouttière creusée de bas en haut sur la surface de cette saillie et se partage en six filets qui s'écartent en rayonnant à la manière des nervures d'une feuille ; de ces six filets deux se portent en arrière, deux en avant et deux en haut.

Les *filets postérieurs*, extrêmement grêles et destinés à la muqueuse tympanique, se répandent en fines ramifications, l'un sur le pourtour de la fenêtre ronde, l'autre autour de la fenêtre ovale.

Des *deux filets antérieurs* le premier, quelquefois double, se porte directement en avant dans le canal carotidien où il s'anastomose avec le filet correspondant du ganglion cervical supérieur ; le second se dirige obliquement en avant et en haut vers la muqueuse de la trompe d'Eustache à laquelle il se distribue.

Les *filets supérieurs* se distinguent par leur position en interne et en externe : ce sont les *nerfs pétreux profonds*, dont l'interne, après avoir traversé la face supérieure du rocher, vient s'accoler au grand nerf pétreux superficiel pour se rendre avec lui au ganglion sphéno-palatin, tandis que l'externe, qui a été si bien décrit par Arnold, vient s'unir au petit pétreux superficiel à 2 millimètres de son origine pour se porter avec lui au ganglion otique.

En résumé, des six filets du rameau de Jacobson, trois se répandent dans une membrane muqueuse : celui de la fenêtre ronde, celui de la fenêtre ovale et celui de la trompe d'Eustache ; les trois autres, d'un diamètre

en général un peu plus considérable, se rendent à des ganglions : au ganglion cervical supérieur, au ganglion sphéno-palatin et au ganglion otique.

On voit assez souvent un filet se détacher du rameau auriculaire du
pneumo-gastrique pour se joindre au rameau de Jacobson, tantôt au moment
où celui-ci s'engage dans le canal qui lui est destiné, tantôt au moment où
il sort de ce canal pour se placer dans la gouttière que lui présente le promontoire; dans ce dernier cas le filet venu du rameau auriculaire pénètre
dans la caisse du tympan par un canal particulier.

2° *Anastomose du pneumo-gastrique avec le ganglion pétreux.*
Ce rameau, dont l'existence n'est pas constante, offre en général une
grande ténuité ; il se porte un peu obliquement en bas et en avant, du tronc
de la dixième paire à celui de la neuvième , auquel il s'unit vers la partie
moyenne du trou déchiré postérieur et quelquefois à l'extrémité inférieure
de celui-ci.

3° *Anastomose du ganglion pétreux avec le grand sympathique.*
Non moins grêle que le précédent, ce filet anastomotique part de la partie
inférieure du ganglion pétreux et quelquefois un peu plus bas, c'est-

FIG. 217.

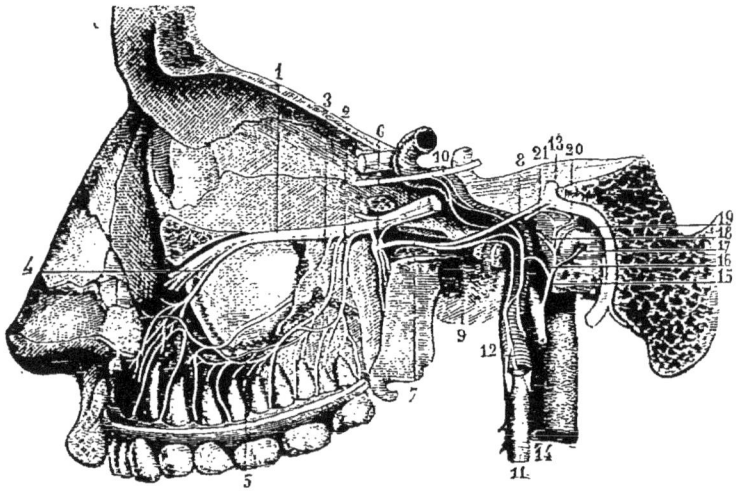

Rameau de Jacobson et nerfs dentaires supérieurs.

1. Nerf maxillaire supérieur. — 2. Nerfs dentaires postérieurs. — 3. Nerf dentaire
moyen. — 4. Nerf dentaire antérieur. — 5. Plexus que forment les nerfs dentaires supérieurs en s'anastomosant entre eux. — 6. Ganglion sphéno-palatin.
— 7. Nerf vidien ou ptérygoïdien. — 8. Rameau crânien du nerf vidien ou
grand nerf pétreux. — 9. Rameau carotidien du même nerf. — 10. Tronc du nerf
moteur oculaire externe. — 11. Ganglion cervical supérieur. — 12. Rameau
carotidien de ce ganglion. — 13. Tronc du facial. — 14. Tronc du glosso-
pharyngien. — 15. Rameau de Jacobson. — 16. Anastomose de ce rameau avec
le grand sympathique. — 17. Filet de la fenêtre ronde. — 18. Filet destiné à
la trompe d'Eustache. — 19. Filet de la fenêtre ovale. — 20. Nerf pétreux
profond externe se réunissant au petit pétreux superficiel. — 21. Nerf pétreux
profond interne se réunissant au grand pétreux superficiel,

à-dire de la partie non ganglionnaire du tronc du glosso-pharyngien. Il se dirige presque verticalement en bas, et après un court trajet vient se jeter dans le rameau carotidien du ganglion cervical supérieur. On voit souvent un autre filet venu du pneumo-gastrique se joindre à celui qui provient du glosso-pharyngien et former ainsi un petit tronc qui se termine de la même manière dans le rameau carotidien.

4° *Anastomose du facial avec le glosso-pharyngien.* Ce rameau a déjà été mentionné; si j'en crois mes dissections, il existerait rarement ; lorsqu'il existe, nous avons vu qu'il se dirige transversalement de dehors en dedans en passant au-devant de la veine jugulaire interne ; il se termine ordinairement un peu au-dessous du ganglion d'Andersch.

Distribution. Dans le trajet qu'il parcourt de la base du crâne à la base de la langue, le glosso-pharyngien fournit :

Un rameau destiné aux muscles digastrique et stylo-hyoïdien ;

Un rameau qui vient s'accoler au filet que le facial envoie au stylo-glosse.

Des *rameaux carotidiens :*

Des *rameaux pharyngiens ;*

Des *rameaux tonsillaires ;*

Et enfin un grand nombre de *branches terminales* ou *linguales.*

1° **Rameau des muscles digastrique et stylo-hyoïdien.** Il se détache du tronc principal un peu au-dessous du trou déchiré, passe en arrière du stylo-pharyngien auquel il abandonne quelquefois un ou deux filets, puis au-dessus et en dehors du stylo-hyoïdien qui en reçoit constamment un ramuscule, et vient se terminer dans le ventre postérieur du digastrique en décrivant une courbe dont l'extrémité terminale s'anastomose avec les divisions correspondantes du rameau digastrique du facial. Cette anastomose a lieu tantôt au-dessus, tantôt au-dessous, tantôt dans l'épaisseur du muscle digastrique ; dans ce dernier cas elle est peu apparente, et les deux rameaux semblent au premier abord indépendants. Lorsqu'elle a lieu au-dessus du muscle digastrique, tous les filets musculaires qu'elle fournit naissent de la convexité de sa courbure.

2° **Rameau qui vient s'accoler au filet du muscle stylo-glosse.** D'un volume à peu près égal au précédent, ce rameau part du tronc de la neuvième paire au-dessus du stylo-pharyngien, s'engage presque aussitôt dans l'épaisseur de ce muscle, le traverse sans lui abandonner aucune division et s'accole alors au filet long et grêle qui se porte du facial à la base de la langue ; de la réunion de ces deux filets résulte un petit tronc qui atteint bientôt les parties latérales et postérieures du sens du goût, où on le voit d'une part s'anastomoser par des filets transverses avec les branches terminales du glosso-pharyngien, et de l'autre se ramifier en partie dans la muqueuse gustative, en partie dans les muscles stylo-glosse et glosso-staphylin. (Fig. 215.)

En rapprochant ce rameau de quelques autres précédemment décrits, on voit que le glosso-pharyngien s'anastomose avec le facial sur quatre points différents :

a. Sur la partie interne de la face antérieure du rocher par l'adjonction des deux nerfs pétreux profonds aux deux nerfs pétreux superficiels.

b. Immédiatement au-dessous du rocher par un rameau transversal qui concourt à former le rameau de la fosse jugulaire.

c. Au niveau de la partie moyenne du ventre postérieur du digastrique par les rameaux correspondants des deux nerfs, rameaux qui forment par leur union une grande arcade à concavité supérieure.

d. Enfin, au-dessous de la partie moyenne du stylo-pharyngien par deux autres branches émanées des mêmes troncs; cette anastomose se fait à angle aigu, à peu près comme celle du lingual avec la corde du tympan.

3° **Rameaux carotidiens.** Au nombre de deux ou trois ils se portent verticalement en bas, vers la bifurcation de la carotide primitive en communiquant dans leur trajet avec un rameau venu du pneumo-gastrique et plusieurs filets émanés du ganglion cervical supérieur; de l'union de ces divers filets résulte un plexus, le *plexus intercarotidien* dont les divisions extrêmement déliées s'appliquent pour la plupart sur le tronc de l'artère carotide externe et sur ses différentes branches; quelques unes descendent sur la carotide primitive et s'unissent plus loin au nerf cardiaque supérieur.

Le plexus intercarotidien est remarquable par la présence de très petits renflements ganglionnaires qui se montrent principalement sur les rameaux fournis par le grand sympathique.

4° **Rameaux pharyngiens.** Leur nombre varié; on en voit ordinairement un ou deux principaux qui se rendent sur les côtés du pharynx où ils s'unissent à d'autres rameaux partis du pneumo-gastrique, du spinal et du grand sympathique. L'union et l'entremêlement de ces divers rameaux et de leurs nombreuses divisions donnent naissance au *plexus pharyngien*, plexus important et compliqué, duquel on voit naître deux ordres de filets :

a. Des filets musculaires qui se portent en dedans et divergent dans toutes les directions pour se distribuer aux trois muscles constricteurs du pharynx. Très vraisemblablement ces filets émanent du rameau pharyngien du spinal, mais on ne saurait établir ce fait anatomiquement.

b. Des filets sensitifs qui se répandent dans la muqueuse pharyngienne.

5° **Rameaux tonsillaires.** Avant d'arriver à la base de la langue, le glosso-pharyngien fournit plusieurs filets qui se portent vers l'amygdale en s'anastomosant entre eux sur sa face externe et en formant ainsi un petit plexus mentionné par Andersch sous le nom de *plexus tonsillaire ;* les ramifications qui émanent de ce plexus se distribuent : 1° aux amygdales; 2° à la muqueuse qui revêt leur face interne, à celle qui entoure les piliers du voile du palais, et enfin à une partie de celle qui tapisse la face inférieure de ce dernier organe; 3° très probablement aussi aux muscles glosso et pharyngo-staphylins. Les filets qui pénètrent dans ces muscles ne partant pas directement du glosso-pharyngien, mais de rameaux auxquels des filets de diverses sources viennent s'adjoindre, il est presque impossible d'arriver par la dissection seule à déterminer leur point de départ véritable; c'est surtout à la physiologie expérimentale qu'il appartient de compléter nos connaissances sur ce point; malheureusement l'expérimentation est ici d'une extrême difficulté, et les phénomènes qu'elle a pour but d'élucider sont si complexes, que les obstacles qui se dressent devant elle ne le cèdent guère à ceux qui arrêtent le scalpel de l'anatomiste.

6° **Branches terminales ou linguales.** Réduit à la moitié de son volume après avoir fourni toutes les branches collatérales qui précèdent, le glosso-pharyngien pénètre dans l'épaisseur de la base de la langue à égale distance de sa partie médiane et de ses parties latérales, se place d'abord sous la couche glanduleuse qu'elle présente, et se divise presque aussitôt en deux ou trois branches principales qui se subdivisent elles-mêmes après un court trajet en devenant de plus en plus superficielles. Toutes ces divisions et subdivisions sont unies entre elles par des communications transversales et forment ainsi un plexus, le *plexus lingual*, non moins remarquable que les plexus intercarotidien et pharyngien ; il est seulement plus régulier, les divisions qui le composent étant situées sur un même plan, et celles-ci affectant les unes une direction antéro-postérieure, les autres une direction transversale.

Parmi les ramifications qui émanent du plexus terminal ou lingual du glosso-pharyngien , quelques unes se perdent dans les glandules de la base de la langue ; toutes les autres se rendent à la muqueuse linguale et surtout aux papilles caliciformes qu'elles constituent essentiellement et qu'elles semblent ne pas dépasser. Cependant M. Andral a vu une de ces divisions s'avancer jusqu'à la partie moyenne de la langue et s'anastomoser avec un filet rétrograde du nerf lingual. En dedans et au niveau du *foramen cœcum*, celles d'un côté s'anastomosent avec celles du côté opposé par un ou deux filets, ainsi que l'a démontré M. Huguier, et constituent un petit plexus médian décrit par Valentin sous le nom de *plexus circulaire*. En dehors le réseau que forment les branches terminales de ce nerf communique avec le filet que le facial envoie aux muscles stylo-glosse et glosso-staphylin.

Fonctions du nerf glosso-pharyngien.

Lorsqu'il est pincé, divisé, soumis en un mot à une irritation mécanique quelconque, le glosso-pharyngien devient le siége d'une douleur vive ; sa section est suivie de l'insensibilité de toutes les parties auxquelles il se distribue ; il en est de même lorsqu'il se trouve comprimé par une tumeur et lorsqu'il est profondément altéré. Ce nerf est donc sensible ; mais est-il exclusivement sensitif ?

Soumis à sa sortie du trou déchiré postérieur à une irritation mécanique ou galvanique il détermine dans le stylo-pharyngien et les muscles constricteurs du pharynx des contractions manifestes ; hors du crâne, il est donc à la fois sensitif et moteur ; sur ce point encore tous les physiologistes sont unanimes.

Les résultats de l'expérimentation ne sont plus aussi satisfaisants lorsqu'on prend le glosso-pharyngien à son origine même ; car tandis que d'un côté MM. Longet, Reid et Valentin avancent qu'on peut irriter de toutes les manières sa portion intra crânienne sans déterminer aucune contraction musculaire, nous voyons de l'autre, Herbert Mayo, Müller, Volkman, affirmer au contraire que cette irritation est suivie de contractions convulsives du pharynx.

Pour lever l'incertitude passe-t-on du domaine de la physiologie dans celui de l'anatomie, on retrouve la même opposition dans les observateurs et les mêmes doutes. Le glosso-pharyngien, disent les partisans de la première opinion, naît sur le prolongement du sillon collatéral postérieur de la moelle et ses radicules se rendent à un ganglion. N'est-ce pas là une double analogie qui le rapproche des racines spinales postérieures, et par conséquent des nerfs exclusivement sensitifs? Sans doute, mais ce n'est qu'une analogie et l'on peut lui objecter : 1° que le bulbe rachidien diffère très notablement par sa structure de la moelle épinière; que s'il est démontré par l'expérimentation que les racines spinales postérieures naissent exclusivement des cordons correspondants, il n'en est pas de même pour les radicules des nerfs pneumo-gastrique et glosso-pharyngien, et qu'ainsi il serait très possible que ces deux nerfs tirassent en partie leur origine des cordons postérieurs et en partie du cordon antéro-latéral ; 2° que les branches qui se détachent du tronc de la neuvième paire immédiatement au-dessous du trou déchiré excèdent en général par leur volume celles qu'il a reçues un peu plus haut des nerfs facial et spinal, d'où il suit qu'il fournit plus de fibres motrices qu'il n'en reçoit, et qu'ainsi il en possède quelques unes qui lui sont propres.

Soit qu'on interroge la physiologie expérimentale, soit qu'on ait égard aux faits anatomiques, on arrive donc à des résultats qui se contredisent. J'ajouterai toutefois que parmi les arguments tirés de l'anatomie, les derniers me semblent offrir une plus grande importance; j'ai été souvent frappé dans mes dissections du contraste qu'on observe entre les filets moteurs que reçoit le glosso-pharyngien, et ceux qu'il fournit : les filets qu'il reçoit manquent souvent et sont presque toujours très grêles; les filets qu'il fournit sont plus constants et plus volumineux. Si dans l'état d'indécision où se trouve encore la science on pouvait donner la préférence à une opinion, j'inclinerais donc vers celle qui considère la neuvième paire comme un nerf à la fois sensitif et moteur dès son origine.

Par ses branches sensitives collatérales, le glosso-pharyngien donne la sensibilité aux muqueuses tympanique, pharyngienne, tonsillaire et palatine.

Par ses branches sensitives terminales, il préside à la sensibilité tactile et à la sensibilité gustative du tiers postérieur de la muqueuse linguale : la base de la langue est privée de toute sensibilité générale et spéciale chez les animaux dont le tronc de la neuvième paire a été divisé, et chez l'homme lorsque ce même tronc se trouve englobé dans une tumeur ou altéré dans sa texture.

Le sens du goût est donc desservi par deux nerfs différents : par le lingual dans ses deux tiers antérieurs, par le glosso-pharyngien dans sa partie postérieure. Il n'est pas sans intérêt de remarquer que chacun de ces troncs nerveux est accompagné par un groupe de fibres motrices : au lingual viennent s'adjoindre la corde du tympan et quelquefois un filet du mylohyoïdien dont les ramifications se répandent, ainsi que l'ont très bien constaté MM. Denonvilliers et Maisonneuve, dans le muscle lingual supérieur; aux branches terminales du glosso-pharyngien se mêlent les divisions du filet que le facial envoie au stylo-glosse et au glosso-staphylin. Le lingual supérieur représente en quelque sorte le peaucier de la face dorsale de la langue, le stylo-glosse représente le peaucier de ses parties latérales :

or dans ses recherches anatomiques et physiologiques sur la corde du tympan, M. Cl. Bernard a démontré que celle-ci exerce une influence notable sur le sens du goût, mais une influence toute mécanique, en agissant sur les papilles et en les adaptant en quelque sorte aux corps sapides, à peu près comme les muscles de la main adaptent la pulpe des doigts aux objets dont nous voulons étudier la configuration. Cette influence que le facial exerce en avant à l'aide de la corde du tympan, très vraisemblablement aussi il l'exerce en arrière et sur le bord de la langue à l'aide du rameau du stylo-glosse. Ces faits nous expliquent comment dans l'hémiplégie faciale la sensibilité gustative de la moitié correspondante de la langue se trouve plus ou moins affaiblie.

DIXIÈME PAIRE, OU NERFS PNEUMO-GASTRIQUES.

Les *nerfs de la dixième paire*, *nerfs pneumo-gastriques* de Chaussier, *nerfs vagues* des anciens, *deuxièmes portions de la huitième paire* de Willis, *nerfs sympathiques moyens* de Winslow, s'étendent des parties latérales du bulbe rachidien aux viscères du cou, de la poitrine et de l'abdomen. Ce simple énoncé laisse entrevoir toute l'importance du rôle qu'ils sont appelés à remplir : parmi les divers cordons qui rayonnent du centre nerveux vers nos organes il n'en est aucun, en effet, dont l'influence se répartisse sur une aussi large surface et dont l'intégrité se lie d'une manière aussi essentielle au maintien de la vie.

Origine. Les nerfs pneumo-gastriques naissent des parties latérales et supérieure du bulbe rachidien, immédiatement au-dessous du point d'émergence du glosso-pharyngien, au-dessus des racines les plus élevées du spinal, entre le faisceau intermédiaire ou latéral du bulbe et le corps restiforme, sur la direction d'une ligne qui prolongerait jusqu'à la protubérance le sillon collatéral postérieur de la moelle. Leur origine a lieu par huit ou dix radicules qui, parties d'un même point, se groupent aussitôt pour former un faisceau unique et légèrement aplati. — Parmi ces radicules il en est quelques unes qui, selon Vieussens et Santorini, partiraient de la paroi inférieure du quatrième ventricule et viendraient se réunir au groupe principal après avoir contourné le corps restiforme ; mais l'observation n'a pas confirmé l'existence de cette seconde racine qui établirait, si elle était démontrée, une remarquable analogie entre les nerfs de la huitième et de la dixième paire. (Fig. 189.)

Trajet et rapports. Du bulbe rachidien ces nerfs se portent presque transversalement en dehors vers le trou déchiré postérieur dans lequel ils s'engagent en se coudant à angle droit ; devenus verticaux, ils se renflent une première fois dans le trou déchiré, puis une seconde fois immédiatement au-dessous de cet orifice, descendent sur les parties latérales du cou, parallèlement aux veines jugulaires internes et aux artères carotides primitives en arrière desquelles ils sont placés, pénètrent dans la poitrine en s'appliquant aux parties latérales de l'œsophage, se partagent au niveau de l'origine des bronches en un très grand nombre de rameaux qui s'unissent entre eux pour constituer un plexus remarquable, le *plexus pulmonaire*, puis se reconstituent au-dessous de ce plexus par le rapprochement de quelques uns de leurs principaux faisceaux, se réappliquent à l'œsophage qu'ils enlacent de leurs nombreuses anastomoses, et arrivent avec ce conduit dans l'abdomen où l'on voit le pneumo-gastrique droit se consumer dans le foie et l'estomac, tandis que le pneumo-gastrique gauche se rend en partie dans ce dernier viscère, en partie dans le plexus solaire et par l'intermédiaire de ce vaste plexus dans la plupart des viscères abdominaux.

Ce long trajet permet de considérer au pneumo-gastrique cinq portions : une portion intra-crânienne, une portion contenue dans le trou déchiré postérieur ou intra-pariétale, une portion cervicale, une portion thoracique, et enfin une portion abdominale.

La *portion intra-crânienne*, étendue du bulbe rachidien au trou déchiré, répond en haut au tronc du glosso-pharyngien et en bas au tronc du spinal qui lui sont parallèles, en avant et en arrière au feuillet viscéral de l'arachnoïde qui se prolonge sur ces trois nerfs en leur formant une gaîne commune infundibuliforme.

La *portion intra-pariétale* occupe un conduit qui lui est commun avec le spinal et qui se trouve placé entre la veine jugulaire interne située en arrière et le glosso-pharyngien situé en avant; une cloison moitié osseuse et moitié fibreuse les épare constamment de ce dernier. (Fig. 205.)

La *portion cervicale* du pneumo-gastrique, plus rapprochée de la ligne médiane que la portion correspondante du grand sympathique, repose dans toute son étendue sur les muscles prévertébraux dans l'espace angulaire qu'interceptent en arrière, d'un côté, la veine jugulaire interne, de l'autre les artères carotide interne et carotide primitive ; elle est contenue dans la même gaîne que ces vaisseaux et se trouve ainsi séparée du grand sympathique situé entre cette gaîne et l'aponévrose prévertébrale.

La *portion thoracique* se comporte un peu différemment à droite et à gauche. — A droite elle s'engage entre l'artère sous-clavière et le tronc veineux brachio-céphalique correspondant qu'elle croise à angle droit, se porte ensuite en bas et en arrière en formant avec le tronc brachio-céphalique artériel un angle aigu, se place dans le sillon qui sépare l'œsophage de la trachée-artère, échange au niveau de la bifurcation de celle-ci de nombreuses branches avec la portion thoracique du côté opposé, puis s'incline un peu en arrière pour s'appliquer à la partie droite et postérieure du conduit œsophagien. — A gauche elle chemine d'abord entre les artères carotides primitive et sous-clavière qui lui sont parallèles; plus bas elle croise la partie moyenne et antérieure de la crosse de l'aorte, passe derrière la bronche gauche où elle fournit un grand nombre de rameaux qui concourent à la formation du plexus pulmonaire, et s'applique à l'œsophage dont elle longe le côté antérieur. (Fig. 218.)

La *portion abdominale* présente des différences plus tranchées encore, suivant qu'on l'examine de l'un ou de l'autre côté : après avoir franchi l'ouverture œsophagienne du diaphragme, le pneumo-gastrique droit, devenu postérieur, se trouve situé d'abord entre le cardia et les piliers du diaphragme, puis entre le plexus solaire et l'épiploon gastro-hépatique. Le pneumo-gastrique gauche, devenu antérieur, s'épanouit aussitôt en un très grand nombre de ramifications qui rampent pour la plupart sur la face antérieure de l'estomac.

Ganglions du pneumo-gastrique. Nous avons vu qu'en s'engageant dans le trou déchiré postérieur, le tronc de la dixième paire présente un premier renflement ganglionnaire, et qu'à peine sorti de cet orifice il en présente un second ; ces deux ganglions ne sont pas semblables.

Le *ganglion supérieur*, appelé aussi *ganglion jugulaire*, offre une forme ovoïde ; sa couleur est grisâtre et sa surface inégale. Ses dimensions varient de 4 à 6 millimètres. Des corpuscules ganglionnaires existent dans son épaisseur. Un ou deux filets l'unissent ordinairement au ganglion du glosso-pharyngien. (Fig. 205.)

Le *ganglion inférieur, corps olivaire* de Fallope, *plexus gangliforme* de Willis et de Vieussens, est très allongé, fusiforme, d'une longueur de 2 à 4 centimètres. Son extrémité supérieure se continue ordinairement avec l'extrémité inférieure du précédent. — Il se trouve situé au-devant et en dedans du ganglion cervical supérieur du grand sympathique avec lequel il offre des connexions importantes, en arrière du glosso-pharyngien et de l'artère carotide interne. — Le grand hypoglosse répond successivement à son côté postérieur, à son côté externe, puis à son côté antérieur, de telle sorte qu'il le contourne à la manière d'une spirale. — Les filets blancs qui le constituent semblent avoir subi une sorte de dissociation pour recevoir dans leur intervalle soit des faisceaux de fibres grises, soit des corpuscules ganglionnaires. (Fig. 218 et 220.)

Anastomoses. Nés des corps restiformes, les pneumo-gastriques sont essentiellement sensitifs à leur point de départ ; mais aux fibres sensitives dont ils sont d'abord composés, on voit bientôt se joindre des fibres motrices et des fibres organiques qui, parties de sources très différentes, s'échelonnent de haut en bas sur toute l'étendue de leur tronc, comme autant de racines tardives ou additionnelles.

Pourquoi cette multiplicité de sources motrices? Justement frappé d'une disposition aussi exceptionnelle dont il s'est attaché le premier à faire ressortir toute l'importance, M. Longet en définit ainsi l'utilité : « Convaincu » que la nature, toujours prévoyante et fidèle au but de conservation qui » domine dans ses œuvres, a multiplié en raison de l'importance des fonc- » tions les moyens propres à en assurer le libre et facile exercice, je pense » qu'une particularité différentielle aussi remarquable s'explique par la » haute mission physiologique confiée au tronc mixte du pneumo-gastrique. » En effet, ne tient-il pas sous son influence tous les principaux viscères » dont l'action est indispensable à l'entretien de la vie? Il fallait donc, pour » que son intégrité fonctionnelle fût mieux assurée et que la brusque inter- » ruption de son influence fût moins facile, qu'il soutirât à l'aide des nerfs » qui lui sont surajoutés sa force motrice à une grande étendue de l'axe » rachidien. »

Les racines motrices ou additionnelles du pneumo-gastrique émanent du spinal, du facial, du grand hypoglosse et de l'arcade formée par les deux premiers nerfs cervicaux. Les racines végétatives naissent des ganglions cervicaux et thoraciques du grand sympathique. Un mot sur chacune de ces racines.

1° *Racine anastomotique fournie par le spinal.* Cette anastomose est la plus considérable et la plus importante de toutes celles que reçoit le tronc de la dixième paire. Elle est ainsi constituée : le spinal placé en arrière du pneumo-gastrique, à son passage dans le trou déchiré postérieur, lui abandonne plusieurs filets qui pénètrent aussitôt dans le ganglion supérieur de celui-ci en se mêlant à ses fibres originelles de la manière la plus intime, puis il se divise en deux branches dont l'externe un peu plus volumineuse, va se perdre, ainsi que nous le verrons, dans les muscles sterno-

Fig. 218.

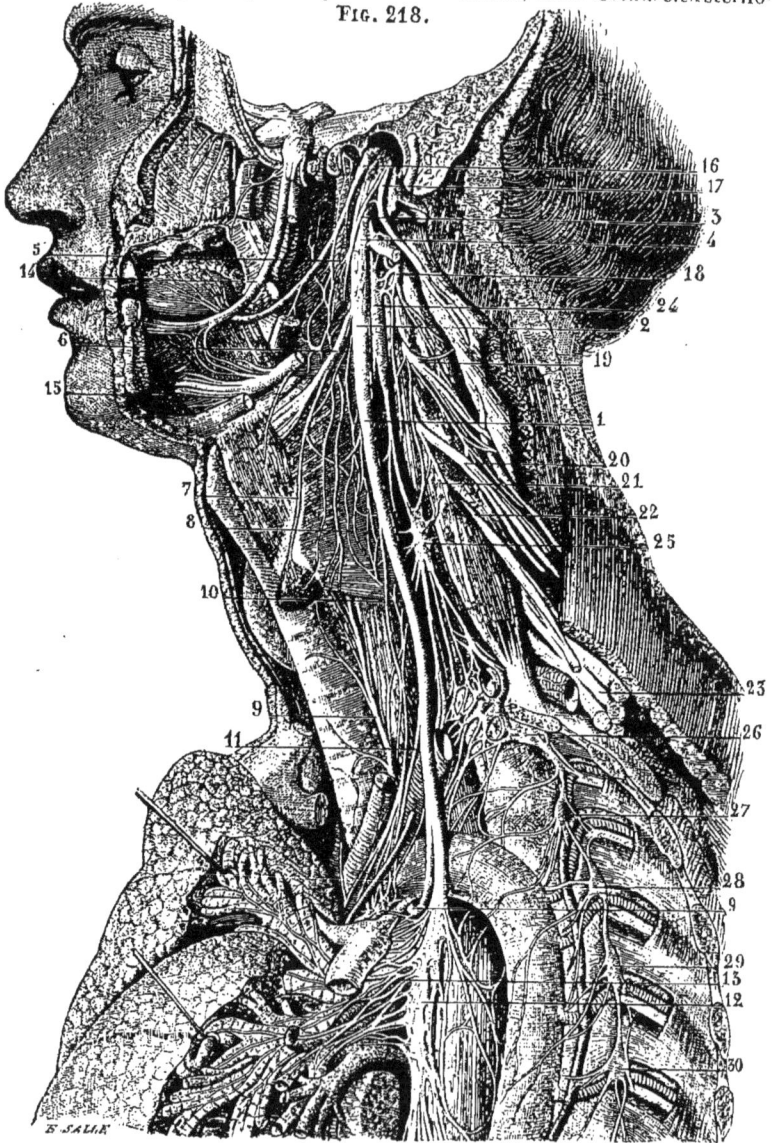

Nerf pneumo-gastrique.

1. Tronc du pneumo-gastrique gauche. — **2.** Plexus gangliforme. — **3.** Anastomose de ce plexus avec le spinal. — **4.** Anastomose du même plexus avec le

mastoïdien et trapèze, tandis que l'interne s'unit au plexus gangliforme.— Cette branche interne ou anastomotique ne se perd pas comme les filets précédents dans l'épaisseur du pneumo-gastrique ; elle rampe à la surface de son ganglion inférieur en échangeant avec celui-ci de nombreux filets, et se subdivise bientôt en deux rameaux : un rameau supérieur ou pharyngien, et un rameau inférieur qui longe le côté externe du tronc de la dixième paire et se confond avec lui. (Fig. 218 et 220.)

2° *Racine anastomotique fournie par le facial.* Ce rameau, mentionné par Willis, était oublié lorsque Comparetti vint le signaler de nouveau à l'attention des anatomistes. Nous avons vu : 1° qu'il naît du facial dans l'aqueduc de Fallope, à quelques millimètres au-dessus du trou stylo-mastoïdien, qu'il s'engage dans un conduit particulier et contourne ensuite la partie antérieure de la veine jugulaire interne pour venir se jeter dans le ganglion supérieur du pneumo-gastrique.— A ce rameau moteur on voit se joindre constamment un rameau sensitif, le *rameau auriculaire*, parfaitement décrit par Arnold. Parti du ganglion supérieur du pneumo-gastrique, ce rameau auriculaire s'applique aussitôt à celui qui vient du facial, se dirige transversalement en dehors, pénètre dans l'aqueduc de Fallope, croise perpendiculairement le tronc de la septième paire au niveau de l'origine de la corde du tympan, s'anastomose ordinairement avec ce tronc par un très petit filet à direction descendante, puis chemine dans l'épaisseur de l'apophyse mastoïde où il est facile de le suivre sur un temporal ramolli par l'action des acides, et se partage le plus souvent en trois filets dont deux vont se terminer dans les téguments de la paroi supérieure du conduit auditif externe ; le troisième, qu'Arnold ne paraît pas avoir aperçu, se rend dans la membrane du tympan. (Fig. 220.)

3° *Racine anastomotique fournie par le grand hypoglosse.* Elle présente beaucoup de variétés ; ordinairement elle se compose de deux ou trois filets qui naissent de l'hypoglosse au moment où il contourne en spirale le plexus gangliforme du pneumo-gastrique, et qui se perdent aussitôt dans les mailles de ce plexus. (Fig. 218.)

4° *Racine anastomotique fournie par l'arcade que forment les branches antérieures des deux premières paires cervicales.* Non constante et en général grêle, elle s'étend de la partie moyenne de cette arcade au ganglion inférieur du pneumo-gastrique dans lequel elle se jette à peu près au même niveau que les filets émanés de l'hypoglosse. (Fig. 220.)

5° *Racine anastomotique fournie par le ganglion cervical supérieur.* Entre tous les ganglions le cervical supérieur est celui qui affecte avec le cordon du pneumo-gastrique les rapports les plus intimes. Les filets que ce ganglion lui envoie varient du reste beaucoup dans leur nombre, leur volume et leur direction ; en général ils sont multiples : le plus élevé se porte de bas en haut de son extrémité supérieure ou de son rameau carotidien vers le plexus gangliforme du pneumo-gastrique; les autres se dirigent transversalement de dehors en dedans ou un peu obliquement de haut en bas; quelquefois ces filets transverses et obliques sont si nombreux et si courts, que le tronc de la dixième paire est comme soudé au ganglion cervical supérieur. (Fig. 220.)

6° *Racines anastomotiques fournies par les ganglions cervical moyen, cervical inférieur et dorsaux supérieurs.* Les filets qui se rendent de ces divers ganglions au pneumo-gastrique sont extrêmement grêles ; quelques uns se rendent directement dans son tronc, mais la plupart vont se joindre à ses branches ou à ses rameaux.

. *Distribution.* Les branches qui naissent du pneumo-gastrique se distinguent par leur terminaison :

A. En celles qui se distribuent aux organes du cou; elles sont au nombre de trois :

Le rameau pharyngien ;
Le nerf laryngé supérieur ;
Le nerf laryngé inférieur.

B. En celles qui se distribuent aux organes contenus dans la poitrine; elles sont aussi de trois ordres :

Les rameaux cardiaques ;
Les rameaux pulmonaires ;
Les rameaux œsophagiens.

C. En celles qui se distribuent aux organes de l'abdomen; elles se partagent également en trois groupes destinés :

A l'estomac ;
Au foie ;
Au plexus solaire.

A. *Branches cervicales du pneumo-gastrique.*

1° **Rameau pharyngien.** Souvent double et même triple, ce rameau se détache ordinairement de la partie supérieure et externe du plexus gangliforme du pneumo-gastrique, au niveau du point où la branche interne du spinal s'unit à ce plexus. Lorsque son névrilème a été détruit ou ramolli à l'aide d'une solution de soude ou de potasse, il est facile de reconnaître qu'il tire son origine en partie du pneumo-gastrique et en partie du spinal, mais principalement de ce dernier, de telle sorte qu'il représente manifestement un nerf mixte. (Fig. 218.)

Placé d'abord en dehors de la carotide interne, le rameau pharyngien la contourne pour lui devenir antérieur, fournit dans cette partie de son trajet plusieurs filets destinés au plexus inter-carotidien et se porte ensuite obliquement en bas, en avant et en dedans, sur les côtés du constricteur supérieur du pharynx, où il se partage en un grand nombre de ramuscules qui s'unissent aux divisions correspondantes du glosso-pharyngien et à d'autres non moins nombreuses venues du ganglion cervical supérieur pour former le *plexus pharyngien* ; des mailles irrégulières et très multipliées de ce plexus, ses ramifications terminales passent dans l'épaisseur des parois du pharynx où elles se distribuent, celles qui proviennent du spinal aux muscles pharyngiens, celles qui viennent du pneumo-gastrique à la muqueuse pharyngienne.

2° **Nerf laryngé supérieur.** Le laryngé supérieur naît de la partie inférieure et interne du plexus gangliforme, du côté opposé par conséquent à celui qui reçoit la branche interne du spinal, d'où il suit qu'il provient principalement de la portion initiale ou sensitive du pneumo-gastrique. — Sa direction est d'abord oblique en bas et en dedans. Parvenu sur les côtés du pharynx, il fournit un rameau important, le *nerf laryngé externe*, devient alors horizontal et parallèle à la grande corne de l'os hyoïde, traverse la membrane thyro-hyoïdienne à sa partie moyenne, et arrive dans l'épaisseur du repli aryténo-épiglottique où il se divise en un grand nombre de branches terminales que leurs directions divergentes permettent de distinguer en antérieures, moyennes et postérieures.

Situé plus bas et plus profondément que le glosso-pharyngien, que le rameau pharyngien du pneumo-gastrique et le grand hypoglosse, le laryngé supérieur décrit comme ces nerfs une courbe à concavité antérieure. Dans ce trajet curviligne il répond successivement : aux muscles prévertébraux et à l'artère carotide interne qu'il croise à angle aigu, puis à cette artère et aux parois latérales du pharynx, et plus loin au muscle thyro-hyoïdien qui le recouvre, et à la membrane thyro-hyoïdienne sur laquelle il repose. (Fig. 218.)

Le *nerf laryngé externe*, remarquable par sa longueur et sa ténuité, part de la convexité du laryngé supérieur, en dedans ordinairement de la carotide interne ; mais il n'est pas rare de le voir se détacher sur un point plus rapproché de l'origine du tronc principal et même directement du pneumo-gastrique. — Profondément situé à son point de départ, il se place bientôt entre le corps thyroïde et le constricteur inférieur du pharynx qui en reçoit un ou deux filets, se dirige en bas, en dedans et en avant, vers le crico-thyroïdien auquel il donne plusieurs divisions qui réduisent considérablement son volume, se réfléchit ensuite sur le bord inférieur du cartilage thyroïde, traverse le crico-aryténoïdien latéral après s'être anastomosé avec le laryngé inférieur, et se termine dans la muqueuse qui tapisse le ventricule du larynx. — Chemin faisant, ce rameau communique avec plusieurs divisions émanées de la partie correspondante du grand sympathique et quelquefois avec le nerf cardiaque supérieur ; de ces différentes anastomoses résulte un petit plexus qui a reçu de Haller le nom de *plexus laryngé*. (Fig. 218.)

Les *branches terminales antérieures* du laryngé supérieur se dirigent vers le bord de l'épiglotte pour se répandre : 1° dans la muqueuse de sa face postérieure ; 2° dans celle qui revêt sa face antérieure ; 3° dans l'épaisseur des replis glosso-épiglottiques ; 4° dans la muqueuse de la base de la langue ; ces derniers peuvent être suivis jusqu'au voisinage du *foramen cœcum*. (Fig. 219.)

Les *branches terminales moyennes* se ramifient dans l'épaisseur des replis aryténo-épiglottiques, dans la muqueuse qui revêt l'ouverture supérieure du larynx, et dans celle qui recouvre les cordes vocales supérieures.

Les *branches terminales postérieures* se distribuent principalement à la membrane qui tapisse le larynx en arrière. — Les plus élevées pénétrent dans l'épaisseur du muscle aryténoïdien, se perdent en partie dans ce muscle et en partie le traversent pour se rendre à la muqueuse appliquée sur les faces interne et antérieure des cartilages aryténoïdes. Blandin me paraît avoir commis une erreur lorsqu'il a avancé que tous les filets qui entrent dans le muscle aryténoïdien en ressortent pour se terminer dans la muqueuse laryngée. Soit qu'on poursuive ces filets sur le larynx du cheval, soit qu'on les poursuive sur celui de l'homme, on en voit toujours quelques uns se perdre dans le muscle aryténoïdien. Ces filets, du reste, sont purement sensitifs ; les expériences instituées par M. Longet ne laissent aucun doute à cet égard. — Parmi ces branches terminales, il en est une qui descend presque verticalement entre le muscle crico-aryténoïdien latéral et le cartilage thyroïde, et qui, parvenue au niveau du bord inférieur de ce cartilage, s'anastomose avec un rameau ascendant du laryngé inférieur. Il n'est pas démontré que Galien ait connu cette anastomose ; mais elle l'était de Willis qui la regarde comme constante chez l'homme et dans plusieurs mammifères.

En résumé, le laryngé supérieur anime deux muscles, le constricteur inférieur du pharynx et le crico-thyroïdien. Toutes ses autres divisions, extrêmement nombreuses, sont destinées à transmettre la sensibilité à la partie postérieure et médiane de la muqueuse linguale, à la muqueuse épiglottique, à la muqueuse laryngée, à toute la partie de la muqueuse pharyngienne qui répond à la face postérieure du larynx, et enfin au muscle aryténoïdien.

3° **Nerf laryngé inférieur ou récurrent.** Les nerfs laryngés inférieurs présentent quelques différences : celui du côté gauche se détache du pneumo-gastrique au niveau de la crosse de l'aorte, décrit aussitôt une courbure à concavité supérieure qui embrasse la courbure à concavité inférieure de cette crosse, se place dans le sillon angulaire formé par l'adossement de la trachée et de l'œsophage, devient vertical et ascendant, s'engage sous le muscle constricteur inférieur du pharynx, puis dans la gouttière que forment les cartilages thyroïde et cricoïde, et se partage en plusieurs filets destinés aux muscles intrinsèques du larynx. — Le nerf récurrent du côté droit naît au-devant de l'origine de l'artère sous-clavière correspondante qu'il contourne aussi d'avant en arrière et de bas en haut pour lui devenir postérieur, chemine entre la carotide primitive et le muscle long du cou, puis sur les parties latérales de l'œsophage, et s'engage sous le muscle constricteur inférieur pour se comporter ensuite comme le précédent.

Ces deux nerfs diffèrent donc :

1° Par leur longueur : le gauche est plus long que le droit de toute la hauteur comprise entre la concavité de la crosse aortique et l'extrémité supérieure du tronc brachio-céphalique, hauteur équivalente à celle des deux premières vertèbres dorsales.

2° Par leur volume : le gauche, qui dans son trajet plus étendu fournit un plus grand nombre de rameaux, est en général un peu plus considérable que le droit.

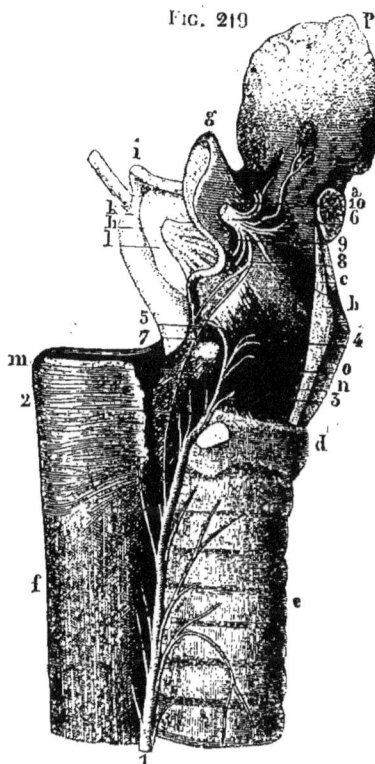

FIG. 219

Branches laryngées du nerf récurrent.

a. Os hyoïde divisé perpendiculairement sur la partie médiane de son corps. — b. Cartilage thyroïde dont la moitié droite a été retranchée. — c. Membrane thyro-hyoïdienne. — d. Cartilage cricoïde. — e. Trachée-artère. — f. OEsophage. — g. Épiglotte. — h. Grande corne du cartilage thyroïde. — i. Grande corne de l'os hyoïde. — k. Ligament thyro-hyoïdien latéral. — l. Face interne de la membrane thyro-hyoïdienne recouverte par la muqueuse sous laquelle on voit par transparence l'épanouissement du nerf laryngé supérieur gauche. — m. Muscle crico-aryténoïdien postérieur. — n. Muscle crico-aryténoïdien latéral. — o. Muscle thyro-aryténoïdien. — p. Base de la langue.
1. Nerf récurrent. — 2. Rameaux que ce nerf fournit au muscle crico-aryténoïdien postérieur. — 3. Rameau qu'il donne au crico-aryténoïdien latéral. — 4. Rameau du thyro-aryténoïdien. — 5. Rameau de l'aryténoïdien. Pour arriver jusqu'à ce muscle, ce rameau passe ordinairement sous la partie supérieure du crico-aryténoïdien postérieur. — 6. Nerf laryngé supérieur droit. — 7. Anastomose de ce nerf avec le laryngé inférieur. — 8. Branches postérieures du laryngé supérieur. — 9. Branches moyennes du même nerf. — 10. Ses branches antérieures dont une division a été poursuivie sous la muqueuse de la base de la langue.

3° Par leur direction : le premier est vertical ; le second est oblique dans sa moitié inférieure et vertical supérieurement.

4° Par leurs rapports : celui qui contourne la crosse aortique répond dans toute sa longueur à la partie antérieure de l'œsophage ; celui qui contourne l'artère sous-clavière répond à la partie latérale de cet organe. Les rapports du premier avec le conduit œsophagien sont par conséquent beaucoup plus étendus et plus importants que ceux du second ; cette différence ne saurait être trop présente à l'esprit du chirurgien qui se dispose à pratiquer l'œsophagotomie. (Fig. 218.)

Dans le trajet qu'ils parcourent de leur origine à leur terminaison, les nerfs laryngés inférieurs fournissent :

a. Des *filets cardiaques*, presque toujours multiples et plus nombreux à gauche qu'à droite. Ces filets, très variables dans leur volume, s'anastomosent soit entre eux, soit avec les nerfs cardiaques cervicaux et thoraciques, et se jettent ensuite dans le plexus cardiaque qu'ils concourent à former.

b. Des *filets œsophagiens* très multipliés qui, nés à différentes hauteurs, se dirigent pour la plupart de bas en haut dans une direction presque parallèle à celle du tronc principal, et pénètrent dans l'épaisseur des parois de ce conduit où ils se divisent, en ramifications externes destinées à sa tunique musculaire, et en ramifications internes destinées à sa tunique muqueuse.

c. Des *filets trachéens* dont les divisions se répandent, les unes dans le plan musculaire qui sous-tend les cerceaux cartilagineux de la trachée, les autres dans la membrane muqueuse correspondante ; ces dernières, situées pour la plupart dans les intervalles qui séparent les cerceaux, marchent d'arrière en avant et s'épuisent peu à peu en abandonnant de fines ramifications à la muqueuse trachéale.

d. Un ou deux *filets pharyngiens* qui se détachent du récurrent au moment où il s'engage sous le constricteur inférieur, et qui se perdent dans ce muscle.

e. Un *filet ascendant* ou *anastomotique* qui s'unit au niveau du cartilage cricoïde avec le filet descendant du laryngé supérieur.

f. Enfin des *filets terminaux* ou *laryngiens*. Ces filets sont au nombre de quatre : — le premier, oblique en haut en dedans, pénètre dans le crico-aryténoïdien postérieur par sa face libre ; — le second, un peu plus élevé que le précédent, s'engage sous le tendon du crico-aryténoïdien postérieur, se porte aussi en haut et en dedans, et pénètre dans le muscle aryténoïdien par sa face adhérente ; — le troisième et le quatrième, dirigés en dehors, se perdent, l'un dans le muscle crico-aryténoïdien latéral, l'autre dans le muscle thyro-aryténoïdien. (Fig. 219.)

Par ses filets terminaux le laryngé inférieur tient donc sous sa dépendance tous les muscles intrinsèques du larynx, à l'exception du crico-thyroïdien qui est animé par le laryngé externe.

B. *Branches thoraciques du pneumo-gastrique.*

1° **Rameaux cardiaques.** Ces rameaux présentent de très grandes variétés d'origine, de nombre et de volume, non seulement chez les divers sujets, mais d'un côté à l'autre. Indépendamment de ceux qui émanent des nerfs récurrents, il en est quelques uns qui naissent de la portion cervicale du pneumo-gastrique et d'autres qui proviennent de sa portion thoracique.

Les *rameaux cardiaques cervicaux du pneumo-gastrique*, ordinairement au nombre de deux ou trois, se détachent du tronc principal à des hauteurs différentes. Le plus élevé se réunit assez souvent au nerf cardiaque supérieur fourni par le grand sympathique, et communique dans tous les cas avec ce nerf. On voit aussi quelquefois les autres se joindre aux nerfs cardiaques moyen et inférieur ; mais le plus souvent ils échangent seulement quelques ramuscules avec ces nerfs. Quoi qu'il en soit, les rameaux cardiaques cervicaux se dirigent obliquement en bas et en dedans, pénètrent dans la poitrine en passant, ceux du côté droit au-devant du tronc brachio-céphalique, ceux du côté gauche au-devant de la crosse de l'aorte, et se jettent dans le plexus cardiaque, plexus qui se compose surtout de branches émanées du grand sympathique et qui sera décrit avec les nerfs ganglionnaires.

Les *rameaux cardiaques thoraciques* partent du tronc de la dixième paire au-dessous de l'origine des nerfs récurrents, s'anastomosent avec les nerfs cardiaques cervicaux moyen et inférieur, avec les rameaux cardiaques du laryngé inférieur, et s'engagent entre la trachée et la crosse aortique, puis se jettent comme les précédents dans le plexus cardiaque.

2° **Rameaux pulmonaires ou bronchiques.** Quelques uns partent du tronc principal, un peu au-dessus de la bifurcation de la trachée, et se rendent à la partie antérieure de ce conduit ; les autres, infiniment plus nombreux, naissent en arrière de l'origine des bronches : de là l'ancienne distinction de ces rameaux en antérieurs et postérieurs. (Fig. 218.)

Les *rameaux pulmonaires antérieurs*, rares et grêles, émanent du pneumo-gastrique, au-dessous des nerfs cardiaques thoraciques. Dirigés en bas, en dedans et en avant, ils croisent obliquement les parties latérales de la trachée en lui abandonnant plusieurs filets, et arrivent au-devant de ses divisions où ils s'unissent soit entre eux, soit avec ceux du côté opposé : c'est à ce petit groupe de rameaux ainsi anastomosés qu'on a donné le nom de *plexus pulmonaire antérieur*. Les divisions qui en partent s'appliquent sur les bronches dont elles suivent la direction dans toute leur étendue en se comportant comme celles qui proviennent des nerfs pulmonaires postérieurs.

Les *nerfs pulmonaires postérieurs*, volumineux et extrêmement multipliés, se portent dans toutes les directions en échangeant un grand nombre de rameaux et en communiquant avec les branches correspondantes venues des trois ou quatre premiers ganglions thoraciques du grand sympathique. Parmi ces nerfs, on en voit plusieurs qui passent de droite à gauche et de gauche à droite en échangeant divers filets. De toutes ces communications résultent deux grands plexus, un *plexus pulmonaire postérieur droit* et un *plexus pulmonaire postérieur gauche*, qui, liés l'un à l'autre, ont pu être considérés comme un plexus unique impair et médian destiné à transmettre dans chacun des poumons l'influence réunie des deux pneumo-gastriques. De ce plexus naissent quatre ordres de filets :

Des *filets trachéens* qui vont se terminer dans la partie inférieure et postérieure de la trachée.

Des *filets œsophagiens* qui se distribuent à la partie moyenne de l'œsophage, les uns dans sa tunique musculaire, les autres dans sa membrane muqueuse.

Des *filets péricardiques* qui se perdent dans la partie postérieure et supérieure de l'enveloppe du cœur.

Et enfin des *filets bronchiques* plus volumineux et plus nombreux que les précédents. Le trajet, les rapports et le mode de distribution de ces filets ont été jusqu'à présent très incomplétement décrits. Scarpa a fait remarquer qu'ils s'appliquent de préférence sur les divisions des bronches, au niveau de la racine des poumons; mais comment se comportent-ils dans l'épaisseur de cet organe? Restent-ils juxtaposés aux divisions bronchiques, ou bien s'en séparent-ils? et s'ils s'en séparent, est-ce pour s'accoler au tronc vasculaire, ou pour se répandre à la surface des lobules pulmonaires? Quelques recherches spéciales faites sur l'homme et sur le poumon de plusieurs mammifères, particulièrement sur celui du bœuf et du cheval, m'ont démontré :

1° Qu'ils suivent jusqu'à leur extrémité terminale les divisions de l'arbre aérifère, qu'ils ne s'écartent sur aucun point de ces divisions, et qu'ils pénètrent avec elles dans les lobules qui leur correspondent;

2° Que ceux partis du plexus pulmonaire antérieur, et ceux beaucoup plus nombreux fournis par le plexus pulmonaire postérieur, conservent dans toute l'étendue de leur trajet leur disposition plexiforme; leurs mailles s'allongent seulement dans le sens de leur direction, de telle sorte que chacune d'elles représente une ellipse plus ou moins comprimée dans le sens de son petit axe;

3° Que leurs ramifications sont exclusivement destinées à la muqueuse respiratoire et n'ont avec les vaisseaux sanguins d'autres connexions que celles qu'elles affectent dans la trame de celle-ci avec les capillaires artériels et veineux.

Pour préparer tous ces filets depuis leur origine jusqu'à leur terminaison, il faut injecter avec une solution de sulfite de soude les poumons d'un bœuf ou d'un cheval, les suspendre par la trachée, détacher tout le parenchyme pulmonaire à l'aide d'un manche de scalpel demi-tranchant, ce qui est facile, et poursuivre ensuite de haut en bas chaque division nerveuse en les laissant appliquées sur les canaux bronchiques. J'ai déposé dans le musée de la Faculté une préparation de ce genre.

3° **Rameaux œsophagiens.** Nous avons vu que la partie supérieure de l'œsophage reçoit de nombreux rameaux des nerfs récurrents, et que sa partie moyenne reçoit plusieurs divisions des rameaux pulmonaires. Précédemment aussi nous avons vu que dans le trajet qu'ils parcourent de la racine des poumons à l'orifice aortique du diaphragme, les pneumo-gastriques s'appliquent au même conduit, l'enlacent de leurs nombreuses anastomoses et forment à sa surface un plexus remarquable, le *plexus œsophagien*. Ce plexus, dont la disposition nous explique bien la sensation douloureuse qui accompagne la déglutition d'un bol alimentaire trop volumineux, abandonne au tiers inférieur de cet organe un grand nombre de filets destinés comme les supérieurs et les moyens à ses tuniques musculaire et muqueuse.

C. *Branches abdominales des pneumo-gastriques.*

Parvenus dans l'abdomen, les deux pneumo-gastriques se terminent différemment.

Le pneumo-gastrique gauche, situé au-devant du cardia, se décompose en un très grand nombre de rameaux divergents. — Parmi ces rameaux, les uns se portent en bas et à gauche vers le grand cul-de-sac de l'estomac, où ils se terminent. — D'autres obliquement dirigés en bas et à droite se répandent sur toute la face supérieure de ce viscère. — D'autres plus volumineux suivent sa petite courbure à laquelle ils abandonnent un grand nombre de filets, et, considérablement amoindris au voisinage du pylore, se réfléchissent de bas en haut pour aller se distribuer dans le foie. — D'autres enfin, plus élevés et réunis en un petit faisceau distinct, cheminent transversalement de gauche à droite entre les deux lames de l'épiploon gastro-hépatique, se mêlent aux précédents et avec eux pénètrent dans le foie en suivant les divisions de la veine porte.

Le pneumo-gastrique droit, situé en arrière du cardia, fournit d'abord un groupe de ramifications qui descendent en divergeant sous la face inférieure de l'estomac à laquelle elles sont destinées. Il se porte ensuite en arrière vers l'extrémité interne du ganglion semi-lunaire en formant une arcade à concavité supérieure, et se perd dans ce ganglion ainsi que dans le plexus solaire.

De ces deux nerfs, le gauche se termine donc principalement dans l'estomac et accessoirement dans le foie, le droit principalement dans le plexus solaire et accessoirement dans le premier de ces viscères.

Vue générale des nerfs pneumo-gastriques.

Les pneumo-gastriques sont des nerfs mixtes ou plutôt des nerfs complexes qui naissent par trois ordres de racines, des racines sensitives, des racines motrices, des racines végétatives, et dont les innombrables divisions vont se répandre dans six grands appareils, les appareils de la phonation, de la respiration, de la circulation, de la déglutition, de la chymification et de la chylification.

Leurs racines sensitives, représentées par huit ou dix filets, partent des pédoncules cérébelleux inférieurs et se réunissent bientôt en un seul tronc qui se renfle une première fois à son passage dans le trou déchiré postérieur, puis une seconde fois immédiatement au-dessous de cet orifice.

Leurs racines motrices proviennent principalement du spinal et accessoirement du facial, de l'hypoglosse et de l'arcade des deux premiers nerfs cervicaux.

Leurs racines végétatives émanent des trois ganglions cervicaux et des cinq ou six premiers ganglions thoraciques du grand sympathique.

Ainsi constitués, les pneumo-gastriques fournissent :

A l'appareil de la phonation : 1° le laryngé supérieur qui, après avoir donné un filet au constricteur inférieur et un autre au crico-thyroïdien, se termine par le plus grand nombre de ses branches, soit dans la muqueuse du larynx, soit les muqueuses adjacentes, et qui est par conséquent beaucoup plus sensitif que moteur ; 2° le laryngé inférieur qui donne, au cœur des filets musculaires, à l'œsophage et à la trachée, des filets mixtes, au larynx des filets musculaires, et qui se montre ainsi, contrairement au précédent, beaucoup plus moteur que sensitif.

A l'appareil de la respiration, les nerfs pulmonaires antérieurs et postérieurs dont quelques divisions sont destinées à l'œsophage, à la trachée et au péricarde, mais qui se consument essentiellement dans les bronches sur lesquelles ils s'étendent jusqu'à leur dernière extrémité pour pénétrer avec elles dans l'épaisseur des lobules.

A l'appareil central de la circulation : 1° les rameaux cardiaques supérieurs qui viennent de la portion cervicale du tronc de la dixième paire ; 2° les rameaux cardiaques moyens qui émanent de la convexité de l'arcade que décrivent à leur origine les nerfs récurrents ; 3° les rameaux cardiaques inférieurs, qui naissent au-dessous des précédents de la portion thoracique du pneumo-gastrique. Ces trois ordres de rameaux s'unissent et s'entremêlent aux nerfs cardiaques supérieur, moyen et inférieur du grand sympathique pour former le plexus cardiaque.

A l'appareil de la déglutition : 1° le rameau pharyngien, l'une des sources principales du plexus pharyngien dont les filets se répandent en partie dans la muqueuse pharyngienne ; 2° les rameaux œsophagiens supérieurs qui partent des récurrents, les rameaux œsophagiens moyens qui viennent des plexus pulmonaires postérieurs, et les rameaux œsophagiens inférieurs qui naissent directement du tronc des pneumo-gastriques.

A l'appareil de la chymification, les rameaux si multipliés qui se distribuent au cardia, au grand cul-de-sac de l'estomac, à sa face supérieure, à sa petite courbure et à sa face inférieure.

A l'appareil de la chylification : 1° les rameaux que le pneumo-gastrique gauche envoie au foie ; 2° ceux infiniment plus multipliés que le pneumo-gastrique droit abandonne au plexus solaire, et qui de ce plexus arrivent à l'estomac, au foie, au pancréas, à la rate et au tube intestinal avec les branches du tronc cœliaque et l'artère mésentérique supérieure.

Usages. Considérés à leur origine, ces nerfs sont sensitifs ; considérés à leur sortie du crâne, ils sont sensitifs et moteurs ; considérés dans leur trajet ultérieur, ils se composent de fibres sensitives, de fibres motrices et de fibres organiques.

Les fibres initiales du pneumo-gastrique sont-elles exclusivement sensitives ? A cette question Scarpa, Arnold, Bichoff, Valentin et M. Longet répondent affirmativement. Plusieurs physiologistes, à la tête desquels il faut placer M. Cl. Bernard, répondent au contraire par la négative. Les raisons suivantes semblent donner plus de valeur à la première opinion : 1° Ce nerf émane des pédoncules cérébelleux inférieurs, c'est-à-dire des cordons postérieurs de la moelle ; 2° il se renfle à son passage dans le trou déchiré comme les racines spinales postérieures à leur passage dans les trous de conjugaison ; 3° soumis aux irritations mécaniques et galvaniques, il devient le siège de douleurs et non le point de départ de contractions convulsives.

Par ses fibres sensitives le pneumo-gastrique distribue la sensibilité à toutes les parties dans lesquelles il pénètre, et particulièrement aux muqueuses laryngée, respiratoire et digestive.

Par ses fibres motrices il tient sous sa dépendance les muscles intrinsèques du larynx, le plan musculaire qui sous-tend les cerceaux de la trachée et des bronches, les fibres contractiles du cœur, les divers muscles du pharynx, la tunique musculeuse de l'œsophage et celles de l'estomac.

Par ses fibres organiques, réunies à celles du grand sympathique, il préside à la nutrition et aux diverses sécrétions des organes soumis à son influence.

Parallèle du pneumo-gastrique et du grand sympathique.

Nous avons vu que le grand sympathique est un nerf complexe qui naît de toute l'étendue de l'axe cérébro-spinal par une longue série de racines sensitives et motrices, — que de la réunion successive de toutes ces racines résulte un long cordon étendu de la base du crâne à la base du coccyx et renflé de distance en distance, — que les branches qui émanent de celui-ci se dirigent en dedans et en avant pour se distribuer surtout aux viscères du cou, de la poitrine et de l'abdomen, — et enfin que toutes ces branches sont remarquables par leur disposition plexiforme et leur aspect grisâtre.

Comme le grand sympathique, le pneumo-gastrique est un nerf complexe formé par la réunion d'une succession de racines échelonnées dans une grande étendue sur les parties latérales de l'axe cérébro-spinal.

Comme ce nerf, il présente des renflements : un premier à son passage dans le trou déchiré, un second à sa sortie de ce trou, très souvent un troisième au niveau de l'origine des rameaux pulmonaires postérieurs et même quelquefois un quatrième plus ou moins rudimentaire au-dessus de l'origine des nerfs récurrents. Tous ces ganglions ont été représentés par Willis et mieux encore par Vieussens, qui ont donné au plus inférieur le nom de *plexus gangliforme thoracique*, afin de le distinguer du plexus gangliforme situé au-dessous du trou déchiré.

Ses branches se dirigent aussi de dehors en dedans; un grand nombre d'entre elles présentent un aspect grisâtre; sur quelques unes on rencontre de petits renflements ganglionnaires; la plupart affectent une disposition plexiforme, et particulièrement celles qui se portent au pharynx, celles qui se rendent au cœur, celles qui se distribuent aux bronches, etc.

Par leur origine, leur structure, la direction de leurs branches, l'aspect, l'intrication et la terminaison de leurs rameaux, par l'ensemble de leurs caractères anatomiques en un mot, les pneumo-gastriques offrent donc la plus remarquable analogie avec les nerfs ganglionnaires dont ils ont été considérés avec raison comme une partie surajoutée ou complémentaire. Étendus de l'axe cérébro-spinal vers l'appareil de la phonation, puis vers les appareils de la circulation, de la respiration et de la digestion, ils semblent appelés à établir une sorte de transition insensible entre le système nerveux de la vie animale et le système nerveux de la vie organique. Il est digne de remarque que leurs premières branches, celles surtout qui se rendent à l'appareil vocal, ne diffèrent pas de celles qui vont se distribuer aux autres organes de la vie de relation, que plus on s'éloigne de leur origine, plus ils revêtent les attributs des nerfs ganglionnaires, et qu'en prenant ces attributs ils offrent aussi une tendance de plus en plus grande à se mêler à ces derniers avec lesquels celui du côté droit finit par se confondre.

Ajoutons que lorsqu'on descend l'échelle des vertébrés à mesure que le grand sympathique se dégrade, le pneumo-gastrique se développe, de telle sorte que l'un de ces nerfs ne peut décroître sans que l'autre n'augmente proportionnellement. Dans les poissons, où le grand sympathique se trouve réduit à son état le plus rudimentaire, les pneumo-gastriques arrivent à des dimensions si considérables, que leur volume réuni diffère à peine de celui de la moelle épinière.

ONZIÈME PAIRE, OU NERFS SPINAUX.

Le *nerf spinal*, ou *accessoire du nerf vague, troisième portion de la huitième paire* de Willis, s'étend des parties latérales de la moelle et du bulbe rachidien à deux organes, le larynx et le pharynx, et à deux muscles, le sterno-mastoïdien et le trapèze. Ses racines, échelonnées sur une grande étendue de l'axe cérébro-spinal, sa direction d'abord ascendante et parallèle à la moelle épinière, le long détour qu'il parcourt pour arriver jusqu'aux organes auxquels il est destiné, sa terminaison multiple et exclusivement musculaire, constituent dans l'histoire des nerfs crâniens autant de caractères exceptionnels qui ont vivement attiré sur lui l'attention des anatomistes de toutes les époques.

Origine. Le spinal tire son origine des deux tiers supérieurs de la portion cervicale de la moelle et de la moitié inférieure du bulbe rachidien, par dix ou douze racines qui émanent manifestement du cordon antéro-latéral et qu'on peut distinguer avec Bendz en inférieures ou médullaires, et en supérieures ou bulbaires. (Fig. 189 et 197.)

Les *racines médullaires*, au nombre de six à huit, naissent au-devant elles des racines postérieures des quatre ou cinq premiers nerfs cervicaux, dont sont quelquefois si rapprochées, que plusieurs d'entre elles semblent partir comme ces dernières du sillon collatéral postérieur. La plus inférieure, qui est aussi la plus longue, se montre presque toujours unique; les suivantes, beaucoup plus courtes, sont assez fréquemment disposées par paires; chacune d'elles, à son point de départ, se compose en général de deux filets qui se réunissent bientôt sous un angle plus ou moins ouvert.

Les *racines bulbaires*, au nombre de quatre ou cinq, naîtraient, suivant la plupart des anatomistes, sur la direction d'une ligne qui prolongerait le sillon collatéral postérieur de la moelle. L'étude de ces racines sur des pièces fraîches m'avait d'abord porté à partager cette opinion. Mais en examinant une série de préparations soumises à l'action prolongée de l'alcool, j'ai pu constater que les racines bulbaires du spinal sont implantées sur l'origine du faisceau latéral ou intermédiaire du bulbe, et que loin de se rapprocher du sillon collatéral postérieur, au point de s'en détacher, elles s'en éloignent au contraire plus que les racines médullaires. On sait, en effet, qu'après l'immersion du centre nerveux dans l'alcool, les dépressions et les saillies qu'il présente deviennent beaucoup plus distinctes; or lorsqu'on observe sur une préparation soumise à l'influence de ce liquide le sillon collatéral postérieur, on peut le suivre très facilement jusqu'au niveau du bec du *calamus scriptorius*, et l'on voit alors qu'il décrit une légère courbure à concavité antérieure, distante de 2 millimètres environ des racines bulbaires. C'est donc à tort que l'origine motrice de ces racines a paru contestable; elles proviennent bien manifestement du cordon antéro-latéral de la moelle.

Les racines de la onzième paire sont assez régulièrement espacées sur les côtés de l'axe cérébro-spinal ; la plus inférieure est verticale ; les suivantes sont obliques en haut et en dehors ; les plus élevées deviennent horizontales. Ces dernières forment avec le tronc du spinal et les parties latérales de la moelle un triangle rectangle dans l'aire duquel toutes les autres se trouvent inscrites.

Trajet et rapports. Né des parties latérales de la portion cervicale de la moelle, à l'union de son tiers inférieur avec ses deux tiers supérieurs, c'est-à-dire au niveau de l'origine de la cinquième paire cervicale, ainsi que l'avait déjà constaté Vieussens, le nerf spinal se porte verticalement en haut en augmentant peu à peu de volume par l'adjonction successive de toutes ses racines, et en s'éloignant de plus en plus de l'axe nerveux, de manière à atteindre directement le trou déchiré postérieur dans lequel il s'engage ; sorti de ce trou, il s'unit par une branche considérable au plexus gangliforme du pneumo-gastrique, puis se porte en bas et en dehors vers le muscle sterno-mastoïdien qu'il traverse le plus souvent, croise obliquement le creux sus-claviculaire et s'engage sous le trapèze dans lequel il se divise en un grand nombre de branches terminales. On peut donc lui considérer une portion ascendante ou intra-crânienne, une portion correspondante au trou déchiré ou intra-pariétale, et une portion descendante ou cervicale.

La *portion ascendante* ou *intra-crânienne* du spinal chemine entre le ligament dentelé et les racines postérieures des nerfs cervicaux auxquelles elle est fréquemment unie par des liens celluleux, et très rarement par des filets anastomotiques. A son entrée dans le crâne, le spinal répond en avant à l'artère vertébrale, en haut au cervelet, en dehors au trou occipital dont le sépare le feuillet viscéral de l'arachnoïde.

La *portion intra-pariétale* ou correspondante au trou déchiré est située en avant de la veine jugulaire interne, en arrière du pneumo-gastrique, dans la même gaîne que ce dernier auquel il s'unit d'une manière intime à sa sortie du crâne.

La *portion descendante* ou *cervicale*, après s'être divisée et unie par sa branche interne au plexus gangliforme du pneumo-gastrique, descend obliquement entre l'artère carotide interne et la veine jugulaire interne, passe entre cette veine et l'artère occipitale, en dedans des muscles stylo-hyoïdien et digastrique, longe l'extrémité inférieure de la glande parotide qui l'entoure parfois de tous côtés à peu près comme elle entoure le facial, arrive sous le tiers supérieur du sterno-cléido-mastoïdien dont elle traverse ordinairement la moitié postérieure, chemine au niveau du creux sus-claviculaire entre le splénius et le muscle peaucier, et répond plus bas à la face antérieure du trapèze dans l'épaisseur duquel ses nombreuses divisions se répandent.

Anastomoses. Dans le trajet qu'il parcourt de son origine à sa terminaison, le spinal s'anastomose successivement :

1° Avec les racines postérieures des deux premiers nerfs cervicaux qui tantôt lui envoient un filet au moment où il les croise, et tantôt en reçoivent un du spinal au moment où ils s'engagent dans l'orifice que leur présente la dure-mère. Ces anastomoses sont loin de se montrer aussi fréquemment que le pensent quelques anatomistes. — Le filet qui s'étend des racines postérieures du second nerf cervical au tronc de la onzième paire n'est le plus souvent qu'une racine du spinal qui, très rapprochée du sillon collatéral postérieur, se trouve d'abord accolée à l'une des racines du nerf cervical correspondant ; dans tous les cas de ce genre, l'anastomose est seulement apparente. — Le filet qui se porte du spinal au premier nerf

Fig. 220.

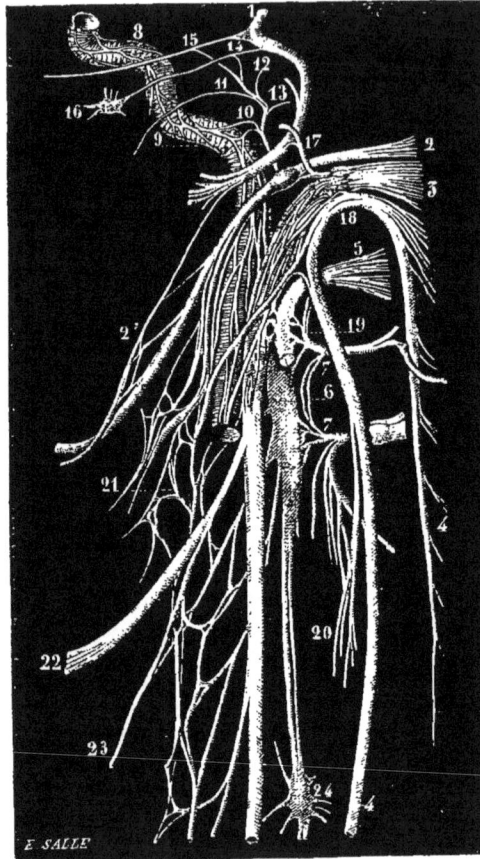

Branches anastomotiques des quatre dernières paires crâniennes
et des deux premières paires cervicales.

1. Facial. — 2. Glosso-pharyngien. — 2'. Anastomose de ce nerf avec le filet que le facial envoie au muscle stylo-glosse. — 3. Pneumo-gastrique dont on voit les deux ganglions se continuer par leur extrémité correspondante. — 4,4. Spinal. — 5. Grand hypoglosse. — 6. Ganglion cervical supérieur du grand sympathique.— 7,7. Anse anastomotique des deux premières paires cervicales. — 8. Rameau carotidien du grand sympathique. — 9. Rameau de Jacobson partant du ganglion d'Andersch. — 10. Filets qui unissent ce rameau au grand sympathique. — 11. Filet qu'il fournit à la trompe d'Eustache. — 12. Filet de la fenêtre ovale. — 13. Filet de la fenêtre ronde. — 14. Filet qui s'unit au

cervical est sans contredit l'anastomose qu'on observe le plus souvent. Mais dans la plupart de ces cas encore, elle n'est qu'apparente : le faisceau des racines postérieures, au lieu de se porter transversalement en dehors, se porte en haut vers le tronc du spinal, et passe à sa partie antérieure en contractant avec son tronc une adhésion celluleuse, puis se coudant ensuite à angle droit, suit une direction descendante jusqu'à l'orifice de la dure-mère ; la partie ascendante de ce faisceau simule alors parfaitement bien l'une des racines du spinal, et la portion ascendante une anastomose étendue de ce nerf aux racines antérieures du premier nerf cervical. — Au niveau de l'entrecroisement du spinal et du premier nerf cervical, Huber a décrit un petit ganglion formé par l'anastomose des deux troncs nerveux ; ce ganglion n'existe pas constamment ; lorsqu'il existe, il doit être considéré comme appartenant exclusivement au faisceau des racines postérieures du premier cervical.

2° Avec le ganglion supérieur du pneumo-gastrique auquel il donne quelquefois un ou deux filets plus ou moins grêles.

3° Avec le plexus gangliforme du même nerf auquel il fournit une branche considérable que nous avons vue constituer la racine motrice principale du pneumo-gastrique et se subdiviser en deux rameaux, dont l'un contribue à former le rameau pharyngien du tronc de la dixième paire, tandis que l'autre descend sur le côté externe du même tronc en se mêlant à ses fibres de la manière la plus intime.

4° Avec la branche antérieure du deuxième nerf cervical qui lui envoie un rameau au moment où il s'engage dans l'épaisseur du muscle sterno-cléido-mastoïdien.

5° Avec les branches antérieures des troisième et quatrième nerfs cervicaux qui lui envoient aussi chacun un rameau de renforcement. Le plus considérable de ces rameaux se réunit ordinairement à lui au-dessous du bord antérieur du trapèze.

Distribution. Nous avons vu que le spinal se divise en deux branches : une branche interne et une branche externe. (Fig. 218.)

La *branche interne* ou *anastomotique* est composée principalement par les racines bulbaires. Après avoir échangé avec le plexus gangliforme de la dixième paire plusieurs filets qui unissent ces deux nerfs d'une manière intime, elle se porte en bas et en dehors et ne tarde pas à se subdiviser en deux branches plus petites : l'une, supérieure, qui concourt à former le rameau pharyngien du pneumo-gastrique ; l'autre, inférieure, qui, appliquée sur le côté externe de ce nerf, s'en sépare à la partie supérieure du thorax pour participer à la formation du nerf récurrent. — La continuation du rameau pharyngien avec la branche anastomotique du spinal est évi-

petit pétreux superficiel. — 15. Filet qui s'unit au grand pétreux superficiel.— 16. Ganglion otique. — 17. Rameau de la fosse jugulaire donnant un filet au ganglion d'Andersch. — 18. Anastomose du spinal avec le pneumo-gastrique. — 19. Anastomoses de la première paire cervicale avec le grand hypoglosse. — 20. Anastomose de la branche que le spinal fournit au sterno-mastoïdien avec celle que la deuxième paire cervicale envoie au même muscle. — 21. Plexus pharyngien. — 22. Nerf laryngé supérieur. — 23. Nerf laryngé externe. — 24. Ganglion cervical moyen du grand sympathique. (Cette figure est tirée de l'atlas de MM. Hirschfeld et Léveillé.)

dente. Il n'en est pas ainsi de celle du récurrent, dont la réalité jusqu'à présent n'a été démontrée que par la physiologie. Bendz, il est vrai, dit être parvenu à la constater anatomiquement ; mais la plupart des observateurs qui ont voulu poursuivre le même résultat ont été moins heureux. Ce qui fait ici la difficulté des recherches, c'est la structure même du pneumo-gastrique : parmi les nerfs de la vie animale il n'en est aucun peut être qui présente au plus haut degré le caractère plexiforme ; il me paraît presque aussi impossible de poursuivre les fibres descendantes du spinal à travers le plexus qui constitue le tronc de la dixième paire que de poursuivre ce tronc lui-même à travers les mailles du plexus solaire.

La *branche externe* du spinal résulte surtout du rapprochement des racines médullaires. Elle est en général plus considérable que l'interne et se consume dans deux muscles seulement : le sterno-mastoïdien et le trapèze. — Les rameaux qu'elle fournit au sterno-cléido-mastoïdien, au nombre de trois ou quatre, s'anastomosent avec les divisions d'un autre rameau moins volumineux qui provient des deuxième et troisième paires cervicales. De ces anastomoses résulte un petit plexus situé dans l'épaisseur du muscle, à l'union de son tiers supérieur avec ses deux tiers inférieurs. — Les rameaux destinés au trapèze sont extrêmement multipliés ; ils se partagent : 1° en ascendants, qui se distribuent à la portion cervicale du muscle ; 2° en descendants, qui se terminent dans sa portion dorsale en se dirigeant, les uns en dedans, d'autres en dehors, d'autres directement en bas jusqu'au voisinage de son angle inférieur.

En résumé, le spinal naît des parties latérales du bulbe par quatre ou cinq racines, et des parties latérales de la portion cervicale de la moelle par six à huit racines implantées comme les précédentes dans l'épaisseur du cordon antéro-latéral.

Les racines bulbaires, par leur réunion, constituent la branche interne ou anastomotique qu'on pourrait appeler, avec M. Longet, *pharyngolaryngée*, puisqu'elle se distribue surtout aux muscles du pharynx et du larynx. Les racines médullaires donnent naissance à sa branche externe dont les divisions se répandent exclusivement dans deux muscles, le sterno-cléido-mastoïdien et le trapèze.

Usages. L'origine et la terminaison du spinal annoncent un nerf moteur ; ce que l'anatomie nous enseigne à cet égard, la physiologie expérimentale le confirme :

1° Soumis à l'irritation mécanique ou galvanique, des mouvements convulsifs surviennent aussitôt dans tous les muscles auxquels il se distribue.

2° Interrompu dans sa continuité avec le centre nerveux par la section successive de ses racines, par la section de son tronc ou par son arrachement pratiqué d'après le procédé ingénieux de M. Cl. Bernard, toute contraction disparaît dans les muscles soumis à son influence : le phénomène le plus saillant de cette paralysie est l'extinction graduelle de la voix qui devient rauque et se trouve totalement abolie après la division des deux spinaux.

3° Irrité, divisé ou arraché avant son passage dans le trou déchiré, il ne donne lieu à aucune douleur.

En présence de cette série de faits empruntés à l'anatomie et à la physiologie, on ne saurait donc se refuser à admettre que le spinal est un nerf moteur. — Cette conclusion admise, une autre question se présente : indépendamment des branches qu'ils reçoivent de la onzième paire, le sterno-cléido-mastoïdien et le trapèze en reçoivent d'autres qui leur sont fournies par les nerfs cervicaux. Quelles sont les fonctions respectives de ces deux ordres de branches? Willis le premier a tenté de résoudre cette difficulté : il avança que les branches spinales étaient destinées à coordonner l'action de ces muscles dans tous les mouvements involontaires du cou et des membres supérieurs, et que les branches cervicales présidaient à leur contraction dans tous les mouvements dirigés par la volonté. Cette doctrine, acceptée par Vieussens, a été reprise de nos jours par Ch. Bell, qui l'a formulée d'une manière plus précise, en disant que la branche externe du spinal avait pour usage d'associer l'action du sterno-cléido mastoïdien et du trapèze à celle des muscles respiratoires dans le cri, l'effort, le chant, le rire, l'éternument, la toux, etc., et qui fut ainsi conduit à donner à cette branche le nom de *nerf respiratoire supérieur du tronc*. — Mais les considérations sur lesquelles le célèbre physiologiste anglais a basé son opinion ne sont guère plus concluantes que celles qui avaient été invoquées par Willis. L'observation démontre que les mouvements ordonnés par le spinal et ceux qui dépendent des nerfs cervicaux sont également volontaires.

DOUZIÈME PAIRE OU NERF GRAND HYPOGLOSSE.

Préparation. Préparer le grand hypoglosse, c'est mettre à nu les muscles de la langue et ceux des régions sus- et sous-hyoïdiennes en conservant tous les filets nerveux qu'ils reçoivent. On arrivera à ce résultat en se conformant aux règles qui suivent :

1° Pratiquer sur les téguments du cou trois incisions : la première, antérieure et médiane, étendue de la symphyse du menton à la fourchette du sternum; la seconde, parallèle à la base de la mâchoire; et la troisième, parallèle à la clavicule.

2° Disséquer d'avant en arrière le lambeau quadrilatère qui résulte de ces incisions, en détachant à la fois la peau et le muscle peaucier.

3° Chercher le tronc du grand hypoglosse au-dessous du tendon du muscle digastrique, remonter ensuite vers son origine pour découvrir sa branche descendante, suivre celle-ci de haut en bas jusqu'au niveau de l'arc de qu'elle forme en s'anastomosant avec la branche descendante interne du plexus cervical, et isoler chacun des rameaux qui partent de cette arcade.

4° Enlever la glande sous-maxillaire et isoler le tronc du nerf dans toute la partie moyenne de son trajet, en ménageant le filet qu'il envoie au muscle thyro-hyoïdien.

5° Inciser le mylo-hyoïdien à son insertion maxillaire, ainsi que le ptérygoïdien interne, découvrir ensuite la mâchoire inférieure, la diviser à l'aide d'un trait de scie appliqué immédiatement en dehors de l'attache du ventre antérieur du digastrique, et enlever toute la partie qui correspond à la préparation en la désarticulant.

6° Détacher le sterno-cléido-mastoïdien et préparer l'extrémité supérieure de l'hypoglosse en procédant avec les plus grands ménagements, afin de conserver ses différentes anastomoses.

7° Enfin tendre la langue en attirant sa pointe en avant et poursuivre le tronc nerveux jusqu'à ses dernières divisions.

Le *nerf de la douzième paire, nerf grand hypoglosse* de Winslow, s'étend de la face antérieure du bulbe rachidien aux muscles de la région sous-hyoïdienne et à tous les muscles de la langue dans laquelle se répandent la plupart de ses ramifications.

Origine. Le grand hypoglosse naît du sillon qui sépare l'olive de la pyramide antérieure par dix ou douze racines dont la plus déclive répond à l'entrecroisement des pyramides et la plus élevée à l'union du tiers supérieur avec les deux tiers inférieurs de l'éminence olivaire. — Parmi ces racines les supérieures, légèrement descendantes, se groupent à l'entrée du trou condylien et constituent un petit faisceau qui traverse isolément la dure-mère ; les inférieures ou ascendantes convergent également pour former un faisceau distinct qui s'engage aussi dans le trou condylien par un orifice particulier ; les moyennes, horizontalement dirigées de dedans en dehors, cheminent entre les précédentes dont on les voit le plus souvent se rapprocher pour se réunir à elles, et quelquefois s'isoler pour donner naissance à un troisième faisceau indépendant des deux autres. De cette disposition résulte un petit triangle adhérent par sa base aux trois quarts inférieurs de la face antérieure du bulbe rachidien, et par son sommet bifurqué à la dure-mère. Après avoir traversé cette membrane, les deux ou trois faisceaux de l'hypoglosse se rapprochent à leur tour et se confondent en un tronc unique avant de franchir le trou ou plutôt le canal condylien antérieur. (Fig. 189.)

Trajet et rapports. Parvenu à la base du crâne, le nerf de la douzième paire descend d'abord verticalement au-devant des muscles prévertébraux, contourne l'artère carotide interne au niveau du deuxième nerf cervical pour se porter en bas et en avant vers l'os hyoïde, devient horizontal au niveau de la grande corne de cet os, puis ascendant et oblique dans sa partie terminale ou linguale ; il décrit par conséquent une grande courbe à concavité supérieure, parallèle à celle du nerf lingual, située sur un plan plus élevé et plus externe, et à celle du laryngé supérieur, située au contraire plus bas et plus profondément. — Ce trajet permet de lui considérer cinq portions : une portion intra-crânienne, une portion verticale, une portion oblique et descendante, une portion horizontale, et enfin une portion ascendante.

La *portion intra-crânienne* répond antérieurement à l'artère vertébrale, postérieurement à l'éminence olivaire qu'elle croise, et au feuillet viscéral de l'arachnoïde.

La *portion verticale*, située d'abord entre le petit droit antérieur et la carotide interne, se loge plus bas dans un espace prismatique et triangulaire que limitent, en arrière le grand droit antérieur, en dehors la veine jugulaire, en dedans l'artère carotide interne. Dans cet espace elle se trouve en rapport : par son côté interne avec le plexus gangliforme du pneumogastrique qu'elle contourne en demi-spirale, et par son côté externe, d'une part, avec le nerf spinal qui la croise à angle aigu, de l'autre avec l'anse anastomotique des deux premiers nerfs cervicaux.

La *portion oblique* et *descendante*, étendue du deuxième nerf cervical au bord antérieur du sterno-mastoïdien, d'autant plus superficielle par conséquent qu'elle est plus antérieure, occupe d'abord l'interstice de la veine jugulaire et de la carotide interne ; elle se place ensuite entre les muscles stylo-pharyngien et stylo-glosse situés à son côté interne, et les muscles stylo-hyoïdien et digastrique qui la recouvrent, puis entre la carotide externe qu'elle croise perpendiculairement et le bord antérieur du sterno-mastoïdien.

La *portion horizontale* s'étend du bord antérieur de ce muscle au bord postérieur du mylo-hyoïdien, entre le tendon du digastrique situé au-dessus d'elle et la grande corne de l'os hyoïde située en dessous ; appliquée par son côté postérieur sur le constricteur moyen du pharynx et surtout sur l'hyoglosse, elle correspond en avant à la glande sous-maxillaire, au stylo-hyoïdien, au peaucier et à la peau. L'artère linguale, située sur un plan plus profond, lui est d'abord parallèle et contiguë ; elle s'en sépare au moment où elle s'engage sous l'hyoglosse pour s'en rapprocher de nouveau au-devant de ce muscle. (Fig. 221.)

La *portion ascendante* chemine entre le mylo-hyoïdien et l'hyoglosse, au-dessous du canal de Warthon qui la sépare du lingual, pénètre ensuite dans l'épaisseur du génio-glosse, où elle se divise en un grand nombre de ramifications terminales.

Anastomoses. L'hypoglosse communique par sa portion verticale avec le grand sympathique, avec le pneumo-gastrique, puis avec l'arcade qui unit les deux premiers nerfs cervicaux, et par sa portion ascendante avec le lingual.

A. *Anastomose de l'hypoglosse avec le grand sympathique.* Elle a lieu à l'aide d'un filet en général très grêle qui se dirige en bas et en dedans du tronc de la douzième paire vers le ganglion cervical supérieur ou son rameau carotidien.

B. *Anastomose de l'hypoglosse avec le pneumo-gastrique.* Nous avons vu précédemment que ces deux nerfs s'unissent l'un à l'autre au moment où le premier contourne le second, et que le filet qui les unit, tantôt simple, tantôt double et toujours extrêmement court, constitue l'une des racines motrices du nerf de la dixième paire. (Fig. 218 et 220.)

C. *Anastomose de l'hypoglosse avec les deux premiers nerfs cervicaux.* Elle présente beaucoup de variétés ; le plus souvent elle est constituée par deux filets dont l'un descend de l'hypoglosse vers l'arcade qui unit les deux premiers nerfs cervicaux, tandis que l'autre se porte de cette arcade vers le coude que forme l'hypoglosse en contournant l'artère carotide interne. Ce second filet, qui est quelquefois double, ne se perd pas en totalité dans le tronc de la douzième paire ; une partie de ses fibres lui est seulement accolée et s'en sépare un peu plus loin pour concourir à la formation de la branche descendante. (Fig. 220.)

D. *Anastomose de l'hypoglosse avec le lingual.* Ces nerfs sont unis par deux ou trois filets qui occupent la face externe du muscle hyoglosse et qui se portent de l'un à l'autre en décrivant une courbure à concavité postérieure. (Fig. 218 et 221.)

Distribution. Du tronc de la douzième paire on voit se détacher successivement :

La *branche descendante* ;
Le *rameau du thyro-hyoïdien* ;
Le *rameau du génio-hyoïdien* ;
Les *rameaux de l'hyoglosse et du stylo-glosse* ;
Et enfin des *branches terminales* destinées au génio-glosse et aux fibres musculaires intrinsèques de la langue.

1° **Branche descendante.** Née de la convexité du grand hypoglosse à la manière d'une tangente, cette branche se porte presque verticalement en bas jusqu'à la partie moyenne du cou, s'anastomose en arcade avec la branche descendante interne du plexus cervical, et se termine ensuite dans les muscles sous-hyoïdiens par cinq ou six filets partis de la convexité de cette arcade. Son origine, son trajet et sa terminaison sont également remarquables. (Fig. 221.)

Elle émane de l'hypoglosse au niveau du coude que celui-ci décrit autour de l'artère carotide interne en passant de la direction verticale à la direction oblique. Deux rameaux descendent du tronc principal pour lui donner naissance. — De ces deux rameaux, l'un marche d'arrière en avant ou de l'origine vers la terminaison du nerf ; il est formé en partie par des fibres venues du grand hypoglosse, et en partie par le filet anastomotique que ce nerf reçoit de l'anse nerveuse des deux premières paires cervicales. L'autre, plus grêle, marche d'avant en arrière ou de la terminaison du nerf vers son origine. Nous verrons plus bas quel est son véritable point de départ.

Ainsi constituée, la branche descendante du grand hypoglosse croise obliquement à leur origine la carotide interne et la carotide externe, se place au-devant de la carotide primitive, en arrière et en dehors des muscles sous-hyoïdiens, et parvenue au niveau du tendon du scapulo-hyoïdien, s'anastomose avec le tronc que forment par leur adossement les branches descendantes des troisième et quatrième paires cervicales. — De cette anastomose résulte une anse plexiforme située ordinairement entre le sterno-mastoïdien et la veine jugulaire interne, et dans quelques cas entre cette veine et la carotide primitive. Cette anse présente dans son mode de constitution une disposition exceptionnelle qu'il importe de bien saisir : au moment de concourir à sa formation, la branche descendante interne du plexus cervical se divise en deux rameaux : 1° un rameau inférieur qui se rapproche de la branche descendante du grand hypoglosse, se confond avec elle et forme un petit plexus d'où naissent les divers filets destinés aux muscles sous-hyoïdiens ; 2° un rameau supérieur qui se réfléchit de bas en haut, s'accole à la branche de l'hypoglosse, remonte avec elle jusqu'à son origine, et s'en sépare alors pour s'appliquer au tronc de la douzième paire qu'il accompagne jusqu'à son extrémité terminale. La direction deux fois réfléchie de ce rameau nous explique à la fois et la forme régulièrement demi-circulaire que présente la concavité de l'anse formée par l'anastomose des deux branches descendantes, et la marche inverse des deux rameaux qui composent à son origine la branche descendante de l'hypoglosse, l'un de ces rameaux partant réellement de ce nerf, l'autre au contraire venant se réunir à lui. — Il suit de cette disposition qu'on peut facilement constater sur une pièce soumise à l'action concentrée de la potasse ou du sulfate d'alumine, que le nerf de la douzième paire s'anastomose avec les quatre premiers nerfs cervicaux : avec le premier et le second par le rameau qui part de l'arcade qu'ils forment, avec le troisième et le quatrième par le rameau ascendant de leur branche descendante.

Les filets qui partent de l'anse du grand hypoglosse peuvent être distingués en supérieur, moyens et inférieur. — Le *filet supérieur*, en général grêle, se dirige presque transversalement en dedans et vient se terminer en partie dans la moitié supérieure du scapulo-hyoïdien, en partie dans le sterno-hyoïdien. — Les *filets moyens*, ordinairement au nombre de trois, sont destinés, le premier à la moitié inférieure du scapulo-hyoïdien, le second à la partie moyenne du sterno-hyoïdien, le troisième à la partie correspondante du sterno-thyroïdien. Ces deux derniers pénètrent dans leurs muscles respectifs, tantôt par leur bord externe et tantôt par leur face profonde. — Le *filet inférieur*, plus considérable que les précédents, se dirige presque perpendiculairement en bas, en suivant le bord externe du sterno-thyroïdien, pénètre dans la poitrine avec ce muscle et se termine dans son extrémité inférieure. Suivant Valentin, ce filet se prolongerait plus loin et irait se réunir au nerf diaphragmatique, de telle sorte que cet auteur propose d'appeler la branche descendante de l'hypoglosse *nerf diaphragmatique accessoire.* J'ai fait quelques recherches pour constater ce mode de terminaison qu'avaient déjà mentionné Haller et Wrisberg; jusqu'à présent je ne l'ai pas rencontré : s'il existe, il doit être rare et tout à fait exceptionnel.

La branche descendante affecte le plus souvent la disposition qui vient d'être décrite. Mais il importe d'ajouter qu'elle présente de nombreuses variétés dans ses anastomoses : ainsi on voit assez fréquemment les branches qui descendent des troisième et quatrième paires cervicales se réunir à elle isolément. Dans ce cas il existe deux anses nerveuses : une supérieure située à 3 ou 4 centimètres au-dessous de l'hypoglosse, une inférieure située un peu au-dessus du tendon du scapulo-hyoïdien. Dans quelques cas plus rares on voit la branche descendante s'anastomoser par un filet extrêmement grêle, soit avec le pneumo-gastrique, soit avec le cordon du grand sympathique. Toutes ces variétés anastomotiques et plusieurs autres que je passe sous silence offrent peu d'importance, la terminaison de la branche descendante demeurant constante.

2° **Rameau thyro-hyoïdien.** Il se détache de la convexité de l'hypoglosse immédiatement au-dessus de la grande corne de l'os hyoïde, au niveau du bord postérieur du muscle hyoglosse, et se porte obliquement en bas, en avant et en dedans, vers le tiers supérieur du muscle thyro-hyoïdien auquel il est exclusivement destiné.

3° **Rameau génio-hyoïdien.** D'un volume égal ou un peu inférieur à celui du précédent, ce rameau naît du bord convexe du grand hypoglosse, tantôt vers la partie moyenne, tantôt vers le bord antérieur de l'hyoglosse, et se dirige horizontalement en avant; arrivé auprès du génio-hyoïdien, il se divise ordinairement en deux filets, un filet inférieur qui se perd dans la partie correspondante de ce muscle en suivant sa direction primitive, et un filet supérieur qui se porte de bas en haut.

4° **Rameaux des muscles hyoglosse et stylo-glosse.** En passant sur la face externe de l'hyoglosse, le tronc de la douzième paire, indépendamment des filets par lesquels il s'anastomose avec le nerf lingual, en fournit trois ou quatre autres, grêles et flexueux, qui plongent presque aussitôt dans l'épaisseur de ce muscle où ils communiquent entre eux; l'un de ces filets, après avoir décrit un trajet rétrograde, vient se terminer dans le stylo-glosse sur lequel il peut être suivi jusqu'au voisinage de l'apophyse styloïde.

5° **Branches terminales de l'hypoglosse.** Elles sont nombreuses et cheminent dans l'épaisseur du génio-glosse, où on les voit s'anastomoser en formant des arcades et des aréoles d'où naissent des filets ascendants antérieurs, des filets ascendants moyens et des filets ascendants postérieurs. Un

FIG. 221.

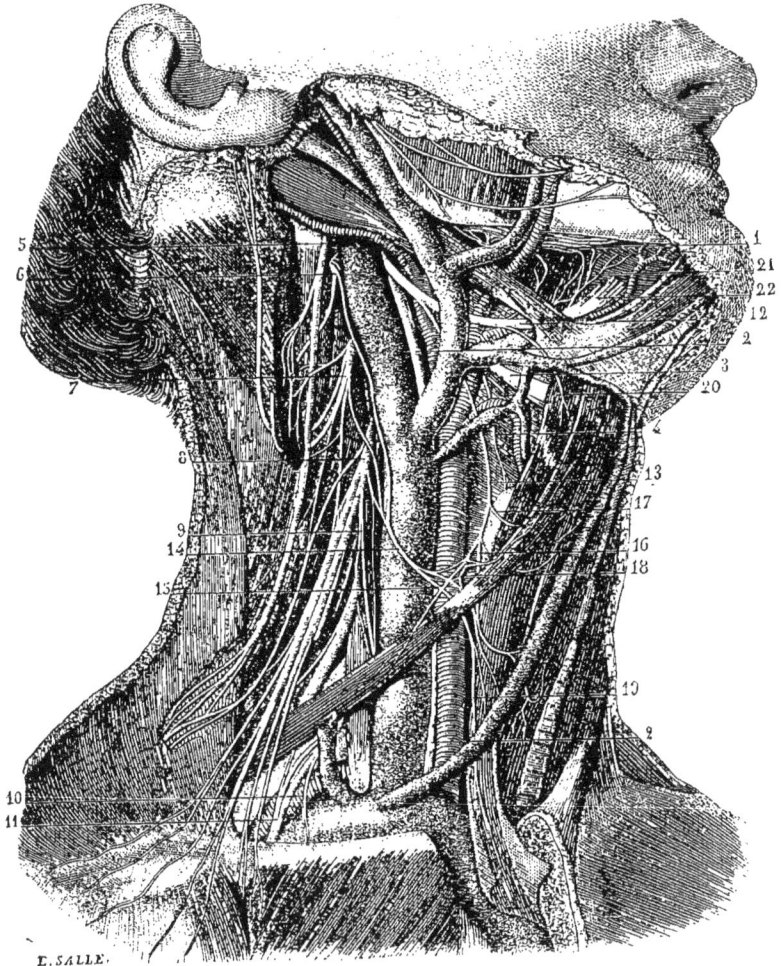

E. SALLE.

Anastomose de la branche descendante du grand hypoglosse avec la branche descendante interne du plexus cervical.

1. Nerf lingual. — 2,2. Nerf pneumo-gastrique. — 3. Laryngé supérieur. — 4. Laryngé externe. — 5. Spinal. — 6. Deuxième paire cervicale. — 7. Troisième paire cervicale. — 8. Quatrième paire cervicale. — 9. Origine du nerf diaphragmatique. — 10. Origine du nerf sous-clavier. — 11. Origine des bran-

grand nombre de ces filets se terminent dans l'épaisseur de ce muscle. Les autres se perdent pour la plupart dans les fibres musculaires intrinsèques de la langue ; quelques uns suivent l'artère ranine ; plusieurs s'anastomosent dans leur trajet avec des filets du nerf lingual ; aucun ne se rend à la muqueuse.

Usages. L'implantation des filets d'origine du grand hypoglosse sur la même ligne que les racines antérieures des nerfs spinaux, l'absence de tout renflement ganglionnaire sur son trajet, et sa terminaison exclusivement musculaire attestent clairement la nature de ses fonctions : c'est un nerf de mouvement.

Cependant, si l'on découvre ce nerf sur un point de son trajet et si on l'irrite, on provoque des signes de douleur ; il est donc aussi sensible, mais sa sensibilité dérive des branches anastomotiques qu'il reçoit dans son trajet, et particulièrement de celle que lui envoie l'anse des deux premiers nerfs cervicaux ; car on peut pincer, diviser et même arracher ses racines, ainsi que l'a démontré M. Longet, sans que l'animal s'agite et manifeste une souffrance appréciable.

La section de ce nerf est constamment suivie de la paralysie de ces mêmes muscles ; une tumeur développée sur son trajet, et le comprimant au point d'amener sa désorganisation, produit un résultat identique. Dans l'un et l'autre cas la sensibilité tactile et la sensibilité gustative de la langue demeurent intactes.

En résumé donc, le grand hypoglosse, nerf exclusivement moteur à son origine, emprunte dans son trajet une sensibilité momentanée à ses anastomoses, et communique le mouvement aux muscles sous-hyoïdiens, au génio-hyoïdien, et à tous les muscles extrinsèques et intrinsèques de la langue.

Nous avons vu que le nerf de la septième paire envoie aussi deux rameaux importants à la langue ; il suit de là que les mouvements de cet organe sont sous l'influence de deux nerfs moteurs, de même que sa sensibilité générale et spéciale est sous l'influence de deux nerfs sensitifs. Le facial est ici l'accessoire de l'hypoglosse, de même que le glosso-pharyngien est l'accessoire du lingual ; il existe seulement cette différence entre les deux nerfs accessoires, que l'importance relative du second est bien supérieure à celle du premier.

ches thoraciques antérieures du plexus brachial. — 12. Nerf grand hypoglosse. — 13. Branche descendante de ce nerf. — 14. Branche descendante interne du plexus cervical. — 15. Rameau inférieur ou plexiforme de cette branche. — 16. Rameau supérieur de cette même branche, s'accolant à la branche de l'hypoglosse pour remonter jusqu'à ce nerf, s'en séparant alors pour s'appliquer à celui-ci, et se rendre ensuite dans l'épaisseur de la langue avec la partie terminale de la douzième paire. — 17. Rameau supérieur de l'anse de l'hypoglosse. — 18. Rameaux moyens de cette anse. — 19. Son rameau inférieur. — 20. Rameau thyro-hyoïdien. — 21. Rameaux anastomotiques du grand hypoglosse avec le lingual. — 22. Partie terminale de l'hypoglosse pénétrant dans l'épaisseur du muscle génio-glosse (1).

(1) Cette figure est tirée de l'atlas de MM. Ludovic Hirschfeld et Léveillé.

NERFS RACHIDIENS.

On appelle *nerfs rachidiens, nerfs spinaux, nerfs vertébraux*, ceux qui tirent leur origine de la moelle épinière et qui, logés d'abord dans le canal sacro-vertébral, se portent au dehors à travers les trous de conjugaison.

Autant de vertèbres, autant de paires rachidiennes ; et comme le premier nerf rachidien passe entre l'atlas et l'occipital, tandis que le dernier correspond à la première pièce du coccyx, il en résulte que l'on compte trente et une paires spinales ainsi réparties : *huit paires cervicales, douze paires dorsales, cinq paires lombaires* et *six paires sacrées.*

Tous les nerfs rachidiens naissent par une double série de racines que leur insertion sur la moelle permet de distinguer en postérieures et antérieures.

Leurs racines postérieures, échelonnées à leur point de départ sur une ligne verticale, se portent de dedans en dehors en convergeant, et constituent par leur réunion un faisceau distinct qui traverse la dure-mère spinale, se jette dans un ganglion olivaire, puis reprend en dehors de ce ganglion sa forme fasciculée.

Leurs racines antérieures convergent de la même manière et se rassemblent également en un faisceau distinct qui, après avoir traversé la dure-mère, se réunit au faisceau des racines précédentes au delà de leur ganglion.

Leur tronc, produit par la fusion de ces deux faisceaux, est à peine formé qu'il se divise presque aussitôt en deux branches : une *branche postérieure* dont les divisions se répandent dans les parties correspondantes du tronc, du cou et du crâne ; une *branche antérieure* beaucoup plus considérable qui se ramifie dans les parties latérales et antérieure du tronc et du cou ainsi que dans les membres supérieurs et inférieurs.

Leurs branches postérieures, destinées à une seule et même région conformée sur le même type dans toute son étendue, offrent dans leur distribution beaucoup de similitude.

Leurs branches antérieures, qui, après avoir fourni chacune un ou deux rameaux au grand sympathique, vont se terminer dans des régions très diversement configurées, diffèrent au contraire beaucoup les unes des autres.

On voit par cet aperçu général que les nerfs rachidiens présentent la plus remarquable analogie dans le trajet qu'ils parcourent de leur origine à leur bifurcation ; — Que cette analogie se montre encore, mais d'une manière moins parfaite dans la distribution de leurs branches postérieures ; — Qu'on en retrouve même quelques traces à la naissance de leurs branches antérieures, dans les rameaux que celles-ci envoient au grand sympathique, et qu'elle disparaît à cette limite extrême. — Ces nerfs présentent donc des caractères par lesquels ils se ressemblent et des caractères par lesquels ils diffèrent.

Ils se ressemblent par l'origine, le trajet, les rapports et le mode de réunion de leurs racines, par la présence d'un ganglion sur leurs racines postérieures, par l'extrême brièveté de leur tronc, par la distribution de leurs branches postérieures, et enfin par la disposition générale des rameaux qu'ils fournissent au grand sympathique.

Ils diffèrent par le volume, le trajet, les anastomoses, la distribution, etc., en un mot par l'ensemble des attributs de leurs diverses branches antérieures.

Nous nous occuperons d'abord des caractères qui leur sont communs, c'est-à-dire de leurs racines et de leurs branches postérieures; nous exposerons ensuite ceux qui sont propres à chacune de leurs branches antérieures.

RACINES DES NERFS RACHIDIENS.

Ces racines nous offrent à étudier leur origine apparente et réelle, leur trajet, leurs anastomoses, les renflements qu'elles présentent ou la série des ganglions intervertébraux, enfin leur réunion ou le tronc des nerfs rachidiens.

1° *Origine apparente.*

Les *racines postérieures* émanent du sillon collatéral postérieur sur lequel elles sont disposées en série parfaitement linéaire.

Leur nombre moyen s'élève à six ou huit. — Leur volume, à peu près égal, est d'un demi-millimètre environ. Mais ce nombre et ce volume varient dans les diverses régions. — Les racines antérieures des nerfs cervicaux sont les plus nombreuses et les plus volumineuses; elles se touchent à leur point d'émergence. Celles des nerfs dorsaux, plus rares et plus grêles, se trouvent séparées les unes des autres par un intervalle assez notable. — Celles des nerfs lombaires et sacrés tiendraient le milieu entre les précédentes, selon la plupart des auteurs; mais elles se rapprochent très manifestement beaucoup plus des premières que des secondes, et comme elles sont étagées sur une très petite partie de la longueur de la moelle, celle-ci se terminant au niveau du corps de la première vertèbre des lombes, elles sont très serrées les unes contre les autres.

Les *racines antérieures* naissent des parties latérales de la face antérieure de la moelle, sur la direction d'une ligne qui prolongerait inférieurement le sillon intermédiaire aux éminences olivaire et pyramidale du bulbe, ligne décrite par quelques auteurs sous le nom de *sillon collatéral antérieur.* Chacune d'elles prend naissance par deux ou trois radicules irrégulièrement implantées à leur point d'émergence, de telle sorte qu'elles ne se superposent pas en série linéaire, mais recouvrent une bande ou colonne verticale de 2 millimètres de largeur. — Leur nombre moyen est de quatre à six et leur diamètre d'un quart ou d'un tiers de millimètre. — Les dorsales sont aussi les plus petites et les plus espacées, viennent ensuite les supérieures ou cervicales, puis les lombaires et les sacrées qui par leur volume l'emportent un peu sur les supérieures.

2° *Origine réelle.*

Lorsqu'on arrache les racines postérieures, on constate au niveau de leur implantation une longue succession de points grisâtres et creusés en fossette qui annoncent des connexions intimes entre ces racines et la substance grise centrale de l'axe nerveux. Si l'on pratique une section transversale de la·moelle, où si l'on excise une certaine étendue de son cordon postérieur, on remarque. qu'elles correspondent en effet à leur point de départ au prolongement postérieur de la substance grise. Mais comment se comportent-elles au delà ? Se perdent-elles dans cette substance comme le voulaient Gall et Spurzheim? S'y perdent-elles en partie seulement, comme le pense M. Longet, les autres allant se continuer avec le cordon postérieur? Ne font-elles que la traverser, ainsi que l'admet Valentin, pour aller constituer ce cordon et se prolonger ensuite jusqu'à l'encéphale? Ou bien encore ce qui me paraît plus vraisemblable, s'unissent-elles à ce cordon par voie de fusion ou de soudure, de telle sorte que plusieurs fibres périphériques viendraient se continuer avec une même fibre centrale? (Voy. les Cons. gén., p. 32 et 33.) L'observation jusqu'à présent n'a répondu à aucune de ces questions dont l'importance cependant a provoqué beaucoup de recherches.

L'origine réelle des racines antérieures paraît plus difficile encore à surprendre ; car ces racines se perdent presque aussitôt au milieu des fibres du cordon antéro-latéral, et soit qu'on les examine sur des moelles fraîches, soit qu'on les étudie sur des moelles durcies par le contact prolongé de l'alcool, on ne parvient dans aucun cas à les poursuivre jusqu'au prolongement antérieur de la substance grise centrale qui leur correspond. Très probablement elles se continuent avec les fibres qui constituent le cordon moteur de la moelle ; car celui-ci est assez considérable pour représenter l'ensemble de ces racines. — Reste une difficulté cependant : ce cordon s'accroît un peu de bas en haut, mais il ne s'accroît nullement en proportion du nombre et des racines qu'il reçoit ; ici encore la continuité semblerait donc s'établir par voie de fusion, plusieurs fibres motrices périphériques venant se souder à différentes hauteurs sur une même fibre motrice centrale. Un semblable mode de continuité paraît d'abord en opposition avec les données de la physiologie, c'est-à-dire avec l'indépendance qui caractérise les mouvements volontaires. Remarquons toutefois que si les mouvements volontaires sont en effet indépendants, il n'en est pas ainsi des muscles qui les exécutent. Ceux-ci pour la plupart se contractent par groupe. Tous ceux qui concourent à un même acte se contractent à la fois. La volonté donne l'ordre d'accomplir cet acte, et les muscles préposés à son accomplissement entrent aussitôt en action ; nous voulons fléchir l'avant-bras et à l'instant même le biceps et le brachial antérieur se contractent ; mais c'est en vain que nous chercherions à contracter isolément l'un ou l'autre de ces muscles. Or la volonté dans les mouvements qu'elle ordonne n'ayant d'influence que sur les groupes, on conçoit que toutes les fibres motrices destinées au même groupe puissent se souder sur une même fibre centrale sans que les phénomènes de l'innervation perdent rien de leur régularité. Cette fusion de plusieurs fibres motrices périphériques avec une seule et même fibre motrice centrale nous expliquerait même mieux qu'on ne l'a fait jusqu'à ce jour pourquoi la volonté est toute-puissante sur un groupe de muscles préposé à tel ou tel acte, et comment elle est sans influence sur chacun des muscles de ce groupe en particulier.

3° *Trajet et rapports.*

Les racines antérieures et postérieures du premier nerf cervical sont légèrement ascendantes ; celles du second et du troisième sont transversales, et les suivantes obliques en bas et en dehors, de telle sorte qu'elles ont à descendre de la hauteur d'une vertèbre pour arriver à leur orifice de sortie. Celles des nerfs dorsaux deviennent verticales et parcourent avant d'arriver au trou de conjugaison, dans lequel elles s'engagent, un intervalle qui équivaut aux corps de deux vertèbres. Celles des nerfs lombaires et sacrés, verticales aussi, ont à franchir un espace d'autant plus long qu'elles se dirigent vers un orifice de sortie plus déclive : ce sont ces racines lombaires et sacrées qui, en se juxtaposant au-dessous de l'extrémité inférieure de la moelle, constituent la *queue de cheval.*

Considérées dans chaque paire, les racines des nerfs spinaux présentent une double obliquité : une obliquité en bas et en dehors qui est commune aux deux groupes, et une obliquité d'avant en arrière pour le groupe des racines antérieures, d'arrière en avant pour celui des racines postérieures. — Considérées dans chaque groupe, leur direction est d'autant plus oblique qu'elles sont plus élevées, les moyennes affectant une certaine obliquité, les inférieures se relevant un peu pour atteindre celles-ci, et les supérieures continuant au contraire à descendre pour les rejoindre.

A leur point de départ les racines antérieures sont séparées des postérieures par toute l'épaisseur de la moelle ; plus loin elles en sont séparées par le ligament dentelé.

Chacune d'elles reçoit de la pie-mère spinale une enveloppe qui les accompagne jusqu'à leur réunion en un seul tronc où toutes ces enveloppes se confondent également en une seule pour constituer le névrilème des nerfs rachidiens.

L'arachnoïde les entoure et leur forme une gaîne commune infundibuliforme dont le sommet répond à l'entrée du canal que leur présente la dure-mère.

4° *Anastomoses.*

Les racines postérieures ne s'anastomosent jamais avec les antérieures au dedans du canal sacro-vertébral ; mais on voit assez souvent les racines de chaque ordre communiquer entre elles.

Tantôt ces anastomoses ont lieu entre deux radicules du même groupe, et tantôt entre les racines supérieures et inférieures de deux groupes voisins. Dans ce dernier cas, qui est le plus ordinaire, l'anastomose s'établit de la manière suivante : Le filet le plus déclive du groupe supérieur, après avoir marché d'abord parallèlement à ceux qui le surmontent, s'en écarte subitement pour se porter en bas et vient se réunir sous un angle très ouvert au filet le plus élevé du groupe inférieur. Cette union s'opère toujours sur un point plus ou moins rapproché de la dure-mère, et parfois même à l'intérieur du canal dans lequel s'engagent les racines anastomosées.

Selon la plupart des auteurs, on verrait aussi quelquefois un filet intermédiaire à deux groupes se bifurquer pour se porter vers l'un et l'autre ; je n'ai pas observé ce troisième mode d'anastomose.

5° *Ganglions intervertébraux.*

Parvenu à la dure-mère le faisceau des racines postérieures s'engage dans un canal particulier résultant du prolongement de cette membrane, canal qui se continue par son extrémité externe avec le périoste des **trous** de conjugaison. Le faisceau des racines antérieures s'engage dans un canal semblable. Mais dans le trajet qu'ils parcourent de la dure-mère à la sortie du trou de conjugaison, ces faisceaux ne se comportent pas de la même manière.

Le postérieur, plus considérable, se renfle en se mêlant à une certaine quantité de corpuscules ganglionnaires ; la série de ces renflements constitue les ganglions *spinaux* ou *intervertébraux.*

L'antérieur, aplati et creusé en gouttière, passe au-devant du ganglion correspondant sans lui adhérer et sans concourir à sa formation, puis se confond au delà de celui-ci avec le faisceau des racines postérieures pour constituer un cordon arrondi.

La forme des ganglions intervertébraux est olivaire. — Leur direction est en général transversale. — La plupart sont situés à l'entrée du trou de conjugaison qui leur correspond ; cependant celui qu'on observe sur les racines postérieures du premier nerf cervical est contenu à l'intérieur du canal de la dure-mère ; ceux des nerfs sacrés sont placés au contraire en dehors de cette membrane dans l'intérieur du canal sacré. — Leur nombre égale celui des paires rachidiennes. — Leur volume est toujours très inférieur à celui des trous de conjugaison dont les dimensions se trouvent en rapport non avec le diamètre des nerfs rachidiens, mais avec celui des sinus veineux qui occupent le canal sacro-vertébral.

6° *Tronc des nerfs rachidiens.*

Le tronc des nerfs rachidiens s'étend de l'angle de réunion des deux ordres de racines, c'est-à-dire des ganglions intervertébraux à l'origine des branches postérieures. — Sa longueur est mesurée par l'intervalle compris entre la partie moyenne du canal que représente chaque trou de conjugaison et l'orifice externe de ce canal ; il offre par conséquent une extrême brièveté. Si court qu'il soit cependant, il suffit au mélange intime des deux ordres de racines qui le composent ; car on retrouve les unes et les autres non seulement dans ses branches, mais dans ses principaux rameaux, d'où il suit que toutes les paires rachidiennes représentent des nerfs mixtes.

Parallèle des racines antérieures et postérieures.

Après avoir exposé les caractères propres à chacun des deux ordres de racines, il nous reste pour compléter leur étude à les opposer l'un à l'autre ; ce parallèle sera à la fois le résumé et le complément de tous les détails qui précèdent.

Les racines postérieures correspondent à leur origine à la substance grise centrale de la moelle dans laquelle elles disparaissent sans qu'on puisse déterminer comment elles se comportent au delà. — Les racines antérieures se perdent dans l'épaisseur du cordon antéro-latéral sans affecter aucune connexion apparente avec la colonne de substance grise que renferme ce cordon.

Les racines postérieures, très régulièrement superposées, n'occupent sur la moelle qu'un espace linéaire. — Les racines antérieures, composées chacune de deux ou trois radicules à leur point d'émergence, occupent une

petite colonne dont les limites vaguement accusées varient en largeur de
1 à 3 millimètres.

Les postérieures sont à la fois plus nombreuses et plus volumineuses que
les antérieures ; sous ce dernier rapport on peut dire avec Blandin que les
premières sont aux secondes dans la proportion de 2 : 1 dans la région
cervicale, de 1 : 1 dans la région dorsale, et de 1 1/2 : 1 dans les régions
lombaire et sacrée.

Les postérieures présentent un ganglion sur leur trajet, d'où le nom de
racines ganglionnaires sous lequel elles sont quelquefois désignées. —
Les antérieures en sont constamment dépourvues.

Les postérieures, ainsi que nous l'avons vu (voy. les Cons. gén., p. 22
et 23), sont affectées, de même que les cordons postérieurs, à la sensibilité.
— Les racines antérieures, de même que le cordon antéro-latéral, sont
affectées au mouvement.

BRANCHES POSTÉRIEURES DES NERFS RACHIDIENS.

Préparation. 1° Inciser les téguments sur la ligne médiane depuis l'occipital
jusqu'au coccyx.

2° Disséquer ces téguments de l'un ou de l'autre côté en procédant de dedans
en dehors et en usant des plus grands ménagements afin de ne pas diviser les rameaux cutanés des branches postérieures, rameaux qui traversent les insertions
internes du trapèze sur un point très rapproché des apophyses épineuses.

3° Lorsque tous ces rameaux cutanés, qui, après avoir traversé les muscles
superficiels du dos, se dirigent de dedans en dehors, auront été préparés, circonscrire le segment de peau auquel ils se distribuent en pratiquant une seconde
incision verticale étendue de l'apophyse mastoïde à la crête de l'os iliaque et
passant au niveau de l'angle des côtes.

4° Suivre sur la partie postérieure du crâne les divisions de la branche postérieure du second nerf cervical en incisant le cuir chevelu sur leur trajet, et enlever ensuite celui-ci sur toute la région occipitale afin de mettre à nu le tronc
commun de ces rameaux.

5° Diviser le trapèze verticalement au niveau du bord postérieur de l'omoplate,
soulever et dévier en sens inverse ses deux moitiés, inciser également le rhomboïde à son attache externe, puis repousser l'épaule en dehors ainsi que le muscle
scapulaire.

6° Chercher les branches postérieures des sept dernières paires cervicales sur
le bord externe du grand complexus, en dedans des insertions du petit complexus
et du transversaire du cou, suivre ensuite chacune de ces branches en incisant
sur leur partie moyenne les muscles qui les recouvrent.

7° Découvrir la branche postérieure du premier nerf cervical qu'on trouvera
dans l'espace triangulaire que circonscrivent les muscles droits et obliques postérieurs.

8° Séparer au niveau de leurs interstices le transversaire épineux du long dorsal,
et le long dorsal du sacro lombaire en prolongeant la séparation de ces deux
derniers muscles jusqu'à l'os iliaque, et isoler les branches postérieures des nerfs
dorsaux et lombaires dont les rameaux cheminent au milieu de ces interstices.

9° Enfin, pour arriver aux branches postérieures des nerfs sacrés, détacher à
leur insertion et de dedans en dehors les faisceaux musculaires qui remplissent
la gouttière du sacrum, de manière à saisir ces branches à leur sortie des trous
sacrés postérieurs.

Les branches postérieures des nerfs spinaux se détachent de leur tronc
respectif immédiatement en dehors des trous de conjugaison.

Toutes ces branches, à l'exception de la première et surtout de la seconde, sont notablement plus petites que les antérieures.

Toutes se dirigent d'abord horizontalement d'avant en arrière.

Toutes (à l'exception cependant de la première) fournissent deux ordres de rameaux : des rameaux musculaires qui se portent en général directement en arrière comme la branche dont ils émanent, et des rameaux cutanés qui s'inclinent en dedans, se rapprochent plus ou moins du sommet des apophyses épineuses, et se réfléchissent ensuite de dedans en dehors.

A ces caractères communs viennent se joindre quelques caractères différentiels qui dépendent surtout de la disposition respective des muscles dans les interstices desquels elles cheminent. Envisagées sous ce point de vue elles peuvent être distinguées :

En *sous-occipitales*, au nombre de deux, celle du premier nerf cervical et celle du second, qui offrent chacune une disposition spéciale.

En *cervicales* qui comprennent celles des six derniers nerfs cervicaux et celle du premier nerf dorsal.

En *thoraciques*, qui comprennent celles des sept nerfs dorsaux suivants.

Et enfin en *abdomino-pelviennes*, parmi lesquelles viennent se ranger celles des quatre derniers nerfs dorsaux, celles des cinq nerfs lombaires, et enfin celles des six nerfs sacrés.

A. Branches sous-occipitales.

Ces branches ne diffèrent pas seulement de toutes les autres, elles diffèrent aussi l'une de l'autre et méritent par conséquent une description particulière.

1º *Branche postérieure du premier nerf cervical.* Un peu plus considérable que l'antérieure, cette branche sort du canal vertébral entre l'occipital et l'atlas, en dedans et au-dessous de l'artère vertébrale, se porte directement en arrière, traverse le tissu cellulo-adipeux qui remplit l'espace triangulaire compris entre les muscles droits et obliques postérieurs de la tête, puis se divise :

En rameaux internes, destinés aux grand et petit droits postérieurs ; le rameau qui se rend au petit droit passe perpendiculairement entre le grand droit et le grand complexus.

En rameaux externes, au nombre de deux ou trois, destinés au petit oblique.

En rameaux inférieurs, plus considérables que les précédents, dont l'un vient se jeter dans le grand oblique après avoir décrit un trajet demi-circulaire.

En rameau anastomotique qui s'unit au-dessous de ce muscle à un rameau ascendant venu de la branche postérieure du deuxième nerf cervical pour former une arcade comparée par Haller à celle qui embrasse en avant les masses latérales de l'atlas.

2º *Branche postérieure du deuxième nerf cervical, grand nerf occipital d'Arnold, branche occipitale interne de M. Cruveilhier.* Elle se distingue entre toutes les branches postérieures des nerfs spinaux, par son volume ordinaire double et quelquefois triple de celui de la branche antérieure correspondante, par sa forme aplatie, par son trajet ascendant, et par la multiplicité de ses rameaux cutanés.

Cette branche sort du rachis entre l'arc postérieur de l'atlas et la lame correspondante de l'axis, sur le même plan vertical que la branche postérieure de la première paire, c'est-à-dire sur un point notablement plus rapproché de la ligne médiane que l'orifice de sortie de toutes les branches suivantes. — Située d'abord au-dessous de l'oblique inférieur, elle se place bientôt entre ce muscle et le grand complexus, se porte obliquement en haut et en dedans, traverse ce dernier muscle, puis le trapèze qui le recouvre, se réfléchit alors pour se diriger en haut et en dehors en faisant avec sa direction primitive un angle droit, et, devenue sous-cutanée, se partage en un très grand nombre de ramifications qu'on peut suivre facilement jusqu'au sommet de la tête. — Dans ce trajet elle fournit :

a. Deux filets anastomotiques, un filet ascendant et un filet descendant, qui s'unissent en arcade aux filets correspondants des première et troisième paires cervicales. Ce sont ces arcades nerveuses, quelquefois multiples, et qui d'autres fois n'existent pas ou existent en partie seulement, que M. Cruveilhier a désignées sous le nom de *plexus cervical postérieur*, afin sans doute de rappeler la disposition analogue, mais beaucoup plus remarquable, que présentent les branches antérieures des quatre premiers nerfs cervicaux. De ces arcades on voit partir un certain nombre de filets ordinairement assez grêles qui se perdent soit dans l'oblique inférieur, soit dans le grand complexus, soit dans le transversaire épineux.

b. Des rameaux musculaires multiples. Le plus important de ces rameaux naît au-dessous du grand oblique, se porte aussitôt en arrière en fournissant des filets au grand et petit complexus, et s'épuise principalement dans le splénius. D'autres se détachent entre l'oblique inférieur et le grand complexus ; ils sont destinés à ce dernier. D'autres enfin prennent naissance entre le grand complexus et le trapèze ; ils sont destinés à l'angle supérieur de celui-ci.

c. Des rameaux cutanés qu'on peut diviser d'après leur direction : en internes, ce sont les plus grêles; en externes dont quelques uns s'anastomosent avec les filets de la branche mastoïdienne du plexus cervical; et en supérieurs qui vont se ramifier, ainsi que les précédents, dans l'épaisseur du cuir chevelu. Un grand nombre de ces filets peuvent être suivis jusqu'aux bulbes pilifères.

B. Branches cervicales.

Les branches postérieures des six derniers nerfs cervicaux et celle du premier nerf dorsal ont pour caractères :

1° De diminuer de volume de haut en bas, de telle sorte que la première est la plus considérable, et la dernière la plus grêle ;

2° De se réfléchir dès leur origine sur le bord externe du transversaire épineux, de cheminer entre ce muscle et le grand complexus en se portant d'autant plus obliquement en bas et en dedans qu'elles sont plus inférieures, de traverser le splénius et le trapèze au voisinage des apophyses épineuses, et de se réfléchir une seconde fois pour se diriger de dedans en dehors.

3° De fournir dans leur trajet des rameaux musculaires destinés au transversaire épineux, au transversaire du cou et au grand complexus.

4° De s'épanouir à leur extrémité terminale en un pinceau de ramifications cutanées.

Indépendamment de ces deux ordres de rameaux, la première de ces branches, c'est-à-dire celle du troisième nerf cervical, donne en outre : un rameau anastomotique ascendant par lequel elle s'unit au grand nerf occipital, et un rameau cutané beaucoup plus important qui, après avoir traversé le trapèze, se dirige presque verticalement en haut vers la partie médiane des téguments de l'occiput auxquels il se distribue.

C. Branches thoraciques.

Les branches postérieures des 2e, 3e, 4e, 5e, 6e, 7e et 8e nerfs dorsaux, destinées à la paroi postérieure du thorax, se distinguent par les caractères suivants :

1° Elles offrent toutes à peu près le même volume.

2° Elles se divisent dès leur origine en deux rameaux : *un rameau externe* ou *musculaire*, et *un rameau interne* ou *cutané*.

3° Leur *rameau musculaire* occupe l'interstice du muscle sacro-lombaire et long dorsal, auxquels il se distribue exclusivement.

4° Leur *rameau cutané* se réfléchit sur le bord externe du transversaire épineux, se dirige transversalement en dedans, traverse le grand dorsal au niveau de ses insertions aux apophyses épineuses, change alors de direction pour se porter transversalement en dehors, traverse presque aussitôt le trapèze et se répand dans les téguments de la partie postérieure du thorax et de l'épaule.

D. Branches abdomino-pelviennes.

Les branches postérieures des quatre derniers nerfs dorsaux, celles des cinq nerfs lombaires et celles des six nerfs sacrés, destinées aux parois postérieures de l'abdomen et du bassin, ne se bifurquent pas comme les précédentes ; elles pénètrent dans l'interstice du sacro-lombaire et du long dorsal, ou dans l'épaisseur de la masse commune des spinaux sur la direction d'une ligne qui continuerait cet interstice, fournissent des rameaux à ces muscles, traversent les aponévroses superposées du petit dentelé postérieur et inférieur, du grand dorsal, du transverse de l'abdomen et du petit oblique, et arrivent sous la peau où elles se partagent :

En *filets internes*, très petits, qui se distribuent aux téguments voisins des apophyses épineuses ;

En *filets externes*, très petits aussi, qui se répandent dans les téguments des parties latérales de l'abdomen ;

Et en *rameaux descendants*, plus considérables, qui se portent vers la crête iliaque sur laquelle la plupart descendent pour aller se perdre dans les téguments de la région fessière.

Ces branches n'offrent pas le même volume : — celles des quatre derniers nerfs dorsaux et des deux ou trois premiers nerfs lombaires sont égales ; mais celles des deux derniers nerfs lombaires deviennent beaucoup plus grêles et souvent même s'épuisent exclusivement dans la masse commune des muscles sacro-lombaire et long dorsal. — Celles des nerfs sacrés augmentent du premier au quatrième et parfois même au cinquième ; la dernière est toujours d'une extrême ténuité. La plupart de ces branches s'anastomosent en arcades après avoir traversé les orifices qui leur livrent passage, traversent ensuite les faisceaux musculaires correspondants en leur abandonnant de nombreux filets, puis perforent l'aponévrose du grand dorsal et se partagent en rameaux cutanés qui se distribuent aux téguments de la partie postérieure du sacrum et du coccyx.

BRANCHES ANTÉRIEURES DES NERFS CERVICAUX.

Les branches antérieures des nerfs cervicaux, au nombre de huit, et désignées comme celles des régions dorsale, lombaire et sacrée, sous les noms de *première*, *seconde*, etc., en comptant de haut en bas, offrent à leur point de départ une disposition qui leur est commune et qui les distingue de celles des trois autres classes.

1° Leur volume s'accroît progressivement des supérieures aux inférieures.

2° A leur sortie des canaux de conjugaison, elles sont reçues dans la gouttière que leur présente la face supérieure des apophyses transverses des vertèbres cervicales et cheminent entre les muscles intertransversaires qui s'attachent aux deux bords de cette gouttière.

3° Elles passent en arrière de l'artère vertébrale, à l'exception de la première qui chemine au-dessous de la courbure horizontale de ce vaisseau.

4° A l'extrémité des apophyses transverses elles s'envoient réciproquement des rameaux anastomotiques qui les relient en un seul groupe dont les limites sont nettement déterminées.

Le mode suivant lequel s'opère cet échange de rameaux n'est pas le même pour toutes ces branches : les quatre premières s'anastomosent en arcades et forment par cette succession d'anses nerveuses un plexus important, le *plexus cervical*, dont les divisions sont essentiellement destinées aux parties latérale et antérieure du cou. Les quatre dernières s'anastomosent à angle aigu et constituent avec la branche antérieure du premier nerf dorsal un plexus non moins remarquable, le *plexus brachial*, dont les divisions sont surtout destinées au membre supérieur.

Le groupe ou grand plexus qui résulte de l'union de toutes les branches antérieures des nerfs cervicaux se compose donc de deux groupes ou plexus secondaires unis l'un à l'autre par un filet étendu du quatrième au cinquième nerf cervical, mais du reste parfaitement distincts par les branches qui leur donnent naissance, et surtout par la terminaison de celles-ci. Je décrirai successivement ces deux plexus.

PLEXUS CERVICAL.

Préparation. 1° Pratiquer deux incisions horizontales comprenant seulement l'épaisseur de la peau : l'une, supérieure, étendue de l'apophyse mastoïde à la base du menton ; l'autre, inférieure, étendue de la fourchette du sternum à l'acromion.

2° Réunir ces deux incisions par une troisième qui s'étendra verticalement de la partie moyenne de la supérieure à la partie moyenne de l'inférieure.

3° Soulever successivement chacune des lèvres de cette dernière incision et disséquer le segment de peau qui leur correspond en conservant les principaux rameaux cutanés qui se rendent à ces segments.

4° Le peaucier étant mis à découvert, le disséquer par sa face profonde en procédant d'arrière en avant, de manière à découvrir toutes les branches superficielles du plexus cervical qu'on suivra ensuite jusqu'à leur terminaison.

5° Diviser la clavicule immédiatement en dehors de la portion externe du sterno-cléido-mastoïdien, séparer la première pièce du sternum de la seconde à l'aide d'un trait de scie, subdiviser cette première pièce à l'aide d'un autre trait de scie vertical appliqué immédiatement en dedans de l'articulation sterno-claviculaire, couper le cartilage de la première côte et soulever la pièce osseuse ainsi détachée de manière à la reporter en haut et en dehors, afin de découvrir toutes les branches profondes du plexus, ainsi que ses anastomoses et ses origines.

6° Isoler successivement la branche descendante interne, l'origine du nerf diaphragmatique, les anastomoses du plexus avec le grand sympathique, l'hypoglosse et le pneumo-gastrique.

7° Enlever la lame aponévrotique qui recouvre les anses nerveuses des quatre premiers nerfs cervicaux, et poursuivre chacun de ces nerfs depuis leur sortie des gouttières que leur présentent les apophyses transverses des vertèbres cervicales jusqu'aux branches superficielles.

8° Mettre à nu les deux faces du diaphragme en enlevant d'une part les deux poumons qui seront divisés un peu en dehors de leurs racines, de l'autre le foie, l'estomac et tout le tube intestinal. — Cette dernière partie de la préparation nécessitant le sacrifice de la plupart des viscères thoraciques et abdominaux, l'étude des nerfs diaphragmatiques peut être renvoyée sans inconvénient à l'époque où ces viscères auront été utilisés.

Le plexus cervical est situé au-devant des apophyses transverses des quatre premières vertèbres cervicales, au-dessous du bord postérieur du sterno-mastoïdien, en dehors de la veine jugulaire interne et de la portion cervicale du grand sympathique, entre le muscle grand droit antérieur et les parties correspondantes du splénius, de l'angulaire et du scalène postérieur ; une lame aponévrotique assez dense le recouvre et le fixe sur ces muscles.

Ce plexus nous offre à considérer des branches efférentes, des branches anastomotiques et des branches afférentes ou racines.

A. *Branches efférentes du plexus cervical.*

Les branches efférentes du plexus cervical se distinguent par leur position en superficielles ou cutanées, et en profondes ou musculaires.

Les *branches superficielles* apparaissent sous la partie moyenne du bord postérieur du sterno-mastoïdien et rayonnent de ce point dans toutes les directions ; elles sont au nombre de cinq :

Une antérieure, la *branche cervicale superficielle* ou *transverse.*

Deux ascendantes, la *branche auriculaire* et la *branche mastoïdienne.*

Deux descendantes, la *branche sus-claviculaire* et la *branche sus-acromiale.*

Les *branches profondes*, recouvertes par le sterno-mastoïdien et moins considérables que les précédentes, sont au nombre de dix :

Deux descendantes, la *branche descendante interne* et le *nerf diaphragmatique.*

Deux ascendantes, celle du petit droit latéral et celle du petit droit antérieur.

Deux internes, celle du grand droit antérieur et celle du muscle long du cou.

Quatre externes destinées, la première au sterno-mastoïdien, la seconde au trapèze, la troisième à l'angulaire, et la quatrième au rhomboïde.

a. Branches efférentes superficielles du plexus cervical.

1° Branche cervicale superficielle ou transverse. Destinée aux téguments de la moitié antérieure du cou et de la partie inférieure de la face, cette branche tire son origine de l'anastomose du second avec le troisième nerf cervical, contourne le bord postérieur du sterno-cléido-mastoïdien en formant une anse à concavité antérieure, se dirige en avant et un peu en haut entre ce muscle et le peaucier, passe en arrière de la veine jugulaire externe à laquelle elle abandonne ordinairement deux filets qu'on peut suivre sur cette veine jusqu'à la peau de la face, et se partage vers le bord antérieur du sterno-mastoïdien en rameaux descendants et ascendants.

Les *rameaux descendants* naissent quelquefois par un tronc commun qu'on voit alors se porter en bas et en dedans, pour remonter ensuite vers l'os hyoïde en décrivant une arcade à concavité supérieure. Mais que leur séparation soit tardive ou précoce, leur distribution reste la même ; ils traversent le peaucier et vont se perdre dans la peau de la partie antérieure et moyenne du cou ; plusieurs peuvent être suivis jusqu'à la fourchette du sternum. L'un d'eux s'applique quelquefois à la veine jugulaire antérieure et remonte jusqu'au voisinage de l'os hyoïde.

Les *rameaux ascendants*, plus nombreux et plus considérables que les précédents, rampent aussi sous le peaucier à leur origine, puis le traversent pour aller se terminer dans les téguments de la région sus-hyoïdienne, et dans ceux du tiers inférieur de la face ; dans leur trajet sous-musculaire on voit plusieurs de ces rameaux s'anastomoser avec les divisions correspondantes du nerf facial.

Bien que la branche cervicale transverse soit exclusivement sensitive, il est vraisemblable qu'en traversant le peaucier elle lui abandonne plusieurs filaments analogues à ceux que la cinquième paire fournit aux muscles du crâne et de la face.

2° Branche auriculaire. Arrondie et non rubanée comme la précédente, dont elle partage du reste l'origine, cette branche se porte de même en bas et en dehors vers le bord postérieur du sterno-mastoïdien sur lequel elle se réfléchit, puis se dirige verticalement en haut entre la face externe de ce muscle dont elle croise la direction et le bord postérieur du peaucier qui lui est parallèle ; parvenue au niveau de l'angle de la mâchoire, elle fournit plusieurs filets qui rampent à la surface ou dans l'épaisseur de la glande parotide et se divise en deux rameaux : un rameau auriculaire externe destiné à la face externe du pavillon de l'oreille, et un rameau auriculaire interne destiné à sa face interne.

Les *filets parotidiens* sont au nombre de quatre ou cinq ; les uns traversent la parotide et vont se terminer dans la peau qui recouvre cette glande ; les autres rampent entre la surface de celle-ci et les téguments pour se terminer de la même manière. — Les premiers semblent abandonner dans leur trajet quelques fines divisions à la parotide ; cependant l'existence de ces ramifications parotidiennes n'est pas encore bien démontrée. — L'un d'eux s'anastomose ordinairement soit avec le tronc du facial, soit surtout avec sa branche terminale inférieure.

Le *rameau auriculaire externe*, situé dans le tissu cellulaire qui unit la peau à la glande parotide, monte verticalement vers l'oreille, fournit à la partie inférieure du pavillon plusieurs ramifications, traverse le tissu

Fig. 222.

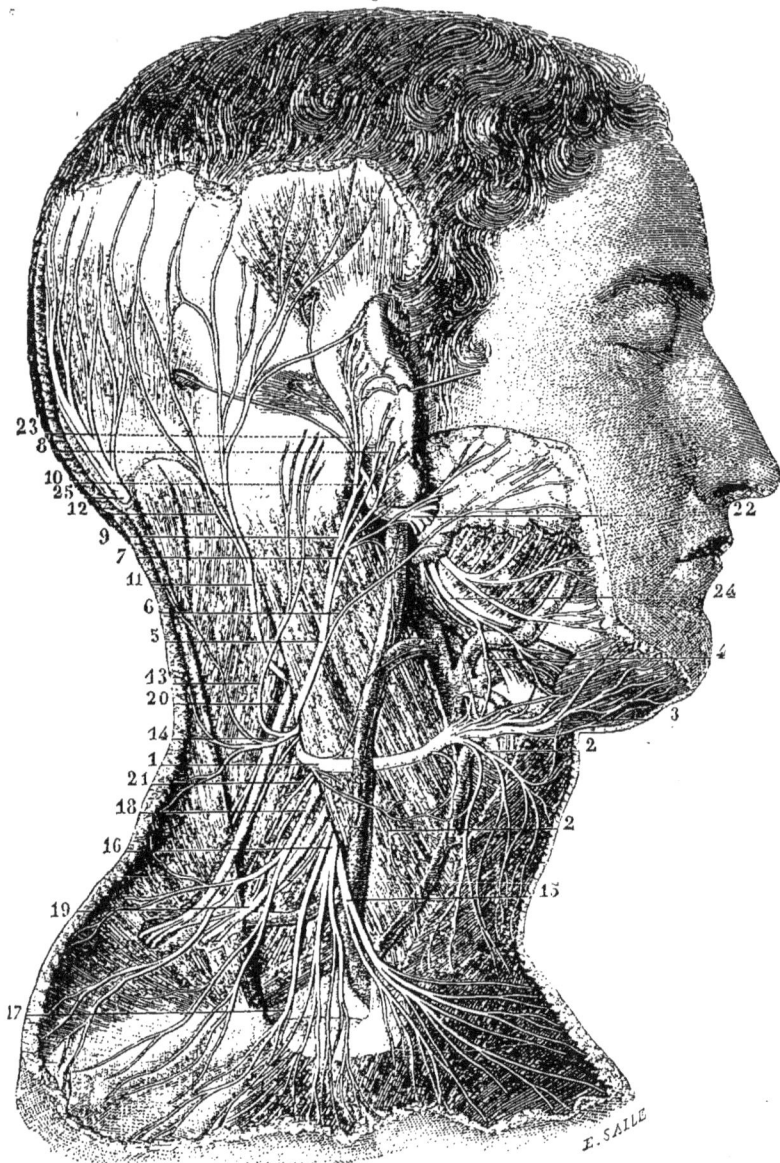

Branches superficielles du plexus cervical.

1. Branche cervicale superficielle ou transverse. — 2,2. Rameaux descendants de cette branche. — 3. Ses rameaux ascendants. — 4. Filets anastomotiques

fibreux qui unit le cartilage de la conque à l'extrémité caudale du cartilage de l'hélix et se partage en deux filets : le *filet de la conque* qui se distribue à la peau de cette partie du pavillon ; le *filet de l'hélix* et de l'*anthélix* qui chemine dans la rainure intermédiaire à ces deux saillies en abandonnant des ramifications cutanées à l'une et à l'autre.

Le *rameau auriculaire interne*, situé dans l'épaisseur de la glande parotide, croise obliquement l'apophyse mastoïde sur laquelle il s'anastomose avec le rameau auriculaire du facial par un filet variable dans ses dimensions, mais dont l'existence m'a paru constante, chemine ensuite dans le tissu cellulaire dense qui recouvre la région mastoïdienne du temporal et se divise au niveau du muscle auriculaire postérieur en deux filets : un filet auriculaire et un filet occipital. — Le filet auriculaire s'applique à la partie supérieure de la face interne du pavillon, et se partage en nombreuses ramifications dont quelques unes se réfléchissent sur la circonférence de l'oreille pour passer de sa face interne sur sa face externe. — Le filet occipital se dirige en haut et en dehors, s'anastomose avec une division de la branche mastoïdienne et se termine dans le cuir chevelu au voisinage du muscle occipital.

3° **Branche mastoïdienne.** La *branche mastoïdienne*, *branche occipito-auriculaire* de Chaussier, *branche occipitale externe* de M. Cruveilhier, est une dépendance du second nerf cervical. Elle contourne le bord postérieur du sterno-mastoïdien en décrivant une arcade à concavité supérieure, se dirige en haut et un peu en arrière parallèlement à ce bord, arrive sur la face postérieure de l'occipital et se partage en deux rameaux : un rameau externe et un rameau interne dont les divisions peuvent être suivies jusqu'au sommet de la tête.

Dans ce trajet la branche mastoïdienne, sous-cutanée dans toute son étendue, repose successivement sur le splénius, sur le sterno-mastoïdien, sur le muscle occipital et sur l'aponévrose épicrânienne.

Son *rameau externe* se distribue aux téguments de la région mastoïdienne du temporal et à ceux qui occupent la partie postérieure de la tempe ; une division émanée de ce rameau se rende à la partie supérieure de la face interne du pavillon de l'oreille où elle s'anastomose avec les divisions correspondantes de la branche auriculaire.

qui l'unissent au facial. — 5. Branche auriculaire. — 6. Filet parotidien de cette branche. — 7. Son rameau auriculaire externe. — 8. Partie supérieure du même rameau traversant le tissu fibreux qui entoure la queue de l'hélix pour aller se distribuer à la face externe du pavillon de l'oreille. — 9. Son rameau auriculaire interne. — 10. Filet par lequel ce rameau s'anastomose avec la branche auriculaire postérieure du facial. — 11. Branche mastoïdienne. — 12. Division interne ou postérieure de cette branche allant s'anastomoser avec le grand nerf occipital.— 13. Petite mastoïdienne.— 14. Filets fournis par cette branche aux téguments de la partie postérieure du cou. — 15. Rameau antérieur de la branche sus-claviculaire. — 16. Rameau postérieur de la même branche. — 17. Rameau antérieur de la branche sus-acromiale. — 18. Rameau postérieur de cette branche. — 19. Branche trapézienne du plexus cervical. — 20. Branche trapézienne du spinal recevant une anastomose de la précédente. — 21. Filet de l'angulaire. — 22. Tronc du facial. — 23. Sa branche auriculaire postérieure allant se distribuer au muscle occipital et aux muscles auriculaires postérieur et supérieur. — 24. Ses rameaux cervicaux et mentonniers. (Cette figure est tirée de l'atlas de MM. Hirschfeld et Léveillé.)

Son *rameau interne* se partage en nombreux filets qui s'épuisent exclusivement dans le cuir chevelu. Plusieurs de ces filets s'anastomosent avec les filets externes du grand nerf occipital.

Entre la branche mastoïdienne et la branche auriculaire on observe quelquefois une petite branche dont les rameaux se perdent dans les téguments qui recouvrent l'apophyse mastoïde. Cette branche supplémentaire a reçu le nom de *petite mastoïdienne*.

4° **Branche sus-claviculaire.** Elle naît de la quatrième paire cervicale, croise à angle très aigu le bord postérieur du sterno-mastoïdien un peu au-dessous de sa partie moyenne, et descend perpendiculairement sur la clavicule et sur la partie antérieur, du thorax en se divisant en un grand nombre de rameaux cutanés distingués en sus-sternaux et sus-claviculaires.

Les *rameaux sus-sternaux* contournent l'extrémité inférieure de la veine jugulaire externe, passent obliquement sur la portion claviculaire du sterno-mastoïdien et sur l'extrémité interne de la clavicule, et se distribuent soit aux téguments du creux sus-sternal, soit à ceux qui recouvrent la moitié supérieure du sternum.

Les *rameaux sus-claviculaires* passent perpendiculairement sur la partie moyenne de la clavicule, traversent le peaucier et se prolongent au-devant du grand pectoral jusqu'au niveau de la quatrième côte ; dans ce trajet ils fournissent des ramifications : à la peau du creux sus-claviculaire, à à celle qui recouvre la clavicule et aux téguments du tiers supérieur de la paroi antérieure du thorax.

5° **Branche sus-acromiale.** Cette branche tire aussi son origine de la quatrième paire cervicale et présente, de même que la précédente, de fréquentes variétés : elle est ordinairement unique ; assez souvent on la trouve double ; d'autres fois elle naît par un tronc commun avec la branche sus-claviculaire. Mais toutes ces variétés offrent peu d'importance ; elles dépendent de la division tantôt tardive et tantôt précoce des deux branches descendantes ; tardive, on observe un seul tronc ; précoce, on en observe trois ou quatre et parfois même un plus grand nombre.

Quelle que soit la hauteur à laquelle la branche sus-acromiale se divise, ses rameaux se partagent en deux groupes principaux : — un groupe antérieur dont les divisions passent sur le tiers externe de la clavicule et descendent sur la partie antérieure du moignon de l'épaule jusqu'au voisinage du tendon du grand pectoral ; — et un groupe externe qui, après avoir croisé la portion claviculaire du trapèze, se dirige en dehors pour se distribuer à la peau des parties supérieure et externe de l'épaule.

b. Branches efférentes profondes ou musculaires du plexus cervical.

1° **Branche descendante interne.** Cette branche, si remarquable par son anastomose avec le rameau descendant du grand hypoglosse, se distribue comme ce rameau aux muscles sterno-hyoïdien, sterno-thyroïdien et scapulo-hyoïdien. Son origine est multiple : constamment elle naît par deux rameaux dont l'un émane du second nerf cervical et l'autre du troisième. Mais à ces deux rameaux on voit assez souvent s'en joindre un troisième qui provient de l'arcade des deux premiers nerfs cervicaux, et même un quatrième, long et grêle, qui se détache de la quatrième paire cervicale. — Ces rameaux se portent obliquement en bas et en avant et se réunissent en un seul faisceau pour donner naissance à la branche descendante interne. — Marchant dans la même direction, celle-ci passe entre le sterno-mastoïdien et la veine jugulaire interne, quelquefois entre cette veine et la carotide primitive, et s'anastomose vers la partie moyenne du cou avec l'extrémité terminale de la branche descendante de l'hypoglosse. L'arcade qui résulte de cette anastomose a été décrite précédemment (voy. p. 306) ; ici je rappellerai seulement :

1° Que la branche descendante interne, au moment de s'unir à celle de l'hypoglosse se divise en deux rameaux : — un *rameau inférieur*, plus considérable, dont les divisions s'accolent à angle aigu aux divisions correspondantes du nerf de la douzième paire pour former un petit plexus d'où partent les filets destinés aux muscles sous-hyoïdiens ; — et un *rameau supérieur* qui se réfléchit de bas en haut, se confond avec la branche de l'hypoglosse, remonte jusqu'à ce nerf, plonge dans son épaisseur et se porte avec lui dans l'épaisseur des muscles intrinsèques de la langue.

2° Que les filets qui partent de l'arcade formée par cette anastomose se distribuent exclusivement aux muscles sous-hyoïdiens. Dans l'état normal aucun de ces filets ne s'unit soit à la partie inférieure du cou, soit dans l'intérieur du thorax avec le nerf phrénique ; aucun ne concourt à la formation du plexus cardiaque ; aucun ne s'anastomose avec le grand sympathique.

2° **Nerf phrénique ou diaphragmatique.** Cette branche n'est pas seulement remarquable par l'importance des fonctions qu'elle remplit ; elle l'est aussi par le long trajet qu'elle parcourt, par l'uniformité du volume qu'elle conserve dans toute l'étendue de ce trajet, et j'ajouterai par son extrême simplicité.

Origine. Le nerf diaphragmatique tire son origine du quatrième nerf cervical ; à ce rameau principal vient se joindre ordinairement un filet émané de la branche antérieure du cinquième et assez souvent un autre rameau plus ténu que lui envoie celle du troisième. En se réunissant à angle aigu, ces deux ou trois rameaux constituent un petit tronc arrondi qui descend verticalement au-devant, puis en dedans du scalène antérieur, et qui reçoit quelquefois vers la partie inférieure de ce muscle une quatrième racine partie de la sixième paire cervicale. (Fig. 221 et 223.)

Trajet. Ainsi constitué, ce nerf pénètre dans la poitrine en passant entre l'artère et la veine sous-clavières, en dehors du pneumo-gastrique et du cordon du grand sympathique, longe la veine cave supérieure à droite, croise la crosse de l'aorte à gauche, s'applique au péricarde sur lequel il est fixé par le feuillet correspondant de la plèvre, passe au-devant de la racine du poumon, et arrive à la face supérieure du diaphragme où il se divise en plusieurs rameaux.

Anastomoses. Dans ce long trajet le nerf phrénique ne fournit aucune division et s'anastomose avec deux nerfs seulement : le nerf sous-clavier et le grand sympathique.

La branche anastomotique qu'il reçoit du nerf sous-clavier se détache de celui-ci un peu au-dessus du muscle de ce nom, pénètre dans la poitrine en passant au-devant de la veine sous-clavière, et s'unit à lui en formant un angle très aigu. Cette branche anastomotique n'est pas constante, c'est surtout lorsqu'elle manque qu'on voit un rameau se détacher du sixième nerf cervical et se joindre au tronc du diaphragmatique.

Deux branches unissent le phrénique au grand sympathique : — l'une d'elles, plus élevée, se porte transversalement ou obliquement du premier vers le second dans lequel elle se jette au niveau ou un peu au-dessous de son ganglion moyen ; elle manque souvent ; si j'en croyais mes recherches son existence ne serait même pas très bien établie, car jusqu'à présent elle a échappé à mon observation. — L'autre, que j'ai constamment trouvée, bien qu'elle présente des dimensions très variables, naît du diaphragmatique au-devant de l'artère sous-clavière, contourne la demi-circonférence inférieure de ce vaisseau et vient se terminer dans le ganglion cervical inférieur ou dans le premier ganglion dorsal.

Haller et Wrisberg, dont l'opinion a été récemment adoptée par M. Ludovic Hirschfeld, admettaient en outre que le nerf diaphragmatique reçoit tantôt dans la région cervicale, tantôt dans le thorax, un filet anastomotique de l'anse nerveuse de l'hypoglosse. Ainsi que M. Longet, j'ai vainement cherché ce filet. — Dans aucun cas ce nerf ne s'anastomose avec le spinal, comme le pensait Blandin. — Je l'ai vu recevoir un rameau extrêmement grêle du pneumo-gastrique au niveau de son origine ; mais l'existence de ce filet est exceptionnelle.

Selon Valentin, ce nerf proviendrait des cinq dernières paires cervicales ; il recevrait de la branche descendante de l'hypoglosse un rameau assez considérable pour mériter à cette branche le nom de *nerf diaphragmatique accessoire* ; il s'anastomoserait par de nombreuses divisions avec le pneumo-gastrique, avec le grand sympathique, avec le plexus cardiaque, et avec le plexus pulmonaire ! Il fournirait avant d'arriver au diaphragme des filets à la veine sous-clavière, à l'artère sous-clavière, à l'artère mammaire interne, au thymus, aux ganglions lymphatiques du cou et de la poitrine, au péricarde et même au tissu cellulaire et à la graisse située au-devant de cette enveloppe ! Si cette description était exacte, les nerfs qui président aux contractions du diaphragme figureraient au nombre des plus compliqués de l'économie et contrasteraient sous ce rapport d'une manière bien tranchée avec la plupart des nerfs musculaires si remarquables au contraire par leur simplicité. Mais j'ose dire qu'elle est erronée ; à l'aspect de tant d'erreurs accumulées sur une partie aussi limitée de la science, on serait tenté de croire que l'auteur allemand s'est complu à réunir dans un même cadre toutes les illusions de ses devanciers. Surpris de voir un observateur tomber ainsi d'égarement en égarement, et désirant d'ailleurs me rendre compte des nombreuses dissidences qu'on trouve sur ce sujet parmi les anatomistes, j'ai cherché à en connaître le point de départ ; il me semble résider dans la présence de l'artère et de la veine diaphragmatiques supérieures qui, accolées au nerf phrénique dans toute l'étendue de sa portion thoracique, fournissent dans leur trajet des ramifications nombreuses et déliées dont l'apparence rappelle assez bien celle des filets nerveux ; cette apparence est surtout insidieuse sur les pièces qui ont macéré quelque temps soit dans l'eau simple, soit dans une solution acide. Avec une suffisante attention cependant on parvient facilement à reconnaître que cette multitude d'anastomoses et de branches viscérales dont

Valentin a hérissé sa description sont de simples divisions vasculaires. — En résumé donc, ces nerfs proviennent principalement de la quatrième paire cervicale, accessoirement de la troisième, de la cinquième et même de la sixième ; s'anastomosent d'une part avec la branche du sous-clavier, de l'autre avec le grand sympathique ; et pénètrent ensuite dans la cavité de la poitrine qu'ils traversent sans fournir et sans recevoir aucune division nerveuse.

Distribution. Arrivés au diaphragme, les nerfs phréniques se partagent en cinq ou six filets qui se divisent aussitôt en deux groupes bien distincts : les uns s'appliquent à la face supérieure du muscle et rampent au-dessous de la plèvre ; les autres le traversent, s'appliquent à sa face inférieure et rampent au-dessous du péritoine.

Les *rameaux supérieurs* ou *sous-pleuraux*, ordinairement au nombre de trois, se distinguent par leur direction : en interne, qui se distribue à la partie médiane du diaphragme ; en externe, qui se ramifie dans sa partie latérale et antérieure, et en postéro-externe, destiné à la partie correspondante du muscle.

Les *rameaux inférieurs* ou *sous-péritonéaux* sont en général plus considérables que les précédents. L'un d'eux se porte en bas et en dedans, au-dessous de la veine cave inférieure, fournit dans son trajet des filets musculaires et s'anastomose à la partie supérieure des piliers du diaphragme avec un rameau semblable venu du nerf phrénique opposé. — Un autre, beaucoup plus considérable, se dirige en dehors et donne de proche en proche un grand nombre de divisions qui disparaissent au milieu des fibres musculaires. Le troisième, le plus volumineux de tous, descend verticalement sur les piliers du diaphragme, abandonne dans son trajet plusieurs filets à ces piliers, en fournit cinq ou six à la capsule surrénale, et se jette à son extrémité terminale dans le plexus solaire dont il doit être considéré comme l'une des origines.

Sur les filets qui se portent au plexus solaire et sur ceux qui se rendent à la capsule surrénale, on observe en général de petits ganglions semblables à ceux qui se montrent sur le trajet des divisions du grand sympathique ; ces renflements ganglionnaires, extrêmement variables dans leurs dimensions, leur siége et leur existence, se développent de préférence sur les divisions du nerf phrénique droit, qui concourt d'une manière plus importante à la formation du plexus solaire.

Les nerfs diaphragmatiques donnent-ils des ramifications au foie ? A cette question presque tous les auteurs répondent négativement. Selon Blandin, quelques unes de leurs divisions s'accoleraient à la veine cave inférieure et iraient se perdre dans ce viscère ; ces filets, appliqués sur la veine cave, sont très manifestes chez quelques sujets ; plusieurs m'ont paru aussi pénétrer dans le parenchyme du foie et se perdre à la périphérie de ses lobules.

3° **Nerf du petit droit latéral.** Ce filet, extrêmement grêle, émane de la branche antérieure de la première paire au moment où elle s'infléchit en bas et en avant pour s'anastomoser avec la branche antérieure de la seconde ; il pénètre dans ce muscle par sa face profonde.

4° **Nerf du petit droit antérieur.** Il offre la même origine que le précédent avec lequel il naît quelquefois par un tronc commun.

5° **Nerf du grand droit antérieur.** Il est en général multiple. Un filet venu de la première paire cervicale se jette ordinairement dans la partie supérieure de ce muscle; deux ou trois autres filets partis soit de l'arcade des deux premiers nerfs cervicaux, soit des nerfs suivants, viennent se terminer dans les faisceaux moyens et inférieurs du même muscle.

6° **Nerfs du muscle long du cou.** Ils naissent également de plusieurs sources : le filet qui s'étend de l'arcade des deux premiers nerfs cervicaux au grand droit antérieur, se prolonge ordinairement jusqu'à lui et se termine dans son épaisseur ; d'autres émanent soit de la troisième, soit de la quatrième paire cervicale, et, après avoir fourni aux faisceaux du grand droit antérieur plusieurs filets, abandonnent leurs dernières ramifications à ceux du muscle long du cou.

Ces filets, destinés au droit latéral, aux grand et petit droits antérieurs, et au long du cou, offrent beaucoup de variétés ; quelques uns présentent une disposition plexueuse. La plupart pénètrent dans ces muscles par leur face profonde.

7° **Branche du sterno-mastoïdien.** Indépendamment du spinal qui lui donne ses principaux rameaux, ce muscle en reçoit constamment un qui émane à la fois des deuxième et troisième paires cervicales. Les divisions nerveuses parties de cette double source pénètrent dans son épaisseur par sa face profonde à l'union de son tiers supérieur avec ses deux tiers inférieurs en s'anastomosant entre elles et en formant un véritable plexus. (Fig. 221.)

8° **Branche du trapèze.** Née du troisième cervical, très rarement du quatrième, elle se porte en bas et en dehors parallèlement à la branche externe du spinal au-dessous de laquelle elle est placée, communique avec la partie terminale de ce nerf dont elle renforce le volume, et s'engage aussitôt sous le bord antérieur du trapèze, puis se ramifie dans l'épaisseur de ce muscle. (Fig. 221 et 222.)

9° **Branche de l'angulaire.** Elle part de la branche antérieure du troisième ou du quatrième nerf cervical, se porte en bas et en arrière, en contournant le scalène postérieur, et se jette dans l'extrémité supérieure de l'angulaire.

10° **Branche du rhomboïde.** Non moins grêle que celle de l'angulaire, elle présente du reste la même origine et suit le même trajet ; elle se prolonge seulement un peu plus bas pour atteindre le bord supérieur du rhomboïde dans lequel elle pénètre sous une incidence perpendiculaire.— Cette branche et celle qui précède proviennent assez souvent du cinquième nerf cervical, c'est-à-dire du plexus brachial ; l'une et l'autre sont quelquefois doubles.

B. Anastomoses du plexus cervical.

Le plexus cervical s'anastomose avec le grand sympathique, le grand hypoglosse, le pneumo-gastrique, le spinal, et enfin avec le plexus brachial.

1° *Anastomose avec le grand sympathique.* Les branches anasto-motiques qui s'étendent du plexus cervical au grand sympathique peuvent être distinguées en supérieures et en inférieures. — Les supérieures, au nombre de deux ou trois, volumineuses et grisâtres, partent de l'anse nerveuse des deux premiers nerfs cervicaux et se jettent après un trajet de quelques millimètres dans le ganglion cervical supérieur. — Les inférieures, beaucoup plus longues et plus ou moins grêles, naissent, l'une de la branche ascendante du troisième cervical, l'autre de l'angle de bifurcation du quatrième, et se dirigent transversalement ou un peu obliquement vers le cordon du grand sympathique dans lequel elles se terminent un peu au-dessous du premier ganglion cervical ; l'une d'elles se perd même quelquefois dans l'extrémité inférieure de ce ganglion. (Fig. 218 et 220.)

Le nerf phrénique droit qui, après avoir donné de nombreux rameaux au diaphragme, se termine par un rameau considérable dans le ganglion semi-lunaire ou dans l'une de ses divisions, pourrait être considéré aussi comme une grande anastomose entre le plexus cervical et le plexus solaire.

2° *Anastomose avec le grand hypoglosse.* Au moment où il con-tourne l'artère carotide interne, l'hypoglosse fournit une branche qui se porte en bas et en dehors vers l'arcade des deux premières paires cervicales avec laquelle elle se confond. — De cette même arcade et immédiatement au-dessous du point où la branche qui précède s'est unie à elle, on voit partir un rameau qui se dirige en bas et en dedans et s'accole au bord inférieur du tronc de la douzième paire dont il se sépare en partie un peu plus loin pour concourir à la formation de sa branche descendante.

Nous avons vu en outre que le rameau supérieur de la branche descendante du plexus cervical remonte jusqu'à l'hypoglosse avec lequel il se confond pour se porter à la langue. — C'est à la présence de ces rameaux anastomotiques venus des trois premières paires cervicales que doit être attribuée la sensibilité de ce nerf, ainsi que de tous les muscles auxquels il se distribue. (Fig. 220.)

3° *Anastomose avec le pneumo-gastrique.* Cette anastomose, qui constitue l'une des racines motrices du nerf de la dixième paire, émane aussi de l'anse nerveuse des deux premiers nerfs cervicaux. En général assez grêle et un peu obliquement dirigée en bas et en dedans, elle se jette dans le plexus gangliforme du pneumo-gastrique, au-dessous du point où ce plexus est contourné en spirale par l'hypoglosse.

4° *Anastomose avec le spinal.* Le plexus cervical s'anastomose avec le spinal, par la branche qu'il envoie au sterno-mastoïdien et par celle qu'il envoie au trapèze ; la première s'unit à ce nerf tantôt avant de pénétrer dans le sterno-mastoïdien, tantôt seulement dans son épaisseur ; la seconde communique avec la branche trapézienne, soit avant son entrée dans le trapèze, soit pendant son trajet au milieu des fibres de ce muscle. (Fig. 220 et 221.)

5° *Anastomose avec le plexus brachial.* Elle a lieu à l'aide d'un rameau qui s'étend de la quatrième à la cinquième paire cervicale, et qui se trouve ordinairement confondu à son point de départ avec la principale origine du nerf phrénique. (Fig. 221.)

C. Branches afférentes, ou racines du plexus cervical.

Pour constituer le plexus cervical les branches antérieures des quatre premiers nerfs cervicaux s'unissent entre elles ; mais les rameaux qu'elles échangent ne présentent pas une intrication telle qu'elles ne puissent être suivies depuis leur origine jusqu'à leur terminaison à travers les arcades résultant de leur union. Après avoir étudié leur partie terminale, nous avons donc à rechercher maintenant comment elles se comportent pour former ce plexus, et quelles sont les branches efférentes ou anastomotiques qui se rattachent à chacune d'elles ; dans ce but il importe de les examiner séparément.

1° *Branche antérieure de la* 1re *paire cervicale.* Située à son point de départ entre l'arc postérieur de l'atlas et la portion horizontale de l'artère vertébrale, elle se porte directement en dehors, passe en dedans de cette artère, arrive au-dessus des masses latérales de l'atlas, se réfléchit de haut en bas, s'anastomose avec le rameau ascendant de la deuxième paire, et forme ainsi une arcade à concavité postérieure. De la convexité de cette arcade on voit partir :

De sa partie la plus élevée deux rameaux musculaires, l'un pour le petit droit latéral, l'autre pour le petit droit antérieur.

De sa partie moyenne : 1° deux ou trois rameaux de couleur grise, destinés au ganglion cervical supérieur ; 2° un rameau de couleur blanche qui remonte vers le grand hypoglosse ; 3° un ou deux autres rameaux blancs également qui s'accolent au tronc de ce nerf ; 4° dans quelques cas un filet qui va concourir à former la branche descendante interne.

2° *Branche antérieure de la* 2e *paire cervicale.* Très petite relativement à la branche postérieure de la même paire, et plus considérable cependant que celle qui précède, elle sort du trou de conjugaison formé par l'atlas et l'axis, passe entre les muscles inter-transversaires correspondants, puis entre le splénius et le grand droit antérieur, et se divise en rameau ascendant et en rameau descendant.

Le *rameau ascendant,* moins considérable, s'anastomose avec la première paire pour former l'arcade qui embrasse par sa concavité l'apophyse transverse de l'atlas ; de l'angle qui le sépare du rameau descendant, on voit naître un ou deux filets qui s'engagent dès leur origine sous la face profonde du grand droit antérieur.

Le *rameau descendant,* oblique en bas et en dehors, se recourbe sous le bord postérieur du sterno-mastoïdien pour remonter vers l'occiput et constituer la branche mastoïdienne ou occipitale externe du plexus cervical. Dans ce trajet il fournit successivement : 1° un rameau qui forme l'une des origines de la branche descendante interne ; 2° un ou deux filets qui l'unissent à la troisième paire ; 3° une division qui, après s'être anastomosée avec le spinal, va se perdre dans le sterno-mastoïdien.

3° *Branche antérieure de la* 3e *paire cervicale.* Son volume est en général double de celui de la branche précédente. Sortie de l'espace inter-transversaire, elle se dirige en bas et en dehors et se divise presque aussitôt en deux rameaux : un rameau supérieur et un rameau inférieur.

Le *rameau supérieur*, grossi par l'anastomose qu'il reçoit de la deuxième paire, suit la direction du tronc principal, fournit un rameau qui pénètre dans le sterno-mastoïdien et se divise sous le bord postérieur de ce muscle pour donner naissance à la branche cervicale transverse ou superficielle, à la branche auriculaire et quelquefois aussi à la petite mastoïdienne.

Le *rameau inférieur*, notablement plus petit, fournit : 1° un filet au grand sympathique ; 2° un rameau qui concourt à former la branche descendante interne ; 3° un ou deux autres rameaux qui vont se réunir à la quatrième paire ; 4° assez souvent une petite division qui devient l'une des origines du nerf phrénique ; 5° le rameau de l'angulaire.

4° *Branche antérieure de la 4e paire cervicale.* Cette branche, la plus volumineuse de toutes celles qui contribuent à former le plexus cervical, descend obliquement en dehors entre les deux scalènes. Elle reçoit par son bord supérieur le rameau anastomotique de la troisième paire, en envoie un autre extrêmement grêle au cordon du sympathique, donne naissance au nerf phrénique, dont un filet se détache presque aussitôt pour s'unir à la cinquième paire, puis se partage en deux branches secondaires qu'on voit presque aussitôt se subdiviser, et qui constituent les branches sus-claviculaire et sus-acromiale.

PLEXUS BRACHIAL.

Préparation. Pour découvrir ce plexus sans diviser aucune de ses branches collatérales, on procédera d'après les règles suivantes :

1° Enlever les téguments qui recouvrent les parties antérieure et latérale du cou et ceux qui correspondent à la moitié supérieure de la paroi antérieure du thorax en les disséquant de dedans en dehors, et en ménageant les branches cutanées des deux premiers nerfs intercostaux.

2° Disséquer le peaucier de bas en haut et le renverser vers la face, ainsi que les branches sus-claviculaire et sus-acromiale du plexus cervical.

3° Diviser à leur insertion costale et sternale les muscles grand et petit pectoraux et les renverser vers l'épaule en ménageant les branches nerveuses qu'ils reçoivent.

4° Inciser le tendon sternal du sterno-mastoïdien, désarticuler la clavicule, détacher le tendon du sous-clavier en rasant le cartilage de la première côte, et renverser en dehors cet os, ces deux muscles, ainsi que le grand pectoral.

5° Isoler chacun des cordons qui composent le plexus brachial et toutes les branches collatérales qui en partent en conservant leurs rapports avec les troncs artériel et veineux correspondants.

Le plexus brachial formé par l'entrelacement des quatre dernières paires cervicales et de la première paire dorsale s'étend obliquement de la partie latérale inférieure du cou au sommet du creux axillaire ; il est ainsi constitué :

La cinquième paire cervicale, obliquement descendante, rencontre à une petite distance des scalènes la sixième, un peu moins oblique, à laquelle elle s'unit ; de cette union résulte un tronc volumineux qui ne tarde pas à se bifurquer.

La première paire dorsale, obliquement ascendante, rencontre, à sa sortie de l'interstice des scalènes, la septième cervicale dont la direction est transversale et se confond avec elle ; de cette fusion résulte un autre gros tronc qui, après un court trajet, se partage en deux branches de volume inégal.

Entre ces deux troncs dont l'un continue à descendre, tandis que l'autre se porte directement en dehors, s'avance celui de la septième paire cervicale libre de toute communication jusqu'à la première côte où il se

Fig. 223.

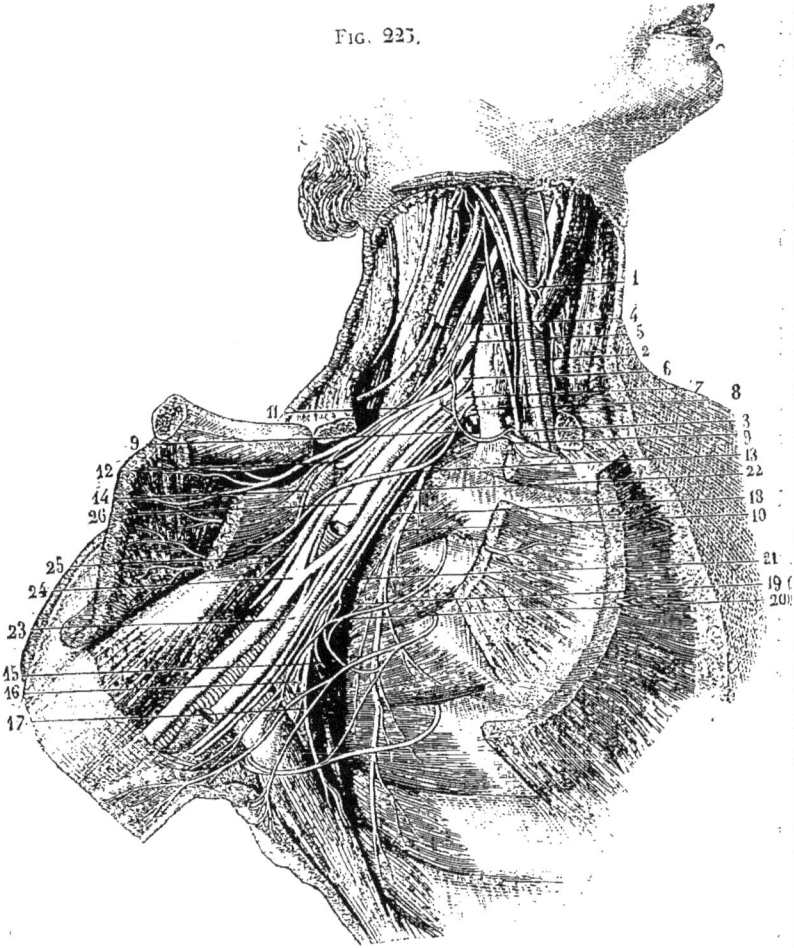

Plexus brachial.

1. Anse anastomotique formée par la branche descendante de l'hypoglosse et la branche descendante interne du plexus cervical. — 2. Nerf pneumo-gastrique. — 3. Nerf diaphragmatique. — 4. Branche antérieure de la 5e paire cervicale.— 5. Branche antérieure de la 6e paire cervicale.— 6. Branche antérieure de la 7e paire cervicale. — 7. Branche antérieure de la 8e paire cervicale. —

partage à son tour en deux branches : une branche supérieure qui s'unit ordinairement à la branche inférieure du premier, et une branche inférieure qui s'unit à la branche supérieure du second.

L'ensemble de toutes ces anastomoses, qui pourrait être comparé à deux X réunis par un Y, représente une sorte de treillage très allongé et vertical, plus large à son extrémité interne où sa hauteur est mesurée par celle du renflement cervical de la moelle épinière dont il tire son origine, étroit à sa partie moyenne par suite de la convergence des troncs qui le constituent, s'élargissant de nouveau à son extrémité externe par suite de la divergence des branches qu'il fournit.

Rapports. Le plexus brachial répond successivement aux apophyses transverses des vertèbres cervicales, au triangle sus-claviculaire, à la clavicule et au creux axillaire.

À son passage entre les apophyses transverses, ce plexus se trouve placé entre les muscles inter-transversaires et les scalènes ; ces derniers, dont le volume grossit de haut en bas, le recouvrent dans une plus grande étendue inférieurement.

Dans le triangle sus-claviculaire dont il occupe l'angle antérieur, il répond : en arrière, au scalène postérieur sur lequel il repose ; en avant, à une lame fibreuse qui le sépare des divisions de la branche sus-claviculaire du plexus cervical, à l'artère cervicale transverse qui le croise obliquement et qui s'engage quelquefois dans une de ses mailles, à la veine jugulaire externe, au peaucier, à la portion claviculaire du sterno-mastoïdien et à la peau.

Sous la clavicule il est situé entre le muscle sous-clavier qui le sépare de cet os, et la portion supérieure du grand dentelé qui le sépare de la première côte et du premier espace intercostal.

Dans le creux axillaire il est en rapport : par son côté antérieur, avec l'aponévrose coraco-claviculaire, le petit pectoral, le grand pectoral et la peau. — Par son côté postérieur, avec l'interstice celluleux qui sépare le grand dentelé du sous-scapulaire. — Par son côté externe et supérieur, avec le tendon de ce dernier muscle et l'articulation scapulo-humérale.— Par son côté inférieur et interne, avec la seconde côte et la digitation correspondante du grand dentelé, et plus bas avec l'aponévrose axillaire et la peau.

Ses rapports avec l'artère sous-clavière varient suivant la région qu'il

8. Branche antérieure de la 1re paire dorsale. — 9,9. Rameau du muscle sous-clavier dont on voit une division s'anastomoser avec le nerf diaphragmatique. — 10. Nerf du grand dentelé. — 11. Nerf du grand pectoral donnant un filet qui va s'anastomoser avec celui du petit pectoral. — 12. Nerf sus-scapulaire pénétrant dans la fosse sus-épineuse en passant au-dessous du ligament coracoïdien. — 13. Nerf du petit pectoral. — 14. Filet anastomotique que ce nerf reçoit du grand pectoral. — 15. Branche inférieure du muscle sous-scapulaire. — 16. Nerf du grand rond. — 17. Nerf du grand dorsal. — 18. Branche accessoire du nerf brachial cutané interne. — 19. Rameau par lequel cette branche s'anastomose avec les rameaux perforants des 2e et 3e nerfs intercostaux. — 20. Rameau perforant du 2e nerf intercostal. — 21. Rameau de la branche accessoire qui accompagne le brachial cutané interne. — 22. Nerf brachial cutané interne. — 23. Nerf cubital. — 24. Nerf médian. — 25. Nerf musculo-cutané. — 26. Nerf radial.

occupe : entre les scalènes, l'artère est située au-dessous de lui sur le même plan vertical ; dans la région sus-claviculaire et au-dessous de la clavicule elle occupe sa partie antérieure ; dans le creux de l'aisselle elle est logée au milieu des cordons qui le composent. — La veine sous-clavière en est séparée supérieurement par le scalène antérieur et dans le reste de son étendue par l'artère correspondante.

Anastomoses. Le plexus brachial, ainsi que nous l'avons vu, est uni au plexus cervical par une branche étendue de la quatrième à la cinquième paire.

Ce plexus communique en outre : 1° avec le ganglion cervical moyen du grand sympathique par un rameau qui part de la cinquième paire ; 2° avec le ganglion cervical inférieur par les trois derniers nerfs cervicaux et le premier dorsal, à l'aide d'un rameau qui, émané de ce ganglion, remonte dans le canal de l'artère vertébrale et donne à chacun de ces nerfs un filet particulier.

Distribution. Les branches qui partent du plexus brachial se divisent en collatérales et en terminales.

Les branches collatérales, indépendamment de celles très grêles et en nombre indéterminé qui se perdent dès leur origine dans les muscles inter-transversaires et les scalènes, sont au nombre de douze :

Six qui naissent de la partie supérieure ou cervicale du plexus : la *branche* du *sous-clavier*, celle du *grand dentelé*, celle de l'*angulaire*, celle du *rhomboïde*, la *branche sus-scapulaire* et la *branche supérieure du sous-scapulaire*.

Trois qui naissent de sa partie moyenne : la *branche du grand pectoral*, celle du *petit pectoral* et l'*accessoire du nerf brachial cutané interne*.

Et trois qui naissent de sa partie inférieure ou axillaire : la *branche du grand dorsal*, la *branche du grand rond*, et la *branche inférieure du sous-scapulaire*.

Les branches terminales sont au nombre de six : le *nerf axillaire*, le *brachial cutané interne*, le *musculo-cutané*, le *médian*, le *cubital* et le *radial*.

A. BRANCHES COLLATÉRALES DU PLEXUS BRACHIAL.

a. *Branches collatérales supérieures.*

1° **Branche du muscle sous-clavier.** C'est la plus petite de toutes celles que fournit le plexus brachial. Elle naît de la cinquième paire cervicale au niveau de sa réunion à la sixième, quelquefois de cette dernière et même de la septième, descend verticalement au-devant des troncs qui composent ce plexus, et se partage au niveau du sous-clavier en deux rameaux : un rameau externe et un rameau interne.

Le *rameau externe*, en général plus considérable, pénètre perpendiculairement dans le muscle sous-clavier.

Le *rameau interne*, déjà mentionné, se porte en dedans et se jette dans le nerf phrénique, tantôt au-dessus de la veine sous-clavière, tantôt au-dessous de cette veine : dans le premier cas il passe au-devant du scalène antérieur en décrivant une arcade à concavité supérieure ; dans le second il passe au-devant de la veine sous-clavière et s'unit alors au diaphragmatique à angle aigu. — Ce rameau n'est pas constant ; lorsqu'il manque, on voit assez souvent un filet se détacher du tronc de la septième paire et se rendre au nerf phrénique comme pour le suppléer.

2° **Branche du grand dentelé ou thoracique postérieure.** Cette branche, remarquable par son volume et l'étendue de son trajet, naît de la partie postérieure des cinquième, sixième et septième paires cervicales, à la sortie du canal que leur présentent les apophyses transverses, se porte directement en bas, au-devant du scalène postérieur, puis sur les parties latérales du thorax entre le sous-scapulaire et le grand dentelé sur lequel elle peut être suivie jusqu'à son extrémité inférieure. — Dans ce long trajet la branche thoracique postérieure fournit un rameau à chacune des digitations du grand dentelé. Le plus volumineux de tous est celui qu'elle donne à la partie supérieure du muscle. (Fig. 223 et 224.)

3° **Branche de l'angulaire.** Elle tire son origine du cinquième nerf cervical, quelquefois du quatrième, ainsi que nous l'avons vu, et dans certains cas beaucoup plus rares, de l'un et de l'autre. Appliquée d'abord sur le scalène postérieur, puis sur l'angulaire, cette branche contourne un peu plus bas le bord inférieur de ce dernier pour s'épanouir sous sa face profonde en un grand nombre de rameaux qui lui sont destinés. On voit quelquefois ses dernières divisions se prolonger jusque sur la face postérieure du rhomboïde dans lequel elles se terminent.

4° **Branche du rhomboïde.** De même volume que la précédente et provenant comme elle tantôt de la quatrième et tantôt de la cinquième paire cervicale, elle contourne aussi le scalène postérieur, descend entre ce muscle et l'angulaire, s'engage perpendiculairement sous le rhomboïde et se partage en plusieurs rameaux qui pénètrent dans l'épaisseur de ce muscle. — Il n'est pas rare de voir un ou deux de ces rameaux traverser le rhomboïde et aller se perdre dans le trapèze.

5° **Branche sus-scapulaire.** La *branche sus-scapulaire*, ou *branche des muscles sus- et sous-épineux*, part de l'angle de réunion de la cinquième et de la sixième paire cervicale. Son volume égale celui de la branche du grand dentelé et surpasse celui de toutes les autres branches collatérales. Sa direction est transversale ou légèrement oblique en bas et en dehors. A son point de départ, elle longe le bord supérieur du plexus brachial, s'engage ensuite sous le trapèze, puis sous le muscle scapulo-hyoïdien, pénètre dans la fosse sus-épineuse en passant au-dessous du ligament coracoïdien, tandis que l'artère et la veine sus-scapulaires passent au-dessus, traverse cette fosse, puis contourne le bord antérieur de l'épine de l'omoplate et descend dans la fosse sous-épineuse où elle se termine.

Dans le trajet qu'il parcourt du plexus brachial à l'omoplate le nerf sus-scapulaire ne fournit aucune branche. Parvenu dans la fosse sus-épineuse, il donne un ou deux rameaux au muscle sus-épineux. Après avoir contourné l'épine de l'omoplate, il se divise en plusieurs branches qui se terminent exclusivement dans le sous-épineux ; l'une d'elles peut être suivie jusqu'à l'angle inférieur du muscle.

6° **Branche supérieure du sous-scapulaire.** Elle est quelquefois double et en général assez grêle. Née de la partie postérieure du plexus brachial, elle se porte en bas et en dehors, et se jette après un court trajet dans le bord supérieur du muscle sous-scapulaire.

b. *Branches collatérales moyennes.*

1° **Branche du grand pectoral ou grande thoracique antérieure.** Cette branche émane de la partie antérieure du plexus brachial au niveau du muscle sous-clavier. Elle passe au-devant de la veine sous-clavière, fournit au-dessous de cette veine un rameau qui s'incline en arrière et en dehors pour s'anastomoser avec la branche du petit pectoral, et continuant à descendre dans sa direction primitive, arrive sous la face profonde du grand pectoral où elle s'épanouit en un grand nombre de rameaux exclusivement destinés à ce muscle ; quelques unes des principales divisions de ces rameaux peuvent être suivies jusqu'à son bord inférieur et jusqu'au voisinage de ses insertions sternale et costale.

2° **Branche du petit pectoral ou petite thoracique antérieure.** Comme celle du grand pectoral, elle vient du tronc que composent par leur fusion la cinquième et la sixième paire cervicale, quelquefois aussi de la septième et même de la huitième paire. Elle passe en arrière de l'artère sous-clavière au-dessous de laquelle elle s'anastomose avec le rameau que lui envoie la grande thoracique antérieure et forme ainsi une arcade qui embrasse obliquement cette artère. De la convexité de cette arcade tournée en bas et en dehors, on voit partir deux ordres de rameaux : les uns, plus superficiels, pénètrent entre le petit et le grand pectoral, et s'appliquent à la face profonde de ce dernier pour se perdre dans son épaisseur ; les autres, plus profonds et moins nombreux, s'engagent sous le petit pectoral dans lequel ils se consument ; l'un d'eux traverse ordinairement ce muscle et vient se terminer dans le grand pectoral.

3° **Branche accessoire du nerf brachial cutané interne.** M. Cruveilhier a décrit sous ce nom une branche longue et grêle qui, parallèle au nerf brachial cutané interne, s'anastomose avec lui et se distribue aussi exclusivement à la peau du membre supérieur. Cette branche provient de la partie postérieure du tronc formé par la dernière paire cervicale et la première dorsale. Située d'abord en arrière de l'artère et de la veine sous-clavières sur la partie supérieure du grand dentelé, puis au-devant des tendons du grand dorsal et du grand rond, elle s'engage plus bas entre l'aponévrose brachiale et les téguments de la partie interne du bras sous lesquels elle peut être suivie jusqu'au voisinage du coude.

Dans ce trajet, la branche accessoire s'anastomose : 1° par sa portion axillaire avec le rameau perforant des deuxième et troisième branches intercostales ; 2° par l'une de ses ramifications terminales avec la branche épitrochléenne du brachial cutané interne.

Les rameaux assez nombreux que fournit cette branche, bien que d'une grande ténuité, se distribuent surtout à la partie interne de la peau du bras ; les plus élevés donnent en outre quelques ramifications qui se portent en avant ; les plus inférieurs deviennent postérieurs.

c. *Branches collatérales inférieures ou sous-scapulaires.*

1° Branche du grand dorsal. Issue tantôt de la partie postérieure du plexus brachial, tantôt du nerf axillaire, elle descend presque verticalement entre le sous-scapulaire et le grand dentelé, en arrière de la branche qui appartient à ce muscle, s'applique à la face profonde du grand dorsal et se ramifie dans son épaisseur.

2° Branche du grand rond. Son origine n'est pas moins variable que celle du grand dorsal. Lorsqu'elle n'émane pas directement du plexus brachial, elle se détache aussi du nerf axillaire; on la voit cheminer entre le grand dentelé et le sous-scapulaire, et parvenue au bord inférieur de ce muscle, le contourner pour atteindre la face interne du grand rond qu'elle pénètre en se divisant en plusieurs rameaux.

FIG. 224.

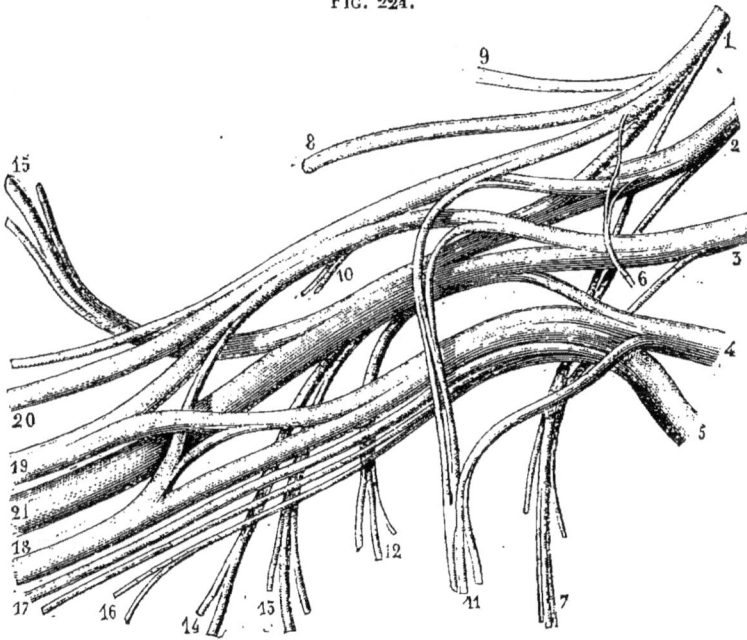

Plexus brachial droit dont les divers faisceaux ont été écartés afin de montrer l'origine de chacune de ses branches collatérales et terminales.

1. Cinquième paire cervicale. — 2. Sixième paire cervicale. — 3. Septième paire cervicale. — 4. Huitième paire cervicale. — 5. Première paire dorsale. — 6. Rameau du muscle sous-clavier. — 7. Nerf du grand dentelé tirant son origine des cinquième, sixième et septième paires cervicales. — 8. Nerf sus-scapulaire. — 9. Tronc commun des branches de l'angulaire et du rhomboïde. — 10. Branche supérieure du sous-scapulaire. — 11. Branches thoraciques antérieures. — 12. Branche inférieure du sous-scapulaire. — 13. Branche du grand dorsal. — 14. Branche du grand rond. — 15. Nerf axillaire. — 16. Branche accessoire du brachial cutané interne. — 17. Nerf brachial cutané interne. — 18. Nerf cubital. — 19. Nerf médian. — 20. Nerf musculo-cutané. — 21. Nerf radial.

3º **Branche inférieure du sous-scapulaire.** Des trois branches sous-scapulaires, c'est celle qui offre le plus de variétés ; elle peut être unique, double et même multiple : lorsqu'elle est unique, elle a pour point de départ le plexus brachial, ou bien le nerf axillaire, ou encore la branche du grand dorsal ; lorsqu'elle est double ou triple, elle part de deux ou trois troncs différents. Quels que soient son origine et le nombre des rameaux dont elle se compose, son trajet est toujours extrêmement court ; elle pénètre presque immédiatement dans la portion inférieure du sous-scapulaire et se ramifie de bas en haut dans les divers faisceaux qui constituent ce muscle.

Nous avons vu précédemment que les faisceaux supérieurs de ce même muscle sont animés par une autre branche venue de la partie supérieure du plexus brachial ; le sous-scapulaire reçoit donc constamment deux branches, souvent trois et quelquefois quatre.

B. BRANCHES TERMINALES DU PLEXUS BRACHIAL.

Nerf axillaire.

Le *nerf axillaire* ou *circonflexe,* si remarquable par son enroulement autour de l'extrémité supérieure de l'humérus, se détache de la partie postérieure et inférieure du plexus brachial, d'un tronc qui lui est commun avec le nerf radial et la branche inférieure du sous-scapulaire. Appliqué à son origine sur le tendon de ce muscle qui le sépare de l'articulation de l'épaule, il répond un peu plus bas à son bord inférieur qu'il contourne et au bord supérieur du grand rond qu'il croise à angle droit, passe entre la longue portion du triceps brachial et l'os du bras, arrive sous le petit rond, puis sous le deltoïde, s'infléchit alors pour se diriger en haut, en avant et en dedans vers l'angle antérieur et supérieur de ce muscle, et décrit ainsi une courbe plus que demi-circulaire dont la concavité tournée en haut et en avant embrasse le col chirurgical de l'humérus.

Dans ce trajet le nerf axillaire : 1º fournit deux branches collatérales, le nerf du petit rond et le rameau cutané de l'épaule ; 2º et un grand nombre de branches terminales.

Le *nerf du petit rond* part du tronc principal au moment où celui-ci croise la longue portion du triceps brachial. Il se porte aussitôt en haut et en dehors et pénètre dans le petit rond par son bord inférieur.

Le *rameau cutané de l'épaule* naît du même point que le précédent, et assez souvent par un tronc qui lui est commun avec lui. Il se dirige d'abord en arrière, contourne le bord postérieur du deltoïde, se réfléchit alors d'arrière en avant et se divise : en *rameaux ascendants* qui gagnent la partie supérieure du moignon de l'épaule ; en *rameaux transverses* qui décrivent un trajet demi-circulaire sur la face externe du deltoïde, et en *rameaux descendants,* plus considérables, qui se terminent dans les téguments de la partie inférieure de l'épaule et supérieure du bras.

Les *branches terminales* du nerf axillaire s'épuisent dans le deltoïde. Nombreuses et fixées sur la face interne de ce muscle par une lame fibreuse, elles affectent comme les filets du rameau cutané une direction divergente. Les plus considérables se dirigent en haut et en avant, et don-nent à l'articulation de l'épaule plusieurs ramuscules ; d'autres sont direc-tement ascendantes ; d'autres obliques et descendantes.

Nerf brachial cutané interne.

Préparation. Tous les rameaux cutanés de la partie antérieure du membre thoracique peuvent être compris dans une même préparation qui consiste :

1° A inciser la peau sur la partie antérieure et médiane de ce membre depuis le tendon du deltoïde jusqu'au poignet.

2° A soulever l'une et l'autre lèvre de cette incision et à disséquer les tégu-ments, par leur face profonde de la partie médiane vers les parties latérales du membre en isolant d'abord les nerfs cutanés correspondants à leur passage à tra-vers l'aponévrose.

3° A renverser ensuite en dehors et en dedans les lambeaux disséqués, à les tendre en les piquant par leurs bords sur une plaque de liége, et à suivre de son tronc vers ses divisions chacun des nerfs qui rampent à leur surface interne dans l'épaisseur du tissu cellulo-adipeux.

Le *brachial cutané interne* naît, à la partie supérieure du creux de l'aisselle, d'un tronc qui lui est commun avec le cubital et la branche in-terne d'origine du médian. Situé à son point de départ en arrière et en dedans de l'artère axillaire sur le côté interne du cubital, il se place bien-tôt sur un plan antérieur à l'une et à l'autre, pénètre alors dans la gaîne de la veine basilique dont il longe le bord antérieur et externe, et, parvenu vers la partie moyenne du bras ou à la réunion de son tiers inférieur avec ses deux tiers inférieurs, se divise en deux branches, l'une qui contourne l'épitrochlée pour se porter à la partie postérieure de l'avant-bras, l'autre qui descend au-devant du cubitus.

Dans le trajet qu'il parcourt de son origine à sa bifurcation, le brachial cutané interne ne donne ordinairement qu'une seule branche qui s'en dé-tache un peu au-dessous de son origine. Cette branche collatérale, dont les dimensions varient, traverse l'aponévrose brachiale à sa partie supé-rieure, s'anastomose en général avec le rameau perforant du troisième nerf intercostal, puis descend sous les téguments de la partie interne du bras dans lesquels elle se ramifie ; deux ou trois de ses divisions s'étendent jusqu'à l'articulation du coude.

La *branche postérieure* ou *épitrochléenne*, toujours moins considérable que l'antérieure, descend un peu obliquement sur le côté interne de la veine basilique ; arrivée au-devant de l'épitrochlée, elle se dévie assez brusquement, contourne cette saillie pour se placer en arrière du cubitus et se divise alors en un grand nombre de rameaux qui se perdent dans les téguments de la partie postérieure de l'avant-bras. — L'un de ses rameaux s'anastomose entre l'épitrochlée et l'olécrâne avec l'extrémité terminale de l'accessoire du brachial cutané interne.

La *branche antérieure* ou *cubitale*, continuation du brachial cutané interne, par son volume et sa direction, descend verticalement jusqu'au pli du coude ; là elle se divise en deux rameaux principaux qui passent, l'un au-devant et l'autre en arrière de la veine médiane basilique. Au-dessous de cette veine chacun de ces rameaux se partage en plusieurs rameaux secondaires dont les divisions se répandent dans la peau des parties anté-rieure, interne et postérieure de l'avant-bras. — Le plus externe de ces rameaux secondaires longe la veine médiane et s'anastomose avec le mus-culo-cutané ; il peut être suivi jusqu'à la partie supérieure de la paume de la main. — Le plus interne descend sur le bord cubital de l'avant-bras et

FIG. 225.   FIG. 226.

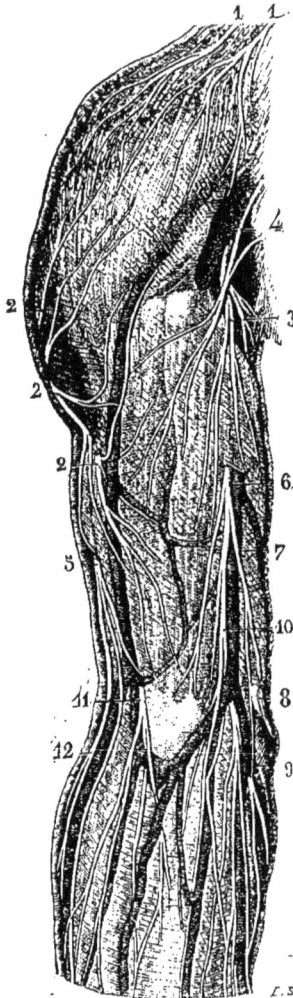 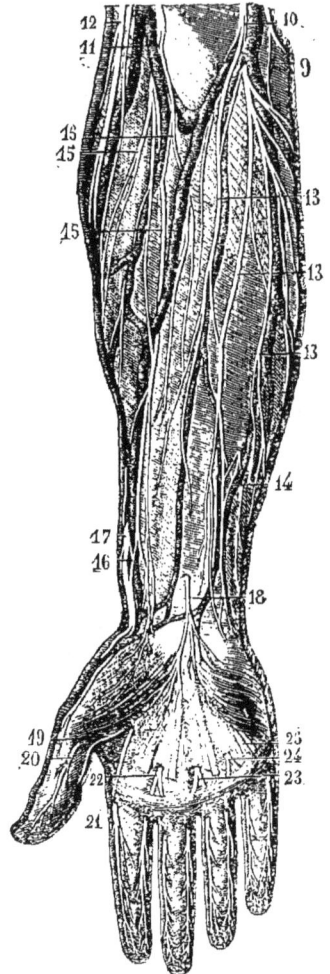

E. SALLE.

Nerfs cutanés de la partie antérieure du membre thoracique en rapport avec les veines superficielles.

1,1. Divisions de la branche sus-acromiale du plexus cervical. — 2,2,2. Division du rameau cutané de l'épaule, fourni par le nerf axillaire. — 3. Rameau supé-rieur du nerf brachial cutané interne. — 4. Branche accessoire de ce nerf. —

fournit des ramifications qui se portent en arrière. — Constamment l'une des divisions comprises entre ces deux rameaux extrêmes s'anastomose un peu au-dessus du poignet avec une branche perforante du cubital.

Nerf musculo-cutané.

Le *nerf musculo-cutané* présente un volume un peu supérieur à celui du brachial cutané interne. Il se détache de la branche externe d'origine du médian, descend perpendiculairement sur le tendon du sous-scapulaire, traverse en général le coraco-huméral (d'où le nom de *perforant de Casserius* sous lequel il a été décrit), se porte obliquement en bas et en dehors entre le brachial antérieur et le biceps, contourne le côté externe du tendon de ce dernier et traverse l'aponévrose brachiale un peu au-dessus de la veine médiane céphalique ; devenu sous-cutané, il se divise presque aussitôt en deux branches principales qui croisent cette veine à angle aigu, en passant, l'une en arrière, l'autre en avant, et qui longent ensuite, la première le côté antérieur du radius, la seconde son côté externe.

Dans le trajet qu'il parcourt de son origine au tendon du biceps, ce nerf reçoit vers la partie moyenne du bras un filet plus ou moins grêle que lui envoie le médian et fournit :

1° *Deux rameaux au coraco-huméral*, l'un supérieur dont les dernières divisions vont se terminer dans la portion correspondante du biceps, l'autre inférieur.

2° Les *rameaux du biceps*, au nombre de trois ou quatre, lesquels naissent à différentes hauteurs et quelquefois d'un tronc commun qui est alors assez considérable pour représenter une branche de bifurcation ; tous ces rameaux plongent dans l'épaisseur du muscle d'arrière en avant.

3° Les *rameaux du brachial antérieur*, moins nombreux que les précédents et qu'on voit naître aussi assez fréquemment par un tronc commun ; ils pénètrent dans le brachial antérieur d'avant en arrière.

La *branche radiale antérieure* du musculo-cutané descend verticalement au-devant du radius, entre la veine radiale et la veine médiane,

---

5. Rameau cutané externe du nerf radial. — 6. Brachial cutané interne traversant l'aponévrose du bras. — 7. Branche épitrochléenne de ce nerf, s'anastomosant par une division avec, 8, le nerf cubital, et 9,9, la branche antérieure. — 10,10. Branche antérieure du brachial cutané interne se divisant en plusieurs rameaux dont les uns passent au-devant et les autres en arrière de la veine médiane basilique. — 11,11. Nerf musculo-cutané traversant l'aponévrose du bras en dehors du tendon du biceps.— 12,12. Divisions du rameau cutané externe du radial allant se distribuer à la peau de la partie postérieure de l'avant-bras. — 13,13,13. Divisions que la branche antérieure du brachial cutané interne fournit à l'avant-bras. — 14. Anastomose de l'une de ces divisions avec un rameau perforant du nerf cubital. — 15,15,15. Divisions terminales du musculo-cutané. — 16. Anastomose de l'une de ces divisions avec, 17, la branche terminale antérieure du nerf radial. — 18. Rameau palmaire cutané du médian. — 19. Branche collatérale interne du pouce. — 20. Branche collatérale externe du même doigt. — 21. Branche collatérale externe de l'index. — 22. Tronc commun des collatérales interne de l'index et externe du médius. — 23. Tronc des collatérales interne du médius et externe de l'annulaire. — 24. Tronc des collatérales interne de l'annulaire et externe du petit doigt. — 25. Collatérale interne du petit doigt.

donne de nombreux rameaux qui se répandent dans la peau de la partie antérieure et externe de l'avant-bras, et se prolonge jusqu'à la partie supérieure de l'éminence thénar où elle se termine. Cette branche s'anastomose par plusieurs filets avec le nerf brachial cutané interne, et par un rameau plus remarquable avec le nerf radial un peu au-dessus du poignet. Dans le même point elle fournit quelquefois un filet qui traverse l'aponévrose en dehors du tendon du grand palmaire pour aller se distribuer à l'articulation radio-carpienne.

La *branche radiale externe*, située d'abord un peu en avant du bord externe de l'avant-bras, croise ce bord vers sa partie moyenne et lui devient postérieure plus bas. Toutes ses divisions se terminent dans les téguments de la face dorsale de l'avant-bras.

En résumé, le musculo-cutané se distribue aux muscles de la région antérieure du bras et à la peau de la moitié externe de la surface de l'avant-bras; par ses rameaux musculaires il préside au mouvement de flexion de l'avant-bras sur le bras.

Nerf médian.

Le *nerf médian* naît du plexus brachial par deux racines, dont l'une longe le côté externe et l'autre le côté interne de l'artère axillaire. — Sa racine externe, plus considérable, émane d'un tronc qui lui est commun avec le musculo-cutané. — Sa racine interne vient d'un tronc qui lui est commun avec le cubital et le brachial cutané interne; d'abord parallèle à l'artère, cette racine ne tarde pas à la croiser pour se placer à sa partie antérieure et un peu externe où elle se réunit à la précédente.

Trajet. De cette réunion résulte un tronc d'abord aplati, puis régulièrement arrondi qui descend verticalement sur le côté interne du bras jusqu'au-devant de l'épitrochlée; là le médian se dévie légèrement pour se porter en bas, en dehors et en arrière, au-devant du muscle fléchisseur profond des doigts, et devenu alors véritablement médian, reprend sa direction verticale, se rapproche graduellement du plan antérieur du membre, passe sous le ligament annulaire antérieur du carpe et arrive dans la paume de la main où il se divise en six branches terminales. Ce trajet permet de lui considérer trois portions : une portion brachiale, une portion antibrachiale et une portion palmaire.

Rapports. Par sa *portion brachiale* le nerf médian répond : — En arrière, au brachial antérieur qui le sépare de la face interne de l'humérus. — En avant, à l'aponévrose du bras dont il est séparé chez les individus très musculeux par le bord interne du biceps. — En dedans, à cette même aponévrose sous laquelle la pulpe du doigt constate assez facilement sa présence chez les individus à constitution sèche. — En dehors, à l'interstice des muscles biceps et brachial antérieur.

L'artère brachiale, se portant obliquement en bas et en dehors, le nerf médian, dont la direction est verticale, la croise sous un angle extrêmement aigu, de telle sorte que situé d'abord au-devant de l'artère axillaire, puis au-devant et en dehors de l'artère humérale dans son tiers supérieur, il se place au-devant de celle-ci dans son tiers moyen, et à son côté interne dans son tiers ou son quart inférieur. — Il n'est pas très rare de voir le tronc nerveux, au moment où il croise le tronc artériel, passer à sa partie postérieure.

Par sa *portion antibrachiale* ce nerf se trouve en rapport : — En avant, avec le rond pronateur qu'il croise obliquement, avec le muscle fléchisseur superficiel des doigts, et un peu au-dessus du poignet avec l'aponévrose de l'avant-bras. — En arrière, avec le faisceau coronoïdien du rond pronateur et le fléchisseur profond des doigts. — En dedans, avec l'interstice qui sépare le fléchisseur profond des doigts du fléchisseur superficiel, et plus bas avec le bord externe de ce dernier ainsi qu'avec le tendon du palmaire grêle. — En dehors, avec l'interstice qui sépare le fléchisseur profond des doigts du long fléchisseur propre du pouce, et inférieurement avec le tendon du grand palmaire.

Une artère ordinairement assez grêle, mais quelquefois aussi volumineuse que la radiale, *l'artère du nerf médian*, accompagne la portion antibrachiale de ce nerf dans ses trois quarts inférieurs.

La *portion palmaire* est située au-devant des tendons fléchisseurs des doigts, en arrière du ligament annulaire et de l'aponévrose palmaire ; la synoviale du poignet se prolonge sur elle et l'entoure comme les tendons sur lesquels elle repose. Son extrémité inférieure, aplatie et comme étalée, répond à l'arcade palmaire superficielle qui la recouvre.

Distribution. Les branches du médian se divisent en collatérales et en terminales.

A. *Branches collatérales du médian.*

Au bras ce nerf ne fournit aucune branche ; il est seulement uni au musculo-cutané par un filet anastomotique qui a été précédemment mentionné. — A l'avant-bras il donne :

Le *rameau supérieur* du grand pronateur.

Des *rameaux musculaires antérieurs*, destinés au grand palmaire, au petit palmaire, au fléchisseur superficiel des doigts et à la partie inférieure du rond pronateur.

Des *rameaux musculaires postérieurs* qui se rendent au muscle long fléchisseur propre du pouce et à la moitié externe du fléchisseur profond des doigts.

Le *rameau interosseux* qui se rend verticalement au carré pronateur.

Et le *rameau palmaire cutané.*

1° **Rameau supérieur du grand pronateur.** Quelquefois double, ce rameau se sépare de la partie antérieure du médian un peu au-dessus de la tubérosité interne de l'humérus, se dirige obliquement en bas et en dedans, et pénètre dans le rond pronateur, tantôt par son bord supérieur, tantôt par sa face profonde. Un ou plusieurs filets s'en détachent au moment où il pénètre dans ce muscle et contournent la partie interne de l'articulation du coude sur laquelle ils se perdent.

2° **Rameaux musculaires antérieurs.** Leur nombre est indéterminé ; ils naissent pour la plupart un peu au-dessous de l'articulation du coude, tantôt isolément, et tantôt par un ou deux troncs principaux qui ne tardent pas à se diviser. Tous se dirigent d'arrière en avant et pénètrent presque aussitôt dans la partie inférieure du rond pronateur, dans le grand palmaire, dans le petit palmaire et le fléchisseur sublime. Les rameaux

FIG. 227.

FIG. 228.

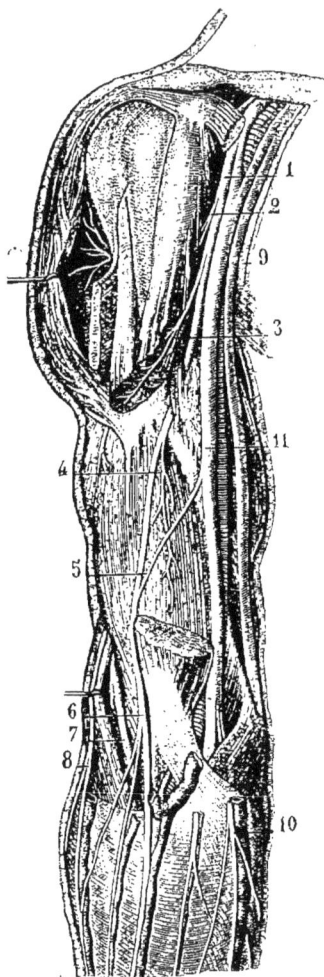

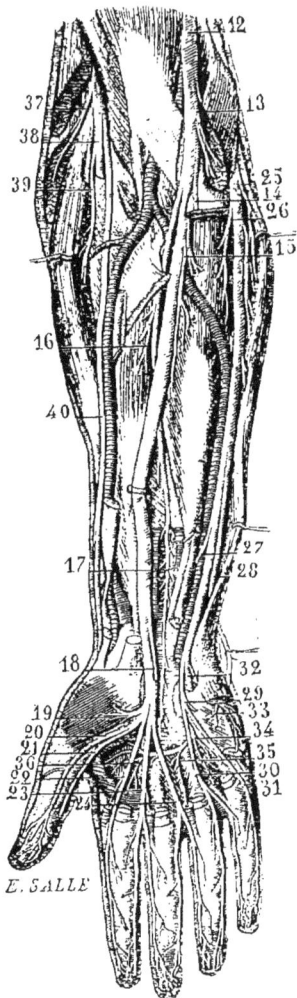

E. SALLE

Nerfs musculo-cutané, médian et cubital.

1. Nerf musculo-cutané. — 2. Rameau que ce nerf fournit au coraco-brachial.— 3. Rameau qu'il fournit au biceps. — 4. Rameau qu'il donne au brachial antérieur. — 5. Filet anastomotique qu'il reçoit du médian. — 6. Division de ce nerf au moment où il traverse l'aponévrose du bras. — 7. Nerf radial cheminant dans l'interstice du brachial antérieur et du long supinateur.— 8. Rameau

qui naissent du médian au niveau et au-dessous de la partie moyenne de l'avant-bras se rendent exclusivement dans le dernier de ces muscles.

3° **Rameaux musculaires postérieurs.** Comme les précédents ils se détachent du tronc principal un peu au-dessous de l'articulation du coude. — L'un d'eux se porte en bas et en dehors vers l'extrémité supérieure du long fléchisseur propre du pouce dans lequel il pénètre. — Les deux autres se dirigent en dedans et se terminent dans les faisceaux externes du fléchisseur profond des doigts ; nous verrons plus loin que les deux faisceaux internes de ce muscle sont animés par le nerf cubital.

4° **Rameau interosseux ou du carré pronateur.** Ce nerf, remarquable par l'étendue de son trajet et sa direction rectiligne, émane de la partie postérieure du médian au-dessous du tendon du brachial antérieur. Appliqué dès son origine à la face antérieure du ligament interosseux, il descend verticalement dans l'interstice des muscles fléchisseur profond des doigts et long fléchisseur propre du pouce qui en reçoivent quelques ramuscules, s'engage au-dessous du carré pronateur auquel il fournit plusieurs filets, et, devenu extrêmement grêle après l'émission de ces filets, se ramifie à la partie antérieure de l'articulation radio-carpienne.

5° **Rameau palmaire cutané.** Il part du médian à quelques centimètres au-dessus de l'articulation du poignet, longe d'abord ce tronc nerveux, puis traverse l'aponévrose de l'avant-bras entre les tendons des grand et petit palmaires, et se divise en deux filets qui descendent au-devant du ligament annulaire antérieur du carpe : L'un de ces filets se perd dans les téguments de la partie supérieure de l'éminence thénar ; l'autre se termine dans la peau de la région palmaire moyenne.

cutané externe du radial. — 9. Tronc du brachial cutané interne divisé un peu au-dessous de son origine, ainsi que sa branche accessoire.— 10. Branche antérieure ou cubitale de ce nerf. — 11. Portion brachiale des nerfs médian et cubital. — 12. Portion antibrachiale, palmaire et digitale des mêmes nerfs. — 13. Rameau du grand pronateur. — 14. Tronc des rameaux musculaires antérieurs divisé et enlevé, ainsi que les muscles auxquels il se distribue.— 15. Rameaux du fléchisseur profond des doigts. — 16. Rameau du long fléchisseur propre du pouce.— 17. Rameau interosseux.— 18. Rameau palmaire cutané divisé au-dessous de son origine.—19. Branche des muscles de l'éminence thénar. — 20. Branche collatérale externe du pouce.— 21. Branche collatérale interne du même doigt. — 22. Branche collatérale externe de l'index. — 23. Tronc commun des collatérales interne de l'index et externe du médius. — 24. Tronc des collatérales interne du médius et externe de l'annulaire. — 25. Rameau que le nerf cubital fournit au cubital antérieur. — 26. Rameaux que le même nerf fournit aux deux faisceaux internes du fléchisseur profond des doigts. — 27. Filet cutané et anastomotique du cubital.— 28. Branche dorsale de ce nerf. — 29. Sa branche palmaire superficielle. — 30. Tronc commun des collatérales interne de l'annulaire et externe du petit doigt. — 31. Collatérale interne du petit doigt. — 32. Branche palmaire profonde. — 33. Rameau que cette branche abandonne aux muscles de l'éminence hypothénar. — 34. Rameau des muscles du 4e espace interosseux et du 4e lombrical. — 35. Rameaux des muscles du 3e espace interosseux et du 3e lombrical. — 36. Rameaux destinés à l'adducteur du pouce et aux muscles des deux premiers espaces interosseux.

B. *Branches terminales du médian.*

Les six branches terminales du médian naissent quelquefois au même niveau ; mais plus fréquemment ce nerf, après s'être aplati, se partage en deux branches principales, une externe et une interne qui se subdivisent après un très court trajet, la première en quatre branches secondaires, et la seconde en deux. Une seule de ces branches se distribue à la paume de la main ; les cinq autres se ramifient dans les téguments des doigts dont elles constituent les rameaux collatéraux palmaires.

La *première*, destinée aux muscles de l'éminence thénar, se porte transversalement en dehors en décrivant une petite arcade à concavité supérieure, et se partage en trois rameaux principaux : un rameau superficiel qui se perd dans le court abducteur, un rameau moyen qui pénètre dans l'opposant, et un rameau profond ou postérieur qui se termine dans le court fléchisseur.

La *seconde*, appliquée sur le tendon du long fléchisseur propre du pouce, se porte obliquement en bas et en dehors, croise l'articulation métacarpo-phalangienne correspondante, et longe ensuite le côté externe de la face antérieure du pouce dont elle constitue la *branche collatérale externe.*

La *troisième*, moins oblique que la précédente, longe le bord inférieur du muscle adducteur, puis le bord interne du pouce dont elle forme la *branche collatérale interne.*

La *quatrième* descend au-devant de l'adducteur sur le côté externe du second os du métacarpe, donne un filet au premier lombrical, et se place plus bas sur le côté externe de l'index dont elle représente la *branche collatérale externe.*

La *cinquième* se porte verticalement en bas au-devant du deuxième espace interosseux, fournit un filet au second lombrical, et arrivée au niveau de la racine des doigts, se divise en deux branches dont l'une se porte sur le côté interne de l'index pour constituer sa *branche collatérale interne*, et l'autre sur le côté externe du médius, pour former sa *branche collatérale externe.*

La *sixième* reçoit un peu au-dessous de son origine un rameau anastomotique constant que lui envoie le cubital, donne quelquefois un filet au troisième lombrical, et, continuant à descendre un peu obliquement au-devant du troisième espace interosseux, se divise à l'extrémité inférieure de cet espace en deux branches secondaires qui deviennent, l'une la *collatérale interne du médius*, l'autre la *collatérale externe de l'annulaire.*

Les nerfs collatéraux des doigts ont pour caractères communs :

1° D'occuper dans toute l'étendue de leur trajet les parties latérales des tendons fléchisseurs.

2° De fournir au niveau de la racine des doigts un ou deux rameaux anastomotiques qui se portent obliquement en bas et en arrière pour s'accoler aux branches collatérales dorsales émanées du radial et du cubital.

3° De donner à la peau des faces antérieure et latérales des doigts un grand nombre de ramifications.

4° De se diviser à leur extrémité inférieure en deux rameaux principaux dont le *postérieur* ou *dorsal* se ramifie dans le derme sous-unguéal, tandis que l'*antérieur* ou *palmaire* s'épanouit dans la pulpe du doigt en s'anastomosant avec celui du côté opposé.

5° Enfin, de porter sur leurs divisions un grand nombre de ces renflements qui ont été décrits sous le nom de *corpuscules de Paccini*. (Pour l'étude de ces corpuscules, voy. les Cons. gén., p. 19 et 20.)

En résumé, le médian, par ses branches collatérales, communique le mouvement à tous les muscles de la partie antérieure de l'avant-bras, à l'exception du cubital antérieur et des deux faisceaux internes du fléchisseur profond des doigts qui sont animés par le cubital. Par ses branches terminales il préside, d'une part, aux contractions des muscles de l'éminence thénar et des deux premiers lombricaux, de l'autre à la sensibilité tactile des trois premiers doigts et de la moitié externe du quatrième.

Nerf cubital.

Le nerf cubital est un peu moins volumineux que le médian et le radial et un peu plus considérable que le musculo-cutané.

Trajet. Confondu à son point de départ avec la branche interne d'origine du médian et le brachial cutané interne, le cubital se place bientôt sur un plan postérieur à ces deux nerfs, pénètre dans l'épaisseur de la portion interne du triceps et descend jusqu'à la gouttière qui sépare l'olécrâne de la tubérosité interne de l'humérus ; là il se coude à angle obtus comme le médian, dont il commence à se rapprocher après s'en être graduellement éloigné, s'applique à la face profonde du cubital antérieur, longe le bord externe du tendon de ce muscle dans le tiers inférieur de l'avant-bras, passe au-devant du ligament annulaire antérieur du carpe, et se divise sur le bord inférieur de ce ligament en deux branches terminales. On peut donc lui distinguer aussi trois portions : une portion brachiale, une portion antibrachiale et une portion palmaire ou carpienne.

Rapports. Dans son quart supérieur, la *portion brachiale* de ce nerf répond aux artères axillaire et humérale dont elle longe le côté interne et postérieur, tandis que le médian longe leur côté antérieur et externe, d'où il suit que lorsqu'on procède à la ligature du tronc que forment ces artères par leur continuité on doit chercher celui-ci entre les nerfs médian et cubital qu'il suffit d'écarter pour l'apercevoir et le saisir. — Après s'être séparée à angle aigu du médian, puis de l'artère humérale, la portion brachiale se trouve entourée par les fibres du vaste interne du triceps; dans la moitié inférieure du bras elle s'adosse à la cloison inter musculaire interne qui la sépare du brachial antérieur et du médian.

La *portion antibrachiale* est en rapport : 1° Au niveau du pli du coude avec l'articulation huméro-cubitale, en avant et en arrière avec le cubital dont elle sépare les insertions épitrochléennes des insertions olécrâniennes. 2° Dans la moitié supérieure de l'avant-bras, avec le fléchisseur profond des doigts en arrière, et en avant avec le cubital antérieur dont elle croise obliquement la direction pour atteindre son bord externe. 3° Dans la moitié ou le tiers inférieur de l'avant-bras, en arrière avec le fléchisseur profond et le carré pronateur, en avant avec l'aponévrose de l'avant-bras qu'elle n'atteint cependant pas, les tendons qui l'avoisinent s'inclinant un peu au-devant d'elle, en dedans avec le tendon du cubital antérieur qui tend à la recouvrir, en dehors avec les tendons du fléchisseur profond. — Dans toute son étendue cette portion antibrachiale se trouve située en dedans de l'artère cubitale, qui en est d'abord séparée par un espace angulaire à base supérieure, et qui vient se placer à son côté externe un peu au-dessus de la partie moyenne de l'avant-bras.

La *portion palmaire* ou plutôt *carpienne*, placée au-devant du ligament annulaire antérieur, est recouverte par une lame cellulo-fibreuse, des pelotons adipeux et la peau ; le pisiforme occupe son côté interne et l'artère cubitale son côté externe.

A. *Branches collatérales du cubital.*

Au bras le cubital, ainsi que le médian, ne fournit aucune branche ; à l'avant-bras il donne :

Des filets à l'articulation du coude ;

Des rameaux au cubital antérieur ;

Un ou deux rameaux au fléchisseur profond des doigts ;

Un filet anastomotique au brachial cutané interne ;

Et une branche dorsale cutanée destinée à la main.

1° **Filets articulaires.** En nombre indéterminé et extrêmement ténus, ces filets se perdent à la surface de la synoviale du coude, et aussi très probablement dans le périoste et le tissu osseux des extrémités articulaires correspondantes.

2° **Rameaux du cubital antérieur.** On en compte ordinairement deux et quelquefois trois, qui, nés à différentes hauteurs, pénètrent dans ce muscle par sa face profonde et se ramifient dans son épaisseur.

3° **Rameaux du fléchisseur profond des doigts.** Ces rameaux naissent assez souvent par un tronc commun qui ne tarde pas à se bifurquer. Ils rampent sur la face antérieure du muscle et disparaissent ensuite au milieu de ses fibres ; leurs divisions sont exclusivement destinées aux deux faisceaux internes, les deux faisceaux externes recevant leurs filets du médian.

4° **Filet anastomotique.** Il se détache du nerf cubital un peu au-dessous de la partie moyenne de l'avant-bras, marche d'abord au-devant du tronc nerveux, puis traverse l'aponévrose et s'unit à l'une des divisions du brachial cutané interne. — Avant de franchir l'aponévrose, ce filet donne assez souvent une division plus ou moins grêle qui descend sur les vaisseaux cubitaux et se perd à leur surface.

5° **Branche dorsale cutanée.** Beaucoup plus volumineuse que toutes celles qui précèdent et même que celles qui suivent, elle a pu être considérée par plusieurs anatomistes comme une branche de bifurcation. Son point de départ correspond à l'union du tiers inférieur avec les deux tiers supérieurs de l'avant-bras. Dès son origine elle se dirige en dedans, en bas, et en arrière, entre le cubital antérieur et le corps du cubitus qu'elle contourne en demi-spirale, et arrive à la partie postérieure de la tête de cet os où elle se partage en deux rameaux : un rameau interne et un rameau externe.

Le *rameau interne* descend verticalement sur le bord interne du cinquième métacarpien, puis sur le côté interne de la face dorsale du petit doigt dont il constitue le *nerf dorsal collatéral interne.*

Le *rameau externe*, d'un volume double ou triple de celui du précédent, donne d'abord un filet anastomotique qui, oblique en bas et en dehors, s'unit vers l'extrémité inférieure du deuxième espace interosseux à une branche du nerf radial. Il descend ensuite dans le quatrième espace interosseux et se divise en deux rameaux secondaires, dont l'un, vertical, se subdivise à la partie inférieure de cet espace pour former le *collatéral dorsal externe du petit doigt* et le *collatéral dorsal interne de l'annulaire,* tandis que l'autre s'incline en dehors et se subdivise de la même manière pour former le *collatéral dorsal externe de l'annulaire* et le *collatéral dorsal interne du médius.*

B. *Branches terminales ou palmaires du cubital.*

Au nombre de deux, ces branches se distinguent par leur position en superficielle et en profonde. (Fig. 226 et 228.)

1° **Branche palmaire superficielle.** Dès son origine elle fournit par son côté interne un rameau musculaire qui se perd en partie dans le court fléchisseur du petit doigt, en partie dans le palmaire cutané, et par son côté externe un *rameau anastomotique* qui se porte en bas et en dehors vers la sixième branche terminale du médian à laquelle il s'unit. — Elle se partage ensuite en deux branches secondaires :

Une *branche interne* qui passe sous le palmaire cutané, au-devant des muscles de l'éminence hypothénar, pour aller longer le côté interne de la face antérieure du petit doigt dont elle forme la *collatérale interne palmaire.*

Et une *branche externe* plus volumineuse qui se bifurque à la partie inférieure du quatrième espace interosseux pour constituer la collatérale externe du petit doigt et la collatérale interne de l'annulaire.

Ces branches collatérales se comportent comme celles qui viennent du médian.

2° **Branche palmaire profonde.** Son volume est en général un peu plus considérable que celui de la précédente. Elle s'enfonce dès son origine sous le court fléchisseur du petit doigt, se porte transversalement de dedans en dehors au-devant des muscles interosseux, en arrière des tendons fléchisseurs des doigts et des muscles lombricaux, et s'étend jusqu'à l'adducteur du pouce et au premier interosseux dorsal. Elle décrit ainsi une arcade qui regarde par sa concavité en haut et en dehors, et qui se trouve située un peu au-dessous de l'arcade palmaire profonde dont la concavité regarde au contraire en haut et en dedans.

Cette branche fournit par sa convexité :

Des *rameaux internes* pour les trois muscles de l'éminence hypo-thénar.

Des *filets inférieurs* destinés aux deux derniers interosseux palmaires et aux deux lombricaux correspondants.

Des *filets postérieurs* qui se portent d'avant en arrière dans la partie supérieure des espaces interosseux et qui se terminent dans les interosseux dorsaux.

Et des *filets externes* ou *terminaux* qui se ramifient dans le premier in-terosseux palmaire, l'adducteur du pouce et le premier interosseux dorsal.

En résumé, le nerf cubital donne des rameaux musculaires et des ra-meaux cutanés. — Par ses rameaux musculaires il anime le cubital anté-rieur, les deux faisceaux internes du fléchisseur profond des doigts, le palmaire cutané, les trois muscles de l'éminence hypothénar, les deux lombricaux internes et tous les interosseux dont l'adducteur du pouce fait partie. — Par ses rameaux cutanés il préside à la sensibilité de la moitié interne de la face dorsale de la main et du tiers interne de sa face pal-maire.

Nerf radial.

Le nerf radial, d'un volume égal et quelquefois supérieur à celui du médian, tire son origine de la partie postérieure du plexus brachial, d'un gros tronc que concourent à former toutes les branches de ce plexus, et qui lui est commun avec le nerf axillaire. — Situé à son point de départ entre l'artère humérale qui le sépare du musculo-cutané, du médian et du cubital, et les tendons du grand rond et du grand dorsal qu'il croise perpen-diculairement, ce nerf se dévie bientôt pour se porter en bas, en arrière et en dehors, entre le vaste interne et la portion moyenne du triceps, dans la gouttière de torsion de l'os du bras, où il est accompagné par l'artère humérale profonde ; parvenu à l'extrémité inférieure de cette gouttière, il apparaît sur le bord externe de l'humérus, à l'union de son tiers inférieur avec ses deux tiers supérieurs, et continuant son trajet spiroïde, descend verticalement entre le grand supinateur et le brachial antérieur, puis entre ce muscle et le premier radial externe, au-devant de l'articulation du coude et de la tête du radius où il se bifurque.

A. *Branches collatérales du radial.*

Dans le trajet qu'il parcourt de son origine à sa bifurcation le nerf radial fournit :

1° *Un rameau cutané interne* qui traverse l'aponévrose brachiale à sa partie supérieure, devient sous-cutané et se divise en plusieurs filets destinés à la partie postérieure et interne de la peau du bras. L'un de ces filets peut être suivi jusqu'à l'articulation du coude.

2° *Des rameaux à la longue portion du triceps.* Au nombre de trois ou quatre et assez volumineux, ces rameaux peuvent être distingués : en supérieurs dont les divisions se réfléchissent de bas en haut vers l'insertion scapulaire de ce muscle, et en inférieurs, plus considérables, dont les filets principaux descendent jusqu'au voisinage de son tendon.

[] 3° *Un rameau au vaste externe.* Ce rameau naît souvent par un tronc commun avec l'un de ceux qui précèdent; il disparaît presque aussitôt au milieu des fibres musculaires. — L'un de ses filets appliqué à la cloison inter-musculaire interne, très près du cubital, se porte presque verticalement en bas, pour se distribuer à la partie inférieure du muscle.

4° *Un rameau cutané externe.* Plus considérable que l'interne au voisinage duquel il prend naissance, ce rameau, d'abord accolé au tronc principal dans la gouttière humérale, traverse la portion externe du triceps, puis l'aponévrose brachiale, et se dirige ensuite en bas et en arrière pour se ramifier dans la peau de la face postérieure de l'avant-bras.

5° *Le rameau du vaste externe et de l'anconé.* Il naît aussi de la partie supérieure du radial, se porte en bas et en dehors, pénètre dans le vaste externe, descend verticalement dans l'épaisseur de ce muscle auquel il abandonne de nombreux filets, et se termine dans l'anconé après avoir parcouru un trajet qui mesure les deux tiers de la longueur de l'humérus.

6° *Les rameaux du long supinateur et du premier radial externe.* Ils partent de la portion du radial qui longe le brachial antérieur, se portent en bas et se terminent presque aussitôt dans l'extrémité supérieure de ces muscles qu'ils pénètrent par leur face profonde.

B. *Branches terminales du radial.*

Elles se distinguent par leur direction et leur terminaison en *postérieure* ou *musculaire*, et *antérieure* ou *cutanée*. (Fig. 228.)

1° **Branche terminale postérieure.** Cette branche se dirige obliquement en bas, en dehors et en arrière, vers le petit supinateur qu'elle traverse en décrivant autour de la partie correspondante du radius une demi-spirale analogue à celle que le tronc du radial décrit autour du corps de l'humérus. Parvenue à la partie postérieure de l'avant-bras, elle descend verticalement entre la couche musculaire superficielle et la couche musculaire profonde, répond plus bas au ligament interosseux, et se termine à la partie postérieure du carpe par des filets déliés et grisâtres qui se perdent dans les articulations radio-carpienne, carpiennes et carpo-métacarpiennes.

Dans ce trajet, la branche postérieure donne de nombreux rameaux musculaires qu'on peut diviser :

En supérieurs, au nombre de deux : le *rameau du second radial externe* qui s'en détache immédiatement au-dessous de son origine, et le *rameau du court supinateur* qu'elle fournit au moment où elle traverse ce muscle.

En postérieurs, destinés aux muscles de la couche superficielle. Ce sont . les *rameaux de l'extenseur commun des doigts*, multipliés et divergents; le *rameau de l'extenseur du petit doigt* et le *rameau du cubital postérieur*, qui tous pénètrent dans ces muscles par leur face antérieure ou profonde.

Et en antérieurs, destinés aux muscles de la couche profonde : le *rameau du long extenseur du pouce*, celui de l'*extenseur propre de l'index*, celui du *muscle long abducteur du pouce*, et enfin celui du *court extenseur du pouce*.

2° **Branche terminale antérieure.** Cette branche, moins considérable que la précédente, descend verticalement sous le bord interne du grand supinateur, au-devant du radius dont elle est séparée par le court supinateur, le rond pronateur et les insertions du fléchisseur sublime, en dedans des radiaux externes, en dehors de l'artère radiale. Arrivée au tiers inférieur de l'avant-bras, elle change de direction, s'engage sous le tendon du grand supinateur pour contourner le radius en demi-spirale, traverse l'aponévrose, s'anastomose avec un rameau du musculo-cutané, et se divise un peu au-dessus de l'articulation du poignet en trois rameaux :

L'un de ces rameaux longe le bord externe du carpe, du premier métacarpien et des deux phalanges du pouce dont il forme le *nerf collatéral dorsal externe*.

Le second croise les tendons du long abducteur, du court extenseur et du grand extenseur du pouce, et se subdivise pour former : le *collatéral dorsal interne du pouce* et le *collatéral dorsal externe de l'index*.

Le troisième offre les mêmes rapports et se partage également pour donner naissance au *collatéral dorsal interne de l'index* et au *collatéral dorsal externe du médius*.

Chacun de ces nerfs collatéraux dorsaux s'anastomose avec les collatéraux palmaires, et se ramifie soit sur les parties latérales, soit surtout sur la face dorsale des doigts.

En résumé, le radial émet des rameaux musculaires et des rameaux cutanés. — Par ses rameaux musculaires il anime le triceps brachial, les deux supinateurs, les deux radiaux externes et tous les muscles de la partie postérieure de l'avant-bras : c'est dire, d'une part, qu'il préside aux mouvements d'extension de l'avant-bras, de la main et des doigts ; de l'autre, qu'il concourt aux mouvements de rotation du radius autour du cubitus. — Par ses rameaux cutanés il distribue la sensibilité à la peau de la face interne du bras, à celle de la face postérieure de l'avant-bras et à celle de la moitié externe de la face dorsale de la main.

BRANCHES ANTÉRIEURES DES NERFS DORSAUX.

Au nombre de douze et destinées aux parois du tronc, les branches antérieures des nerfs dorsaux, ou *nerfs intercostaux*, sont surtout remarquables par la simplicité et l'analogie de leur distribution. De même cependant que les parois du thorax et de l'abdomen, bien qu'assujetties dans leur conformation à un même type, ne présentent pas une structure partout identique ; de même les nerfs intercostaux, bien qu'unis entre eux par les liens de la plus étroite parenté, ne présentent pas une parfaite conformité. — Ces nerfs nous offrent donc à considérer des caractères communs et des caractères différentiels.

A. *Caractères communs.*

Les nerfs intercostaux sont un peu aplatis, d'un volume à peu près égal, et d'autant plus obliques en bas et en avant qu'ils occupent un rang plus inférieur.

Tous correspondent à leur point de départ au ligament transverso-costal supérieur qui occupe l'angle de bifurcation des nerfs dorsaux, et qui sépare par conséquent les branches postérieures de ces nerfs des branches antérieures.

Tous fournissent dès leur origine à la portion thoracique du grand sympathique un ou deux rameaux remarquables par leur brièveté.

Tous s'engagent à leur sortie des trous de conjugaison dans l'espace intercostal qui leur correspond, à l'exception toutefois du premier qui va concourir à la formation du plexus brachial, et du douzième qui, sortant entre la dernière vertèbre dorsale et la première lombaire, longe le bord inférieur de la douzième côte.

Placés d'abord à égale distance des deux côtes, entre le muscle intercostal externe et une lame fibreuse qui les sépare de la plèvre, ils s'engagent au niveau de l'angle des côtes sous le muscle intercostal interne en se rapprochant du bord inférieur de la côte qui est au-dessus, cheminent alors entre les deux intercostaux, puis entre l'intercostal interne et une lame fibreuse qui continue en avant l'intercostal externe, et, arrivés sur les côtés du sternum, traversent le grand pectoral pour se porter vers la peau dans laquelle ils se terminent. — Dans toute l'étendue de ce trajet les nerfs intercostaux demeurent parallèles et inférieurs à l'artère intercostale, d'où il suit que non seulement ils n'occupent jamais la gouttière des côtes exclusivement réservée à cette artère et à la veine correspondante, mais qu'ils en effleurent à peine le bord inférieur, et cela seulement dans le tiers moyen des espaces intercostaux.

Les branches antérieures des nerfs dorsaux fournissent des *rameaux musculaires* et des *rameaux cutanés* ou *perforants*.

1° *Rameaux musculaires.* Ils sont nombreux et en général grêles. La plupart se détachent du bord inférieur du tronc principal et se dirigent obliquement en bas et en avant entre les deux intercostaux dans lesquels ils se consument. — Parmi ces filets descendants on en voit assez souvent un plus considérable qui longe le bord supérieur de la côte inférieure, en parcourant un trajet plus ou moins long. — Quelques filets détachés du bord supérieur du nerf croisent les vaisseaux intercostaux, et montent sur la face interne de la côte supérieure pour se ramifier en partie dans le périoste de celle-ci, et en partie dans les muscles qui la surmontent.

2° *Rameaux cutanés ou perforants.* Plus volumineux que les musculaires, ces rameaux sont remarquables par la fixité de leur origine, de leur trajet et de leur distribution. Leur nombre peut varier, mais constamment il en existe deux principaux qu'on peut distinguer d'après leur situation en *latéral* et en *antérieur.*

Le *rameau cutané* ou *perforant latéral*, très considérable et décrit par plusieurs anatomistes comme une branche de bifurcation, naît des intercostaux au niveau de la partie moyenne de l'espace compris entre le rachis et le sternum, traverse l'intercostal externe, rampe d'abord sous le grand dentelé, apparaît sur le bord antérieur de ce muscle au sommet de l'angle qui sépare chacune de ses digitations, et se partage alors en deux filets : un filet qui se dirige d'arrière en avant et qui s'épuise peu à peu dans les téguments de la paroi antérieure du tronc, et un filet qui se dirige d'avant en arrière pour se distribuer aux téguments de la paroi latérale.

Le *rameau cutané* ou *perforant antérieur*, formé par la partie terminale des nerfs intercostaux, est beaucoup moins volumineux que le précédent. Ses filets se portent dans différentes directions : les uns se dirigent en dedans et se consument dans la peau de la partie médiane du tronc ; les autres, externes et un peu moins grêles, se dirigent en dehors à la rencontre du filet postéro-antérieur du rameau perforant latéral, et se terminent comme ce dernier dans les téguments de la paroi antérieure du thorax et de l'abdomen.

Lorsque tous les rameaux perforants des nerfs intercostaux ont été mis à nu dans une même préparation, ils se présentent sous l'aspect de deux longues séries verticales et parallèles, séparées l'une de l'autre par un intervalle qui répond à la moitié antérieure de l'espace intercostal. La série des rameaux perforants latéraux est assez bien représentée par une ligne qui s'étendrait de la partie moyenne du creux de l'aisselle à l'union du quart antérieur avec les trois quarts postérieurs de la crête iliaque.

B. *Caractères différentiels.*

Branche antérieure du 1er nerf dorsal. Son volume est plus considérable que celui des autres branches de la même classe. A peine sortie du canal de conjugaison, elle se divise en deux branches très inégales. — La *branche supérieure*, quatre ou cinq fois plus considérable, se porte en haut et en dehors entre l'artère sous-clavière et le col de la première côte qu'elle croise obliquement, et se réunit à la dernière paire cervicale, pour participer à la formation du plexus brachial. — La *branche inférieure* contourne le bord externe de la première côte sans fournir aucun rameau perforant latéral dans son trajet, et, parvenue sur les côtés de la première pièce du sternum, se termine à la peau. Il n'est pas rare de voir cette branche intercostale s'épuiser entièrement dans les deux premiers intercostaux.

Branche antérieure du 2e nerf dorsal. Elle n'offre rien de particulier dans son trajet et sa terminaison, mais son rameau perforant latéral est remarquable : 1° par son volume plus considérable que celui de tous les autres rameaux du même ordre ; 2° par la direction et la distribution de ses deux filets qui ne se portent pas, l'un en avant et l'autre en arrière, mais tous deux en dehors, vers la paroi externe du creux de l'aisselle sur laquelle ils s'anastomosent avec l'accessoire du brachial cutané interne ; ils descendent ensuite au-devant du tendon du grand dorsal, qu'ils contournent pour se ramifier dans la peau des parties interne et postérieure du bras, sur laquelle ils peuvent être poursuivis jusqu'au voisinage de l'articulation du coude.

Branche antérieure du 3e nerf dorsal. Son rameau perforant latéral, un peu moins considérable que celui de la branche précédente, apparaît aussi sur la paroi interne du creux de l'aisselle, et se partage aussitôt : — En *filet antérieur*, plus petit, qui contourne le bord inférieur du grand pectoral pour se distribuer à la peau correspondante et à celle de la glande mammaire. — Et en *filet postérieur*, beaucoup plus volumineux, qui, après avoir reçu un ramuscule anastomotique de l'accessoire du brachial cutané interne, contourne le bord antérieur du grand dorsal pour aller se distribuer aussi à la peau de la partie postérieure du bras, au-dessous et en dehors du rameau perforant du deuxième nerf dorsal.

Branches antérieures des 4e et 5e nerfs dorsaux. Parvenues à l'extrémité des quatrième et cinquième espaces intercostaux, elles donnent des filets au muscle triangulaire du sternum. — Les filets postérieurs de leur rameau perforant latéral se ramifient dans les téguments de la partie postérieure de l'épaule. — Les filets antérieurs de ce même rameau se distribuent principalement à la glande mammaire.

Branches antérieures des 6e et 7e nerfs dorsaux. Indépendamment des rameaux qu'elles donnent aux deux intercostaux, elles en fournissent plusieurs à la partie supérieure du grand droit abdominal et du grand oblique.

Branches antérieures des 8e, 9e, 10e et 11e nerfs dorsaux. Elles cheminent dans l'intervalle des fausses côtes, entre les muscles intercostaux interne et externe, traversent les insertions costales du diaphragme sans fournir aucune division à ce muscle, passent perpendiculairement sous les cartilages costaux correspondants, et marchent ensuite entre le transverse et le petit oblique, en donnant des rameaux à ces deux muscles ainsi qu'au grand oblique. Arrivées sur le bord externe du grand droit de l'abdomen, elles fournissent un premier rameau perforant antérieur en pénétrant dans l'épaisseur de ce muscle auquel elles abandonnent plusieurs divisions, puis s'en dégagent au niveau de son bord interne pour devenir sous-cutanées et former ainsi une seconde série de rameaux perforants antérieurs. — Leur rameau perforant latéral est sous-jacent au grand oblique qu'il ne tarde pas à traverser en lui donnant quelques filets ; il se comporte ensuite comme tous les rameaux de cet ordre.

Branche antérieure du 12e nerf dorsal. Rangée tour à tour dans la classe des nerfs dorsaux et dans celle des nerfs lombaires, cette branche, un peu plus volumineuse que les précédentes, sort du rachis entre la douzième vertèbre dorsale et la première lombaire, communique aussitôt avec la première paire lombaire par un filet vertical, passe au-devant du carré des lombes, longe le bord inférieur de la dernière côte, pénètre entre le transverse et le petit oblique, puis entre celui-ci et le grand oblique, et se termine comme les branches antérieures précédemment décrites. — C'est surtout par son rameau perforant latéral qu'elle diffère de ces dernières : celui-ci, très considérable ordinairement, se porte verticalement en bas entre la peau et le grand oblique, coupe à angle droit la crête iliaque et se partage au-dessous de cette crête en un grand nombre de ramifica-

tions qui se perdent dans la peau de la région fessière. Ce rameau est
quelquefois fourni par la branche antérieure de la première paire lombaire ; dans ce cas le rameau perforant de la douzième paire dorsale diffère
à peine de ceux qui sont plus élevés et se ramifie dans les téguments compris entre la dernière côte et la crête iliaque.

Résumé. Les nerfs intercostaux fournissent des rameaux profonds ou
musculaires et des rameaux superficiels ou cutanés.

Les rameaux musculaires sont destinés aux intercostaux internes et
externes, au triangulaire du sternum, aux grand et petit obliques, au transverse et au grand droit de l'abdomen, c'est-à-dire aux muscles qui meu-
vent les côtes et le thorax.

Les rameaux cutanés se distribuent non seulement aux téguments des
parois antérieure et latérales du tronc, mais aussi à la peau de la partie
postérieure de l'épaule, à celle qui tapisse le creux de l'aisselle et la face
postérieure du bras, à la peau du sein et à la glande mammaire, et enfin à
la région fessière. Tous ces rameaux sont disposés sur deux séries parallèles et verticales : la *série des rameaux perforants antérieurs*, distante
de 2 à 3 centimètres de la ligne médiane, et la *série des rameaux perforants latéraux*, échelonnée sur une ligne qui correspond en haut aux digitations du grand dentelé , en bas à celles des muscles grand dorsal et
grand oblique.

BRANCHES ANTÉRIEURES DES NERFS LOMBAIRES.

Préparation. 1° Inciser crucialement la paroi antérieure de l'abdomen en prenant l'ombilic pour point d'entrecroisement des deux incisions.

2° Appliquer sur la partie moyenne du rectum deux ligatures séparées l'une
de l'autre par un intervalle de 2 à 3 centimètres, couper transversalement l'intestin entre ces ligatures, en appliquer ensuite deux autres à la partie supérieure
du tube intestinal, diviser également celui-ci entre elles, et l'enlever ensuite en
totalité en décollant le péritoine qui tapisse les régions lombaire et iliaque.

3° Chercher sur le bord interne de la moitié supérieure du grand psoas la portion lombaire du grand sympathique, l'isoler ainsi que les rameaux qui en partent et qui s'engagent sous les arcades aponévrotiques de ce muscle pour se
rendre aux branches antérieures des nerfs lombaires.

4° Détacher ensuite le grand psoas des vertèbres lombaires en incisant chacune
de ses arcades au niveau même de leur attache aux disques intervertébraux, renverser ce muscle en dehors, isoler les branches antérieures des nerfs lombaires à
leur sortie des trous de conjugaison, achever la préparation des rameaux qu'elles
reçoivent du grand sympathique, et suivre ensuite leurs divisions dans l'épaisseur
du psoas.

5° Poursuivre les divisions abdominales de ces branches, de la surface externe
du psoas jusqu'à leur terminaison, en procédant des supérieures aux inférieures ;
dans ce but on enlèvera d'abord le tissu cellulo-graisseux qui entoure les deux
divisions situées au-dessus de la crête iliaque, puis on séparera les unes des autres
les trois couches musculaires de l'abdomen en ménageant les rameaux qui les
traversent.

6° Préparer leurs divisions fémorales ; dans ce but, incisez les téguments,
d'une part au-devant du pli de l'aine et parallèlement à ce pli, de l'autre sur la
partie antérieure de la cuisse, à l'union de son tiers externe avec ses deux tiers
internes et dans toute sa longueur. Vous trouverez sous le lambeau externe la
branche *fémoro-cutanée*, sous le lambeau interne le rameau crural de la branche
génito-crurale et toutes les divisions tégumentaires du nerf crural. En divisant
ensuite l'aponévrose fémorale sur la partie médiane antérieure de la cuisse, et
en séparant les uns des autres les divers muscles de cette région, il sera facile de
découvrir et d'isoler les rameaux qu'ils reçoivent.

Les branches antérieures des nerfs lombaires, au nombre de cinq, et distinguées sous les noms de première, seconde, etc., en procédant de haut en bas, émanent de la moitié supérieure du renflement terminal de la moelle. — La première sort du canal rachidien, entre la première et la seconde vertèbre lombaire ; la dernière entre la dernière vertèbre lombaire et la première sacrée. — Leur volume s'accroît progressivement de haut en bas, c'est-à-dire de la plus élevée à la plus inférieure. — Elles ont pour caractères communs :

1° De se diriger très obliquement en bas et en dehors.

2° De recevoir chacune du ganglion correspondant du grand sympathique deux ou trois filets qui cheminent horizontalement sous les arcades fibreuses du grand psoas.

3° De se partager presque aussitôt en deux ou plusieurs branches secondaires qui marchent dans l'épaisseur de ce muscle.

4° De communiquer entre elles par autant de rameaux qui descendent presque verticalement de la branche qui est au-dessus à celle qui est au-dessous, et qui se réunissent à ces branches sur un point d'autant plus éloigné de leur origine que celles-ci occupent une situation plus déclive.

La *branche antérieure de la* 1re *paire lombaire* reçoit à sa sortie du trou de conjugaison un rameau de la douzième paire dorsale, en fournit un qui se rend verticalement à la seconde paire lombaire, puis se divise en deux branches destinées d'une part à la paroi antérieure de l'abdomen, de l'autre aux téguments qui recouvrent les organes génitaux externes. — Ces branches, qu'on peut appeler *abdomino-génitales*, se distinguent par leur situation en supérieure et en inférieure.

La *branche antérieure de la* 2e *paire lombaire* donne naissance à deux branches : l'une, externe et plus volumineuse, qui va se distribuer aux téguments de la région externe et postérieure de la cuisse : je l'appellerai *fémoro-cutanée* ; l'autre, antérieure, qui se rend aux téguments de la région génitale et à la peau de la partie antérieure de la cuisse : c'est la *branche génito-crurale*. — D'un volume très considérable encore après l'émission de ces branches, elle se porte en bas, fournit un rameau qui constitue l'une des racines du nerf obturateur, abandonne plusieurs filets au psoas, et se réunit à angle aigu à la branche antérieure de la troisième paire lombaire pour concourir à la formation du nerf crural.

La *branche antérieure de la* 3e *paire lombaire*, oblique en bas et en dehors, fournit d'abord un rameau qui contribue à former le nerf obturateur : elle se réunit ensuite à la branche antérieure de la deuxième paire lombaire pour participer à la composition du nerf crural. Quelquefois cette branche se réunit à la supérieure avant le départ de la racine du nerf obturateur ; dans ce cas, le tronc qui résulte de la fusion des deux branches se divise presque aussitôt pour aller se jeter par sa branche principale dans le crural et par sa branche la plus grêle dans l'obturateur.

La *branche antérieure de la* 4e *paire lombaire* se divise en trois branches plus petites : une externe qui se réunit au tronc des deuxième et troisième paires pour constituer le nerf crural ; une intermédiaire

aux deux autres qui se joint aux racines venues de ces mêmes paires
pour compléter le nerf obturateur, et une interne qui s'accole à la branche antérieure de la cinquième paire.

La *branche antérieure de la* 5e *paire lombaire*, unie à celle que
lui envoie la quatrième, constitue un gros tronc qui descend dans l'excavation du bassin pour se jeter dans le plexus sacré, d'où le nom de
lombo-sacré sous lequel ce tronc a été décrit par Bichat.

PLEXUS LOMBAIRE.

Le *plexus lombaire*, *plexus lombo-abdominal* de Bichat, *plexus
crural* de Meckel, est cet ensemble de branches et de rameaux qui résulte
de l'entremêlement des nerfs lombaires. Constitué à son extrémité supérieure par un ou deux rameaux verticalement dirigés, et plus bas par des
branches de plus en plus volumineuses et de plus en plus obliques, ce
plexus revêt l'aspect d'une pyramide à base triangulaire, en rapport par
sa face postérieure avec les apophyses transverses des vertèbres lombaires
et les muscles inter-transversaires correspondants, par sa face interne avec
le corps des mêmes vertèbres, et par sa face externe avec le grand psoas
dans l'épaisseur duquel elle se trouve en partie logée.

De cette pyramide nerveuse on voit partir deux ordres de branches :
des branches collatérales et des branches terminales.

Les branches collatérales sont au nombre de quatre : deux qui rampent
à leur point de départ au-dessous du péritoine, la *branche abdomino-
génitale supérieure* et la *branche abdomino-génitale inférieure* ; et deux
qui, d'abord sous-aponévrotiques, deviennent ensuite sous-cutanées, la
branche fémoro-cutanée et la *branche génito-crurale*.

Les branches terminales sont au nombre de trois : le *nerf crural*, le
nerf obturateur et le *nerf lombo-sacré*.

A. *Branches collatérales du plexus lombaire.*

1° **Branche abdomino-génitale supérieure**, *grande abdominale*
de M. Cruveilhier, *musculo-cutanée supérieure* de Bichat, *ilio-scrotale*
de Chaussier, *abdomino-scrotale* de M. Hirschfeld. — Destinée à la paroi
antérieure de l'abdomen et aux téguments des organes génitaux, cette
branche part de la première paire lombaire dont elle peut être considérée
comme la continuation, traverse presque aussitôt l'extrémité supérieure du
psoas pour devenir sous-péritonéale, et croise obliquement la face antérieure du carré des lombes auquel elle fournit ordinairement un rameau ;
arrivée sur le bord externe de ce muscle un peu au-dessus de l'os des iles,
elle se place entre le transverse et le petit oblique, marche parallèlement
à la crête iliaque, puis se partage au-devant de cette crête en deux rameaux : un rameau abdominal et un rameau génital.

Le *rameau abdominal*, situé d'abord entre le transverse et le petit
oblique, puis entre celui-ci et le grand oblique, marche de dehors en dedans
parallèlement à la branche antérieure de la dernière paire dorsale avec
laquelle il s'anastomose, fournit chemin faisant plusieurs divisions aux
trois muscles de l'abdomen, et se divise sur le bord externe du muscle droit

en deux rameaux secondaires : — L'un, *cutané* ou *perforant*, qui se dirige d'arrière en avant à la manière des rameaux perforants antérieurs des nerfs intercostaux pour se distribuer comme ces derniers aux téguments correspondants. — L'autre, *musculo-cutané*, qui pénètre transversalement dans le muscle droit, lui donne plusieurs filets et s'en dégage au-devant de son bord interne pour se distribuer aussi à la peau de la partie médiane de l'abdomen.

Le *rameau génital*, moins considérable que le précédent, traverse le petit oblique, se porte ensuite en bas et en avant dans une direction parallèle à l'arcade crurale dont le sépare un intervalle de 2 centimètres, s'anastomose dans ce trajet avec la branche abdomino-génitale inférieure, se place ensuite au-dessus du cordon des vaisseaux spermatiques ou du ligament rond, sort du canal inguinal par son orifice inférieur, et se divise aussi en deux filets, dont l'un, transversal, se ramifie dans les téguments de la région pubienne, tandis que l'autre, descendant ou vertical, se perd dans la partie supérieure du scrotum chez l'homme et des grandes lèvres chez la femme.

La branche abdomino-génitale, supérieure fournit assez souvent au moment où elle atteint la crête iliaque, une division importante qui, après avoir traversé le grand oblique, croise perpendiculairement cette crête et s'épanouit en nombreuses ramifications dans la peau de la région fessière.

2° **Branche abdomino-génitale inférieure**, *petite branche abdominale* de M. Cruveilhier, *branche muscul -cutanée moyenne* de Bichat et de Chaussier, *petite abdomino-scrotale* de M. Hirschfeld. — Très inférieure par son volume à la précédente, elle naît aussi de la première paire lombaire qui semble se bifurquer pour produire ces deux branches. D'abord parallèle à la branche abdomino-génitale supérieure qui la surmonte, et logée comme celle-ci dans le tissu cellulo-graisseux sous-péritonéal, elle descend obliquement au-devant du carré des lombes, pénètre entre le transverse et le petit oblique au niveau de l'épine iliaque antérieure et supérieure, communique alors par un filet transversal avec le rameau génital de la branche supérieure, longe ensuite le bord inférieur des muscles petit oblique et transverse, sort du canal inguinal par son orifice cutané ou par une éraillure de l'un de ses piliers, et se termine, en partie dans la peau de la région pubienne, en partie dans le scrotum ou l'extrémité supérieure des grandes lèvres.

Dans ce trajet la branche abdomino-génitale inférieure donne ordinairement un filet plus ou moins grêle au muscle transverse, un autre au petit oblique. Mais il est extrêmement rare qu'elle fournisse une division au droit de l'abdomen. — Quelquefois au lieu de s'unir par un simple ramuscule à la branche abdomino-génitale supérieure, elle se jette en totalité dans celle-ci dont elle partage ensuite le trajet et le mode de terminaison.

3° **Branche fémoro-cutanée**, *inguinale externe* de M. Cruveilhier, *musculo-cutanée inférieure* de Bichat, *inguino-cutanée* de Chaussier, *fémorale cutanée externe* de M. Hirschfeld. Cette branche, exclusivement destinée aux téguments de la cuisse, s'étend de la deuxième paire lombaire à l'articulation du genou. Elle prend quelquefois naissance par une seule racine qui émane alors de la deuxième paire lombaire ; mais il est plus ordinaire de la voir naître par deux rameaux dont l'un part de cette même paire et l'autre de la troisième, ou bien de la branche anastomotique qui s'étend de la première à la seconde. Quelles que soient du reste les variétés que présente son origine, elle traverse la partie postérieure du psoas, chemine ensuite entre le muscle iliaque et l'aponévrose

FIG. 229.

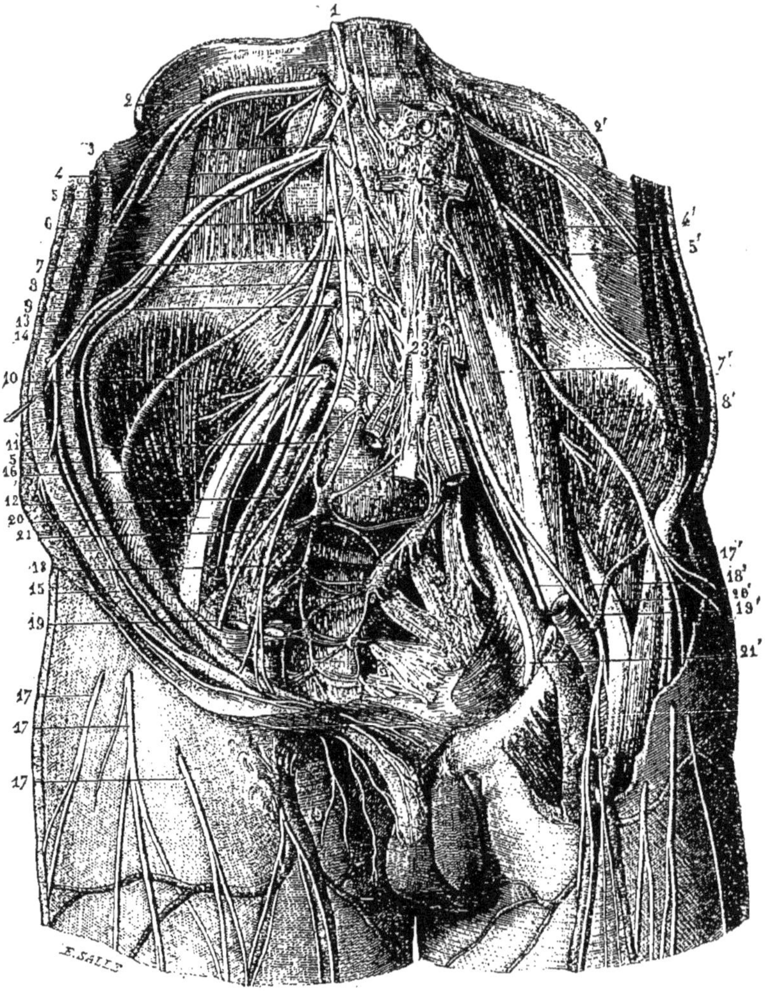

Plexus lombaire.

1. Portions lombaire et sacrée du grand sympathique. — 2,2′. Douzième paire dorsale. — 3. Première paire lombaire. — 4,4′. Branche abdomino-génitale supérieure. — 5,5′. Branche abdomino-génitale inférieure. — 6. Deuxième paire lombaire. — 7. Origine de la branche génito-crurale. — 7′. Cette

qui le recouvre, s'engage sous le ligament de Fallope où elle s'aplatit et s'élargit notablement, traverse l'échancrure qui sépare les épines iliaques antérieures et se divise presque aussitôt en deux rameaux principaux : un rameau fessier et un rameau fémoral.

Le *rameau fessier*, toujours moins considérable, se dirige en dehors, puis en arrière, en croisant perpendiculairement le tenseur du fascia lata, décrit ainsi une arcade à concavité supérieure et s'épanouit en un grand nombre de filets qui se distribuent, les supérieurs ou ascendants à la peau de la région fessière, les inférieurs ou descendants à la peau de la partie postérieure et supérieure de la cuisse.

Le *rameau fémoral*, logé à son origine dans un dédoublement de l'aponévrose crurale, s'en échappe à 3, 4 ou 5 centimètres au-dessous du pli de l'aine, et, devenu sous-cutané, se partage en deux rameaux plus petits : l'un externe qui se distribue à la peau de la moitié supérieure des régions externe et postérieure de la cuisse ; l'autre interne qui descend verticalement vers le genou et dont les ramifications se rendent aux téguments de la moitié ou des deux tiers inférieurs des mêmes régions. — Indépendamment de ces deux rameaux, on en voit quelquefois un troisième plus ou moins grêle qui longe la partie médiane antérieure de la cuisse et qui, après s'être anastomosé avec une division du nerf crural, se perd dans la peau de cette partie.

4° **Branche fémoro-génitale**, *branche génito-crurale* de Bichat, *branche inguinale interne* de M. Cruveilhier, *rameau sus-pubien* de Chaussier, *nerf honteux externe* de Meckel. — La plus inférieure des branches collatérales du plexus crural et la plus antérieure aussi, cette branche naît de la deuxième paire lombaire et quelquefois en partie de cette paire et en partie de la première. Elle se dirige en bas et en avant à travers l'épaisseur du psoas, apparaît sur la face antérieure de ce muscle, au voisinage de ses insertions vertébrales, descend verticalement, longe les artères iliaque primitive et iliaque externe et se partage tantôt au-dessus du ligament de Fallope, tantôt sur un point beaucoup plus rapproché de son origine, en deux rameaux : un *rameau externe* ou *fémoral* et un *rameau interne* ou *génital*.

même branche apparaissant et descendant au-devant du psoas. — 8. Origine de la branche fémoro-cutanée. — 8'. Cette même branche sortant de l'épaisseur du psoas. — 9. Troisième paire lombaire. — 10. Quatrième paire lombaire. — 11. Cinquième paire lombaire. — 12. Tronc lombo-sacré. — 13. Rameau fessier de la branche abdomino-génitale supérieure. — 14. Rameau abdominal de cette branche. — 15. Son rameau génital. — 16. Branche fémoro-cutanée s'engageant sous le ligament de Fallope entre les deux épines iliaques antérieures. — 17,17,17. Divisions de cette branche. — 17'. La même branche mise à nu pour montrer son aplatissement, son mode de division et le point de départ de son rameau fessier et de ses rameaux descendants. — 18,18'. Rameau génital de la branche fémoro-génitale. — 19,19. Rameau fémoral de cette branche, traversant l'aponévrose crurale dans le voisinage de l'embouchure de la grande veine saphène. — 19'. Ce même rameau mis à nu au niveau du pli de l'aine pour montrer ses rapports avec l'artère fémorale et la veine saphène. — 20,20'. Nerf crural. — 21,21'. Nerf obturateur.

Cette figure et celles qui portent les numéros 223, 224, 225, 226, 227 et 228, ont été tirées de l'atlas de MM. Hirschfeld et Léveillé. C'est par erreur typographique que ces dernières n'ont pas été précédemment mentionnées.

Le *rameau fémoral*, en général plus volumineux que le génital, s'engage dans l'anneau crural dont il occupe l'angle externe, descend dans la gaine des vaisseaux fémoraux an-devant du tronc artériel, s'échappe après un trajet de 2 ou 3 centimètres par l'un des trous du fascia cribriformis, et, devenu sous-cutané, se partage en plusieurs filets, qui se subdivisent pour se perdre dans la peau de la moitié supérieure et antérieure, de la cuisse. L'un de ces filets s'anastomose avec une division du nerf crural. — On voit quelquefois le rameau fémoral, notablement plus considérable que de coutume, fournir une division fessière qui se porte transversalement de dedans en dehors ; dans ce cas la division fessière de la branche fémoro-cutanée n'existe pas ou se montre à l'état de vestige.

Le *rameau génital* s'engage dans l'orifice supérieur du canal inguinal en croisant perpendiculairement l'artère épigastrique. Il fournit, au niveau de cet orifice, deux ou trois filets en général assez grêles, qui pénètrent de bas en haut dans les muscles petit oblique et transverse, et qui abandonnent plusieurs fines ramifications au crémaster. Ce rameau parcourt ensuite le canal inguinal situé entre sa paroi inférieure et le cordon des vaisseaux spermatiques ou le ligament rond, franchit son orifice cutané et se termine soit dans la partie postérieure et supérieure du scrotum chez l'homme et de la grande lèvre chez la femme, soit dans la peau de la partie supérieure et interne de la cuisse.

Il est assez fréquent de voir partir de la branche fémoro-génitale, au moment où elle apparaît sur le psoas, un filet long et grêle qui accompagne l'artère iliaque externe à laquelle il est destiné et sur laquelle il peut être suivi jusqu'à l'anneau crural.

B. *Branches terminales du plexus lombaire.*

Nerf crural.

Le nerf crural, destiné aux muscles de la région antérieure de la cuisse et aux téguments des parties antéro-internes du membre pelvien, est la plus volumineuse des branches du plexus lombaire dont il pourrait être considéré comme le prolongement. Il naît des deuxième, troisième et quatrième paires lombaires qui se superposent à angle aigu pour le constituer, traverse le psoas dont il longe ensuite le bord externe, placé entre le muscle iliaque et le fascia iliaca, s'engage sous l'arcade crurale, et se divise alors en un grand nombre de branches terminales.

Dans le trajet qu'il parcourt, de son origine au pli de l'aine, ce nerf est séparé des vaisseaux iliaques par toute l'épaisseur du psoas ; et comme celui-ci diminue de volume de haut en bas, le tronc nerveux qui l'accompagne se rapproche peu à peu de ces vaisseaux, dont il n'est plus séparé, sous le ligament de Fallope, que par quelques fibres musculaires et une cloison fibreuse dépendante du fascia iliaca.

Distribution. Les *branches collatérales* de ce nerf se rendent aux muscles psoas et iliaque. — La branche du psoas, en général grêle, se porte verticalement en bas dans l'épaisseur de la partie postérieure de ce muscle et peut être suivie jusqu'au voisinage de l'anneau crural. — Les branches qui pénètrent dans le muscle iliaque, au nombre de deux ou trois, se montrent d'autant plus longues qu'elles sont plus inférieures ; elles présentent quelquefois une disposition plexiforme.

Les branches terminales du nerf crural se partagent en quatre faisceaux principaux :

Deux antérieurs ou musculo-cutanés, l'un externe très considérable, et l'autre interne, remarquable au contraire par sa ténuité ;

Deux postérieurs, que leur terminaison permet de distinguer aussi en externe ou musculaire : c'est le *nerf du triceps fémoral ;* et interne ou cutanée : c'est le *nerf saphène interne.*

1° **Grande branche musculo-cutanée ou nerf musculo-cutané externe.** Beaucoup plus volumineux et plus superficiel que le musculo-cutané interne, ce nerf se dirige obliquement en bas et en dehors entre le tendon du psoas iliaque et le couturier, sous lequel il se divise en branches musculaires et branches cutanées.

Les *branches musculaires*, très petites, se distribuent exclusivement au couturier ; la plus élevée décrit une arcade à concavité supérieure pour se distribuer à l'extrémité iliaque du muscle ; les autres, descendantes, le pénètrent par sa face profonde ou par son bord interne ; l'une d'elles marche dans sa direction et peut être suivie au milieu de ses fibres jusque vers sa partie moyenne.

Les *branches cutanées* sont au nombre de trois : une externe, une moyenne et une interne.

La *branche cutanée externe* ou *perforante supérieure*, d'abord appliquée à la face interne du couturier, le traverse à l'union de son quart supérieur avec ses trois quarts inférieurs, chemine ensuite dans un dédoublement de l'aponévrose fémorale, devient sous-cutanée et se partage en filets descendants qui se distribuent à la peau de la partie antérieure de la cuisse : quelques uns de ces filets se prolongent jusqu'à la rotule.

La *branche cutanée moyenne*, ou *perforante inférieure*, répond successivement à la gaine du couturier, à la face postérieure de ce muscle qu'elle traverse près de son bord interne un peu au-dessous de la partie moyenne de la cuisse, puis à l'aponévrose fémorale et enfin à la peau du tiers inférieur et antérieur de la cuisse dans laquelle elle se ramifie. Cette branche descend jusque sur le côté interne de l'articulation du genou qui en reçoit plusieurs filets.

La *branche cutanée interne, branche accessoire du saphène interne* de M. Cruveilhier, un peu moins volumineuse que les précédentes, se divise presque aussitôt en deux rameaux, l'un superficiel, l'autre profond. — Le rameau superficiel pénètre dans la gaine du couturier, longe son bord interne, s'en échappe vers le tiers inférieur de la cuisse, et après avoir fourni plusieurs filets à la peau de la partie interne du genou, se termine en s'anastomosant avec le nerf saphène interne. — Le rameau profond s'engage après un court trajet dans la gaine des vaisseaux fémoraux et passe obliquement au-devant de l'artère fémorale ; parvenu au niveau de l'anneau du grand adducteur, il sort de cette gaine, se partage en plusieurs filets dont l'un s'anastomose avec une division de l'obturateur, un autre avec une division du saphène interne, un troisième avec le rameau précédent, et se termine à la peau de la partie inférieure et interne de la cuisse.

2° **Petite branche musculo-cutanée, ou nerf musculo-cutané interne,** *branche de la gaîne des vaisseaux fémoraux* de M. Cruveilhier. — Cette branche présente beaucoup de variétés. Toujours beaucoup moins considérable que la branche musculo-cutanée externe, elle se divise

FIG. 250.   FIG. 251.

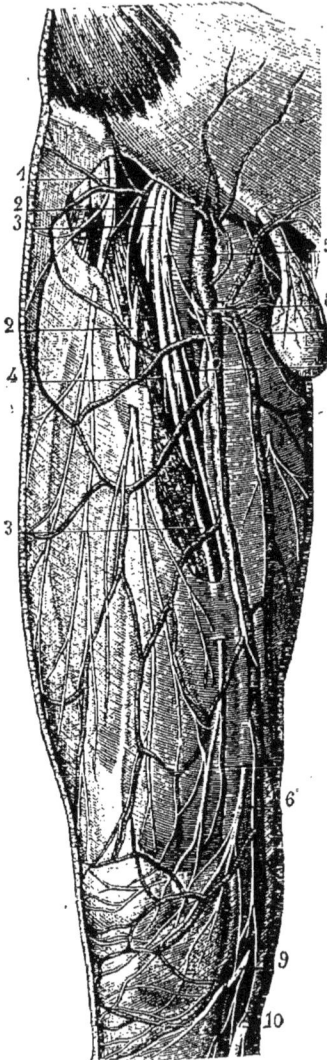 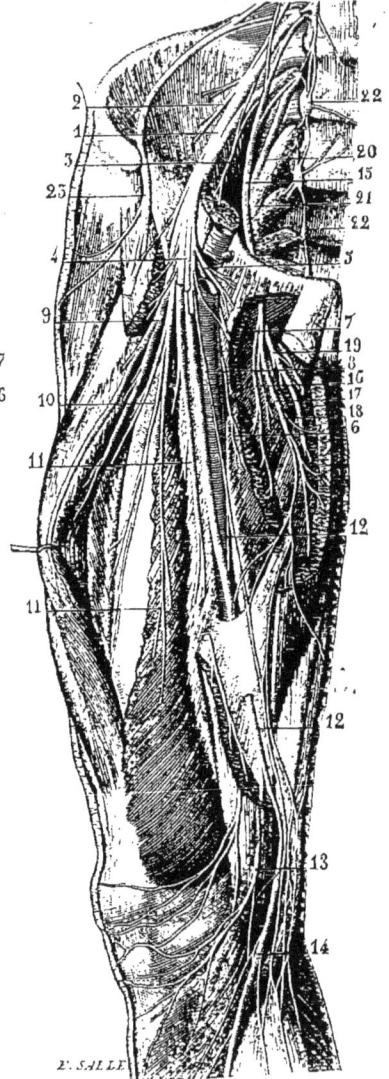

Nerfs cutanés et musculaires de la région antérieure de la cuisse.

Fig. 250. — 1. Branche fémoro-cutanée du plexus lombaire. — 2,2. Branche cutanée externe ou perforante supérieure du nerf crural. — 3,3. Branche cutanée moyenne ou perforante inférieure de ce nerf. — 4. Filet fourni par cette

dès son origine en plusieurs rameaux qu'on voit se diriger en bas, en dedans et en arrière vers la gaîne des vaisseaux fémoraux, traverser cette gaîne en passant, les uns au-dessous de l'artère et de la veine, d'autres entre ces deux vaisseaux et se comporter ensuite différemment : — l'un d'eux pénètre dans le muscle pectiné par sa face antérieure et s'y consume. — Un second plonge dans le premier adducteur. — Les autres, plus importants, traversent l'aponévrose fémorale au niveau de l'embouchure de la veine saphène interne, tantôt isolément, tantôt après s'être anastomosés, et, devenus sous-cutanés, se portent en bas jusqu'à la partie moyenne de la cuisse en se distribuant à la peau de ses régions antérieure et interne.

3° **Nerf du triceps fémoral.** Ce nerf se compose de plusieurs branches volumineuses qu'on voit naître quelquefois par un tronc commun, plus souvent isolément, et qui se distinguent par leur destination, en branche du droit antérieur, branche du vaste externe et branche du vaste interne.

La *branche du droit antérieur* se dirige en bas et en dehors, s'engage sous ce muscle et se partage en rameau ascendant qui se perd dans sa partie supérieure et qui fournit quelquefois une division au tenseur du fascia lata, et en rameaux descendants beaucoup plus volumineux qui rampent d'abord sous sa face profonde pour plonger ensuite successivement dans son épaisseur.

La *branche du vaste externe*, remarquable par son volume, est assez fréquemment confondue à son origine avec la précédente. Elle chemine entre le droit antérieur et la partie correspondante du vaste interne, s'engage sous le faisceau du vaste externe et se divise en deux branches plus petites, une branche transversale destinée à la partie supérieure du muscle,

branche au couturier. — 5. Branche cutanée interne du crural. — 6. Rameau superficiel de cette branche. — 7. Rameau profond de la même branche. — 8. Rameau superficiel de la petite branche musculo-cutanée du crural. — 9. Branche transversale ou rotulienne du nerf saphène interne. — 10. Branche verticale ou jambière du même nerf.

Fig. 231, — 1. Nerf crural. — 2. Rameaux que ce nerf fournit au muscle iliaque. 3. Filet qu'il fournit à la partie inférieure du psoas. — 4. Grande branche musculo-cutanée du crural, dont les trois rameaux cutanés sont divisés à leur origine, pour laisser voir les rameaux du triceps fémoral, et le nerf saphène interne plus profondément situés. — 5 et 6. Filets musculaires de la petite branche musculo-cutanée. — 7. Origine des rameaux cutanés qu'on voit dans la figure précédente, traverser l'aponévrose fémorale au niveau de l'embouchure de la saphène.— 8. Filet profond ou anastomotique de la branche cutanée interne du crural. — 9. Rameaux du droit antérieur. — 10. Rameaux du vaste externe. — 11,11. Rameaux du vaste interne. — 12,12. Nerf saphène interne. — 13. Branche rotulienne de ce nerf. — 14. Sa branche verticale ou jambière. — 15. Nerf obturateur. — 16. Rameau que ce nerf fournit à l'adducteur moyen. — 17. Rameau qu'il donne au petit adducteur. — 18. Rameau qu'il donne au droit interne ; on voit une division de ce rameau se prolonger en bas et venir s'anastomoser avec le saphène interne et le filet profond du rameau cutané interne du crural. — 19. Rameau du grand adducteur. — 20. Tronc lombo-sacré. — 21. Réunion de ce tronc au premier nerf sacré. — 22,22. Portion lombaire et sacrée du grand sympathique. — 23. Branche fémoro-cutanée du plexus lombaire. (Ces deux figures sont tirées de l'atlas de MM. Hirschfeld et Léveillé.)

et une branche descendante qui se perd dans sa moitié inférieure. Ces deux branches naissent souvent isolément.

La *branche du vaste interne* est presque toujours double : — l'une externe et plus petite descend sur le bord antérieur du vaste interne, se ramifie dans son épaisseur et fournit en outre plusieurs filets périostiques longs et grêles qu'on peut suivre sur la partie antérieure du fémur jusqu'à la poulie fémorale. — La seconde, située en dedans du triceps immédiatement au-devant de la gaîne des vaisseaux fémoraux et du nerf saphène interne qui lui est parallèle, descend verticalement jusqu'à l'anneau du troisième adducteur où elle pénètre dans le vaste interne. Indépendamment des nombreux rameaux qu'elle fournit à ce muscle, elle donne : 1° au fémur deux filets osseux qui pénètrent dans son canal nourricier et plusieurs filets périostiques ; 2° au genou un ou deux filets articulaires qui peuvent être suivis sur son côté interne jusqu'au voisinage de la rotule.

4° **Nerf saphène interne.** Ce nerf, étendu du pli de l'aine à la face interne du tarse, naît quelquefois par un tronc commun avec la branche du vaste interne. Il se porte d'abord en bas et en dedans vers la gaîne des vaisseaux fémoraux dans laquelle il pénètre à l'union du tiers supérieur avec les deux tiers inférieurs de la cuisse ; appliqué alors sur le côté antérieur et externe de l'artère crurale, il descend presque verticalement jusqu'à l'anneau du troisième adducteur, traverse la paroi antérieure de cet anneau par un orifice particulier, marche au-devant du tendon de la longue portion du même muscle, appliqué sur le vaste interne, puis croise ce tendon un peu au-dessus de son insertion pour se placer entre le couturier et le droit interne et se divise en deux branches terminales : une *branche antérieure transversale* ou rotulienne, et une *branche postérieure verticale* ou jambière.

Avant d'atteindre le condyle interne, le saphène interne reçoit du nerf obturateur un filet anastomotique, qui tantôt s'unit à lui vers sa partie supérieure et tantôt à son entrée dans l'anneau du troisième adducteur. — Dans le même trajet il fournit ordinairement deux filets cutanés qui s'en détachent, l'un vers la partie moyenne de la cuisse, l'autre en dedans du genou, et qui après avoir traversé l'aponévrose fémorale entre le couturier et le droit interne, se répandent : le premier dans la peau de la partie interne et postérieure de la cuisse, le second dans les téguments de la partie interne du creux poplité.

La *branche transversale* ou *rotulienne* du saphène interne apparaît sous le bord externe du couturier qu'elle traverse très souvent, marche d'arrière en avant et de haut en bas, en décrivant une arcade parallèle et supérieure à celle que forme le tendon de ce muscle, puis se divise en un grand nombre de rameaux divergents. Parmi ces rameaux, les uns ascendants contournent le sommet de la rotule pour se distribuer à la peau de la partie antérieure et inférieure du genou ; les autres, descendants, s'épuisent dans la peau de la partie supérieure de la jambe ; d'autres, transversalement dirigés, se consument dans le segment cutané intermédiaire aux rameaux précédents.

La *branche verticale*, ou *jambière*, plus volumineuse que la précédente, traverse l'aponévrose entre le couturier et le droit interne, passe au-devant du tendon de ce dernier muscle en le croisant obliquement, s'accole alors à la veine saphène interne, se porte verticalement en bas, et, parvenue au-devant de la malléole interne, se partage en plusieurs rameaux qui se perdent soit dans les téguments de la face interne du pied, soit dans les articulations des os du tarse. — Les divisions qu'elle donne dans le trajet qu'elle parcourt du genou à la malléole, dirigées les unes en bas et en avant, les autres en bas et en arrière, se terminent dans la peau de la moitié interne de la périphérie de la jambe. — Quelquefois cette branche se divise vers la partie moyenne du tibia en deux branches secondaires à peu près égales qui se placent sur les côtés antérieur et postérieur de la saphène interne; mais cette division, régulièrement dichotomique, est assez rare.

Le nerf saphène interne est d'abord situé sur un plan antérieur à la veine correspondante; mais sur la moitié ou les deux tiers inférieurs de la jambe, ces rapports n'offrent rien de fixe, le nerf saphène conservant relativement au tibia une situation déterminée, la veine saphène présentant au contraire dans la position, le nombre et l'angle d'incidence de ses branches afférentes des variétés presque infinies.

Nerf obturateur.

Le nerf obturateur est la moins volumineuse des branches terminales du plexus lombaire. Il naît des 2e, 3e et 4e paires lombaires par autant de racines placées en avant et en dedans de celles du crural. Le tronc formé par la réunion de ces racines descend verticalement dans l'épaisseur du psoas entre le crural qu'il laisse sur son côté externe et le tronc lombo-sacré situé à son côté interne; il croise ensuite obliquement l'articulation sacro-iliaque, en passant sous l'angle de séparation des vaisseaux iliaques externe et interne, se place au-dessous de l'artère obturatrice avec laquelle il franchit l'anneau sous-pubien, et se partage en cinq branches destinées à l'obturateur externe, au droit interne et aux trois adducteurs.

La *branche de l'obturateur externe* est ordinairement double: l'une pénètre dans ce muscle par son bord supérieur, et l'autre, plus considérable, par sa face antérieure.

La *branche du droit interne*, située à son origine entre le pectiné et le petit adducteur, puis entre le moyen et le grand adducteur, se porte obliquement en bas et en dedans; arrivée à sa destination elle se partage en plusieurs filets dont l'un remonte vers l'insertion pubienne du muscle droit interne, tandis que les autres se dirigent verticalement en bas.

La *branche de l'adducteur moyen* affecte les mêmes rapports que la précédente; après avoir donné à ce muscle plusieurs rameaux qui le pénètrent par son bord supérieur, elle fournit un filet long et grêle qui s'accole à sa face profonde, le traverse un peu au-dessus de l'anneau du troisième adducteur et s'anastomose soit avec le nerf saphène interne, soit avec le rameau profond de la branche cutanée interne du grand nerf musculo-cutané: quelquefois aussi il donne un rameau qui passe dans l'angle de séparation des artères fémorales superficielle et profonde pour venir s'accoler au nerf saphène interne, un peu au-dessous de l'origine de celui-ci.

La *branche du petit adducteur* croise à angle droit le bord supérieur de ce muscle, s'avance sur sa face antérieure et pénètre au milieu de ses fibres en se ramifiant.

La *branche du grand adducteur* est à la fois la plus volumineuse et la plus profonde ; sortie du canal sous-pubien elle se place entre le petit et le grand adducteurs, et se distribue exclusivement à ce dernier muscle.

Nerf lombo-sacré.

Le nerf lombo-sacré, formé par la cinquième paire lombaire et par une division importante de la quatrième, descend verticalement entre le nerf obturateur qui lui est parallèle, et le corps de la cinquième vertèbre des lombes, se dévie ensuite pour s'incliner en arrière et en dehors, et se jette dans le plexus sacré à l'étude duquel sa description particulière se trouve ainsi rattachée.

BRANCHES ANTÉRIEURES DES NERFS SACRÉS.

Les branches antérieures des nerfs sacrés sont au nombre de six. Les quatre premières sortent par les trous sacrés antérieurs, la cinquième par la partie supérieure de l'échancrure qui sépare le sommet du sacrum de la base du coccyx, la sixième par la partie inférieure de cette échancrure. Leur volume diminue de haut en bas dans une proportion rapide, la plus élevée figurant au nombre des plus considérables parmi les branches anté-rieures des nerfs spinaux, la plus déclive représentant au contraire une des plus grêles. — Chacune d'elles communique par un ou deux rameaux avec les ganglions sacrés du grand sympathique.

La *première paire sacrée*, oblique en bas et en dehors, se confond au-dessus de la digitation supérieure du muscle pyramidal avec le tronc lombo-sacré, constitué, ainsi que nous l'avons vu, par la cinquième paire lombaire et une partie de la quatrième.

La *seconde paire sacrée*, située au-devant du faisceau supérieur du pyramidal, se porte aussi en bas et en dehors, mais dans une direction un peu moins oblique et s'unit ensuite par ses bords aux deux paires corres-pondantes.

La *troisième paire sacrée*, parallèle au bord inférieur du pyramidal, se dirige presque horizontalement de dedans en dehors, et se jette dans le plexus sacré immédiatement au-dessus du petit ligament sacro-sciatique ; son volume n'est guère que la moitié de celui de la deuxième.

La *quatrième paire sacrée*, dont les dimensions comparées à celles de la précédente se trouvent aussi réduites de moitié, se décompose à sa sortie du sacrum en trois faisceaux : un faisceau externe à direction légère-ment ascendante qui va se jeter dans le plexus sacré ; un faisceau antérieur qui se jette dans le plexus hypogastrique ; et un faisceau postérieur qui tra-verse le muscle ischio-coccygien en lui abandonnant plusieurs filets pour aller se terminer dans la peau de la région coccygienne.

La *cinquième paire sacrée* descend aux proportions d'un simple ra-meau. Complétement étrangère à la composition du plexus sacré, elle se partage en deux filets : un filet obliquement ascendant qui s'unit à un ra-meau descendant de la quatrième paire pour aller se terminer ensuite dans le plexus hypogastrique, et un filet descendant qui s'accole à la sixième paire.

La *sixième paire sacrée*, plus grêle encore que la cinquième, reçoit l'anastomose que lui envoie celle-ci et se divise en deux filets plus petits : un filet interne qui longe les bords du coccyx, traverse l'ischio-coccygien, puis le grand ligament sacro-sciatique pour se terminer à la peau ; et un filet externe qui, après avoir traversé aussi l'ischio-coccygien et le grand ligament sacro-sciatique se perd dans la partie correspondante du grand fessier.

PLEXUS SACRÉ.

Le plexus sacré résulte de la réunion du tronc lombo-sacré aux branches antérieures des trois premières paires sacrées et à une partie de celle de la quatrième. Ce plexus est situé dans l'excavation du bassin, au-devant et au-dessous de la symphyse sacro-iliaque. Il présente la forme d'un triangle dont la base, tournée en dedans, répond à toute la longueur du sacrum, et dont le sommet, dirigé en dehors, s'appuie sur l'épine sciatique. Sa face postérieure repose sur le muscle pyramidal qui le sépare des gouttières latérales du sacrum ; sa face antérieure est recouverte par l'aponévrose pelvienne supérieure qui le sépare en dedans du rectum, en dehors des vaisseaux hypogastriques internes, et sur un plan plus éloigné du bas-fond de la vessie chez l'homme, du col de l'utérus et de l'extrémité postérieure du vagin chez la femme.

Par son mode de constitution le plexus sacré diffère un peu des plexus cervical, brachial et lombaire ; les branches qui forment ces derniers se divisent d'abord et se reconstituent ensuite sous des combinaisons nouvelles : ici point de division préalable et de recompositions consécutives, mais une sorte de fusion de plusieurs branches convergentes en un seul gros tronc aplati qu'on voit s'étendre de l'excavation pelvienne jusqu'au creux poplité, et qui représente l'unique branche terminale du plexus sacré. Ce tronc a reçu le nom de *nerf sciatique.*

Les branches collatérales du plexus sacré se divisent en antérieures et postérieures.

A. *Branches collatérales antérieures du plexus sacré.*

Les branches collatérales antérieures sont au nombre de cinq :
Les *branches viscérales ;*
Les *branches du releveur de l'anus ;*
Le *nerf de l'obturateur interne ;*
Le *nerf hémorrhoïdal ou anal ;*
Et le *nerf honteux interne.*

1° Branches viscérales. Émanées de la troisième et de la quatrième paires sacrées, elles se dirigent d'arrière en avant sur les parties latérales du rectum pour se jeter dans un plexus important, le *plexus hypogastrique,* dont les divisions sont destinées à tous les organes contenus dans l'excavation du bassin. Ce plexus, dans la composition duquel entrent un grand nombre de rameaux dépendants du grand sympathique, sera décrit avec ce nerf.

2° Branche du releveur de l'anus. Indépendamment de quelques filets venus du plexus hypogastrique, le releveur de l'anus reçoit constamment un et quelquefois deux rameaux qui proviennent du plexus sacré et particulièrement de sa quatrième branche. — De ces deux rameaux le plus volumineux et le plus constant, appliqué d'abord sur la face supérieure de l'ischio-coccygien, se dirige en avant et en dehors vers la partie moyenne du releveur de l'anus où il se divise en deux ou trois filets qui pénètrent dans l'épaisseur de ce muscle. — Le plus grêle se porte directement en avant et se perd dans l'extrémité antérieure du releveur.

3° **Nerf de l'obturateur interne.** Ce nerf tire son origine de la partie antérieure du sommet du plexus sacré. On le voit sortir aussitôt de l'excavation pelvienne, contourner le petit ligament sacro-sciatique de même que l'artère honteuse interne, et rentrer dans le bassin avec cette artère. — Parvenu sur la face interne de la tubérosité de l'ischion, il s'engage sous l'aponévrose de l'obturateur interne, devient asendant, et se divise en plusieurs rameaux qui se terminent exclusivement dans ce muscle.

4° **Nerf hémorrhoïdal ou anal.** Il part du bord inférieur du plexus sacré, au voisinage de l'origine du nerf honteux interne dont il provient quelquefois, sort aussi de l'excavation pelvienne et contourne également l'épine sciatique pour descendre ensuite obliquement de dehors en dedans, au milieu du tissu cellulo-graisseux qui remplit le creux-ischio-rectal, puis se partage sur les côtés du sphincter externe de l'anus en plusieurs rameaux divergents dont les divisions se consument, en partie dans ce muscle, en partie dans la peau qui le recouvre.

5° **Nerf honteux interne.** Le nerf honteux interne naît du bord inférieur du plexus sacré, près de son sommet. Il se détache plus particulièrement par conséquent des troisième et quatrième nerfs sacrés. Sa direction est celle de l'artère honteuse interne qu'il accompagne dans toute l'étendue de son trajet et dont il occupe constamment le côté le plus rapproché des téguments. Comme cette artère, il sort du bassin entre le bord inférieur du pyramidal, et le bord supérieur de l'épine sciatique, contourne cette épine, rentre dans le bassin et s'applique à la face interne de la tubérosité de l'ischion sur laquelle le fixe une lame fibreuse. Parvenu à cette limite il se partage en deux branches : une branche inférieure ou périnéale, et une branche supérieure, pénienne ou dorsale de la verge chez l'homme, clitoridienne chez la femme.

La *branche inférieure* ou *périnéale* fournit d'abord deux ou trois filets qui vont se distribuer à la partie antérieure du sphincter de l'anus et à la peau correspondante. — Elle donne ensuite, et à peu près au même niveau, une division plus considérable qui marche d'arrière en avant dans l'angle de séparation du périnée et de la face interne de la cuisse, en se distribuant aux téguments de l'une et l'autre région et en se prolongeant jusqu'au scrotum. Après avoir émis ce filet *fémoro-périnéal*, la branche inférieure parvenue au niveau du muscle transverse, se partage en deux rameaux : un rameau périnéal superficiel ou cutané, et un rameau périnéal profond ou musculo-urétral.

Le *rameau superficiel du périnée* se porte obliquement en avant et en dedans, entre l'aponévrose périnéale inférieure et le feuillet profond du fascia superficialis de cette région, arrive à la racine des bourses où il s'épanouit en rameaux longs et grêles qu'on voit serpenter dans l'épaisseur du dartos et se termine d'une part dans le scrotum, de l'autre dans la peau de la face inférieure de la verge. Dans son trajet ce rameau fournit quelques ramifications à la peau du périnée. Il est accompagné par l'artère périnéale superficielle.

Le *rameau profond* ou *musculo-urétral* passe ordinairement au milieu des fibres du muscle transverse pour parcourir ensuite l'espace celluleux qui sépare les racines des corps caverneux du bulbe de l'urètre ; ses divisions sont destinées : 1° à l'extrémité antérieure du sphincter de l'anus ; 2° au transverse périnéal ; 3° au bulbo-caverneux : 4° à l'ischio-caverneux qui quelquefois aussi reçoit un ramuscule du filet fémoro-périnéal ; 5° enfin à la muqueuse urétrale. Cette dernière division pénètre dans le bulbe de l'urètre par sa partie postéro-latérale ; marchant ensuite d'arrière en avant dans le tissu aréolaire du bulbe, elle rencontre sa membrane muqueuse dans laquelle elle se ramifie.

La *branche supérieure*, *pénienne* ou *dorsale de la verge*, ordinairement moins considérable que l'inférieure, continue le trajet primitif du nerf honteux interne. De la face interne de l'ischion elle passe sur la branche ascendante de cette tubérosité, puis sur la branche descendante du pubis, fixée sur l'une et l'autre de ces branches par une lame fibreuse, traverse le ligament sous-pubien, longe le ligament suspenseur de la verge, puis la partie médiane de la face supérieure des corps caverneux, et se partage à l'extrémité antérieure de ceux-ci en quatre ou cinq rameaux dont les divisions vont se répandre dans la muqueuse du gland.

Sur le dos de la verge cette branche fournit de nombreux filets qu'on voit naître quelquefois par un tronc commun ; la plupart de ces filets vont se perdre dans la peau des faces supérieure et latérales de la verge et surtout dans le prépuce ; les autres, d'une extrême ténuité, se portent en bas et en avant vers la partie spongieuse du canal de l'urètre dans laquelle ils pénètrent pour se distribuer en définitive à la muqueuse urétrale. — Il n'est pas démontré que quelques uns de ces filets se rendent dans le corps caverneux.

Chez la femme, la branche périnéale inférieure, après avoir fourni le rameau fémoro-périnéal et les divisions destinées à la peau du périnée, vient se ramifier dans les faces cutanée et muqueuse de la grande lèvre correspondante. — La branche supérieure ou *clitoridienne* se dirige d'arrière en avant au-dessus des corps caverneux et se ramifie dans la muqueuse qui revêt leur extrémité libre.

B. *Branches collatérales postérieures du plexus sacré.*

Ainsi que les branches collatérales antérieures, elles sont au nombre de cinq :

Le *nerf fessier supérieur* ;
Le *nerf du pyramidal* ;
Le *nerf fessier inférieur* ;
Le *nerf du jumeau supérieur* ;
Le *nerf des muscles jumeau inférieur et carré crural.*

1° **Nerf fessier supérieur.** Ce nerf émane du bord supérieur du tronc lombo-sacré un peu au-dessus de sa réunion à la première paire sacrée ; dirigé transversalement en dehors à son origine, il sort du bassin en passant au-dessus du pyramidal, et se divise aussitôt en deux branches, l'une ascendante, l'autre transversale.

La *branche ascendante* marche entre le moyen et le petit fessiers, parallèlement à la ligne courbe demi-circulaire inférieure, et fournit, chemin faisant, un grand nombre de rameaux qui se perdent pour la plupart dans le premier de ces muscles.

La *branche transversale*, située aussi entre le moyen et le petit fessiers, à égale distance de la ligne courbe inférieure et du grand trochanter, se porte presque directement de dedans en dehors, en donnant dans son trajet des rameaux destinés à ces deux muscles, mais surtout au premier; arrivé auprès du tenseur du fascia lata, elle traverse la gaine de ce muscle et se termine dans son épaisseur.

2° **Nerf du pyramidal.** C'est le plus court de tous les rameaux qui émanent du plexus sacré. Il naît de la partie postérieure et moyenne de ce plexus, et se partage en deux ou trois filets qui se perdent au milieu des fibres de ce muscle.

3° **Nerf fessier inférieur ou petit nerf sciatique.** Remarquable par son volume bien supérieur à celui de toutes les autres branches collatérales, le petit nerf sciatique s'étend de la partie postérieure et inférieure du plexus sacré, d'une part au muscle grand fessier, de l'autre aux téguments de la région génitale, de la région fessière et de la région postérieure de la cuisse.

Ce nerf qui prend ordinairement naissance par deux racines, sort de l'excation pelvienne en passant sous le bord inférieur du pyramidal, descend presque verticalement au-devant du grand fessier, et apparaît sous le bord inférieur de ce muscle où il se divise en deux branches : une branche interne ou génitale, et une branche externe descendante ou fémoro-poplitée.

Dans le trajet qu'il parcourt de son origine à sa bifurcation, le petit sciatique fournit successivement au grand fessier plusieurs rameaux importants dont le nombre, le volume et la direction sont également variables : quelques uns se dirigent de haut en bas ; d'autres, d'abord obliques en bas et en arrière, se réfléchissent ensuite pour marcher de bas en haut ; tous s'appliquent à la face antérieure du muscle dans lequel ils plongent ensuite pour aller se distribuer, les obliques ou descendants dans sa moitié inférieure, les curvilignes ou ascendants dans sa moitié supérieure.

La *branche génitale* du petit sciatique, située à son point de départ, au-dessous de l'aponévrose fémorale, se porte presque transversalement de la partie moyenne du bord inférieur du grand fessier au-dessous de la tubérosité ischiatique ; là elle devient sous-cutanée, se place dans le sillon qui sépare le périnée de la face interne de la cuisse, au milieu du tissu cellulo-adipeux sous-jacent aux branches ascendante de l'ischion et descendante du pubis, et s'épanouit à son extrémité terminale dans le scrotum chez l'homme, dans la moitié postérieure de la grande lèvre chez la femme. — De la courbe qu'elle décrit on voit se détacher plusieurs rameaux qui vont sé répandre dans la peau des parties postérieure et interne de la cuisse, et d'autres moins considérables qui se rendent à la peau du périnée. Sa situation, comparée à celle de la branche périnéale du nerf honteux interne, est toujours beaucoup plus superficielle : cette dernière est séparée de la peau du périnée par toute l'épaisseur de la couche cellulo-adipeuse sous-cutanée de cette région; la première chemine dans l'épaisseur même de cette couche.

La *branche descendante*, ou *fémoro-poplitée* du petit sciatique, passe sur la tubérosité de l'ischion, croise les muscles qui s'attachent à cette tubérosité, descend verticalement, recouverte par l'aponévrose fémorale, devient sous-cutanée au tiers inférieur de la cuisse, et se divise au niveau du creux poplité en deux rameaux, dont l'un, interne, se perd dans la peau de la partie supérieure et postérieure de la jambe, tandis que l'autre s'anastomose vers la partie moyenne de celle-ci avec le nerf saphène externe. — Dans son trajet du bord inférieur du grand fessier au creux poplité, la branche fémoro-poplitée fournit : 1° plusieurs rameaux ascendants qui vont se distribuer à la peau de la région fessière ; 2° des rameaux obliques en bas et en dehors, destinés à la peau de la région postéro-externe de la cuisse ; 3° des rameaux obliques en bas et en dedans, destinés à la peau de la région postéro-interne de cette section du membre.

En résumé, le petit sciatique est un nerf musculo-cutané qui préside aux contractions du grand fessier et qui distribue la sensibilité à une partie des téguments de la fesse, à une partie des téguments du périnée et des organes génitaux, à la peau de toute la partie postérieure de la cuisse, à celle du creux poplité et à celle de la partie postérieure et supérieure de la jambe.

4° **Nerf du jumeau supérieur.** Ce petit nerf émane de la partie postérieure du plexus sacré, au niveau de l'origine du grand nerf sciatique qui le recouvre à son point d'émergence ; après un très court trajet il se jette dans le jumeau supérieur qu'il pénètre par sa face profonde.

5° **Nerf des muscles jumeau inférieur et carré crural.** Il naît à côté du précédent et croise comme lui le bord supérieur de l'épine sciatique pour sortir de l'excavation pelvienne. On le voit s'engager ensuite sous le jumeau supérieur, puis sous le tendon de l'obturateur interne, et sous le jumeau inférieur auquel il donne un filet ; au-dessous de ce muscle il rencontre le carré crural qu'il pénètre par son bord supérieur où sa face anté-rieure et se perd dans son épaisseur.

GRAND NERF SCIATIQUE.

Le grand nerf sciatique s'étend de l'extrémité inférieure du plexus sacré aux muscles de la région postérieure de la cuisse, et à toutes les parties constituantes de la jambe et du pied : c'est à la fois le plus volumineux et le plus long de tous les nerfs de l'économie. — Le tronc lombo-sacré et les quatre premières paires sacrées semblent converger et se grouper en un seul faisceau pour le produire. — Un peu aplati à son origine, comme le plexus sacré qu'il continue non seulement par son volume, mais aussi par sa direction et par sa structure si remarquablement rétiforme, il s'arrondit peu à peu en descendant vers le creux poplité.

Trajet et rapports. Ce nerf sort du bassin par la partie la plus inférieure de l'échancrure sciatique, entre le bord inférieur du pyramidal et le jumeau supérieur qu'il croise à angle droit; il descend ensuite verticalement entre la tubérosité de l'ischion et le grand trochanter, plus rapproché toutefois de la première de ces saillies que de la seconde, se place au centre des muscles de la région postérieure de la cuisse et se divise un peu au-dessus des condyles du fémur en deux branches qui constituent : le *nerf sciatique poplité externe* et le *nerf sciatique poplité interne.* Ces deux nerfs, qui sont simplement accolés l'un à l'autre, se séparent souvent sur un point plus élevé, et quelquefois même dès l'origine du nerf sciatique.

Dans ce trajet, le grand nerf sciatique se trouve en rapport : 1° par son côté postérieur avec le nerf petit sciatique et le grand fessier ; plus bas avec la longue portion du biceps fémoral qui le croise à angle aigu, et dans son tiers inférieur avec l'aponévrose crurale dont le sépare une couche cellulo-adipeuse plus ou moins épaisse ; 2° par son côté antérieur, avec les deux jumeaux et le tendon de l'obturateur interne, puis avec le carré crural et le grand adducteur, et dans la moitié inférieure de la cuisse avec la portion fémorale du biceps.

L'artère honteuse interne occupe son côté interne au moment où elle contourne l'épine sciatique. L'artère ischiatique l'accompagne jusqu'à la partie supérieure de la cuisse, et lui fournit ordinairement un rameau remarquable par ses dimensions.

Branches collatérales. Elles sont au nombre de cinq qui vont se rendre à la longue portion du biceps, au demi-tendineux, au demi-membraneux, au grand adducteur et à la courte portion du biceps. Les quatre premières naissent quelquefois par un tronc commun qui se détache ordinairement au niveau du bord inférieur du carré crural.

1° *Nerf de la longue portion du biceps.* Ce nerf long et grêle comme tous les rameaux collatéraux fournis par le grand sciatique, se porte en bas et en dehors vers la partie moyenne du muscle sur laquelle il se divise: en filets ascendants destinés à son extrémité supérieure, et en filets descendants, d'une extrême ténuité, qu'on peut suivre néanmoins jusqu'à son extrémité inférieure.

2° *Nerf du demi-tendineux.* Il s'applique à la face profonde de ce muscle, lui donne chemin faisant quelques fines divisions, et finit par disparaître dans son épaisseur un peu au-dessous de la partie moyenne de la cuisse.

3° *Nerf du demi-membraneux.* Il est rarement unique; on en trouve en général deux; le plus élevé pénètre dans le muscle vers son tiers moyen et l'autre un peu plus bas.

4° *Nerf du grand adducteur.* Sa direction est oblique en bas, en avant et en dedans, de telle sorte qu'il plonge dans le grand adducteur au voisinage de son bord interne. Il contraste par sa ténuité avec les grandes dimensions de ce muscle qui reçoit ses principaux rameaux, ainsi que nous l'avons vu, de l'obturateur.

5° *Nerf de la courte portion du biceps*. Son origine est en général un peu inférieure à celle des rameaux qui précèdent ; il émane du grand sciatique au niveau de la partie moyenne de la cuisse, puis se dirige en bas, en avant et en dehors, pour atteindre la face postérieure ou externe de la portion fémorale du biceps dans laquelle il se ramifie.

Nerf sciatique poplité externe.

Le nerf sciatique poplité externe s'étend de la partie terminale du grand nerf sciatique aux muscles des régions jambières antérieure et externe, à la peau qui revêt la demi-circonférence externe de la jambe et à celle qui recouvre la face dorsale du pied. — Son volume représente la moitié environ de celui du sciatique poplité interne.

Parti de l'extrémité supérieure et médiane du creux poplité, ce nerf descend obliquement en dehors, longe le côté postérieur du condyle externe, la partie correspondante de la tête du péroné, contourne en demi-spirale le col de cet os, s'engage dans l'épaisseur du long péronier latéral, et se partage en deux branches terminales : l'une, externe, plus connue sous le nom de *nerf musculo-cutané*; l'autre, interne, qui constitue le *nerf tibial antérieur*.

A. *Branches collatérales*.

Dans le trajet qu'il parcourt de son point de départ à son point de bifurcation, le sciatique poplité externe fournit deux branches cutanées : l'*accessoire du saphène externe* et la *branche cutanée péronière*, et deux branches musculaires destinées au jambier antérieur.

L'*accessoire du saphène externe*, ou *nerf saphène péronier*, se détache du sciatique poplité externe immédiatement au-dessous de son origine. Il descend presque verticalement entre le jumeau externe et l'aponévrose jambière, traverse cette aponévrose vers la partie moyenne de la jambe, s'incline alors en dedans pour se rapprocher du saphène externe et se comporte ensuite de deux manières différentes : tantôt il se jette en totalité dans le saphène externe dont il représente en quelque sorte une racine ; tantôt il n'envoie à ce nerf qu'un simple filet et se distribue soit à la peau de la moitié inférieure de la jambe, soit à celle qui revêt les parties postérieure et externe du calcanéum. — Quelquefois le volume du saphène péronier se montre extrêmement grêle ; dans ce cas, il n'est pas rare de le voir se terminer à la partie supérieure du tendon d'Achille après avoir communiqué avec le saphène externe.

La *branche cutanée péronière* naît un peu au-dessous de la précédente ; elle traverse presque aussitôt l'aponévrose poplitée pour se porter verticalement en bas, et se divise, chemin faisant, en trois ordres de rameaux exclusivement destinés à la peau. Ces rameaux peuvent être divisés en postérieurs très grêles, en antérieurs plus considérables qui décrivent des arcades à concavité tournée en haut, et en inférieurs qu'on peut suivre jusqu'à la malléole péronéale.

Les *branches musculaires*, ordinairement au nombre de deux, émanent du tronc principal au-dessus de sa bifurcation ; dirigées d'abord trans-

Fig. 233.   Fig. 232.

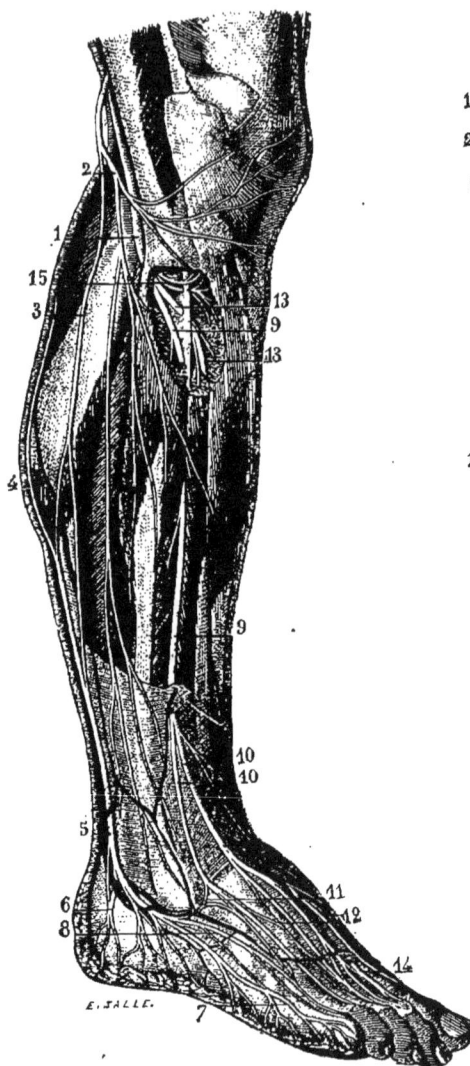
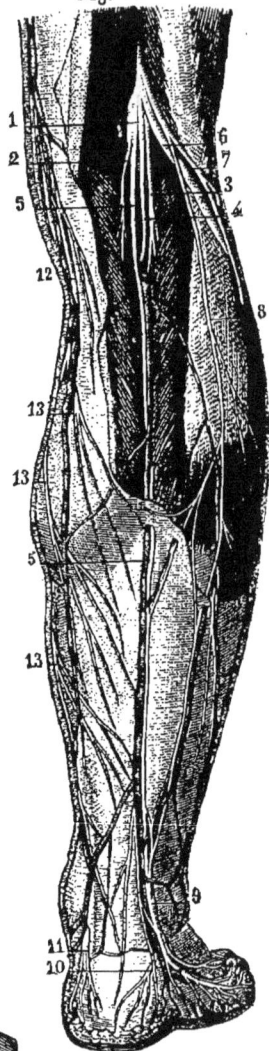

Nerf sciatique poplité externe.   *Nerf saphène externe.*

Fig. 232. — 1. Nerf sciatique poplité interne. — 2. Nerf du jumeau externe. — 3. Nerf du jumeau interne. — 4. Nerf saphène externe. — 5. Nerf sciatique poplité externe. — 6. Branche accessoire du saphène externe, ou nerf saphène

versalement en dedans, puis de bas en haut, elles décrivent une courbe à concavité supérieure. Leurs principales divisions s'épuisent dans le jambier antérieur. — Un ramuscule se termine dans l'articulation tibio-péronéale supérieure. — Quelques ramifications déliées s'appliquent au périoste de la tubérosité interne du tibia et passent très probablement de cette membrane dans le tissu spongieux de l'os.

B. *Branches terminales.*

1° **Branche terminale externe, ou nerf musculo-cutané.** Ce nerf, un peu plus considérable en général que le tibial antérieur, descend verticalement sur le côté externe du péroné, dans l'épaisseur du long péronier latéral. Parvenu au niveau de l'extrémité supérieure du court péronier latéral, il se dévie légèrement pour se placer entre ce dernier muscle et l'extenseur commun des orteils, traverse l'aponévrose de la jambe vers son tiers inférieur, puis se partage un peu au-dessus ou au niveau de l'articulation tibio-tarsienne en deux branches : une branche interne plus petite et une branche externe plus considérable qui se subdivise presque aussitôt en trois rameaux ; ces quatre divisions constituent les *rameaux collatéraux dorsaux des orteils.*

Avant sa division en deux branches, le nerf musculo-cutané fournit : 1° Un ou deux rameaux au muscle long péronier latéral. — 2° Un rameau au court péronier latéral. — 3° Un rameau sus-malléolaire qui, parti de la portion sous-cutanée de ce nerf, se dirige ensuite en bas et en dehors pour se répandre dans la peau de la partie inférieure et externe de la jambe.

Des quatre rameaux collatéraux dorsaux des orteils, le *premier*, ou l'*interne*, se dirige en bas et en dedans, parallèlement au tendon du jambier antérieur qu'il croise à son extrémité terminale, et longe le côté interne du gros orteil dont il forme le *collatéral dorsal interne.*

Le second, parallèle au premier espace interosseux, se partage à l'extrémité antérieure de cet espace en deux rameaux plus petits qui constituent, l'un, le *collatéral dorsal externe du gros orteil*, l'autre le *collatéral dorsal interne du second.*

péronier. — 7. Branche cutanée péronière. — 8. Branche que le saphène externe fournit quelquefois au 5e et au 4e orteil. — 9. Tronc formé par la réunion du saphène péronier au saphène externe ou tibial. — 10. Branche calcanéenne fournie par ce tronc. — 11. Branche cutanée plantaire du tibial postérieur. — 12. Nerf saphène interne. — 13,13,13. Rameaux postérieurs de ce nerf. Fig. 233. — 1. Nerf sciatique poplité externe. — 2. Branche cutanée péronière. — 3. Branche accessoire du saphène externe. — 4. Nerf saphène externe. — 5. Tronc formé par la réunion du saphène externe avec son accessoire. — 6. Branche calcanéenne émanée de ce tronc. — 7. Branche terminale externe du même tronc allant constituer le rameau collatéral dorsal externe du cinquième orteil. — 8. Branche terminale interne allant former le collatéral dorsal interne du cinquième orteil et le collatéral dorsal externe du quatrième. — 9,9. Nerf musculo-cutané. — 10,10. Branches terminales de ce nerf. — 11. Anastomose de sa branche terminale externe avec le saphène externe. — 12. Anastomose de sa branche terminale interne avec sa branche terminale externe. — 13. Nerf tibial antérieur. — 14. Partie terminale du même nerf s'anastomosant avec le musculo-cutané et se divisant pour former le collatéral dorsal interne profond du premier orteil et le collatéral dorsal externe profond du second. (Ces deux figures sont tirées de l'atlas de MM. Hirschfeld et Léveillé.)

Le troisième suit le second espace interosseux et se bifurque aussi pour donner naissance, d'une part, au *collatéral dorsal externe du second orteil*, de l'autre, au *collatéral dorsal interne du troisième.*

Le quatrième, situé au-dessus du troisième espace interosseux fournit par sa division, le *collatéral dorsal externe du troisième orteil* et le *collatéral dorsal externe du quatrième.*

Avant d'atteindre les orteils, tous ces rameaux donnent des divisions destinées à la peau de la face dorsale du pied. Le premier s'anastomose avec le saphène interne. Le second et quelquefois aussi le troisième communiquent au niveau de leur bifurcation avec le rameau terminal interne du nerf tibial antérieur. Le quatrième échange constamment quelques divisions avec le saphène externe.

2° **Branche terminale interne, ou nerf tibial antérieur.** Après avoir traversé la partie supérieure du long extenseur commun des orteils, cette branche s'applique sur le ligament interosseux, descend au-devant de l'artère tibiale antérieure, entre les muscles long extenseur commun des orteils et jambier antérieur, puis entre celui-ci et l'extenseur propre du gros orteil, passe avec le tendon de cet extenseur sous le ligament annulaire du tarse, et se divise au-devant de l'articulation tibio-tarsienne en deux rameaux que leur position permet de distinguer en interne et externe.

A la jambe, le nerf tibial antérieur fournit plusieurs rameaux collatéraux qu'on peut diviser aussi en internes et externes. — Les rameaux internes se perdent dans le jambier antérieur. — Les rameaux externes sont destinés, les supérieurs au long extenseur commun des orteils, les inférieurs à l'extenseur propre du gros orteil.

Le *rameau terminal interne du tibial antérieur* se porte directement en avant entre le pédieux et le tendon de l'extenseur propre du gros orteil, puis entre le premier muscle interosseux dorsal et le premier faisceau du pédieux qu'il croise à angle aigu. Parvenu entre les têtes des deux premiers métacarpiens, il se divise en deux rameaux plus petits qui s'anastomosent avec le deuxième rameau terminal du musculo-cutané et qui vont ensuite former le *collatéral dorsal externe profond du gros orteil* et le *collatéral dorsal interne profond du second orteil.*

Le *rameau terminal externe* marche d'arrière en avant et de dedans en dehors entre les os du tarse et le muscle pédieux dans lequel il pénètre en se partageant en plusieurs filets.

Les deux rameaux terminaux du nerf tibial antérieur sont recouverts non seulement par l'aponévrose dorsale du pied et par le muscle pédieux, mais par une seconde lame fibreuse qui les fixe sur la face supérieure du tarse. Ils sont donc doublement sous-aponévrotiques, et par conséquent beaucoup plus profondément situés que les rameaux correspondants du musculo-cutané.

Nerf sciatique poplité interne.

Le nerf sciatique poplité interne s'étend du grand nerf sciatique aux muscles et à la peau de la partie postérieure de la jambe, ainsi qu'aux muscles et à la peau de la plante du pied. — Par son volume plus considérable que celui du sciatique poplité externe, non moins que par sa direction, il continue manifestement le grand nerf sciatique.

Trajet et rapports. Ce nerf descend de l'angle supérieur à l'angle inférieur du losange poplité dont il représente en quelque sorte le grand axe ; parvenu à l'extrémité inférieure de ce losange, il s'engage dans l'interstice des jumeaux, puis dans l'anneau fibreux du muscle soléaire où il change de nom pour prendre celui de *tibial postérieur*, chemine alors entre les muscles des couches superficielle et profonde de la partie postérieure de la jambe, longe dans le tiers inférieur de celle-ci le bord externe du tendon d'Achille, répond plus bas à la face postérieure de la malléole interne, puis à la voûte du calcanéum sous laquelle il se divise en deux branches terminales : le *nerf plantaire interne* et le *nerf plantaire externe*.

Dans son trajet à travers le creux poplité, le sciatique poplité interne se trouve en rapport par son côté postérieur avec l'aponévrose poplitée dont le sépare supérieurement une couche cellulo-adipeuse plus ou moins épaisse, et inférieurement les deux jumeaux qui le recouvrent de leur bord correspondant ; il répond par son côté antérieur à la veine poplitée qui le sépare de l'artère poplitée appliquée immédiatement sur l'articulation du genou. Ces deux vaisseaux et le tronc nerveux qui les recouvre ne sont pas exactement superposés, mais échelonnés d'avant en arrière, de telle sorte que l'artère est à la fois antérieure et un peu interne, et le nerf postérieur est un peu externe.

A la jambe, ce nerf correspond : 1° en avant à l'interstice des muscles jambier postérieur et long fléchisseur propre du gros orteil dont il se trouve séparé dans toute son étendue par l'artère et les veines tibiales postérieures ; 2° en arrière à une lame fibreuse qui le recouvre ainsi que les muscles et les vaisseaux précédents, et qui le sépare du soléaire supérieurement, plus bas du tendon d'Achille et de l'aponévrose jambière.

A. *Branches collatérales du sciatique poplité interne.*

Les branches collatérales du sciatique poplité interne peuvent être distinguées en celles qui naissent de sa portion poplitée et en celles qui naissent de sa portion jambière ou du tibial postérieur.

a. Branches qui naissent dans le creux poplité.

Ces branches sont au nombre de six : une cutanée, le *nerf saphène externe* ; quatre musculaires, destinées aux jumeaux, au soléaire, au plantaire grêle et au poplité, et une articulaire destinée au genou.

1° **Nerf** saphène externe, ou saphène tibial. Il se détache du tronc principal au niveau de la partie moyenne du creux poplité et se porte aussitôt en bas et en arrière dans l'interstice des jumeaux où il est d'abord sous-jacent à l'aponévrose poplitée ; mais bientôt il s'engage dans un canal fibreux qui lui est commun avec une veine et une petite artère et qui se trouve creusé dans l'épaisseur de la cloison intermédiaire aux deux jumeaux sur le bord par lequel cette cloison s'unit à l'aponévrose jambière ;

arrivé vers la partie moyenne de la jambe, ce nerf sort de son canal pour se placer sous la peau auprès de la veine saphène externe, reçoit le rameau anastomotique que lui envoie le saphène péronier, longe le bord externe du tendon d'Achille, contourne la malléole péronéale en passant au-dessous d'elle, et, suivant ensuite la direction du bord externe du pied, se prolonge jusqu'à l'extrémité du petit orteil dont il constitue le *collatéral dorsal externe*.

Dans ce long trajet le saphène externe ne fournit aucune branche à la moitié supérieure de la jambe ; au niveau du tendon d'Achille, il donne plusieurs divisions cutanées parmi lesquelles on remarque un rameau qui descend verticalement sur le côté externe et postérieur du calcanéum pour aller se ramifier dans la peau du talon.

Sur le bord externe du pied, le saphène tibial abandonne aux téguments de cette région un grand nombre de rameaux qu'on voit se répandre en partie dans la peau de la région dorsale du pied, et en partie dans celle de la région plantaire externe ; les premiers s'anastomosent avec les divisions du musculo-cutané.

Lorsque ce nerf présente un volume plus considérable que de coutume, indépendamment du collatéral dorsal externe du petit orteil, il fournit assez souvent le *collatéral dorsal interne du même orteil*, et le *collatéral externe du quatrième*.

2° **Branche musculaire.** Les deux branches destinées aux jumeaux se portent en bas dans une direction légèrement divergente, et pénètrent dans la partie supérieure de ces muscles par leur bord interne en se divisant chacun en deux ou trois rameaux.

La *branche du soléaire*, antérieure aux deux précédentes, descend verticalement sous le jumeau externe, et pénètre dans le premier de ces muscles par deux ou trois divisions qu'on peut suivre assez loin dans son épaisseur.

La *branche du plantaire grêle*, oblique en bas et en dehors, pénètre dans le corps charnu de ce petit muscle, tantôt par sa face postérieure, tantôt par son bord supérieur.

La *branche du muscle poplité* plonge dans ce muscle au niveau de sa partie moyenne ; elle naît quelquefois par un tronc qui lui est commun avec celle du soléaire.

3° **Nerf articulaire.** Souvent double, et toujours plus ou moins grêle, ce nerf se dirige en bas et en avant, et se ramifie dans les parties fibreuses qui occupent l'espace inter-condylien.

B. Branches qui naissent du tibial antérieur.

A la jambe, le sciatique poplité interne, devenu tibial postérieur, donne successivement :

1° Au muscle poplité, un rameau qui contourne son bord inférieur et s'épanouit sur sa face antérieure en plusieurs filets. La plupart de ces filets pénètrent dans son épaisseur. L'un d'eux se rend ordinairement à l'articulation péronéo-tibiale supérieure. Un autre traverse quelquefois l'orifice supérieur du ligament interosseux pour aller se terminer dans le jambier antérieur.

2° Au jambier postérieur, un rameau qui disparaît peu à peu au milieu de ses fibres en se partageant en plusieurs filets.

3° Au long fléchisseur commun des orteils, et au long fléchisseur propre du gros orteil, une branche qui se divise bientôt en deux rameaux : un rameau long et grêle pour le long fléchisseur commun, et un rameau plus considérable pour le long fléchisseur propre du gros orteil. — De ce dernier rameau qui accompagne l'artère péronière dans une grande partie de son étendue, on voit ordinairement se détacher une division plus ou moins importante destinée au muscle soléaire.

4° Un filet cutané interne ou sus-malléolaire qui traverse l'aponévrose de la jambe, et dont plusieurs divisions, avant de se perdre dans les téguments, s'unissent à celles du saphène interne.

5° Une branche cutanée plantaire qui descend verticalement entre la malléole interne et le tendon d'Achille, et qui se partage bientôt en deux rameaux : un rameau postérieur ou calcanien, et un rameau antérieur ou plantaire. — Le rameau calcanien descend dans le tissu cellulo-graisseux situé au-devant du tendon d'Achille, et se distribue soit à la peau qui recouvre la partie la plus interne de ce tendon, soit à celle qui revêt la face interne du calcanéum, soit enfin à la peau du talon. — Le rameau antérieur ou plantaire, qui naît quelquefois isolément du précédent, donne d'abord quelques ramifications à la peau de la portion interne du tarse ; il se réfléchit ensuite sur le bord interne de la plante du pied, chemine entre l'aponévrose et les téguments de la région plantaire, sous lesquels il peut être suivi jusqu'à la partie moyenne du métatarse, et se consume par de nombreuses divisions dans la peau de cette région. — On voit souvent ce rameau plantaire abandonner un filet à l'adducteur du gros orteil.

B. *Branches terminales du sciatique poplité interne, ou nerfs plantaires.*

1° Nerf plantaire interne.

Le nerf plantaire interne, plus volumineux que l'externe, se porte directement en avant, au-dessus de l'adducteur du gros orteil, puis entre le court fléchisseur du même orteil et le court fléchisseur commun, et se partage en quatre branches qui se détachent successivement du tronc principal, de telle sorte que la première ou l'interne est la plus longue, et la dernière ou l'externe la plus courte.

Branches collatérales. Avant sa division, le plantaire interne fournit : 1° des branches cutanées en nombre variable qui traversent l'aponévrose pour se distribuer soit à la peau du talon, soit à celle de la région plantaire interne ; 2° des rameaux musculaires pour l'adducteur du gros orteil, et le court fléchisseur commun.

Branches terminales. Elles sont désignées sous les noms de première, seconde, troisième et quatrième en procédant de dedans en dehors.

La première, qui est aussi la plus longue, se porte en avant et en dehors, au-dessous du court fléchisseur du gros orteil, auquel elle donne un ou deux filets, et longe ensuite le même orteil, dont elle constitue par sa terminaison le *rameau collatéral plantaire interne.*

La seconde, qui est la plus volumineuse, marche au-dessous du premier espace interosseux, et se divise, à l'extrémité antérieure de cet espace, en deux rameaux, dont l'un représente le *collatéral plantaire externe du gros orteil*, et l'autre le *collatéral plantaire interne du second*. — Avant sa division, cette branche fournit constamment un filet au premier lombrical.

La troisième se dirige un peu obliquement en avant et en dehors pour atteindre la partie antérieure du second espace interosseux, croise, à angle aigu les tendons fléchisseurs du second orteil, donne un filet au second lombrical et se divise au même niveau que la précédente pour fournir : le *collatéral plantaire externe du second orteil*, et le *collatéral plantaire externe du troisième*.

La quatrième, très oblique en avant et en dehors, croise les tendons fléchisseurs du troisième orteil, reçoit en dehors de ces tendons un filet anastomotique que lui envoie ordinairement le nerf plantaire externe, et se bifurque pour former, d'une part, le *collatéral plantaire externe du troisième orteil*, de l'autre le *collatéral plantaire interne du quatrième*.

Les collatéraux plantaires des orteils ont pour caractères communs :

1º De fournir un grand nombre de ramifications à la peau des parties latérales et de la face plantaire des orteils ;

2º De se diviser à leur extrémité en deux filets : un *filet dorsal* ou *sous-unguéal*, et un *filet plantaire* qui se ramifie dans la pulpe des orteils en s'anastomosant avec celui du côté opposé. — Les nerfs collatéraux des orteils présentent donc une distribution tout à fait identique avec celles des nerfs collatéraux des doigts.

2º Nerf plantaire externe.

Le nerf plantaire externe, situé à son origine au-dessous de la voûte du calcanéum et au-dessus de l'adducteur du gros orteil, se dirige obliquement en avant et en dehors, entre le court fléchisseur commun et l'accessoire du long fléchisseur, chemine ensuite entre ces deux muscles situés à son côté interne et l'abducteur du petit orteil qui occupe son côté externe, puis se divise au niveau de l'extrémité postérieure du cinquième métatarsien en deux branches terminales que leur position permet de distinguer en *superficielle* et *profonde*.

Dans le trajet qu'il parcourt de son origine à sa bifurcation, ce nerf ne fournit que deux rameaux collatéraux : le premier plus ou moins grêle, se perd dans l'accessoire du long fléchisseur ; le second, quelquefois double, se rend dans l'abducteur du petit orteil.

Branche terminale superficielle. — Elle se porte directement en avant et se divise presque aussitôt en deux rameaux : l'un interne et l'autre externe.

Le rameau interne marche dans la direction du quatrième espace interosseux, croise à la partie antérieure de cet espace les tendons fléchisseurs du petit orteil, et se partage en deux rameaux plus petits qui vont constituer les *collatéraux plantaires externe du quatrième orteil* et *interne du cinquième*.

Le rameau externe, légèrement oblique en avant et en dehors, marche au-dessous du court fléchisseur du petit orteil auquel il fournit un filet, et croise ensuite le tendon de l'abducteur du même orteil, dont il constitue par sa portion terminale le *collatéral plantaire externe*.

Branche terminale profonde. Elle se porte de dehors en dedans et d'arrière en avant entre l'abducteur oblique et les interosseux plantaires, et s'étend jusqu'à la partie moyenne du premier interosseux dorsal dans lequel elle se termine. Elle décrit, par conséquent, une courbe demi-circulaire, dont la convexité est tournée en avant et en dehors ; de cette arcade on voit naître :

1° Deux filets longs et grêles pour les deux derniers lombricaux ;

2° Un ou deux rameaux pour l'abducteur oblique du gros orteil ;

3° Un filet pour l'abducteur transverse du même orteil ;

4° Un rameau pour chacun des muscles interosseux ;

5° Enfin, plusieurs divisions destinées aux articulations tarsiennes et tarso-métatarsiennes.

ANALOGIES DES NERFS DU MEMBRE SUPÉRIEUR AVEC LES NERFS DU MEMBRE INFÉRIEUR.

Les nerfs du membre supérieur émanent du plexus brachial, c'est-à-dire du renflement cervical de la moelle épinière. — Les nerfs du membre inférieur émanent du plexus lombo-sacré, qui tire son origine du renflement crural ou terminal de la moelle. Sous ce premier point de vue, on voit que les paires rachidiennes qui vont se distribuer au membre abdominal sont plus nombreuses que celles qui se rendent au membre thoracique, ce qui ne saurait nous surprendre, puisque la surface sensitive du premier est plus étendue et le volume de ses muscles plus considérable.

Parmi les branches collatérales du plexus brachial, sept se rendent à des muscles qui s'attachent à l'extrémité supérieure de l'humérus : la *branche sus-scapulaire*, la *branche supérieure du sous-scapulaire*, les *deux branches thoraciques antérieures*, la *branche du grand dorsal* et celle *du grand rond*; quatre vont se distribuer à des muscles qui s'étendent des parois du thorax aux os de l'épaule : la *branche du sous-clavier*, celle *de l'angulaire*, *celle du rhomboïde*, et *celle du grand dentelé*. — Une seule se porte à la peau : l'*accessoire du brachial cutané interne* qui descend jusqu'au genou.

Parmi les branches collatérales du plexus lombo-sacré, sept appartiennent également à des muscles qui s'insèrent à l'extrémité supérieure du fémur : les *branches du grand psoas*, celle *de l'obturateur interne*, celle *du pyramidal*, celle *du jumeau supérieur*, celle *du jumeau inférieur* et du *carré crural*, le *nerf fessier supérieur* et le *nerf fessier inférieur*. — Deux seulement s'étendent des parois de l'abdomen à l'os de la hanche : les *abdomino-génitales supérieure et inférieure*. — Une seule aussi se distribue exclusivement à la peau : la *branche fémoro-cutanée*, qu'on peut suivre jusqu'à l'articulation du genou. — Les autres branches du plexus lombo-sacré sont affectées à des usages de localité.

Les branches qui s'étendent de la terminaison du plexus brachial au membre thoracique sont au nombre de six, et celles qui s'étendent de la terminaison du plexus lombo-sacré vers le membre abdominal, au nombre de trois. Mais si les premières l'emportent sur les secondes par le nombre,

celles-ci l'emportent sur les précédentes par le volume ; d'où il suit :
1° que le système nerveux du membre supérieur offre pour caractère la dif-
fusion précoce de ses branches, et celui du membre inférieur la dissémi-
nation plus tardive des siennes ; 2° que lorsqu'on compare entre eux les
cordons qui composent l'un et l'autre de ces systèmes, on voit, en général,
plusieurs divisions du premier correspondre à une division unique du second.

Le nerf crural représente à la fois la portion brachiale du radial et le
nerf brachial cutané interne. Par les branches qu'il fournit au triceps de
la cuisse il préside au mouvement d'extension de la jambe, comme le radial
préside au mouvement d'extension de l'avant-bras. — Les branches per-
forantes supérieure et inférieure sont les analogues des branches brachiales
cutanées interne et externe. — Le nerf saphène interne se ramifie dans les
téguments de la moitié interne de la jambe, comme le brachial cutané interne se ramifie dans la peau de la moitié interne de la surface de l'avant-
bras.

Le nerf obturateur correspond au nerf axillaire ; de même que la nature
a consacré un nerf spécial au mouvement d'abduction si étendu du membre
supérieur, de même elle a placé sous l'influence d'un nerf particulier le
mouvement d'adduction qui devient prédominant dans le membre inférieur.

Le grand nerf sciatique représente le musculo-cutané, le médian, le
cubital et la branche terminale postérieure du radial.

Les rameaux que ce nerf fournit aux muscles biceps fémoral, demi-
tendineux et demi-membraneux, rappellent la portion brachiale du musculo-
cutané ; car ils tiennent sous leur dépendance le mouvement de flexion de
la jambe, de même que les rameaux étendus de ce nerf au biceps brachial
et au brachial antérieur tiennent sous la leur le mouvement de flexion de
l'avant-bras. — Le nerf saphène externe et la branche cutanée péronière,
qui naissent un peu plus bas, rappellent la partie terminale ou cutanée du
même nerf.

Le sciatique poplité externe correspond par ses deux branches terminales aux deux branches terminales du radial ; car d'une part il se distribue
aux muscles abducteurs et extenseurs du pied et des orteils, de même que
la branche terminale postérieure du radial se distribue aux muscles abducteurs et extenseurs de la main et des doigts ; de l'autre il fournit la plupart
des nerfs collatéraux dorsaux des orteils, de même encore que la branche
terminale antérieure du radial fournit les nerfs collatéraux dorsaux des
doigts.

Le sciatique poplité interne représente les nerfs médian et cubital. —
Les muscles auxquels il se distribue fléchissent le pied et les orteils, comme
ceux auxquels ces nerfs se rendent fléchissent la main et les doigts ; il
fournit les rameaux collatéraux plantaires des orteils, comme ceux-ci fournissent les rameaux collatéraux palmaires. — Cette fusion des deux nerfs
en un seul ne se maintient du reste qu'à la jambe ; elle cesse à la plante du
pied, où l'on voit le plantaire interne se comporter comme la portion palmaire du médian, et le plantaire externe comme la portion correspondante
du cubital.

NERF GRAND SYMPATHIQUE.

Nerf intercostal de Willis, *nerf trisplanchnique* de Chaussier, *système nerveux de la vie organique* de Bichat, *système nerveux ganglion- naire* ou *végétatif* d'un grand nombre d'auteurs.

CONSIDÉRATIONS GÉNÉRALES.

Un cordon étendu de la base du crâne à la base du coccyx et renflé de distance en distance, recevant par sa partie postérieure des racines éma- nées de tous les points de l'axe cérébro-spinal, fournissant par son côté antérieur aux viscères du cou, de la poitrine et de l'abdomen d'innom- brables divisions anastomosées entre elles et souvent aussi renflées sur leur trajet, tel est l'aspect sous lequel le grand sympathique se présente à nous.

Ainsi conformé, le nerf grand sympathique nous offre à considérer : une partie centrale qui constitue son axe ou son tronc, une partie afférente composée de l'ensemble de ses racines, et une partie efférente composée de l'ensemble de ses branches.

1° *Tronc ou partie centrale du grand sympathique.*

La *partie centrale* du grand sympathique, c'est-à-dire celle qui affecte la forme d'un cordon longitudinal renflé de distance en distance, repose à droite et à gauche sur la colonne sacro-vertébrale, dont elle suit les cour- bures et dont elle mesure toute la longueur. — Son extrémité supérieure, accolée à la carotide interne, qu'elle enlace de ses ramifications, se pro- longe à travers le canal carotidien et le sinus caverneux jusque dans l'inté- rieur du crâne, où elle se perd en filaments presque invisibles sur les bran- ches de cette artère, en s'anastomosant sur la communicante antérieure avec les filaments semblables du côté opposé. — Son extrémité inférieure se rapproche et s'unit au-devant de la base du coccyx avec celle du nerf correspondant.

De la convergence, ou plutôt de l'anastomose des deux sympathiques à leurs limites extrêmes résulte une sorte d'ellipse très allongée, dans l'aire de laquelle se trouvent inscrits le rachis et la moelle épinière, c'est-à-dire la plus grande partie de l'axe cérébro-spinal. Mais ce n'est pas seulement par leurs extrémités que les deux moitiés de cette ellipse s'unissent l'une à l'autre ; nous verrons plus loin que les branches qui se détachent de cha- cune d'elles les unissent d'une manière bien autrement importante sur divers points de leur longueur, par les réseaux inextricables qu'elles forment en se mélangeant sur la ligne médiane.

Les renflements ou *ganglions*, échelonnés de haut en bas sur le tronc du grand sympathique, se trouvent situés aux angles de réunion de ce tronc avec la série de ses racines ; et comme celles-ci émanent surtout des paires rachidiennes, il en résulte que, lorsqu'elles se portent directement vers le tronc du système nerveux ganglionnaire, sans se réunir à celles qui les précèdent ou les suivent, on observe un ganglion au niveau de chaque paire spinale. Si, au contraire, plusieurs racines convergent vers un même point de ce tronc, on verra alors un ganglion unique et plus volumineux correspondre à plusieurs nerfs rachidiens. Ces deux tendances contraires se trouvent réalisées aux deux extrémités opposées de l'axe du grand sympathique : à la partie supérieure de cet axe toutes les racines tendent vers la fusion ; à ses parties moyenne et inférieure, toutes tendent à l'indépendance. Aussi, tandis que deux ou trois ganglions seulement répondent aux racines émanées des paires crâniennes et des huit paires cervicales, voyons-nous apparaître au-devant des douze paires dorsales onze et souvent douze ganglions dorsaux, au-devant des cinq paires lombaires quatre ou cinq ganglions du même nom, et enfin, au-devant des quatre premières paires sacrées, quatre ganglions sacrés. Le nombre de ces renflements est donc toujours inférieur à celui des nerfs crâniens et rachidiens; il varie de vingt et un à vingt-quatre, soit de l'un à l'autre côté, soit dans les divers sujets.

Chacun d'eux repose sur la partie latérale et antérieure de la colonne sacro-vertébrale au-devant de l'intervalle qui sépare les deux trous de conjugaison par lesquels sortent leurs racines, et quelquefois, mais plus rarement, au-devant de ces trous.

Leur forme, assez variable, semble dépendre surtout du mode de répartition de la substance ganglionnaire au milieu des fibres primitives qui les traversent. Tantôt cette substance se trouve déposée seulement sur les fibres qui constituent le tronc du grand sympathique : ils sont alors olivaires ou fusiformes ; tantôt elle est déposée à la fois et sur ce tronc et sur la racine adjacente : dans ce cas ils revêtent un aspect triangulaire et pyramidal, ou bien ils sont comme bifurqués à une de leurs extrémités. Leur configuration, en un mot, est d'autant plus régulière et plus uniforme, que les corpuscules ganglionnaires qui entrent dans leur composition se montrent plus exclusivement sur le trajet de l'axe central du grand sympathique, et d'autant plus variée et plus irrégulière, que ceux-ci s'étendent davantage vers les racines de cet axe.

La couleur de tous ces ganglions est d'un gris rougeâtre. Leur consistance, assez ferme, est due en partie à la présence d'une enveloppe cellulofibreuse dépendante du névrilème et fournissant, par sa face interne, comme cette dernière membrane, des prolongements qui cloisonnent sa cavité et séparent, en les entourant, les divers faisceaux des fibres ganglionnaires dont ils se composent. (Pour la conformation générale et la texture de ces ganglions , voyez les *Considérations générales sur le système nerveux*.)

Dans l'intervalle de ces renflements, le tronc du grand sympathique conserve sa couleur blanche ou légèrement grisâtre. Il est en général simple. Cependant on le voit quelquefois se décomposer en deux branches sur certains points, particulièrement vers la partie inférieure du cou ; mais ces deux branches, qui restent parallèles, ne s'étendent jamais que d'un ganglion à l'autre; parvenues au premier ganglion situé sur leur passage, elles se reconstituent en un seul tronc.

Les rapports les plus importants de la chaîne ganglionnaire du grand sympathique sont ceux qu'elle affecte avec les vaisseaux : au cou, elle est située en dehors des carotides primitive et interne, immédiatement en arrière de la veine jugulaire interne ; dans le thorax, elle est située sur les côtés de l'aorte thoracique, un peu en arrière des veines azygos ; dans l'abdomen, elle longe l'aorte abdominale, en se plaçant du côté droit, en arrière de la veine cave inférieure ; dans le bassin, elle répond à l'artère sacrée moyenne qui continue l'aorte dans un grand nombre de mammifères. Le tronc du système nerveux ganglionnaire et celui du système aortique sont donc contigus et parallèles dans toute leur étendue. Plus loin, nous verrons ce rapport de simple contiguïté devenir de plus en plus intime, les divisions de l'un s'appliquant aux divisions de l'autre, et tous deux, ainsi unis et en apparence confondus, suivre la même voie pour arriver à leur destination commune.

2° Racines ou partie afférente du grand sympathique.

La *partie afférente* du grand sympathique comprend l'ensemble des rameaux qui se portent vers son tronc pour lui donner naissance. Ces rameaux, émanés de l'axe cérébro-spinal, deviennent, pour le système nerveux de la vie organique, autant de racines, dont les unes naissent de l'encéphale, et les autres du prolongement rachidien. Les premières sont ordinairement uniques et assez grêles; les secondes sont en général doubles et plus volumineuses : d'où il suit que le système nerveux ganglionnaire, bien qu'il tire son origine de toute l'étendue de l'axe cérébro-spinal, émane plus spécialement de la moelle épinière.

Aucune des racines qui s'étendent de l'encéphale ou de la moelle au cordon du grand sympathique ne naît isolément du centre nerveux; toutes se trouvent confondues, à leur point de départ, avec les nerfs crâniens ou spinaux, dont elles se détachent ensuite sur un point plus ou moins rapproché de leur origine : — celles qui émanent des 3ᵉ, 4ᵉ, 5ᵉ et 6ᵉ paires crâniennes naissent au niveau du sinus caverneux ; — celles des 9ᵉ, 10ᵉ, 11ᵉ et 12ᵉ s'en séparent à leur sortie du crâne ; — celles qui viennent des paires rachidiennes s'en isolent immédiatement en dehors des ganglions spinaux. On peut donc diviser les racines du grand sympathique d'après leur origine apparente, en trois ordres :

1° En supérieures et antérieures, qui naissent au voisinage de la fente sphénoïdale, formée par l'articulation de la vertèbre crânienne antérieure avec la vertèbre crânienne moyenne;

2° En supérieures et postérieures, qui naissent immédiatement au-dessous du trou déchiré postérieur, c'est-à-dire entre la vertèbre crânienne moyenne et la vertèbre crânienne postérieure;

3° En inférieures, ou rachidiennes, qui naissent au niveau de chaque trou de conjugaison.

Les *racines supérieures* et *antérieures* sont mixtes pour la plupart. En même temps que les nerfs crâniens dont elles partent fournissent au grand sympathique, d'autres filets remontent du grand sympathique vers ces nerfs, se mêlent à leurs fibres et les suivent jusqu'à leur terminaison. La présence de ces fibres ganglionnaires dans les nerfs de mouvement, tels que le moteur oculaire commun, le moteur oculaire externe et le pathétique, est du reste difficile à démontrer ; aussi paraît-elle encore problématique à un grand nombre d'auteurs. Mais elle ne saurait être révoquée en doute pour les nerfs de sentiment et de nutrition, c'est-à-dire pour le ganglion de Gasser et les trois branches du trijumeau. Si l'observation ne les démontrait pas, la physiologie expérimentale elle seule établirait suffisamment leur existence. Nous avons vu, en effet, que la section du trijumeau entre son origine et le ganglion de Gasser n'entraîne pas en général de désordres bien apparents dans les organes des sens, mais que cette même section, pratiquée sur le ganglion lui-même, est suivie au contraire d'altérations graves dans la plupart de ces organes, et particulièrement dans celui de la vue. Des altérations semblables surviennent lorsque la solution de continuité porte sur la portion cervicale du grand sympathique.

Les *racines supérieures* et *postérieures* représentent également des rameaux mixtes; et ici encore, les filets qui s'étendent du grand sympathique vers les nerfs du sentiment, et particulièrement vers le tronc de la dixième paire, sont plus manifestes que ceux qui se mêlent aux nerfs du mouvement.

Les *racines inférieures* ou *rachidiennes* ont été considérées aussi par quelques anatomistes comme le résultat d'un échange réciproque de fibres entre la moelle épinière et le tronc du système nerveux ganglionnaire. Mais l'observation repousse l'existence de toute fibre dirigée du grand sympathique vers les nerfs rachidiens. On voit très manifestement ces racines se détacher du tronc des nerfs spinaux, à la manière de toute autre division partie des mêmes nerfs. Les recherches de Scarpa, de Muller, de Retzius, de Béclard, de M. Longet, etc., ont démontré qu'elles naissent en partie des racines postérieures, en partie des antérieures, et qu'à leur origine elles s'identifient ainsi de la manière la plus complète avec celles des nerfs spinaux.

Il importe de remarquer en outre que les racines supérieures ou crâniennes émanent les unes de nerfs affectés au mouvement, les autres de nerfs affectés au sentiment, et que les inférieures ou rachidiennes émanent de nerfs mixtes.

Les racines du grand sympathique, le tronc qu'elles constituent, les divisions qui partent de ce tronc, tout le système nerveux ganglionnaire, en un mot, se compose donc de fibres sensitives et de fibres motrices mêlées entre elles de la manière la plus intime. — A ces deux éléments des nerfs ganglionnaires s'en joint un troisième, la *fibre grise, organique*, ou *fibre mince* qui tient sous sa dépendance tous les phénomènes de nutrition et de sécrétion.

Ces trois ordres de fibres se retrouvent, il est vrai, dans le système nerveux cérébro-spinal, mais sous des proportions très différentes : ici les fibres sensitives et motrices se montrent prédominantes, et les fibres organiques plus ou moins rares. Dans le système nerveux ganglionnaire, les premières, au contraire, sont peu nombreuses, et les secondes très multipliées : de là la couleur terne et caractéristique de ces nerfs; de là la sensibilité obtuse qu'ils présentent; de là aussi sans doute les contractions lentes, tardives et involontaires des muscles soumis à leur influence; car la rapidité des contractions musculaires est en raison directe de l'abondance de l'influx nerveux, c'est-à-dire du nombre des fibres motrices, de même que la puissance de ces contractions est proportionnelle au nombre des fibres contractiles. Les muscles de l'œil, le sphincter des paupières, etc., dont les fibres contractiles sont en petit nombre et les fibres nerveuses extrêmement abondantes, se distinguent par l'agilité de leur contraction; le grand fessier, le triceps crural, etc., dont les fibres charnues sont en nombre si considérable, et les fibres nerveuses en nombre comparativement si réduit, ont reçu en partage la puissance. Le système musculaire de la vie organique, dans lequel les fibres nerveuses motrices deviennent plus rares, se trouve dépourvu à la fois et de l'agilité et de la puissance : chaque fibre nerveuse ne possédant, pour un temps donné, qu'une certaine somme d'action, lorsque toutes ces sommes réunies demeurent insuffisantes, l'influx nerveux semble s'accumuler dans les muscles viscéraux jusqu'à ce qu'il ait atteint la proportion d'un stimulus; alors des contractions surviennent, mais lentes et prolongées comme la cause qui leur a donné naissance.

La direction de ces trois ordres de fibres est remarquable : parvenues au ganglion qui leur correspond, elles se mêlent à d'autres fibres semblables venues du ganglion supérieur, traversent pour la plupart un corpuscule ganglionnaire en s'entrecroisant dans tous les sens et en formant ainsi un réseau inextricable, puis se partagent, au sortir de ce renflement, en deux ou plusieurs groupes, dont l'un se rend au ganglion inférieur, tandis que les autres se portent en dedans et en avant vers les viscères qui leur correspondent. Il suit de cette disposition, qui se répète de haut en bas au niveau de chaque renflement, que le tronc du grand sympathique, bien que continu dans toute son étendue, ne saurait être considéré comme un faisceau de fibres parallèles s'étendant, à l'instar de celles qui constituent la moelle épinière, de la base du crâne vers la base du sacrum. Ce tronc est le résultat d'une série d'anastomoses qui ont pour effet de le reconstituer à mesure qu'il s'épuise. Sa continuité, par conséquent, est seulement apparente : s'il était possible d'isoler toutes les fibres qui le composent, on verrait chacune de ces dernières se porter obliquement en bas, en avant et en dedans, des parties latérales de la moelle aux viscères du cou, du thorax et de l'abdomen.

3° Branches ou partie efférente du grand sympathique.

La partie efférente du grand sympathique, ou l'ensemble des branches qui se détachent de son tronc pour se porter vers les organes affectés à la vie nutritive, est celle qui offre la disposition la plus compliquée.

Fort nombreuses, ces branches se dirigent en bas et en dedans, et parcourent une distance plus ou moins longue pour arriver à leur destination. Très rarement on les voit se diriger transversalement en dedans. C'est en général à des organes situés au-dessous de leur point de départ, et à une distance plus ou moins grande qu'elles vont se terminer : ainsi, celles des viscères pelviens viennent principalement de la portion abdominale du système nerveux ganglionnaire; celles des viscères abdominaux naissent de la portion thoracique; celles du cœur, de la portion cervicale. Seules, les divisions qui émanent des extrémités supérieure et inférieure du grand sympathique font exception à cette loi générale : elles rayonnent dans presque toutes les directions, bien cependant que le nombre de celles qui se dirigent en dedans et en avant demeure ici encore le plus considérable.

Parmi ces branches, les unes se rendent directement aux organes auxquels elles sont destinées : telles sont celles du pharynx et de l'œsophage, celles de la trachée et des bronches, celles de la vessie, etc.; les autres, plus multipliées, se dirigent vers l'aorte ou ses divisions, et enlacent celles-ci de leurs anastomoses pour se rendre avec elles à leurs viscères respectifs : tels sont les filets du plexus inter-carotidien, tels sont surtout le plexus solaire, les plexus mésentériques supérieur et inférieur, le plexus lombo-aortique, etc. Les organes à la fois mobiles et très variables dans leur volume sont ceux qui reçoivent ainsi leurs nerfs par l'intermédiaire de leur principale artère. (Voyez, à ce sujet, les *Consid. gén. sur le système nerveux*, p. 11 et 12.)

Les divisions émanées de l'axe central du système nerveux ganglionnaire diffèrent de celles qui partent du système nerveux cérébro-spinal par leur tendance extrême à se rapprocher, à s'unir, à se mêler de mille manières pour former des plexus qu'on distingue d'après leur position en latéraux et médians.

Les *plexus latéraux* sont constitués par des nerfs qui n'ont à parcourir qu'un court trajet pour arriver au terme de leur distribution ; à cette classe appartiennent le plexus inter-carotidien, le plexus pharyngien, le plexus hypogastrique.

Les *plexus médians*, plus remarquables que les latéraux, sont formés par le mélange des nerfs qui ont à parcourir une distance plus ou moins longue pour atteindre leurs viscères respectifs : tels sont le grand plexus cardiaque, le plexus solaire, le plexus mésentérique supérieur, etc. Ce sont surtout ces plexus qui empruntent un point d'appui aux principales artères viscérales : ainsi le plexus cardiaque répond d'abord à la crosse de l'aorte et au tronc de l'artère pulmonaire, puis aux artères cardiaques ; le plexus solaire à l'aorte abdominale, puis aux artères coronaire stomachique, hépatique et splénique ; le plexus spermatique à l'aorte, puis à l'artère et aux veines testiculaires, etc.

Ces deux ordres de plexus ne sont pas constitués exclusivement par des rameaux émanés de la partie centrale du grand sympathique. Plusieurs divisions sorties du système cérébro-spinal viennent participer à leur composition : le glosso-pharyngien et le pneumo-gastrique concourent à former les plexus inter-carotidien, pharyngien et laryngé ; les nerfs sacrés donnent plusieurs branches au plexus hypogastrique. Il en est de même pour les plexus médians, bien que la part que le système cérébro-spinal prenne à la formation de ces derniers soit en général un peu moins grande : ainsi les branches cardiaques du pneumo-gastrique se mêlent aux nerfs cardiaques du grand sympathique pour former le plexus de ce nom ; le tronc droit de la dixième paire crânienne d'une part, et le nerf diaphragmatique correspondant se jettent par leur extrémité terminale dans le plexus solaire, et contribuent, par leurs divisions ultérieures, à former non seulement ce plexus, mais aussi les plexus mésentériques, le plexus lombo-aortique, le plexus rénal, etc. Il suit de cette disposition que l'axe cérébro-spinal participe à la constitution du système nerveux ganglionnaire de deux manières :

1° D'une manière essentielle par les racines qui donnent naissance au tronc de ce système.

2° D'une manière secondaire ou accessoire par les branches qui vont se joindre aux divisions émanées de ce tronc.

Les rameaux qui naissent de la partie centrale du grand sympathique sont remarquables non seulement par leur couleur grisâtre, par leur entrelacement, par leurs connexions avec le système artériel, mais aussi par les renflements qu'on observe fréquemment sur leur trajet.

Ces renflements varient dans leur nombre, leur siége et leur volume. La plupart n'offrent que de très petites dimensions et ne peuvent être bien observés qu'à l'aide d'une loupe. D'autres sont au contraire très apparents : parmi ces derniers il faut surtout citer les ganglions semi-lunaires situés sur le trajet des nerfs qui donnent naissance au plexus solaire et ceux qui se trouvent entremêlés aux branches qui forment ce plexus ou qui en partent. — Les divisions du système nerveux de la vie animale qui viennent se mêler à celles du grand sympathique sans passer par son tronc et ses ganglions latéraux, aboutissent ordinairement à l'un de ces ganglions médians, appelés aussi *ganglions viscéraux ;* c'est dans l'intérieur même de ces renflements que s'opère en général le mélange intime des deux ordres de branches.

Le mode de terminaison des nerfs ganglionnaires ne diffère pas de celui des nerfs crâniens et rachidiens. Arrivés au voisinage des viscères, ils se répandent à leur surface pour plonger ensuite dans leur substance, comme ceux du cœur, du pharynx, de l'œsophage, des intestins, etc.; ou bien pénètrent dans leur épaisseur avec les artères correspondantes et se distribuent du centre à la périphérie, comme ceux du foie, de la rate et du rein.

DES GANGLIONS DU GRAND SYMPATHIQUE CONSIDÉRÉS ISOLÉMENT ET COMME CENTRES D'IRRADIATION.

Après avoir envisagé d'une manière générale le système nerveux ganglionnaire, il nous reste à exposer les caractères propres à ses divers ganglions et à faire connaître les filets qui appartiennent à chacun d'eux. Dans ce but nous diviserons avec la plupart des auteurs le grand sympathique en quatre portions , et nous décrirons successivement ses portions cervicale, thoracique, abdominale et pelvienne.

Les ganglions ophthalmique, sphéno-palatin, otique, sous-maxillaire et sublingual, ainsi que les filets qui en dépendent , considérés par plusieurs anatomistes comme la portion céphalique du système nerveux ganglionnaire, ont été décrits à l'occasion de la cinquième paire dont ils constituent une dépendance au même titre que les ganglions spinaux dépendent des nerfs rachidiens, que le ganglion de Gasser dépend du trijumeau, et le ganglion géniculé du facial. Chaque système nerveux a ses ganglions propres, et les connexions qui existent entre eux ne sauraient être adoptées comme base de leur classification ; car alors tous les ganglions inhérents au système nerveux cérébro-spinal pourraient être rattachés au système nerveux de la vie organique.

PORTION CERVICALE DU GRAND SYMPATHIQUE.

Préparation. La portion cervicale du grand sympathique étant appliquée immédiatement sur la colonne vertebrale, on ne peut parvenir jusqu'à elle qu'à l'aide d'incisions assez nombreuses. Pour pratiquer toutes ces incisions sans intéresser aucune des branches nerveuses qu'on se propose d'étudier, on procédera de la manière suivante :

1° Faites sur les téguments du cou trois incisions : l'une supérieure et parallèle au bord libre de la mâchoire, la seconde inférieure et parallèle à la clavicule, la troisième antérieure sur la ligne médiane ; disséquez le lambeau compris entre ces trois incisions, et renversez-le de dedans en dehors ainsi que le muscle peaucier qui lui restera adhérent.

2° Divisez à son extrémité inférieure le muscle sterno-mastoïdien, qui sera ensuite porté comme les téguments en haut et en dehors.

3° Détachez les téguments et les muscles de la partie inférieure de la face en les renversant en haut, de manière à découvrir toute la moitié correspondante de la mâchoire ; sciez celle-ci sur la ligne médiane, séparez-la de toutes les parties qui s'y attachent, et enlevez-la ensuite en la désarticulant.

4° Cherchez la veine jugulaire interne ; en la soulevant vous trouverez à sa partie postérieure le cordon du grand sympathique. Pour préparer ce cordon ainsi que les branches qui s'y rendent ou qui en partent, il est nécessaire d'enlever la veine qui le recouvre. Si le sujet est entier, cette excision sera suivie d'un écoulement de sang qui tachera la préparation et qui ajoutera à ses difficultés, malgré les ligatures qu'on pourra pratiquer. Afin d'obvier à cet inconvénient, j'ai coutume d'enlever le sternum, d'ouvrir l'oreille droite et d'éponger jusqu'à l'épuisement le plus complet tout le sang qui s'en écoule : cette mesure de précaution n'est pas indispensable lorsque le crâne a été brisé et le cerveau retiré de sa cavité ; mais elle est cependant encore d'une grande utilité.

5° La veine jugulaire interne ayant disparu et la portion cervicale du grand sympathique étant largement mise à nu, il ne reste plus qu'à l'isoler en poursuivant chacune des divisions qu'elle fournit. Dans la recherche de celles-ci, on s'occupera d'abord de celles qui se rendent aux nerfs cervicaux ; les nerfs cardiaques seront ensuite disséqués, puis les branches laryngées, pharyngiennes et les branches postérieures. — Pour les rameaux qui unissent le grand sympathique aux paires crâniennes antérieure et postérieure, voyez la préparation ci-après relative au ganglion cervical supérieur.

La portion cervicale du grand sympathique est située en dehors de l'artère carotide primitive et du nerf pneumo-gastrique, entre la veine jugulaire interne qui la recouvre et l'aponévrose prévertébrale qui la sépare des muscles grand droit antérieur et long du cou. — Son extrémité supérieure se prolonge en s'effilant dans le canal carotidien, le sinus caverneux et jusque dans l'intérieur du crâne où elle se perd en filets d'une extrême ténuité sur les divisions de la carotide interne. — Son extrémité inférieure répond au col de la première côte et à l'artère sous-clavière qu'elle contourne de haut en bas et d'avant en arrière à la manière d'une anse.

Deux ou trois ganglions seulement existent sur son trajet. — Le *premier*, ou *supérieur*, qui reçoit les racines crâniennes antérieures, les racines crâniennes postérieures et les rameaux émanés des trois premières paires cervicales, est remarquable par son volume et surtout par sa longueur. — Le *second*, ou *moyen*, le seul dont l'existence n'est pas constante, reçoit, lorsqu'il existe, les rameaux qui viennent des 4e et 5e paires cervicales ; il est toujours peu considérable. — Au *troisième*, ou *inférieur*, se rendent les filets émanés des 6e, 7e et 8e paires cervicales ; en se réunissant, ces filets forment un rameau remarquable qui parcourt de haut en bas le canal occupé par l'artère vertébrale, s'accroît chemin faisant, et vient se perdre dans le ganglion cervical inférieur dont il a été considéré à tort comme une émanation. De Blainville le premier a cru apercevoir sur ce nerf, au niveau du point de réunion des filets qui le composent, autant de petits renflements ; le considérant avec plusieurs auteurs comme le résultat d'une sorte de dédoublement de la portion cervicale du grand sympathique, il fut conduit à admettre que ces renflements profonds ajoutés aux trois renflements superficiels se trouvaient à l'égard des vertèbres du cou à peu près dans les mêmes rapports que les ganglions dorsaux, lombaires et sacrés, avec les vertèbres de chacune de ces régions. Mais les renflements signalés par Ducrotay de Blainville sur le trajet du nerf vertébral n'existent ni chez l'homme, ni chez les oiseaux. Ce rameau conserve dans toute son étendue la couleur blanche et la forme régulière qui sont propres à tous les nerfs de la vie animale. Répétons donc que le nombre des ganglions ne se trouve si réduit à la région cervicale que par suite de la convergence de plusieurs racines vers un même point, c'est-à-dire par suite de la fusion de plusieurs ganglions en un ganglion unique et plus considérable.

GANGLION CERVICAL SUPÉRIEUR.

Préparation. Elle est extrêmement compliquée et exige pour être conduite à bonne fin une grande habitude de la dissection et des connaissances préalables.

La portion cervicale du grand sympathique ayant été découverte à l'aide des coupes précédemment indiquées, on trouvera le ganglion cervical supérieur au-devant du corps de la seconde vertèbre, en arrière de l'artère carotide interne qu'il suffira de dévier ou de soulever pour l'apercevoir. Dans la préparation des nombreuses branches qui partent de ce ganglion il convient de procéder des inférieures aux supérieures. Ses branches externes seront d'abord isolées, puis les branches antérieures, internes et postérieures, et enfin les branches ascendantes. Les règles qui doivent conduire à ce résultat ne sauraient être formulées d'une manière bien précise ; celles qui suivent, toutefois, méritent d'être prises en considération.

1° Détacher à sa base l'apophyse styloïde et la porter en bas et en dedans avec les muscles qui s'y attachent.

2° Exciser toute la partie flottante des muscles ptérygoïdiens et du muscle temporal.

3° A l'aide de deux traits de scie réunis à angle, emporter la plus grande partie de la fosse sphénoïdale ainsi que l'apophyse zygomatique, puis avec une gouge et un maillet compléter cette première perte de substance en enlevant avec ménagement toute la paroi externe du canal carotidien, puis emporter également avec la gouge et le maillet toute la paroi externe de la cavité orbitaire.

4° Toutes ces coupes ayant été successivement pratiquées, procéder à la recherche des branches qui unissent le ganglion cervical supérieur aux trois ou quatre premiers nerfs cervicaux ; dans ce but, le sterno-mastoïdien sera repoussé en arrière, le ventre postérieur du digastrique dévié dans le même sens ou excisé, et les muscles qui composent le bouquet de Riolan attirés au contraire en haut et en dedans. Ces branches se distinguent facilement à leur couleur grise et à leur direction plus ou moins transversale.

5° Disséquer ensuite tous les filets qui se portent en avant, en dedans et en arrière ainsi que les rameaux correspondants des nerfs pneumo-gastrique et glosso-pharyngien. Pour cette dissection on peut quelquefois se contenter de dévier la carotide primitive ; mais très souvent il est nécessaire de l'enlever. Cette ablation toutefois ne doit être pratiquée qu'après avoir préparé et étudié les filets cardiaques émanés soit du grand sympathique, soit du pneumo-gastrique. Le plexus laryngé externe et surtout le plexus pharyngien se voient beaucoup mieux lorsqu'on a préalablement pratiqué la coupe du pharynx ; on pourrait donc renvoyer leur étude au moment où cette section pourrait être faite sans inconvénient.

6º Isoler les deux branches qui unissent le grand sympathique aux paires crâniennes postérieure et antérieure en remontant de bas en haut jusqu'à la base du crâne.

7º Parvenus à l'entrée du canal carotidien, suivre sur la carotide interne les deux rameaux de la branche ascendante du ganglion cervical, en usant de beaucoup de ménagement afin de conserver d'une part l'anastomose du rameau externe de cette branche avec le nerf de Jacobson, de l'autre celle du rameau interne avec le ganglion sphéno-palatin. Cette dernière anastomose, assez volumineuse, se détache du rameau interne au voisinage de l'orifice de sortie du canal carotidien.

8º Préparer les filets qui unissent le nerf moteur oculaire externe au plexus carotidien, et ceux qui s'étendent du plexus caverneux aux nerfs des troisième, quatrième et cinquième paires. Poursuivez également les filets qui se portent du même plexus au ganglion ophthalmique, ainsi que les ramifications qui se prolongent vers la gouttière basilaire, vers la glande pituitaire et sur les divisions de l'artère carotide.

Le ganglion cervical supérieur est situé au-dessous de la base du crâne, entre la carotide interne qui le recouvre et le grand droit antérieur qui le sépare des 2ᵉ et 3ᵉ vertèbres du cou. Les nerfs glosso-pharyngien, pneumo-gastrique et grand hypoglosse, placés d'abord à sa partie supérieure et externe, ne tardent pas à le croiser obliquement en passant au-devant de lui. — Il est ordinairement fusiforme ou olivaire. Quelquefois le cordon qui l'unit au ganglion cervical moyen est double ; si les corpuscules ganglionnaires qui entrent dans sa composition s'accumulent alors sur l'un et l'autre de ces cordons, il paraît comme bifurqué à son extrémité inférieure ; dans certains cas extrêmement rares on a même vu ces corpuscules se prolonger assez bas sur les deux cordons de communication pour donner naissance à deux ganglions parallèles et unis seulement par leur extrémité supérieure. — Sa consistance peut être comparée à celle que présente la pulpe des doigts. — Sa couleur est d'un gris rougeâtre.

Les branches qui partent du ganglion cervical supérieur ou qui viennent s'y réunir sont très nombreuses. Elles pourraient être distinguées en celles qui se dirigent des nerfs crâniens et cervicaux vers le ganglion, et en celles qui s'étendent de ce ganglion aux divers organes de la tête et du cou. Mais si cette distinction en branches afférentes et efférentes existe dans la nature, elle n'existe pas pour l'anatomiste ; car à la plupart des racines venues des paires crâniennes et cervicales on voit se joindre des filets qui, marchant en sens inverse, vont se réunir à ces mêmes paires. Dans l'impossibilité où nous sommes d'isoler ces deux ordres de branches pour faire la part des unes et des autres, il est donc préférable, pour éviter toute cause d'erreur, de les classer d'après leur direction relative en considérant le ganglion cervical supérieur comme leur centre d'irradiation. Envisagées sous ce point de vue, on peut les diviser :

En *supérieures*, ou *branches de communication avec les nerfs crâniens* ;

En *externes*, ou *branches de communication avec les trois ou quatre premières paires cervicales* ;

En *inférieure*, ou *branche de communication avec le ganglion cervical moyen* ;

En *postérieures*, ou *branches musculaires et osseuses* ;

En *antérieures*, ou *branches carotidiennes* ;

Et enfin en *internes*, ou *branches viscérales destinées au pharynx, au larynx et au cœur*.

A. *Branches supérieures ou ascendantes du ganglion cervical supérieur.*

Nous avons vu que le crâne se compose de trois vertèbres, une postérieure ou occipitale, une moyenne ou sphéno-temporo-pariétale, et une antérieure ou ethmoïdo-frontale. Nous avons vu en outre que les nerfs crâniens se partagent, à leur sortie du crâne, en deux groupes principaux, un groupe postérieur qui passe entre les vertèbres postérieure et moyenne, et un groupe antérieur qui sort entre les vertèbres moyenne et antérieure. A chacun de ces groupes ou de ces paires crâniennes correspond une branche ascendante particulière.— La branche qui se porte vers la paire crânienne postérieure se dirige un peu obliquement en haut et en dehors; elle est courte et grêle. — Celle qui se porte vers la paire crânienne antérieure se dirige d'abord verticalement en haut comme l'artère carotide interne à laquelle elle s'applique et dont elle partage ensuite le trajet et les flexuosités; elle est remarquable par son volume huit ou dix fois plus considérable que celui de la précédente.

a. *Branche qui unit le ganglion cervical supérieur à la paire crânienne postérieure.*

Les nerfs composant la paire crânienne postérieure sont au nombre de quatre : le glosso-pharyngien, le pneumo-gastrique, le grand hypoglosse et le spinal. Les trois premiers seulement sont en communication avec le ganglion cervical supérieur. La branche qui établit cette communication naît de la partie supérieure et un peu postérieure du ganglion, très près de celle qui se porte à la paire crânienne antérieure et assez souvent par un tronc commun avec celle-ci. On la voit après un court trajet se diviser en quatre ou cinq filets extrêmement grêles et de couleur blanche qui montent obliquement en dehors et se terminent de la manière suivante : le plus inférieur, souvent double, se perd dans le plexus gangliforme du pneumo-gastrique ; un autre se rend au tronc du glosso-pharyngien ; un troisième au tronc de l'hypoglosse ; le plus élevé se bifurque au-dessous du trou déchiré postérieur pour s'unir par une de ses divisions au ganglion d'Andersch et par l'autre au ganglion supérieur du pneumo-gastrique.

Il n'est pas rare de voir le filet destiné au grand hypoglosse naître isolément ; ce filet émane alors de la partie postérieure du ganglion, un peu au-dessous de la branche qui se rend au pneumo-gastrique et au glosso-pharyngien, croise ces deux nerfs en passant à leur partie postérieure, puis se jette dans la portion verticale ou descendante de l'hypoglosse. Son existence est moins constante que celle des rameaux qui se rendent aux nerfs de la neuvième et de la dixième paire.

b. *Branche qui unit le ganglion cervical supérieur à la paire crânienne antérieure.*

Cette branche, plus connue sous le nom de *rameau carotidien du grand sympathique*, n'est en quelque sorte que le prolongement de l'extrémité supérieure du ganglion cervical dont elle offre la coloration et la consistance. Sa forme est celle d'un cône très allongé. Dans le trajet qu'elle parcourt de son origine au canal carotidien, elle se trouve située entre le muscle petit droit antérieur et la carotide interne, en dedans des nerfs qui sortent par le trou déchiré postérieur, immédiatement en dehors de l'artère pharyngienne inférieure qui lui est parallèle et qui présente à peu près le même volume.

Parvenue dans le canal carotidien, la branche ascendante antérieure se divise en deux rameaux qui s'accolent l'un au côté externe, l'autre au côté interne du tronc artériel, et s'envoient, chemin faisant, plusieurs divisions par lesquelles ils s'anastomosent de manière à former une sorte de plexus, le *plexus carotidien*. — Au niveau de la seconde courbure de la carotide, c'est-à-dire à l'orifice supérieur du canal carotidien, ces deux rameaux se rapprochent en se portant, l'externe en bas et en dedans, l'interne en bas et en dehors, puis se confondent pour se séparer presque aussitôt ; de cette union momentanée résulte un petit renflement assez analogue au ganglion ophthalmique et décrit en effet par quelques auteurs sous le nom de *ganglion carotidien*. Mais cette intumescence gangliforme ne présente aucun corpuscule ganglionnaire ; ses dimensions équivalent exactement à la somme des volumes des deux rameaux qui lui donnent naissance : on ne saurait donc lui conserver le nom de ganglion que lui avaient imposé Petit de Namur et Schmiedel. — Après s'être séparés, ces mêmes rameaux se divisent chacun en plusieurs filets qui pénètrent dans le sinus caverneux en formant autour de la carotide un plexus extrêmement remarquable désigné sous le nom de *plexus caverneux*, et se répandent ensuite en filets presque invisibles sur les branches terminales de cette artère.

La branche ascendante antérieure du premier ganglion cervical répond donc successivement à la partie la plus élevée du cou, au canal carotidien, au sinus caverneux et à la cavité du crâne.

Dans la région cervicale elle ne fournit aucune division.

Dans le canal carotidien elle communique avec deux nerfs : 1° avec le glosso-pharyngien par l'intermédiaire du rameau de Jacobson ; 2° avec le ganglion sphéno-palatin par le rameau carotidien du nerf vidien.

Dans le sinus caverneux elle communique : 1° avec le nerf moteur oculaire externe par deux rameaux en général assez considérables ; 2° avec ce même nerf, avec le moteur oculaire commun, le pathétique, le ganglion de Gasser, la branche ophthalmique et le ganglion ophthalmique, par le plexus caverneux, lequel fournit en outre des filets à l'artère ophthalmique, au corps pituitaire, à la dure-mère qui revêt l'apophyse basilaire et à la muqueuse des sinus sphénoïdaux.

Dans le crâne elle communique par des filets qui partent du même plexus, soit avec le grand sympathique du côté opposé, à l'aide de fines divisions appliquées sur l'artère cérébrale antérieure, soit avec le nerf vertébral par d'autres divisions accolées à l'artère communicante postérieure.

1° *Anastomose de la branche ascendante antérieure avec le nerf glosso-pharyngien.* Ce filet anastomotique, mentionné pour la première fois par Schmiedel, est tantôt simple et tantôt double. Il part ordinairement du rameau externe de la branche ascendante antérieure, et dans quelques cas de l'un des ramuscules qui unissent ce rameau externe au rameau interne. On le voit s'engager presque aussitôt dans la paroi supérieure du canal carotidien, au niveau du coude que forme la portion verticale avec la portion horizontale de cette paroi ; il pénètre ensuite dans la cavité du tympan et s'unit au rameau tympanique du glosso-pharyngien ou *nerf de Jacobson*, un peu au-dessus de l'orifice par lequel celui-ci s'introduit dans l'oreille moyenne.

2° *Anastomose de la branche ascendante antérieure avec le gan-glion sphéno-palatin, ou filet carotidien du nerf vidien.* Ce filet anas-tomotique est le plus volumineux de tous ceux que présente la branche ascendante antérieure. Il naît du rameau interne de cette branche, au niveau de l'orifice supérieur du canal carotidien, très près du renflement gangliforme qu'on observe ordinairement dans ce point, et quelquefois même de ce renflement qui représente alors un petit centre d'irradiation. On le voit s'engager dès son origine dans l'épaisseur de la substance fibro-cartilagineuse qui occupe le trou déchiré antérieur et marcher ensuite à travers cette substance jusqu'à l'orifice postérieur du canal vidien ; là il s'accole au grand nerf pétreux superficiel pour pénétrer avec lui dans ce canal, continue à cheminer d'arrière en avant et se rend à l'angle posté-rieur du ganglion sphéno-palatin.

Le rameau carotidien du nerf vidien a été considéré par Arnold comme l'une des racines du ganglion sphéno-palatin, et par J. F. Meckel, qui l'a décrit en 1749, comme l'origine principale du grand sympathique. Ces deux opinions, bien que contradictoires en apparence, ne sont pas incon-ciliables ; car ce rameau, ainsi que la plupart de ceuxémanés des branches ascendantes du premier ganglion cervical, se compose de deux ordres de fibres : de fibres sensitives marchant du ganglion sphéno-palatin vers le grand sympathique, et de fibres organiques cheminant de ce nerf vers le ganglion précédent ; ces dernières sont les plus nombreuses.

3° *Anastomose de la branche ascendante antérieure avec le nerf moteur oculaire externe.* Nous avons vu que les deux rameaux de la branche ascendante antérieure, après s'être unis au niveau de l'orifice supérieur du canal carotidien, se séparent presque aussitôt, en se divisant chacun en plusieurs filets. Parmi les filets qui résultent de la division du rameau externe, il en est deux, en général, plus considérables que les autres, qui se dirigent en haut et en avant, et qui, parvenus vers la partie moyenne du sinus caverneux, se confondent avec le nerf de la sixième paire, en formant avec celui-ci un angle aigu à sommet antérieur. Selon Bock, Hirzel et quelques anatomistes plus anciens, le moteur oculaire externe augmenterait un peu de volume après l'adjonction de ces filets. Mais cet accroissement a été nié avec raison d'abord par Sabatier, et plus tard par Arnold. Le nerf de la sixième paire, en effet, ne saurait s'accroître au moment où il reçoit les filets que lui envoie le grand sympathique ; car, ici encore, l'anastomose qui unit les deux nerfs est mixte. La sixième paire fournit quelques filets au système nerveux ganglionnaire et en reçoit d'autres en échange : de là l'aspect de ces filets qui, par leur couleur et leur consistance, tiennent en quelque sorte le milieu entre les divisions dépendantes du grand sympathique et celles des nerfs de la vie animale.

4° *Plexus caverneux et filets qu'il fournit.* Ce plexus est un ensemble de filets mous et rougeâtres qui succèdent aux deux rameaux de la branche ascendante antérieure, et qui se répandent autour de la carotide interne à son passage dans le sinus caverneux. Ces divers filets anastomosés entre eux enlacent assez régulièrement le tronc artériel ; cependant, c'est surtout sur le côté externe de celui-ci, en arrière du coude qu'il décrit pour entrer dans le crâne, qu'on les trouve en plus grand nombre. Des capillaires assez multipliés se mêlent à eux en les croisant dans divers sens ; de là le nom de *plexus artérioso-nerveux* sous lequel ils ont été collectivement désignés par Walther. Ce plexus fournit :

a. Au *tronc de la sixième paire,* un ou deux filets qui se dirigent obliquement de dedans en dehors. Le moteur oculaire externe se trouve ainsi uni au grand sympathique par deux ordres de filets : les uns inférieurs et plus volumineux, qui émanent du plexus carotidien, les autres supérieurs, qui viennent du plexus caverneux.

b. A la *troisième paire,* un ramuscule qui se jette dans son tronc à un centimètre en arrière de sa division en deux branches. Ce filament a été mentionné par Munnichs, par Bock et Laumonier ; il a été observé aussi par Hirzel, Arnold et M. Longet. Il est, en général, facile à découvrir. Sa longueur est de 2 ou 3 millimètres seulement.

c. A la *quatrième paire,* un autre ramuscule plus ténu et voisin du précédent, mais dont l'existence n'est pas aussi constante.

d. Au *ganglion de Gasser,* un et quelquefois plusieurs filets courts et grêles qui se rendent à sa partie supérieure et interne ; ces filets deviennent visibles lorsque le ganglion a été renversé avec ménagement en dehors et en avant.

e. A la *branche ophthalmique,* deux ou trois divisions très apparentes. — Quelques auteurs mentionnent aussi des filaments anastomotiques qui se rendraient au nerf maxillaire supérieur, et même au nerf maxillaire inférieur ; je n'ai pu constater jusqu'à présent leur existence.

f. Au *ganglion ophthalmique,* un filet qui chemine d'arrière en avant entre les nerfs de la troisième et de la sixième paire, et qui après avoir pénétré dans l'orbite avec le nerf nasal, vient se jeter soit dans la partie postérieure de ce ganglion, soit dans sa racine longue et grêle. Ce filet, signalé par Lecat, en 1767, a été observé plus tard par Bock, Arnold, Warrentrapp, M. Longet, etc. En procédant à sa recherche avec les ménagements qu'exige son extrême ténuité, on le trouve constamment.

g. A l'*artère ophthalmique,* un petit réseau de filaments nerveux, réseau qui se divise pour se prolonger sur chacune de ses branches, et, par conséquent, jusque sur l'artère centrale de la rétine. Ces petits filaments nerveux ont été observés par Chaussier et M. Ribes sur des artères préalablement soumises à la macération. A l'aide d'une loupe, Tiedemann dit avoir suivi sur le bœuf ceux qui accompagnent l'artère centrale de la rétine.

h. Au *corps pituitaire,* deux filets qui, nés de la partie supérieure et antérieure du plexus caverneux, au niveau de la troisième courbure de la carotide, se dirigent presque transversalement en dedans, pour atteindre la face inférieure de ce corps, dans laquelle ils disparaissent. Ces filets, décrits d'abord par Petit de Namur, et Fontana, puis par Bock, Hirzel, Warrentrapp, M. Bazin, etc., deviennent manifestes lorsqu'on a enlevé avec précaution la paroi supérieure du sinus caverneux et la partie postérieure du repli qui entoure l'hypophyse. Mais si leur existence est incontestable, leur nature, ainsi qu'Arnold l'a fait remarquer, est encore très problématique ; ils offrent l'aspect d'artérioles ; le microscope seul pourra établir leur véritable caractère. Mais, en admettant que l'inspection microscopique les classe définitivement dans le tissu nerveux, leur présence dans le corps pituitaire ne saurait suffire pour faire admettre ce corps au nombre des ganglions, ainsi que le voulait Gall, dont l'opinion a été adoptée par plusieurs anatomistes modernes.

i. A la *dure-mère, qui revêt la gouttière basilaire, et à cette gouttière elle-même,* deux ou trois filets qui émanent du plexus caverneux, au niveau de la seconde courbure de la carotide, et qui, dirigés d'abord d'avant en arrière, puis de dehors en dedans, s'anastomosent au-dessous de la lame quadrilatère du sphénoïde avec ceux du côté opposé, pour former des arcades transversales communiquant entre elles. Ces filets, signalés en 1831 par Warrentrapp et décrits un peu plus tard par Valentin, ont été l'objet d'un travail spécial, lu à l'Académie des sciences, en 1845, par M. Hirschfeld. Comme ceux qui se portent au corps pituitaire, ils présentent l'apparence de capillaires sanguins ; mais en les examinant au microscope, ce dernier anatomiste a constaté leur nature nerveuse.

k. A la *muqueuse des sinus sphénoïdaux,* deux, trois ou quatre ramuscules qui traversent la paroi inférieure du sinus caverneux et se répandent ensuite dans cette membrane. L'existence de ces ramuscules, mentionnée par Valentin, soulève encore beaucoup de doutes. J'ai vu très manifestement des filaments ténus et rougeâtres s'engager dans l'épaisseur du corps du sphénoïde, et se porter vers les sinus sphénoïdaux ; mais ces filaments étaient de nature vasculaire.

l. Et enfin, aux *trois branches terminales de la carotide interne,* des divisions d'une extrême ténuité qui les accompagnent jusqu'à leur terminaison, de telle sorte qu'on pourrait les désigner, avec M. Hirschfeld, sous le nom de *nervi nervorum.* Parmi ces divisions, celles qui suivent l'artère cérébrale antérieure s'unissent, sur la communicante antérieure, avec les divisions correspondantes du côté opposé ; au niveau de cette union, Béclard a cru remarquer un petit renflement ganglionnaire dont l'existence a paru douteuse à la plupart des observateurs qui lui ont succédé. Les ramifications nerveuses qui accompagnent l'artère communicante postérieure s'anastomosent, selon M. Hirschfeld, avec celles qui accompagnent l'artère vertébrale.

B. *Branches externes du ganglion cervical supérieur.*

Ces branches s'étendent du premier ganglion cervical aux trois ou quatre premiers nerfs cervicaux. Leur nombre varie de quatre à six. Leur couleur est grisâtre et leur direction divergente.

La plus élevée, légèrement ascendante et en général grêle, vient s'unir à la portion horizontale du premier nerf cervical.

La seconde et la troisième, qui offrent un volume beaucoup plus considérable, se portent transversalement en dehors vers la partie moyenne de l'arcade formée par l'anastomose des deux premières paires cervicales.

La quatrième, plus petite que les deux précédentes, se rend à l'angle de division du second nerf cervical.

La cinquième, qui n'est pas constante, se porte obliquement en bas, vers le tronc du troisième nerf cervical.

La sixième, dont l'existence est encore plus variable, se distingue par sa longueur, son obliquité si prononcée et sa grande ténuité; elle s'étend de l'extrémité inférieure du ganglion au tronc de la quatrième paire cervicale.

C. *Branche inférieure ou descendante du ganglion cervical supérieur.*

Cette branche, qui fait partie du tronc du grand sympathique, s'étend verticalement de l'extrémité inférieure du premier ganglion cervical à la partie supérieure du second, et, en l'absence de celui-ci, à la partie supérieure du troisième. Ses dimensions varient ainsi que sa couleur. Le plus souvent elle est d'une couleur blanche analogue à celle des nerfs de la vie animale; elle revêt alors la forme d'un cordon assez grêle. Quelquefois elle offre une couleur grise sur la plus grande partie de son étendue; dans ce cas, elle est toujours plus volumineuse et constitue un véritable prolongement du ganglion cervical supérieur.

La branche descendante du premier ganglion cervical répond en arrière au muscle long du cou, en avant à la veine jugulaire interne, en dedans au pneumo-gastrique, en dehors à l'origine des 4e, 5e et 6e nerfs cervicaux. Lorsqu'elle s'étend jusqu'au ganglion cervical inférieur, elle passe en arrière de l'artère thyroïdienne inférieure, longe le muscle scalène antérieur, et pénètre dans la poitrine en passant entre la veine et l'artère sous-clavières. Assez souvent elle se divise, au-dessus de cette artère, en plusieurs rameaux qui, passant les uns à sa partie postérieure, les autres à sa partie antérieure, l'enlacent à la manière d'un anneau.

Par son côté externe, cette branche reçoit des 3e, 4e, et quelquefois de la 5e paire cervicale des filets remarquables par leur ténuité. — Par son côté interne elle fournit : 1° à son point de départ, un ou deux ramuscules qui se réunissent au nerf cardiaque supérieur; 2° vers sa partie moyenne, un filet qui concourt à former le plexus laryngé; 3° par son tiers inférieur, lorsqu'elle se prolonge jusqu'au troisième ganglion cervical, plusieurs petites divisions qui se rendent au pharynx et à l'œsophage.

D. *Branches postérieures du ganglion cervical supérieur.*

Ces branches, mentionnées par M. Froment, et passées sous silence par la plupart des auteurs, sont destinées les unes aux muscles long du cou et grand droit antérieur, les autres au corps des 2e, 3e et 4e vertèbres cervicales.

Les *filets musculaires*, toujours très grêles, et cependant faciles à découvrir, se portent de dehors en dedans, en passant en arrière du pneumo-gastrique et de la carotide primitive, et pénètrent dans leurs muscles respectifs par leur bord interne.

Les *filets osseux* suivent la même direction; ils s'étendent seulement un peu plus loin, c'est-à-dire jusqu'à la ligne médiane; là, ils traversent le ligament vertébral commun antérieur, et plongent ensuite dans l'épaisseur du corps des vertèbres.

E. *Branches antérieures ou carotidiennes du ganglion cervical supérieur.*

Nées de la partie antérieure du ganglion cervical supérieur, ces branches, au nombre de trois ou quatre, molles et grisâtres, se dirigent en bas et en avant vers l'angle de division de la carotide primitive. Parvenues au-dessus de cet angle, elles se réunissent à d'autres branches émanées du glosso-pharyngien et du pneumo-gastrique, pour former un plexus remarquable, le *plexus inter-carotidien*, au centre duquel on observe quelquefois un petit ganglion signalé par Arnold, le *ganglion inter-carotidien*. Ce plexus s'applique sur le tronc de l'artère carotide externe qu'il enlace comme les plexus carotidien et caverneux enlacent la carotide interne. Il se divise ensuite en autant de plexus secondaires que cette artère présente de branches, et se rend avec celles-ci aux divers organes du cou et de la tête. C'est ainsi qu'il existe :

1° Un *plexus thyroïdien supérieur* dont les ramifications vont se répandre, d'une part dans le larynx, de l'autre dans le corps thyroïde.

2° Un *plexus lingual*, qui fournirait un filet au ganglion sublingual, selon Blandin. Mais nous avons vu que ce ganglion est loin d'être démontré. Le filet qu'il reçoit du grand sympathique se cache donc plus profondément encore dans les ténèbres de l'inconnu, dont il ne semble avoir été tiré que pour satisfaire aux exigences d'une théorie sur les ganglions de la tête. — Arrivé sous la face inférieure et dans l'épaisseur de la langue, le plexus lingual paraît s'unir sur plusieurs points au lingual et au grand hypoglosse ; M. L. Hirschfeld l'a vu constamment s'anastomoser vers la pointe de l'organe avec ces deux nerfs.

3° Un *plexus facial* qui fournirait à la glande sous-maxillaire plusieurs filets dont l'un se porterait au ganglion de ce nom, d'après Arnold, et qui, partageant ensuite la distribution de l'artère faciale, s'anastomose sur quelques points avec de fines divisions du nerf de la septième paire.

4° Un *plexus auriculaire* qui communiquerait avec la branche postérieure du facial, d'après Meckel.

5° Un *plexus occipital* qui se trouve très probablement en relation avec les branches sensitives que la seconde et la troisième paires cervicales envoient à l'occiput.

6° Un *plexus pharyngien inférieur* que la plupart des auteurs ont admis, mais dont l'existence me paraît douteuse.

7° Un *plexus maxillaire interne* qui s'anastomose avec le nerf auriculo-temporal et par une petite division appliquée sur l'artère méningée moyenne fournirait, selon Arnold, un filet au ganglion otique.

8° Enfin un *plexus terminal* qui accompagne l'artère temporale superficielle et toutes ses ramifications.

F. *Branches internes ou viscérales du ganglion cervical supérieur.*

Ces branches émanent de la partie interne du ganglion. Elles se dirigent obliquement en bas et en avant, en passant entre les muscles de la région prévertébrale et la carotide primitive, et se rendent : les plus élevées au pharynx, les moyennes à l'œsophage, au larynx et au corps thyroïde, les inférieures dans le tissu du cœur ; de là leur distinction en pharyngiennes, laryngées et cardiaques.

Les *branches pharyngiennes*, constamment multiples, mais en nombre indéterminé, ne tardent pas à se mêler avec celles qui viennent du glosso-pharyngien et du pneumo-gastrique. De ce mélange résulte un plexus important couché sur les parties latérale et postérieure du pharynx. Nous avons vu que les rameaux de ce plexus, appelé *plexus pharyngien*, se partagent en deux ordres : les uns allant se perdre dans la muqueuse du pharynx pour présider à sa sensibilité, les autres se terminant dans les muscles constricteurs pour présider à leur contraction.

Les *branches laryngées*, plus grêles et beaucoup moins nombreuses que les précédentes, s'unissent en arrière de la carotide primitive à quelques filets émanés soit du laryngé supérieur, soit du laryngé externe, et contribuent ainsi à former le *plexus laryngé*. De la partie postérieure de ce petit plexus on voit naître plusieurs filets destinés à l'œsophage. Deux ou trois autres détachés de sa partie supérieure se rendent au larynx. Les plus inférieures vont se terminer dans le corps thyroïde. — M. Huguier a fait remarquer que parmi les branches qui viennent se jeter dans le plexus laryngé, il en est une qui se porte constamment vers le nerf récurrent avec lequel elle s'anastomose au moment où celui-ci s'engage sous le muscle constricteur inférieur du pharynx.

Les *branches cardiaques* sont ordinairement de simples filets qui émanent en partie du ganglion cervical supérieur, en partie du cordon qui se rend au ganglion cervical moyen et qui se réunissent à une petite distance de leur origine pour donner naissance au *nerf cardiaque supérieur* ; ce nerf sera décrit avec les autres branches nerveuses destinées au cœur.

GANGLION CERVICAL MOYEN.

Ce ganglion n'est pas constant. Lorsqu'il existe, on observe beaucoup de variétés dans sa situation, son volume et sa forme. C'est ordinairement au-devant de la cinquième ou de la sixième vertèbre cervicale qu'on le trouve, en arrière de l'artère thyroïdienne inférieure, d'où le nom de *ganglion thyroïdien* que lui avait donné Haller.

Son volume représente à peine le quart de celui du ganglion cervical supérieur ; quelquefois il en représente le tiers ou la moitié ; mais il est plus fréquent de le voir se réduire et atteindre de si faibles dimensions, que son existence a pu être quelquefois méconnue , ainsi que le fait remarquer M. L. Hirschfeld. — Sa forme est en général ovoïde ou lenti-culaire ; je l'ai vu aussi offrir la configuration d'une petite pyramide triangulaire à sommet tronqué ou surbaissé.

Les rameaux du ganglion cervical moyen se divisent d'après leur direction :

1° En *ascendant* qui se rend au ganglion cervical supérieur.

2° En *descendants*, ordinairement au nombre de deux : l'un antérieur qui passe au-devant de l'artère sous-clavière, la contourne, puis se jette dans le ganglion cervical inférieur ; l'autre postérieur qui passe en arrière de la même artère sur laquelle il affecte une disposition plexiforme et se termine ensuite de la même manière.

3° En *externes*, minces et obliques, qui se rendent aux quatrième, cinquième et quelquefois sixième paires cervicales.

4° En *internes*, qui sont multiples et se partagent en trois groupes qu'on peut distinguer : en *thyroïdien, anastomotique et cardiaque*. — Les rameaux du premier groupe forment autour de l'artère thyroïdienne inférieure un plexus analogue à celui qui accompagne la thyroïdienne supérieure et se perd comme ce dernier dans le corps thyroïde. — Ceux du second s'unissent au nerf récurrent dont ils partagent ensuite la distribution. — Ceux du troisième, en se juxtaposant, forment le nerf cardiaque moyen dont nous verrons plus loin le trajet et la terminaison.

GANGLION CERVICAL INFÉRIEUR.

Le ganglion cervical inférieur est situé au-devant du col de la première côte, en arrière et un peu au-dessous des artères sous-clavière et vertébrale qu'il faut dévier en haut et en dedans pour l'apercevoir. Il est moins volumineux que le supérieur et notablement plus considérable que le moyen.

Sa forme est irrégulière ; en général cependant il représente une sorte de croissant dont la concavité regarde en haut, en arrière et en dehors.

Ses rameaux peuvent être divisés aussi en supérieurs, inférieurs, externes et internes.

Les *rameaux supérieurs* se distinguent : 1° en superficiels ou rameaux de communication avec le ganglion cervical moyen ; 2° en profond ou nerf vertébral.

Les rameaux de communication avec le ganglion cervical moyen déjà mentionnés sont toujours au nombre de deux , et très souvent au nombre de trois ou quatre. Nous avons vu qu'ils enlacent perpendiculairement l'origine de l'artère sous-clavière en passant les uns à son côté antérieur, les autres à son côté postérieur.

Le *nerf vertébral* naît de la concavité du ganglion près de son extrémité externe ; on le voit se diriger aussitôt vers le canal de l'artère vertébrale qu'il parcourt de bas en haut en s'effilant graduellement et en fournissant à cette artère des filets qui l'enlacent. Dans son trajet ascendant ce nerf communique successivement par autant de filets avec les 8e, 7e et 6e paires cervicales. — Ces filets, qui constituent pour le ganglion cervical inférieur autant de racines, offriraient , suivant Ducrotay de Blainville, un petit renflement ou ganglion au niveau de leur point de fusion avec le nerf vertébral. Mais ces renflements n'existent pas chez l'homme. Dans les oiseaux leur existence est loin d'être démontrée : sur toute l'étendue du cordon qui dans cette classe accompagne l'artère vertébrale, on n'aperçoit nulle part de corpuscules ganglionnaires ; au niveau de chacun des points où les filets émanés de la série des paires cervicales viennent se réunir à ce cordon, on n'observe aucune modification bien sensible de volume, de forme et de couleur. Le nerf vertébral ne représente donc pas un dédoublement de la portion cervicale du grand sympathique, comme le pensait cet anatomiste. Il doit être considéré, avec M. le professeur Cruveilhier, comme un groupement des principales racines du ganglion cervical inférieur. — Ce nerf toutefois ne se compose pas exclusivement de fibres émanées des paires cervicales et marchant de haut en bas. Il renferme aussi des fibres ganglionnaires qui cheminent de bas en haut ; ce sont surtout ces fibres qui forment un réseau autour de l'artère vertébrale. La hauteur à laquelle ce réseau s'élève n'a pas encore été bien déterminée : il semble disparaître au niveau de la quatrième ou de la troisième vertèbre cervicale ; cependant, à l'aide d'instruments grossissants, plusieurs observateurs, parmi lesquels je dois citer Blandin et M. L. Hirschfeld, disent l'avoir poursuivi jusque sur l'artère basilaire où celui d'un côté se confond avec celui du côté opposé, et même jusque sur les divisions de celle-ci, et sur la communicante postérieure où le nerf vertébral s'anastomoserait avec les dernières ramifications du rameau carotidien.

Le *rameau inférieur*, très court et en général volumineux, s'étend du ganglion cervical inférieur au premier ganglion thoracique. Assez fréquemment il se trouve envahi par des corpuscules ganglionnaires ; dans ce cas les deux ganglions sont comme soudés l'un à l'autre, et le rameau destiné à les unir semble ne pas exister.

Les *rameaux externes* se composent de quelques filets extrêmement fins qui s'appliquent à l'artère sous-clavière en l'entourant de leurs anastomoses et l'accompagnent ensuite dans tout son trajet ainsi que ses branches collatérales et terminales.

Presque tous les auteurs mentionnent encore comme branches externes des filets anastomotiques qui se porteraient en haut et en dehors vers les trois ou quatre dernières paires cervicales, et un autre destiné à la première paire dorsale. Les premiers n'existent pas ; on ne trouve d'autres filets étendus du ganglion aux nerfs cervicaux que ceux qui concourent à former le nerf vertébral. Il n'en est pas ainsi du dernier qui existe constamment et qui offre en général une couleur blanche.

Les *rameaux internes* sont les plus nombreux. Les supérieurs s'anastomosent avec le nerf cardiaque moyen. D'autres vont s'unir au nerf récurrent. Les plus importants se dirigent en bas et en dedans et se réunissent après un court trajet pour former le nerf cardiaque inférieur, ou vont se jeter isolément dans le plexus cardiaque. — On voit en outre plusieurs ramuscules pénétrer dans l'extrémité inférieure du muscle long du cou, et un ou deux autres plus ténus traverser le ligament vertébral commun antérieur pour aller se perdre dans le corps de la première vertèbre dorsale.

NERFS CARDIAQUES.

Les nerfs du cœur émanent de deux sources : des pneumo-gastriques, d'une part ; de la portion cervicale du grand sympathique, de l'autre.

Nous avons vu que les branches cardiaques fournies par les pneumogastriques sont en général au nombre de trois de chaque côté ;—que celles du côté droit se placent en avant de la carotide primitive et du tronc brachio-céphalique, puis s'engagent entre la trachée-artère et la crosse de l'aorte pour se jeter dans le plexus cardiaque ;—que celles du côté gauche, situées d'abord dans l'interstice des artères carotide primitive et sous-clavière passent au contraire en avant de la crosse aortique pour atteindre le même plexus ; — que les unes et les autres s'anastomosent dans leur trajet soit entre elles, soit surtout avec celles qui proviennent du système nerveux ganglionnaire ; — et enfin qu'elles présentent dans leur origine, leur volume, leur direction, leurs rapports et leurs anastomoses, de très grandes variétés.

Les nerfs qui s'étendent de la portion cervicale du grand sympathique vers le cœur sont aussi au nombre de trois de chaque côté : un *supérieur*, un *moyen* et un *inférieur*.—Ceux du côté droit, situés en arrière de la carotide primitive et du tronc brachio-céphalique, passent entre la trachée et la crosse aortique pour arriver au plexus cardiaque. Ceux du côté gauche, situés sur le côté externe de la carotide primitive, puis entre cette artère et la sous-clavière correspondante, croisent la partie antérieure de la crosse de l'aorte pour atteindre ce plexus. — Les premiers, ainsi que les seconds, communiquent fréquemment entre eux et avec les nerfs cardiaques du pneumo-gastrique ; et de même que ces derniers ils sont remarquables par les variétés d'origine, de volume, de nombre, de direction, de rapports et d'anastomoses qu'ils présentent. Fallope, Willis, Vieussens et même Scarpa dans la description qu'ils nous ont laissée des nerfs du cœur ont à peine signalé ces variétés qui cependant constituent pour ces nerfs un caractère d'autant plus remarquable qu'il se montre très rarement dans le système nerveux périphérique, et qu'on ne le trouve nulle part aussi accusé ; dans l'impossibilité de les reproduire toutes, je m'attacherai à décrire la disposition qu'on observe le plus communément pour chacun des nerfs cardiaques, en rappelant brièvement les différences les plus saillantes qui les distinguent à droite et à gauche.

Le *nerf cardiaque supérieur droit* naît du premier ganglion cervical ou de son rameau descendant, et le plus souvent de ces deux sources à la fois par une, deux ou trois racines qui s'engagent sous la carotide primitive et se réunissent bientôt en un seul tronc. Celui-ci, après avoir communiqué avec le plexus laryngé et le nerf récurrent, passe au-devant de l'artère thyroïdienne inférieure, puis s'anastomose avec le nerf cardiaque moyen. Au-dessous de cette union, caractérisée dans quelques cas par la présence d'un petit ganglion, il longe le côté postérieur du tronc brachio-céphalique, monte au-devant de la trachée et passe entre ce conduit et la crosse de l'aorte pour se jeter dans le plexus cardiaque.

Le *nerf cardiaque supérieur gauche* présente la même origine et les mêmes anastomoses ; seulement il longe le côté externe de la carotide primitive, ainsi que nous l'avons vu, et, au lieu de passer en arrière de la crosse aortique pour arriver au plexus cardiaque, il passe en avant de celle-ci.

Le *nerf cardiaque moyen du côté droit*, ou *grand nerf cardiaque* de Scarpa, est quelquefois plus considérable que le supérieur et l'inférieur, comme l'avait remarqué cet anatomiste ; mais on voit très souvent aussi son volume se montrer inférieur ou égaler à peine celui qu'ils présentent. Ce nerf tire son origine du ganglion cervical moyen et en son absence du cordon qui s'étend du premier au troisième. Il se porte d'abord presque transversalement en dedans ou un peu obliquement en bas et en dedans, s'anastomose en dehors de la carotide primitive avec les rameaux cardiaques cervicaux du pneumo-gastrique, derrière cette artère avec le nerf cardiaque supérieur et le plus souvent aussi avec un filet ascendant de l'inférieur, et enfin en dedans avec le nerf récurrent. Il descend ensuite sur le côté postérieur et interne du tronc brachio-céphalique, croise le côté postérieur de la crosse de l'aorte et se mêle au plexus cardiaque.

Le *cardiaque moyen du côté gauche* ne diffère du précédent que par son trajet parallèle au bord externe de la carotide primitive et son passage en avant de la crosse aortique.

Le *nerf cardiaque inférieur droit* est rarement unique; on en trouve en général deux et même trois qui s'anastomosent entre eux et avec le moyen en arrière du tronc brachio-céphalique, plus bas avec le nerf récurrent et les rameaux cardiaques qui s'en détachent. Il se glisse ensuite entre la trachée et l'aorte pour aller concourir à la formation du plexus cardiaque.

Le *cardiaque inférieur gauche* varie dans son trajet; il passe quelquefois en avant de l'artère sous-clavière et de la crosse aortique; d'autres fois il passe en arrière de la sous-clavière, puis changeant alors de direction, il se place également au-devant de l'aorte. Dans certains cas il demeure postérieur dans toute son étendue, c'est-à-dire qu'il arrive au plexus cardiaque comme les nerfs cardiaques droits en passant sous la crosse de l'aorte.

Plexus cardiaque. Ce plexus résulte de l'anastomose et de l'entremêlement des branches cardiaques des pneumo-gastriques et des six nerfs cardiaques du grand sympathique. Il occupe un espace limité en haut et à droite par l'angle que forme la portion ascendante de l'aorte avec la portion horizontale, à gauche par le cordon qui résulte de l'oblitération du canal artériel, en bas par la branche droite de l'artère pulmonaire, en arrière par la bifurcation de la trachée.

Au centre du plexus cardiaque on observe le plus souvent un renflement de couleur grise ou rougeâtre qui a été mentionné pour la première fois par Wrisberg, d'où le nom de *ganglion de Wrisberg* sous lequel il est généralement connu; au lieu d'un seul ganglion, il n'est pas très rare d'en rencontrer deux et même trois qui sont alors beaucoup moins volumineux.

Par ses parties postérieure et latérales, le plexus cardiaque communique avec les plexus pulmonaires antérieurs, c'est-à-dire avec les rameaux plexiformes que les pneumo-gastriques envoient au-devant de la racine des poumons.

Par sa partie inférieure, le même plexus se prolonge vers le cœur en enlaçant les deux troncs artériels qui en partent, de telle sorte que parmi ses divisions les unes passent au-devant de l'aorte et de l'artère pulmonaire; d'autres entre ces deux artères, et les plus nombreuses en arrière de ces vaisseaux. Ces divisions se partagent par conséquent en trois groupes principaux liés entre eux par des filets de communication : un *groupe antérieur superficiel*, un *groupe moyen* et un *groupe postérieur* ou *profond*.

Le *groupe antérieur*, formé de divisions grêles et peu nombreuses, descend sur l'origine de l'aorte, sur le tronc de l'artère pulmonaire, arrive sur le prolongement infundibuliforme du ventricule droit, puis sur la face antérieure du cœur. Dans son trajet ce groupe fournit successivement des filets aux deux vaisseaux qui lui servent de support, à l'oreillette droite, au péricarde, et enfin à la paroi antérieure du ventricule droit ; quelques ramifications se portent aussi vers l'artère cardiaque antérieure et contribuent à former le plexus coronaire antérieur.

Le *groupe moyen* descend au-devant de la branche droite de l'artère pulmonaire, passe entre l'aorte et le tronc de cette artère, puis en arrière de ce tronc et se confond alors avec le groupe postérieur dont il partage dès lors la distribution.

Le *groupe postérieur* descend en arrière de la branche droite de l'artère pulmonaire, puis entre le tronc de cette artère et la face antérieure des oreillettes ; là il rencontre le groupe moyen auquel il se réunit ; de l'entrelacement formé par la fusion de ces deux groupes on voit naître deux plexus plus petits qui constituent les plexus coronaires ou cardiaques antérieur et postérieur.

Le *plexus cardiaque gauche* ou *antérieur* s'applique à l'artère coronaire antérieure, se porte avec elle à gauche et en avant, puis se bifurque comme cette artère pour suivre : d'une part, le sillon auriculo-ventriculaire gauche en fournissant des filets supérieurs ou auriculaires et des filets inférieurs ou ventriculaires ; et de l'autre, le sillon ventriculaire antérieur au niveau duquel il donne un grand nombre de divisions aux deux ventricules, mais particulièrement au ventricule gauche.

Le *plexus cardiaque droit* ou *postérieur* suit le trajet de l'artère coronaire postérieure. Dans le sillon auriculo-ventriculaire droit il donne des filets ascendants à l'oreillette droite et des filets descendants beaucoup plus apparents au ventricule du même côté ; parvenues dans le sillon ventriculaire postérieur, ses divisions se distribuent à la fois à l'un et à l'autre ventricule.

Les filets que les plexus cardiaques antérieur et postérieur fournissent aux parois du cœur se comportent relativement aux artères coronaires comme tous les plexus semblables, c'est-à-dire qu'ils affectent avec ces artères des rapports d'autant moins intimes qu'ils se rapprochent davantage de leur terminaison ; au moment de plonger dans le tissu musculaire du cœur on les voit très manifestement sur plusieurs points s'écarter de la branche artérielle, qui jusque-là leur avait servi de support. Remack a mentionné sur leur trajet de très petits ganglions dont je n'ai pu découvrir aucune trace.

PORTION THORACIQUE DU GRAND SYMPATHIQUE.

Préparation. 1° Enlevez la paroi antérieure du thorax, soulevez l'un des poumons en le ramenant en avant et en dedans, puis divisez toutes les côtes à l'union de leur tiers postérieur avec les deux tiers antérieurs.

2° Détachez avec une pince la plèvre qui recouvre les côtes et les parties latérales de la colonne dorsale.

3° Isolez le tronc de la portion thoracique du grand sympathique en procédant de haut en bas.

4° Disséquez les filets qui unissent ce tronc aux nerfs dorsaux.

5° Poursuivez les divisions qui se dirigent vers l'œsophage, l'aorte et la racine du poumon, ainsi que les nerfs grand et petit splanchniques.

La portion thoracique du grand sympathique s'étend de la première à la dernière côte, sous la forme d'un cordon entrecoupé de distance en distance par des ganglions régulièrement espacés. Ce cordon, recouvert par la plèvre dans toute son étendue, descend au-devant de la série des artères intercostales et des articulations costo-vertébrales en décrivant, comme la colonne dorsale, une courbe à concavité antérieure. Il est alternativement blanc et gris : blanc dans son trajet d'un ganglion à l'autre, gris au niveau de chacun de ses renflements : cependant, comme la couleur de ces derniers est d'un gris beaucoup plus pâle que celle des ganglions cervicaux, il en résulte qu'on n'observe pas sur la portion thoracique du grand sympathique, entre les ganglions et les rameaux qui les unissent, cette différence si tranchée que nous avons constatée entre les mêmes parties sur la portion cervicale de ce nerf.

Autant de vertèbres dorsales, autant de ganglions thoraciques ; toutefois, il n'est pas rare de voir le nombre de ces ganglions se réduire à onze, et même à dix, ce qui tient soit à la fusion du premier ganglion thoracique avec le dernier ganglion cervical, soit à la fusion de deux ganglions thoraciques quelconques.— Leur volume est à peu près égal, à l'exception cependant du premier, qui est notablement plus considérable. — Leur forme est ellipsoïde ou triangulaire. — Leur situation offre quelques variétés : la plupart sont couchés sur la tête des côtes ou immédiatement au-devant des articulations costo-vertébrales ; quelques uns reposent en partie sur cette tête et en partie sur le corps de l'une des vertèbres adjacentes ; d'autres, moins nombreux, sont situés au-devant du tronc de conjugaison correspondant.

Les rameaux qui partent des ganglions thoraciques peuvent être divisés en supérieur, inférieur, externes et internes.

Les *rameaux supérieur* et *inférieur*, destinés à unir chaque ganglion à celui qui le précède et à celui qui le suit, sont, en général, courts et volumineux. On voit rarement ces rameaux de communication se montrer doubles ou se bifurquer en se portant d'un ganglion à l'autre. Celui qui unit le premier ganglion thoracique au dernier ganglion cervical est toujours extrêmement court et souvent nul, par suite de la fusion de ces deux renflements nerveux. Celui qui se rend au premier ganglion lombaire est, au contraire, long et grêle ; il monte sur les côtés de la douzième vertèbre dorsale, passe entre le pilier du diaphragme et l'extrémité supérieure du psoas, et se jette alors dans ce ganglion.

Les *rameaux externes* sont ordinairement au nombre de deux, qui se rendent tantôt à la même paire dorsale, et tantôt à deux paires dorsales différentes. Les ganglions situés au-devant de la tête des côtes communiquent presque constamment avec deux nerfs dorsaux : avec le nerf dorsal qui est au-dessus, par un filet obliquement dirigé en haut et en dehors ; avec le nerf dorsal qui est au-dessous, par un second filet obliquement descendant. Les ganglions situés au-devant des trous de conjugaison envoient un de leurs rameaux au nerf intercostal qui sort de ce trou, et l'autre au ganglion intervertébral. Certains ganglions présentent un troisième rameau externe ; celui-ci se porte alors en haut et en dehors, vers le nerf intercostal situé au-dessus de celui qui lui correspond.

Les *rameaux internes* diffèrent dans leur trajet et leur terminaison, suivant qu'ils appartiennent aux quatre ou cinq premiers ganglions thoraciques ou aux sept derniers.

Ceux qui émanent des quatre ou cinq premiers ganglions thoraciques se dirigent de dehors en dedans, et répondent successivement aux vertèbres, à l'œsophage, à l'aorte thoracique, et enfin à la partie postérieure de la racine du poumon ; de là le nom de *rameaux aortico-pulmonaires* sous lequel ils ont été désignés. Dans leur trajet, ces rameaux fournissent :

1° A chaque vertèbre dorsale un ou deux filets qui pénètrent dans leur corps, après avoir traversé les parties latérales du grand ligament vertébral commun antérieur.

2° A l'œsophage, plusieurs divisions qui s'anastomosent avec les pneumogastriques et se perdent ensuite dans les parois de ce conduit.

3° A l'aorte, quelques ramifications ténues qui rampent à sa surface avant de disparaître au milieu de ses tuniques.

4° Au poumon, des ramuscules nombreux qui participent à la formation du plexus pulmonaire, et qui partagent le mode de terminaison des branches fournies par ce plexus.

5° Enfin, un, deux ou trois filets qui naissent plus particulièrement du premier ganglion thoracique, et qui vont se perdre en partie dans le plexus cardiaque, en partie sur les parois des bronches.

Les rameaux internes émanés des sept ou huit derniers ganglions thoraciques se comportent, relativement à ces ganglions, comme les nerfs cardiaques relativement aux ganglions cervicaux. On les voit en effet se réunir à une certaine distance de leur origine, et former ainsi deux troncs principaux, les *nerfs splanchniques*, passer ensuite du thorax dans l'abdomen, se jeter dans les *ganglions semi-lunaires* et le *plexus solaire*, puis s'irradier avec ce plexus dans toutes les directions, pour aller se distribuer à la plupart des viscères abdominaux. — De même que la description des nerfs et du plexus cardiaques est venue compléter l'étude de la portion cervicale du système nerveux ganglionnaire, de même la description des *nerfs splanchniques*, des *ganglions semi-lunaires*, du *plexus solaire* et de ses divisions complétera celle de la portion thoracique de ce système.

1° *Nerfs splanchniques.*

Ces nerfs se distinguent par leur position en supérieur ou grand splanchnique, et inférieur ou petit splanchnique.

Le *grand nerf splanchnique* tire ordinairement son origine des 6e, 7e, 8e et 9e ganglions thoraciques ; quelquefois il présente une cinquième racine qui vient alors tantôt du cinquième ganglion thoracique, tantôt du dixième, et tantôt du cordon intermédiaire à ces ganglions.

La plus élevée de ces racines, qui est aussi la plus considérable, se porte presque verticalement en bas ; les autres, obliquement dirigées en bas, en avant et en dedans, viennent successivement la rejoindre, de telle sorte qu'elles se trouvent toutes réunies ordinairement au niveau du corps de la onzième vertèbre dorsale. Le tronc, ainsi constitué, continuant à descendre dans la même direction, ne tarde pas à traverser le pilier correspondant du diaphragme par une ouverture particulière, et se jette alors dans l'angle externe du ganglion semi-lunaire.

II.

Avant son passage à travers le diaphragme, le grand nerf splanchnique présente assez souvent un petit renflement qui a été signalé par Lobstein.

Le *petit nerf splanchnique* naît par deux ou trois racines qui proviennent des 10e, 11e et 12e ganglions thoraciques, et qui se réunissent à une distance variable. Le petit tronc qui résulte de cette union traverse le pilier du diaphragme entre le grand splanchnique, qui lui est supérieur et antérieur, et le tronc du grand sympathique, situé à son côté inférieur et externe. Parvenu dans l'abdomen, il se partage en trois branches, dont l'une, plus élevée, s'anastomose avec le grand splanchnique, tandis que la seconde se rend au plexus solaire, et la troisième au plexus rénal.

Les deux racines qui donnent naissance au petit splanchnique restent assez souvent indépendantes, ou ne font que s'anastomoser dans leur trajet; dans ce cas, il existe deux petits splanchniques : 1° un petit splanchnique supérieur, ou *splanchnique moyen* de Valentin, qui s'anastomose presque toujours avec le grand splanchnique et se termine ensuite dans le plexus solaire ; 2° un petit splanchnique inférieur, ou *nerf rénal postérieur* de Wather et de quelques auteurs, qui se porte en partie au plexus précédent, en partie au plexus capsulaire, mais surtout au plexus rénal.

2° *Ganglions semi-lunaires.*

Au nombre de deux, l'un droit et l'autre gauche, ces ganglions sont surtout remarquables par leur volume, en général supérieur à celui de tous les autres renflements nerveux du même ordre. Ils sont situés au-devant des piliers du diaphragme, immédiatement au-dessus du bord supérieur du pancréas, entre l'origine du tronc cœliaque et la capsule surrénale.

Leur forme est en général celle d'un croissant dont la concavité serait tournée en haut et en dedans.

Leur extrémité supérieure et externe reçoit le grand nerf splanchnique et une ou plusieurs divisions du petit splanchnique.

Leur extrémité interne est le point de départ de gros faisceaux plexiformes qui les unissent l'un à l'autre en s'entremêlant au-devant de l'aorte. A cette même extrémité on voit aboutir, à droite, la partie terminale du pneumo-gastrique correspondant, qui forme, avec le ganglion semi-lunaire et le grand splanchnique du même côté, une anse ou arcade bien décrite par Wrisberg, d'où la dénomination d'*anse mémorable de Wrisberg*, sous laquelle elle est encore connue.

Par leur concavité, ces ganglions reçoivent : celui du côté gauche plusieurs divisions du nerf phrénique gauche ; celui du côté droit, le tronc même du phrénique droit.

De leur convexité naissent de nombreux rameaux plexiformes qui, réunis et confondus avec ceux émanés de l'extrémité interne, donnent naissance au plexus solaire.

Telle est la disposition la plus ordinaire des ganglions semi-lunaires, mais elle présente de fréquentes variétés : ainsi leur forme est quelquefois arrondie, d'autres fois plus ou moins irrégulière. Leur volume lui-même est très variable ; on les voit, dans certains cas, s'étrangler vers leur partie moyenne, et même se diviser ou se fragmenter en plusieurs ganglions secondaires réunis entre eux par de gros rameaux de communication.

3° *Plexus solaire.*

Préparation. 1° Enlever la paroi abdominale antérieure ainsi que le rebord des côtes et la partie correspondante du diaphragme; soulever le bord antérieur du foie et renverser cet organe du côté du thorax.

2° Appliquer sur la partie moyenne de l'estomac deux ligatures placées à trois centimètres de distance, inciser cet organe entre les deux ligatures et renverser chacune de ses moitiés en dehors.

3° Chercher le plexus solaire immédiatement au-devant de l'aorte, autour du tronc cœliaque. Sur les côtés de ce plexus on trouvera les ganglions semi-lunaires, les grands nerfs splanchniques qui aboutissent à ces ganglions et le pneumo-gastrique droit qui se jette dans celui du même côté. On verra aussi arriver dans le plexus solaire plusieurs divisions importantes des nerfs phréniques et plus particulièrement du nerf phrénique droit.

4° Séparez du plexus solaire le tissu cellulaire et les ganglions lymphatiques qui le recouvrent en partie; dans ce but il convient de procéder par voie de traction et de déchirement plutôt que par voie de section; on se servira donc d'une pince de préférence au scalpel. Si le sujet est légèrement infiltré ou si les viscères abdominaux ont macéré quelque temps dans une eau légèrement acidulée, cette dissection deviendra beaucoup plus facile.

5° Du plexus solaire la dissection s'étendra de proche en proche d'abord au plexus hépatique et à ses dépendances, puis au plexus coronaire stomachique, au plexus hépatique, etc.

Nous venons de voir les quatre nerfs splanchniques, plusieurs divisions des nerfs phréniques et la partie terminale du nerf pneumo-gastrique droit converger vers les ganglions semi-lunaires, pénétrer dans leur épaisseur et en sortir par leur partie inférieure et interne sous l'aspect de rameaux plexiformes très multipliés. Tous ces rameaux se portent au-devant de l'aorte, autour de l'origine du tronc cœliaque et de l'artère mésentérique supérieure, et forment, par leur entremêlement, un vaste plexus dont les innombrables ramifications rayonnent vers tous les viscères de l'abdomen, d'où la dénomination de *plexus solaire* qui lui fut d'abord imposée : plus tard, il reçut tour à tour les noms de *centre nerveux de la vie nutritive*, de *cerveau abdominal*, basés l'un et l'autre sur l'importance de ses fonctions, et ceux de *plexus épigastrique*, de *plexus nerveux médian* de l'abdomen, tirés de sa situation.

Les rameaux qui composent le plexus solaire sont entrecoupés sur plusieurs points de ganglions, *ganglions solaires*, irréguliers de forme et très inégaux en volume. Leur couleur est blanche pour quelques uns et grise pour la plupart. En s'anastomosant, se croisant, se superposant de mille manières, ces rameaux décrivent des mailles, des cercles, des aréoles dont les interstices sont remplis par un tissu cellulaire plus ou moins dense.

De ce plexus, comme d'un centre, partent autant de plexus secondaires qui arrivent aux viscères de l'abdomen en suivant le trajet des branches antérieures et latérales de l'aorte abdominale. Il existe par conséquent : *deux plexus diaphragmatiques inférieurs*, *un plexus coronaire stomachique*, *un plexus hépatique*, *un plexus splénique*, *un plexus mésentérique supérieur*, *un plexus rénal*, *un plexus surrénal* et *un plexus spermatique* ou *ovarique*. L'artère mésentérique inférieure reçoit aussi quelques filets plexiformes du plexus solaire; mais la plupart des filets qui l'accompagnent émanent, ainsi que nous le verrons, du plexus lombo-aortique.

A. *Plexus diaphragmatiques inférieurs.* Ils naissent de la partie la plus élevée du plexus solaire. Les filets qui les composent, grêles et peu nombreux, se dirigent de bas en haut entre les artères diaphragmatiques inférieures et le péritoine, donnent bientôt quelques divisions qui se portent à la capsule surrénale avec l'artère capsulaire supérieure, et pénètrent ensuite au milieu des faisceaux musculaires du diaphragme, dans lesquels ils se distribuent. Ces filets s'anastomosent sur plusieurs points, particulièrement à droite, avec les ramifications terminales des nerfs phréniques. Quelques uns présentent sur leur trajet de très petits renflements nerveux au voisinage de leur point de départ.

B. *Plexus coronaire stomachique.* Ainsi que les plexus hépatique et splénique, il tire son origine de la partie du plexus solaire qui enlace le tronc cœliaque. Parvenu avec l'artère coronaire stomachique, au niveau du cardia, il envoie plusieurs filets à l'extrémité inférieure de l'œsophage, se réfléchit ensuite pour suivre la petite courbure de l'estomac, et donne dans ce trajet : 1° aux deux faces de cet organe des divisions nombreuses par lesquelles il s'anastomose avec le pneumo-gastrique ; 2° à son extrémité pylorique d'autres ramifications qu'on voit se mêler et s'unir à celles qui accompagnent l'artère pylorique.

C. *Plexus hépatique.* Deux ou trois gros troncs, entrecoupés le plus souvent de petits ganglions, se détachent, pour le produire, du plexus de l'artère cœliaque, et se décomposent ensuite en plusieurs rameaux qui entourent l'artère hépatique de leurs anastomoses. Ce plexus fournit :

1° A l'artère pylorique des divisions extrêmement ténues, qui se perdent avec cette artère dans les parois du duodénum et dans la partie correspondante de l'estomac ;

2° A ce même organe et au pancréas des filets plus nombreux qui suivent l'artère gastro-épiploïque droite et sa branche pancréatico-duodénale ;

3° A la vésicule biliaire quelques ramifications qui s'accolent à l'artère cystique :

4° Enfin, aux lobules du foie des rameaux volumineux et nombreux, qui pénètrent dans la capsule de Glisson avec les branches terminales de l'artère hépatique en se divisant et se subdivisant comme ces branches.

Indépendamment des rameaux plexiformes qui entourent l'artère hépatique et ses principales divisions, rameaux qui constituent le *plexus hépatique antérieur* de Lobstein, le *plexus hépatique gauche* de Sœmmerring, il en est d'autres moins volumineux qui, nés de la même source que les précédents, se portent entre l'artère destinée au foie et le tronc de la veine porte, s'appliquent à la face antérieure de ce dernier, puis s'écartent au niveau de sa bifurcation pour entourer ses deux branches, dont elles partagent ensuite la distribution. Ces rameaux, désignés tour à tour sous les noms de *plexus hépatique postérieur*, de *plexus hépatique droit*, de *plexus de la veine porte*, s'anastomosent dans leur trajet : 1° avec le plexus de l'artère hépatique ; 2° au niveau du sillon transverse du foie avec les rameaux que le pneumo-gastrique gauche envoie à cet organe ; 3° dans l'intérieur de la capsule de Glisson, avec ces deux ordres de filets, de telle sorte que ces divers plexus secondaires, primitivement distincts, finissent par se mêler, pour constituer dans l'épaisseur du foie un seul et même plexus fournissant à chaque lobule une ou plusieurs divisions.

D. *Plexus splénique*. Les rameaux qui composent ce plexus sont, en général, moins plexiformes que ceux qui entourent l'artère hépatique. Ils ne s'appliquent pas, comme ces derniers, exactement sur le tronc artériel qui leur sert de support, et n'en suivent pas toutes les flexuosités. Au niveau de quelques unes des courbures de l'artère splénique, on les voit s'éloigner en partie de celle-ci, pour la rejoindre un peu plus loin par un trajet plus direct et comparable à celui d'une tangente. De ce plexus se détachent successivement :

1° Des filets qui pénètrent dans le pancréas avec les artères pancréatiques supérieures, dont ils sont pour la plupart indépendants.

2° Le plexus gastro-épiploïque gauche, qui fournit aux deux faces de l'estomac des filets abondants.

3° Quelques divisions extrêmement ténues qui se portent au grand cul-de-sac du même organe avec les vaisseaux courts.

4° Enfin, à la rate, des rameaux très apparents qui pénètrent dans son épaisseur avec les branches terminales de l'artère splénique.

E. *Plexus mésentérique supérieur*. Il naît de la partie inférieure du plexus solaire, dont il pourrait être considéré comme une branche de bifurcation, tant sont multipliés les rameaux qui s'en détachent pour lui donner naissance. Situé à son point de départ entre le pancréas et la troisième portion du duodénum, comme l'artère mésentérique supérieure qu'il enlace étroitement, il pénètre plus bas entre les deux lames du mésentère et se partage alors en un très grand nombre de filets, dont la plupart continuent à suivre les divisions artérielles correspondantes, tandis que d'autres s'en écartent pour se rendre isolément à leur destination. Plus ce plexus se rapproche de sa terminaison, plus les nerfs qui le constituent se rendent indépendants soit les uns des autres, soit de leur support artériel.

Les filets de ce plexus se partagent du reste, ainsi que la mésentérique supérieure, en deux ordres : en ceux qui partent de la convexité de l'artère pour se porter à travers le mésentère vers l'intestin grêle, et en ceux qui partent de sa concavité pour se rendre au cœcum, ou côlon ascendant, et à la moitié droite du côlon transverse.

Les divisions destinées à l'intestin grêle marchent en ligne droite ; arrivées au sommet des arcades que forment les branches mésentériques, elles s'anastomosent à angle aigu, et constituent ainsi de petits plexus d'où partent d'autres divisions également rectilignes qui se rendent à l'intestin grêle, soit directement, soit après s'être anastomosées de nouveau avec quelques ramuscules voisins.

Les divisions destinées au gros intestin se comportent de la même manière.

Parvenues au tube intestinal, les unes et les autres pénètrent dans l'épaisseur de ses parois en marchant de son bord adhérent vers son bord libre. Les plus superficielles cheminent d'abord **entre le péritoine** et la tunique musculeuse, puis traversent cette tunique, dans laquelle elles laissent quelques ramifications, et se terminent dans l'épaisseur de la membrane muqueuse. D'autres traversent tout de suite la couche musculaire pour se placer entre cette couche et la tunique celluleuse, ou entre cette dernière et la couche muqueuse dans laquelle elles s'épuisent pour la plupart.

Indépendamment des rameaux qu'il donne à l'intestin grêle et à la première moitié du gros intestin, le plexus mésentérique supérieur en fournit encore quelques uns qui se perdent dans la tête du pancréas.

F. *Plexus rénal.* Les rameaux qui le constituent proviennent de la partie inférieure et latérale du plexus épigastrique. Leur disposition n'est pas aussi plexiforme que celle des filets qui entourent les branches du tronc cœliaque ou le tronc de la mésentérique supérieure. Ils marchent presque parallèlement en communiquant obliquement entre eux de distance en distance, de manière à former autour de l'artère rénale des mailles elliptiques très allongées. Dans leur trajet et près de leur origine, ces rameaux fournissent :

1° Supérieurement, plusieurs divisions qui se portent vers la capsule surrénale et qui concourent à former le plexus de ce nom.

2° Inférieurement, trois ou quatre ramuscules qui vont se jeter dans le plexus spermatique ou ovarique, et qui nous expliquent l'irradiation vers le rein de toute douleur un peu vive développée dans le testicule ou l'utérus.

Après avoir émis ces divers filets, le plexus rénal arrive vers le bord concave du rein, où il se partage en plusieurs plexus plus petits, qui disparaissent dans son épaisseur avec les divisions artérielles correspondantes.

G. *Plexus surrénal.* Ce plexus, très considérable relativement aux petites dimensions de l'organe auquel il est destiné, tire son origine de plusieurs sources : du plexus solaire en dedans, du plexus diaphragmatique inférieur en haut, du plexus rénal en bas, et du petit splanchnique en arrière ; il reçoit en outre plusieurs divisions très manifestes de la partie terminale du nerf phrénique.

Tous ces filets, unis entre eux par des liens anastomotiques, et formant une sorte de toile réticulaire étalée sur les piliers du diaphragme, plongent dans la capsule surrénale par la partie interne de son bord supérieur, et se ramifient aussitôt dans son épaisseur.

H. *Plexus spermatique ou ovarique.* Le plexus nerveux qui se rend au testicule chez l'homme, à l'ovaire et à l'utérus chez la femme, vient en partie du plexus rénal, ainsi que nous l'avons vu précédemment, en partie du plexus solaire, et en partie aussi du plexus lombo-aortique.

Le plexus testiculaire entoure l'artère et les veines spermatiques, arrive au canal inguinal où il se mêle à d'autres nerfs émanés du plexus hypogastrique, et descend jusqu'à l'épididyme et aux conduits séminifères dans lesquels il se termine.

Le plexus ovarique suit l'artère utéro-ovarienne, donne de nombreux filets à l'ovaire, quelques uns à la trompe, et se perd par ses dernières ramifications dans le corps de l'utérus.

Après avoir fourni tous les plexus secondaires qui viennent d'être décrits, le plexus solaire, considérablement réduit dans ses dimensions, mais non encore épuisé, se prolonge sur la partie antérieure de l'aorte, et concourt à former un autre plexus important, le *plexus lombo-aortique* dont la portion lombaire du grand sympathique constitue la source principale.

PORTION LOMBAIRE DU GRAND SYMPATHIQUE.

Préparation. 1° Inciser crucialement la paroi abdominale antérieure, et enlever l'intestin grêle.

2° Soulever la veine cave inférieure, la lier d'une part au-dessous du diaphragme, de l'autre au-dessus de sa bifurcation, et l'exciser.

3° Cherchez la portion lombaire du grand sympathique immédiatement en dedans de l'attache du grand psoas, et isoler son tronc en procédant de haut en bas.

4° Préparer les rameaux qui unissent ce tronc aux nerfs lombaires; pour cette préparation on détachera avec précaution le psoas, et on le renversera en dehors de manière à mettre à nu les cinq nerfs lombaires à leur sortie des trous de conjugaison. Il deviendra alors très facile de suivre les deux ou trois divisions que chacun d'eux fournit au grand sympathique ; ces divisions sont en général très grêles.

5° Poursuivre les rameaux qui se portent en dedans et particulièrement ceux qui vont concourir à la formation du plexus lombo-aortique.

6° Découvrir ce plexus, isoler les rameaux qui s'en séparent pour accompagner l'artère mésentérique inférieure, et disséquer jusqu'à leur terminaison les deux faisceaux de filaments nerveux qui résultent de sa bifurcation.

La portion lombaire du grand sympathique, étendue de la dernière vertèbre dorsale à l'angle sacro-vertébral, décrit, comme la colonne lombaire sur laquelle elle repose, une légère courbe à convexité antérieure. Elle est située sur les parties latérale et antérieure de cette colonne, immédiatement en dedans des insertions du grand psoas. La veine cave inférieure recouvre celle du côté droit, et l'aorte celle du côté gauche.

Les ganglions qu'on observe sur cette portion lombaire sont ordinairement au nombre de quatre et parfois au nombre de trois seulement. Leur forme est olivaire et leur volume assez uniforme, bien qu'ils présentent sous ce rapport quelques variétés suivant qu'on compare les supérieurs aux inférieurs, ceux de droite à ceux de gauche, ou ceux d'un individu à ceux d'un autre individu. Ces ganglions sont beaucoup plus éloignés des nerfs lombaires que les thoraciques et les cervicaux ne le sont des nerfs qui leur correspondent, disposition due ici à la présence du grand psoas qui, prenant sur la colonne lombaire de larges insertions, refoule en quelque sorte vers la ligne médiane le cordon du grand sympathique. Le premier ganglion lombaire répond en général à la seconde vertèbre lombaire, et le dernier à l'angle sacro-vertébral au niveau duquel on le voit souvent se continuer avec le premier ganglion sacré. Chacun d'eux présente :

Des rameaux supérieurs et inférieurs par lesquels ils s'unissent entre eux et avec les portions thoracique et sacrée.

Des rameaux externes qui établissent leurs relations avec les nerfs lombaires.

Et des rameaux internes ou viscéraux qui se réunissent à ceux du côté opposé pour former le plexus lombo-aortique.

Les *rameaux supérieur* et *inférieur*, verticalement étendus du ganglion qui les fournit au ganglion qui les précède et à celui qui les suit, sont généralement blancs, uniques, d'autant plus épais que les deux ganglions qu'ils unissent se trouvent plus rapprochés, d'autant plus grêles que ceux-ci sont au contraire plus éloignés.

Le rameau qui unit le dernier ganglion thoracique au premier lombaire avait été considéré par Haller d'abord, et plus tard par Bichat, comme inconstant dans son existence. Mais les recherches de Wrisberg, de Weber, de Lobstein, ont établi que son absence, loin d'être fréquente, est extrêmement rare. Sa ténuité, très prononcée dans quelques cas, a pu contribuer d'autant plus à le faire méconnaître qu'il n'offre pas toujours la même disposition. Il vient en effet tantôt du dernier ganglion thoracique et tantôt du nerf rénal; dans le premier cas il se porte obliquement en bas et en avant sur les parties latérales de la première vertèbre lombaire; dans le second il se rapproche plus ou moins de la direction verticale.

Le rameau qui s'étend du dernier ganglion lombaire au premier sacré est court et volumineux, ou nul par suite de la fusion de ces deux renflements.

Les *rameaux externes*, beaucoup plus longs et en général aussi beaucoup plus grêles que ceux des ganglions thoraciques, sont au nombre de deux ou trois pour chaque ganglion lombaire. Obliques pour la plupart en haut et en dehors à leur point de départ, ces rameaux s'engagent sous les arcades fibreuses du muscle psoas, contournent alors directement d'avant en arrière la gouttière latérale de la vertèbre correspondante et se jettent dans le nerf lombaire qui occupe le trou de conjugaison situé au-dessus de cette gouttière, ou dans l'une de ses divisions.

Indépendamment de ces rameaux externes ascendants, on en voit souvent d'autres qui, émanés du même ganglion, se dirigent en bas et en dehors pour atteindre la gouttière latérale de la vertèbre située immédiatement au-dessous et aller se terminer dans un autre nerf, de telle sorte que le même ganglion communique alors avec deux ou trois paires lombaires.

Les *rameaux internes* ou *viscéraux* sont les plus nombreux. Ils se dirigent transversalement en dedans, ceux du côté droit entre les vertèbres lombaires et la veine cave, ceux du côté gauche sur les parties latérales de l'aorte abdominale et viennent converger au-devant de la moitié inférieure de cette artère pour former, en se réunissant à la partie terminale du plexus solaire, un autre plexus un peu moins considérable, le *plexus lombo-aortique*. — Parmi ces rameaux il en est cependant quelques uns qui vont se réunir soit aux divisions qui accompagnent l'artère rénale, soit aux filets qui entourent l'artère spermatique. D'autres, extrêmement ténus, rampent au-devant des vertèbres lombaires et pénètrent ensuite dans leur épaisseur.

Le *plexus lombo-aortique*, étendu de l'origine des artères spermatiques à la bifurcation de l'aorte, se compose, comme le plexus solaire, de filets anastomosés entre eux et entrecoupés de quelques ganglions. Mais les filets sont ici beaucoup moins multipliés; les mailles ou aréoles qu'ils circonscrivent sont aussi moins serrées; celles-ci s'allongent pour la plupart dans le sens vertical. Les ganglions sont rares, aplatis et en général d'un très petit volume. — Un seul plexus artériel se détache du plexus lombo-aortique, c'est le *plexus mésentérique inférieur.*

Le *plexus mésentérique inférieur* tire son origine de deux sources bien distinctes : d'une part, du plexus solaire ou épigastrique dont plusieurs rameaux descendent presque verticalement pour contribuer à sa formation ; de l'autre, des rameaux obliques ou transverses qui viennent des ganglions lombaires. Ces rameaux sont beaucoup moins multipliés que ceux qui entourent l'artère mésentérique supérieure ; ils sont également moins plexiformes ; ils se partagent du reste comme ces derniers en plusieurs plexus secondaires qui suivent les principales divisions de la mésentérique inférieure et qui vont se distribuer avec celle-ci à la moitié gauche de l'arc transverse du côlon, au côlon descendant, à l'S iliaque du côlon et au rectum. Le plexus satellite de la colique gauche supérieure s'anastomose à son extrémité terminale avec celui qui accompagne la première colique droite, c'est-à-dire avec le plexus mésentérique supérieur. Celui qui longe les artères hémorrhoïdales supérieures envoie de chaque côté un faisceau qui contourne le rectum pour venir se jeter dans le plexus hypogastrique.

Après avoir fourni le plexus mésentérique inférieur, le plexus lombo-aortique descend au-devant de la bifurcation de l'aorte, puis au-devant du corps de la cinquième vertèbre des lombes, plonge dans l'excavation du bassin et se partage alors en deux faisceaux plexiformes qui se portent l'un à droite, l'autre à gauche, sur les côtés du rectum et de la vessie chez l'homme, du rectum, du vagin et de la vessie chez la femme, et se terminent dans le plexus hypogastrique dont ils deviennent ainsi une des principales origines. Les rameaux que le plexus mésentérique inférieur fournit au plexus hypogastrique vont quelquefois se réunir à ces faisceaux avant d'avoir atteint ce dernier plexus.

PORTION SACRÉE DU GRAND SYMPATHIQUE.

Elle s'étend de la base du sacrum à la base du coccyx en longeant le côté interne des trous sacrés antérieurs. Son extrémité supérieure, un peu plus volumineuse, se continue avec la portion lombaire. Son extrémité inférieure, de plus en plus grêle, se rapproche peu à peu de celle du côté opposé à laquelle elle se réunit au-devant du coccyx en formant tantôt une arcade et tantôt un angle dont la convexité ou le sommet se dirige en bas. Il n'est pas extrêmement rare d'observer un petit ganglion au niveau de cette anastomose.

Les ganglions situés sur le trajet de la portion sacrée du grand sympathique sont en général au nombre de quatre. Leur volume diminue aussi des supérieurs aux inférieurs. Leur forme est ellipsoïde et quelquefois irrégulièrement triangulaire. Ils présentent :

1° Des *rameaux ascendant* et *descendant* qui les unissent entre eux. Le rameau ascendant du premier ganglion sacré se rend au dernier ganglion lombaire. Il est en général court ; quelquefois même ces deux ganglions sont comme soudés l'un à l'autre.

2° Des *rameaux externes* qui se rendent aux nerfs sacrés correspondants et qui sont ordinairement au nombre de deux pour chaque ganglion.

3° Des *rameaux internes*, très grêles, qui se portent transversalement vers la ligne médiane et qui s'anastomosent au-devant du sacrum avec ceux du côté opposé. Quelques divisions de ces rameaux pénètrent dans le corps des vertèbres sacrées. D'autres accompagnent l'artère sacrée moyenne et se perdent avec cette artère au-devant du coccyx. Plusieurs se joignent au plexus hémorrhoïdal supérieur pour se perdre avec ce plexus dans l'épaisseur des parois du rectum.

4° Des *rameaux antérieurs*, plus nombreux et plus considérables que ceux qui précèdent. Ils se dirigent en haut, en avant et un peu en dehors, pour aller concourir à la composition du plexus hypogastrique.

Plexus hypogastrique.

Ce plexus est un des plus compliqués et des plus importants de l'économie. Situé dans l'excavation du bassin, sur les parties latérales du rectum et de la vessie chez l'homme, du rectum et du vagin chez la femme, il est double comme tous les cordons et tous les plexus nerveux destinés à des organes médians et symétriques. — Sa forme extrêmement irrégulière ne peut être comparée qu'à un enchevêtrement de fils qui se croiseraient dans tous les sens. — Un tissu cellulaire plus ou moins dense sert en quelque sorte de substratum ou de support à l'ensemble des filets qui le constituent. Sur le trajet de ces filets on observe quelques renflements gangliformes.

Les plexus hypogastriques émanent de trois sources différentes : 1° du plexus lombo-aortique qui se bifurque inférieurement pour aller se terminer dans chacun d'eux et qui leur envoie en outre plusieurs filets par l'intermédiaire du plexus mésentérique inférieur ; 2° de la portion sacrée du grand sympathique dont ils reçoivent tous les rameaux antérieurs ; 3° des 3ᵉ, 4ᵉ et 5ᵉ paires sacrées.

Ces plexus se composent de fibres appartenant au système nerveux ganglionnaire et de fibres provenant de l'axe cérébro-spinal ; mais celles-ci ne concourent pas à leur formation dans des proportions égales ; les premières sont incomparablement les plus nombreuses.

De chaque plexus hypogastrique on voit naître plusieurs groupes de filets plexiformes qui se rendent aux organes contenus dans l'excavation du bassin. Ce sont : le *plexus hémorrhoïdal moyen*, le *plexus vésical*, le *plexus prostatique*, le plexus destiné aux vésicules séminales ainsi qu'au canal déférent, et chez la femme les *plexus vaginal* et *utérin*.

Le *plexus hémorrhoïdal moyen* suit en général la direction de l'artère hémorrhoïdale moyenne. Arrivé sur les côtés du tiers inférieur du rectum il s'anastomose avec le plexus hémorrhoïdal supérieur, s'applique à la tunique musculaire de l'intestin, puis la traverse en lui donnant quelques ramifications et se termine par le plus grand nombre de ses filets dans la tunique muqueuse. Plusieurs divisions de ce plexus peuvent être suivies jusqu'à la partie inférieure du rectum où elles communiquent avec les *nerfs hémorrhoïdaux inférieurs*, branches du nerf honteux interne.

Le *plexus vésical*, composé de filets assez nombreux mais longs et grêles, se dirige en avant et en dedans vers l'embouchure des uretères, et se partage au niveau de ces conduits :

1° En ramifications supérieures ou ascendantes qui s'épanouissent sur les parties postérieure, latérale et antérieure de la vessie pour se terminer en partie dans la couche musculaire de cet organe, en partie dans sa couche muqueuse.

2° En ramifications inférieures qui se portent presque horizontalement en dedans, et se perdent dans le bas-fond de la vessie. Constamment ces dernières se trouvent unies et souvent étroitement mêlées à leur point de départ, soit avec le plexus prostatique, soit avec le plexus des vésicules séminales.

Le *plexus prostatique*, un peu inférieur au précédent avec lequel il communique constamment et dont il ne devient bien distinct qu'à sa terminaison, chemine en dehors, puis au milieu des veines volumineuses qui entourent la partie inférieure de la vessie ainsi que la prostate, et pénètre ensuite dans ce dernier organe, soit par sa face postérieure, soit par ses parties latérales. Quelques filets contournent la partie supérieure du col de la vessie, lui fournissent plusieurs divisions ainsi qu'à la partie correspondante de la prostate et de la portion prostatique du canal de l'urètre, et passent ensuite sous la symphyse du pubis pour aller se terminer dans les racines du corps caverneux.

Le *plexus des vésicules séminales* et du *canal déférent*, lié aussi par de fréquentes anastomoses avec celui qui se rend à la vessie, passe en arrière de l'uretère et rencontre à son côté interne la vésicule séminale correspondante. Là il se sépare en deux plans : un plan supérieur qui chemine entre le bas-fond de la vessie et la vésicule séminale, et un plan inférieur qui passe au-dessous de cette dernière. Ces deux plans, après avoir fourni dans leur trajet de fines divisions aux parois de la vésicule, se réunissent de nouveau à son côté interne, s'accolent alors au canal déférent et l'accompagnent jusqu'à l'anneau inguinal supérieur où ils se confondent avec le plexus spermatique pour aller se terminer en définitive dans le testicule.

Les rameaux que le plexus hypogastrique fournit chez l'homme à la prostate, aux vésicules séminales et au canal déférent, se portent chez la femme au vagin et à l'utérus.

Le *plexus vaginal* est composé de filets qui émanent principalement des nerfs sacrés. Dirigés en bas, en avant et en dedans, ces filets se partagent en latéraux, supérieurs, et inférieurs, et se répandent dans toutes les parties du vagin en s'anastomosant sur la ligne médiane, soit avec ceux du côté opposé, soit en haut avec les plexus vésicaux, soit en bas avec les plexus hémorrhoïdaux moyens.

Le *plexus utérin*, d'abord confondu avec le plexus vaginal, chemine entre les deux lames du ligament large en suivant une direction légèrement ascendante, et se partage bientôt en un grand nombre de filets indépendants pour la plupart de l'artère utérine. Tous ces filets pénètrent dans l'utérus par ses parties latérales où ils laissent un grand nombre de divisions et se prolongent ensuite les uns sur la face antérieure de la matrice dans l'épaisseur de laquelle ils ne tardent pas à disparaître sans qu'il soit possible de les y poursuivre, les autres sur sa face postérieure pour se comporter de la même manière.

Parmi ces filets, les plus élevés, dirigés presque verticalement en haut, s'anastomosent au niveau de l'origine des trompes avec les divisions terminales du plexus ovarique. Les plus inférieurs, unis aux rameaux les plus reculés du plexus vaginal, pénètrent dans la partie correspondante du col de l'utérus et s'avancent jusqu'au pourtour du museau de tanche auquel ils sont destinés.

Les nerfs de l'utérus ont été démontrés en 1822 par Tiedemann dont les recherches furent entreprises afin de réfuter l'opinion erronée de Lobstein, qui à cette époque niait encore leur existence. En 1841, M. Robert Lee s'est attaché à les étudier plus spécialement sur l'utérus en état de gestation, afin de démontrer qu'ils participent à l'hypertrophie générale de la matrice, fait que j'ai pu constater plusieurs fois, et qui, à mes yeux, demeure incontestable ; mais cet auteur a eu le tort d'en exagérer le nombre ainsi que le volume, surtout dans la partie inférieure du col utérin. Cette exagération a provoqué de la part de M. Jobert un travail contradictoire dans lequel cet habile chirurgien refuse à l'extrémité vaginale du col toute fibre nerveuse et toute sensibilité. Admettre une semblable conclusion, ce serait substituer en quelque sorte à une erreur par excès une erreur par défaut. La vérité est entre ces deux assertions : le museau de tanche ne reçoit pas un grand nombre de nerfs ; il reçoit seulement quelques filets rares et grêles qui nous expliquent son apparente insensibilité. Aucun de ces filets ne peut être poursuivi dans l'épaisseur des parois du col, même pendant l'état de gestation.

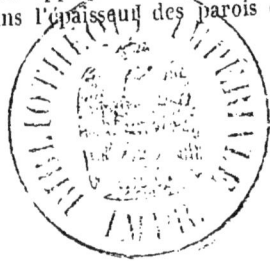

TABLE DES MATIÈRES

CONTENUES DANS LE SECOND VOLUME

(PREMIÈRE PARTIE).

NÉVROLOGIE.

II.

PARTIE CENTRALE DU SYSTÈME NERVEUX.

DE LA PARTIE PÉRIPHÉRIQUE DU SYSTÈME NERVEUX
OU DES NERFS.

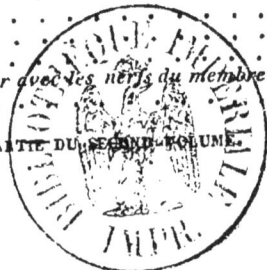

FIN DE LA TABLE DE LA PREMIÈRE PARTIE DU SECOND VOLUME.